Hans-Jürgen von Bose

Krankheitslehre

Springer

*Berlin
Heidelberg
New York
Barcelona
Budapest
Hongkong
London
Mailand
Paris
Singapur
Tokio*

Hans-Jürgen von Bose

Krankheitslehre

Lehrbuch für die Pflegeberufe

6., korrigierte und erweiterte Auflage

Mit 54 überwiegend farbigen Abbildungen
und 12 Tabellen

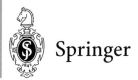

Springer

Dr. Hans-Jürgen von Bose
Herzog-Reichard-Straße 4
D-55469 Simmern

ISBN 3-540-64533-0 Springer-Verlag Berlin Heidelberg New York

ISBN 3-540-58612-1 5. Auflage Springer-Verlag Berlin Heidelberg New York

Die Deutsche Bibliothek – CIP-Einheitsaufnahme
Bose, Hans-Jürgen von:
Krankheitslehre : Lehrbuch für die Pflegeberufe ; mit 12 Tabellen / Hans-Jürgen von Bose. – 6., korrigierte und
erw. Aufl. – Berlin ; Heidelberg ; New York ; Barcelona ; Budapest ; Hongkong ; London ; Mailand ; Paris ;
Singapur ; Tokio : Springer, 1998
    ISBN 3-540-64533-0

Herstellung: PRO EDIT GmbH, D-69126 Heidelberg
Umschlaggestaltung: de'blik Berlin
Titelbild: mit freundlicher Unterstützung des St. Hedwig-Krankenhauses, Berlin
Satzherstellung: Storch GmbH, D-97353 Wiesentheid
Zeichnungen: von Solodkoff, D-69151 Neckargemünd
Druck: Zechnersche Buchdruckerei, D-67346 Speyer
SPIN 10628232   23/3134-5 4 3 2 1 0 – Gedruckt auf säurefreiem Papier

Vorwort zur 6. Auflage

Ziel dieses Buches war es, ein modernes Lehr- und Nachschlagewerk für alle Mitarbeiterinnen und Mitarbeiter des Arztes zu schaffen. Die umfangreichen therapeutischen Fortschritte in den letzten Jahrzehnten machen es unumgänglich, nicht nur die Mediziner, sondern auch alle in der Patientenpflege und -betreuung tätigen Berufsgruppen über theoretische und praktische Probleme der medikamentösen Therapie zu informieren. So wurden die verschiedenen Auflagen der vergangenen Jahre inhaltlich stetig erweitert und dem jeweiligen aktuellen Kenntnisstand angepaßt.

Inzwischen hat sich die „Krankheitslehre" über viele Jahre als Lehrbuch sowohl in der Kranken- als auch in der Altenpflegeausbildung bestens bewährt.

In der nun vorliegenden 6. Auflage der „Krankheitslehre" wurden vor allem die Kapitel „Erkrankungen der Niere, der ableitenden Harnwege und des Geschlechtsapparates" sowie „Erkrankungen der Drüsen mit innerer Sekretion" einer gründlichen Überarbeitung unterzogen. Neu aufgenommen wurden die gynäkologischen Erkrankungen.

Simmern, im April 1998   Hans-Jürgen von Bose

Vorwort zur 4. Auflage

Die „Krankheitslehre" hat in den vergangenen Jahren eine breite Leserschaft gefunden. Inzwischen liegt nun die 4. Auflage vor. Sie wurde vollständig überarbeitet und um einige Kapitel erweitert. Bei den Infektionskrankheiten habe ich – entsprechend seiner aktuellen Bedeutung – dem Thema Aids breiteren Raum eingeräumt und das Kapitel entsprechend den aktuellen Erkenntnissen überarbeitet und erweitert.

An dieser Stelle danke ich meinen Lesern für die Anregungen und die konstruktive Kritik – sowohl zu einigen speziellen Themen als auch zum Buch insgesamt.

Neben der inhaltlichen Aktualisierung hat diese Auflage auch ein völlig neues Gesicht erhalten: hierzu gehört die didaktische Aufbereitung des Stoffes, farbige Unterlegung bestimmter Textabschnitte und die dreifarbige Gestaltung der zahlenmäßig erweiterten Abbildungen.

Ich danke dem Springer-Verlag für die großzügige Ausstattung des Buches. Mein besonderer Dank geht an Herrn Dr. Dr. Volker Gebhardt für seine freundliche, beratende Hilfe und an Frau Renate Schulz für die niemals nachlassende, ausgezeichnete Betreuung durch ihr Lektorat.

Ich wünsche dem Buch auch weiterhin eine gute Verbreitung – insbesondere an den Kranken- und Altenpflegeschulen.

Simmern, im Sommer 1993   Hans-Jürgen von Bose

Vorwort zur 5. Auflage

Die neugestaltete und überarbeitete 4. Auflage wurde von ihren Lesern, vor allem SchülerInnen der Kranken- und Altenpflege, so gut aufgenommen, daß bereits eine weitere Auflage notwendig wurde. Bei der 5. Auflage wurden übersehene Druckfehler beseitigt und auch sachliche Ungenauigkeiten berücksichtigt.

Simmern, im Januar 1995   Hans-Jürgen von Bose

Inhaltsverzeichnis

Krankheiten des Nervensystems

Infektionskrankheiten

Allgemeine Krankheitslehre

1 Der kranke Mensch

Die Frage nach Sinn und Wesen der Krankheit, nach ihrer Ursache und Wirkung ist ein uraltes menschliches Anliegen. Sie hängt eng zusammen mit dem angeborenen Lebensdrang, mit der Angst vor der unbegreiflichen Determination der belebten Natur, die den Bestand der Art weitgehend sichert, das Einzelwesen aber der Vergänglichkeit anheimfallen läßt. Die zwingenden Kräfte, die den Ablauf des Lebens immer wieder in unvorhersehbare Bahnen drängen, verlangen ein hohes Maß an Anpassung. Ein Teil dieser Anpassung geht in den Bereichen des Unbewußten vor sich.

Aber die Entwicklung des Menschen zum Gehirnwesen hat diesen Teil immer mehr verkümmern lassen. Es ist der hohe Preis, den er dafür zu entrichten hat, daß er Fähigkeiten entwickeln durfte, die ihn zum Herrn über weite Strecken der natürlichen Gesetzmäßigkeiten des Lebens machten. Mit dem Verlust der aus dem Unbewußten kommenden Schutzreaktionen und der damit verbundenen Abstumpfung der sinnlichen Wahrnehmungs- und Warnmechanismen wuchs die Angst vor dem Unbekannten, dem drohenden Schicksal.

Nicht nur Neugier und Angst allein waren es, die ihn zum Forscher gemacht haben. Neben dem Forschungsdrang und der Schicksalsangst ist es wohl auch die Liebe zum Nächsten, zum Schwachen und zum Kranken, die den Weg der Heilkunst bestimmte. Schon die frühen Ärzte in fernen Jahrtausenden hatten ein bemerkenswertes handwerkliches Können. An ausgegrabenen Skeletten konnte man feststellen, daß Knochenbrüche gut eingerichtet und geschient wurden. Man amputierte erfolgreich, entfernte Fremdkörper und eröffnete sogar Schädel. Auch wußte man schon früh erstaunlich viel über die Heilkraft tierischer, pflanzlicher und mineralischer Stoffe.

Psychotherapie war ein fester Bestandteil der frühen Medizin: Ohne das magische Wissen und Wirken des Heilkundigen, dessen Wissenschaft über Jahrtausende als Tempelmedizin Bestandteil priesterlicher Pflichten war, ist das alte Heilwesen nicht denkbar. Aber die Einheit ärztlichen Handelns, die Handwerk, therapeutisches Wissen und Beeinflussung der Seele in der Person eines Eingeweihten forderte, ging im Laufe der Jahrhunderte mehr und mehr verloren.

Die Chirurgie wurde dem Bader überlassen – sie war eines mittelalterlichen Arztes nicht würdig. Diagnostik und Therapie der inneren Krankheiten, zu einer großen Kunst des Denkens in hohen Schulen der Medizin entwickelt, wurden immer lebensferner und blieben inhaltlich ohne großen Fortschritt.

Die „Psychotherapie" verschwand zwar nicht ganz, aber sie wurde das Opfer jener Entwicklung, die Leib und Seele immer mehr auseinanderrechnete. Schließlich kehrte sie ihren Sinn um und wurde zum Werkzeug der Angst.

Es bedurfte eines langen Weges, bis man erkennen konnte, daß die Medizin nicht die Lehre von den Krankheiten, sondern die Lehre vom kranken Menschen ist. Noch bis in das 19. Jahrhundert hinein, das zum Zeitalter der großen naturwissenschaftlichen Entdeckungen werden sollte, stand die systematische Erforschung der Bausteine des Körpers und ihrer Funktionen so sehr im Vordergrund, daß der Mensch darüber fast vergessen wurde.

Die großen Wiederentdecker der Psychologie (Freud, Jung, Adler u.a.) hatten anfangs einen schweren Stand. Sie galten als revolutionäre Störenfriede, deren angeblich zügellose Phantasie das bewährte und feste Gefüge der Gesellschaft gefährden konnte. Aber nach vielen, hartnäckigen Auseinandersetzungen zwischen der „Schulmedizin" und den neuen Methoden der Psychoanalytiker, die ganz neue Begriffe und Behandlungsmethoden einbrachten, deren Erfolge bald nicht mehr zu bestreiten waren, konnte man sich – auch in Fachkreisen – der Wahrheit nicht mehr verschließen: Der Mensch ist ein Wesen aus Leib und Seele; seine körperliche Gesundheit steht in enger Beziehung zu seiner psychischen Verfassung, und diese steht in einer Wechselbeziehung zur Umwelt.

Die moderne Medizin hat daher neue, zusätzliche Aspekte zu berücksichtigen, die über die faßbaren Krankheitsursachen hinaus bestimmend für Gesundheit und Krankheit des Individuums werden können: das „soziale Leben" des einzelnen und die kulturelle Situation der Sozietät, in der er lebt. Familie, Beruf, Einkommen, Wohnverhältnisse, Alterssicherung und viele andere Faktoren bedingen die soziale Situation des Menschen. Ein Teil von ihnen ist veränderbar, und so muß er nicht alle so hinnehmen, wie sie sich anbieten. Weit weniger kann er den Teil seines Lebens beeinflussen, den wir mit dem Begriff „menschliche Kommunikation" umschreiben. Können wir doch deutlich beobachten, daß die Hinwendung zum Mitmenschen um so geringer wird, je sicherer das soziale System arbeitet.

Die Änderung unserer Sozialstruktur und das damit verbundene Konkurrenzdenken hat uns zwar einen hohen Lebensstandard und eine fast lückenlose Versorgung gebracht, aber diese Entwicklung ging unbestreitbar auf Kosten der zwischenmenschlichen Beziehungen. Das Fehlen großfamiliärer Geborgenheit, die scheinbare Sinnlosigkeit des Lebens im Ruhestand und nicht zuletzt die fatale Fehleinschätzung geistiger und körperlicher Vitalität, die als Symbol jugendlicher Frische einen Teil des lebenslangen Konkurrenzdenkens ausmacht, führen dann oft zu organisch nicht erklärbaren Leiden, ja gelegentlich zu Todesfällen, die man heute geradezu als „Pensionierungstod" umschreibt. Es handelt sich hier um eine gefährliche Entwicklung, die alle Zeichen sozialer Desorganisation trägt.

Demgegenüber stehen immer größer werdende Gruppen, die sich mit deutlichen Abwehrmechanismen der anonymen Macht „Gesellschaft" entgegenstellen oder sich gegen diese isolieren. Isolation aber – und die daraus folgende Vereinsamung – sind die am schwersten wiegenden Folgen, da sie im Leben des einzelnen zu schweren Krisenpunkten führen können. Die psychosomatische Medizin weiß, daß derartige Krisenpunkte häufig die Vorläufer von Krankheiten sind, in manchen Fällen wohl auch bereits ein integraler Bestandteil im Krankheitsgeschehen selbst. Abweichende Verhaltensweisen äußern sich jedoch nicht nur gegen die Gesellschaft oder gegen gesellschaftliche Gruppierungen, sondern v.a. auch gegen die nächste Umgebung, Familie, Freunde, Mitarbeiter usw. Dabei sollte man nicht übersehen, daß auch hier die soziologischen Bedingungen den Hintergrund der nicht selten fatalen Entwicklung darstellen.

Natürlich darf man auch nicht vergessen, daß wohl die meisten Menschen in ihrem Leben Krisenzeiten zu durchlaufen haben, die durch Spannungen und Gegensätze, Verluste und Enttäuschungen entstehen können. Sind sie dann nicht mehr bereit, ihre Gegensätzlichkeiten zu ertragen (d.h. auch, sich mit ihnen auseinanderzusetzen), wächst die Gefahr der Erkrankungen.

Die heutigen Lebensbedingungen tragen allerdings unübersehbar dazu bei, Krisenpunkte im Leben des einzelnen zu provozieren und ihn dann schutzlos sich selbst zu überlassen. Entsprechend muß die Medizin reagieren und die Ganzheit des Menschen, seine Umwelt und seine Reaktionsweisen in Forschung, Therapie und Pflege in den Vordergrund rücken. Das erfordert im Zeitalter exakter wissenschaftlicher Forschung ein erhebliches Maß an Umdenken: man kann Krankheit nicht mehr als ein Übel betrachten, das in festgesetztem Rahmen jeden Menschen befallen und dementsprechend nach festgesetzten therapeutischen Grundsätzen behandelt und geheilt werden kann. Es läßt sich heute schon sicher sagen, daß der Ausgang vieler Krankheiten in engster Beziehung zu den jeweils gültigen soziologischen Bedingungen einer Gesellschaft steht. Eine soziale Gesetzgebung, die ausreichende medizinische Rehabilitation anbietet, ist selbstverständlich notwendige Voraussetzung; aber mindestens genauso wichtig ist unsere ständige, echte Hinwendung zu den Hilfsbedürftigen unserer Gesellschaft, zu den Gefährdeten und Kranken. Nächstenliebe vermittelt Geborgenheit, die für den Heilungsprozeß von größten Bedeutung ist. Alle soziale Sicherheit, so wertvoll sie an sich ist, nützt wenig, wenn die zwischenmenschlichen Beziehungen ersterben. Unabhängig von diesem übergeordneten Aspekt hat die medizinische Wissenschaft Detailarbeit zu leisten, die das fachliche Rüstzeug bereitstellt und neben dem kranken Menschen das Phänomen Krankheit untersucht und behandelt.

Herausgelöst aus dem komplexen Geschehen, das den kranken Menschen ausmacht, behält die Frage nach dem Wesen der Krankheit ihre besondere Bedeutung.

Was ist Krankheit?

Schon der Versuch einer Begriffsbestimmung stößt auf Schwierigkeiten. Man könnte Krankheit einfach als eine Störung normaler Lebensvorgänge definieren. Das scheint sehr einleuchtend, ist aber nur bedingt richtig.

Krankheit hat ja nicht nur den negativen Aspekt „Störung", sondern v.a. auch den positiven des Versuchs des Organismus, mit einer ihn treffenden „Schädlichkeit" fertigzuwerden, sie zu überwinden. Viele Infektionskrankheiten treten z.b. häufig nur als fieberhafte Zustände in Erscheinung, wobei uns das Fieber als Krankheit imponiert. Doch das ist nicht richtig, denn es ist ja in Wirklichkeit eine Abwehrreaktion gegen die Infektion und dadurch von größter Nützlichkeit. Diese Abwehrreaktion ist ein Teil der Krankheit, und zwar ein recht positiver.

> Krankheit ist also eine natürliche Lebensäußerung, eine Summe von Antworten, die der Organismus auf Schädlichkeiten gibt, denen wir unter den verschiedensten Bedingungen ausgesetzt sind.

Häufig bemerken wir diese Antworten nur geringfügig oder überhaupt nicht. Die große Anpassungsfähigkeit, die jeder Organismus im Laufe seines Lebens erwirbt, und eine in vielen Generationen entwickelte Abwehrbereitschaft gegen schädliche Umwelteinflüsse bedingen einen Mechanismus von so großer Perfektion, daß der Schwellenwert, über dem Krankheit auftritt, nur relativ selten überschritten wird. Allerdings wissen wir, daß es Schädlichkeiten gibt, die den Regelmechanismus der natürlichen Abwehrkräfte ausschalten können und damit bewirken, daß der Organismus in diesem Kampf schließlich unterliegt.

Einen solchen Vorgang haben wir z.B. bei der Entwicklung bösartiger Tumoren: Um sie endgültig besiegen zu können, müßten wir entweder alle Schädlichkeiten, die bösartiges Wachstum herbeiführen können, ausschalten – ein nur sehr schwer vorstellbarer Gedanke – oder wir müßten den gestörten *Regelmechanismus* entstören können, d.h. in der Lage sein, die *Wachstumsinformation* der Zelle zu korrigieren (s. auch S. 34).

> Regelmechanismen sind Rückkopplungssysteme, die aus einem Regelort (für die zu regelnde Funktion), einer Regelgröße (z.B. Biosynthesen) und einem Regelzentrum, zum Programmieren des „Sollwertes", bestehen. Weicht der „Istwert" durch Störung vom Sollwert ab, so befiehlt das Regelzentrum die Veränderung der Abweichung der Regelgröße in die erwünschte Sollwertgröße. Mit Hilfe dieser Mechanismen werden die erforderlichen Größen der Lebensvorgänge (Blutdruck, Atmung, Blutzucker, Hormonfunktionen u.a.m.) laufend, d.h. in jeder Bedürfnislage, aufrechterhalten.

Unzählige *Regelkreise*, die ausgleichend, verstärkend oder abschwächend die hochdifferenzierten Leistungen der einzelnen Organe sowie das Funktionieren der Organsysteme steuern, gewährleisten das Leben (Abb. 1). Der Körper hilft sich also selbst, soweit er kann. Nur wenn das System überfordert wird, kommt es zu Reaktionen (Krampfanfällen usw.), die wir als Krankheit wahrnehmen. Vereinfachend könnte man auch sagen: Das Versagen von Regelkreisen bedeutet Krankheit, oder umgekehrt: wenn eine

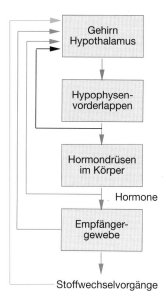

Abb. 1. Mehrfache Rückkopplung der Steuerung von Stoffwechselvorgängen durch Hormone

Schädlichkeit so gravierend ist, daß sie bestimmte Regelkreise ausschaltet, entsteht Krankheit.

Noch bevor wir erfassen können, welche Organe im einzelnen von einer Störung befallen sind, nehmen wir die Reaktionen des Organismus wahr, die sinnvolle Versuche darstellen, mit der Störung fertigzuwerden: Fieber, Erbrechen, Durchfälle, vermehrtes Schwitzen, Krampfanfälle usw. Nicht selten werden sie so stark, daß wir sie als Krankheitssymptome bekämpfen müssen, um weitere Störungen, die zu einer Verschlechterung des Gesamtzustandes des Kranken führen können, zu verhindern.

Natürlich hat sich jede Therapie in erster Linie gegen die Grundkrankheit zu richten, d.h. – soweit möglich – die Störung des Organs bzw. des Organsystems zu bekämpfen. Aber alle Behandlung der Grundkrankheit nützt nichts, wenn die Raktionen des Organismus so stark werden (z.B. extrem hohes Fieber, Austrocknung durch starkes Erbrechen), daß der Kranke daran zugrunde geht. Hier liegt das große Feld, das oft vom medizinischen Pflegepersonal verantwortliche Entscheidungen verlangt: das richtige Handeln im richtigen Augenblick, die Entscheidung, ob der Arzt hinzugezogen werden muß oder die Mittel der Pflege ausreichen. Die Verantwortung ist groß, und es kann sie nur der tragen, der auf ein solides Wissen um das Krankheitsgeschehen zurückgreifen kann.

Nicht nur die einzelnen Krankheitsbilder sollten bekannt sein, sondern v.a. auch die allgemeinen Reaktionen des Organismus sollten durchschaubar werden. Wissen wir z.B., was sich bei einer Entzündung abspielt, wie sie entsteht und was sie bezwecken soll, haben wir bereits einen wichtigen Teil des Geschehens vieler Krankheiten verstanden. Denn eine Entzündung der Lunge, des Darmes oder der Leber folgt jeweils den gleichen Gesetzmäßigkeiten, wenn auch die Auswirkung auf den Gesamtorganismus unterschiedlich ist, da ja jedes Organ eine andere Aufgabe zu erfüllen hat.

2 Immunität und Disposition

Die gleiche *Schädlichkeit* kann bei dem einen Organismus eine Krankheit auslösen, bei dem anderen aber ohne Wirkung bleiben. Für den Ausbruch einer Krankheit ist also nicht nur die Schädlichkeit verantwortlich, sondern auch die *Empfänglichkeit.* Es ist wichtig, immer im Auge zu behalten, daß mehrere Bedingungen zusammenkommen müssen, um das zu bewirken, was wir Krankheit nennen. Die einer Krankheit entgegenwirkenden, wie auch die einer Krankheit den Weg bahnenden Faktoren können im individuellen Leben des einzelnen erworben sein oder schon angeboren, d.h. bereits in den elterlichen Keimzellen angelegt sein. Demnach unterscheiden wir die erworbene *Immunität* (Unempfindlichkeit) von der angeborenen und die erworbene *Disposition* (Empfänglichkeit) für bestimmte Krankheiten von der ererbten.

2.1 Erworbene Immunität

Wenn der Organismus mit einer Schädlichkeit zusammentrifft, kann er unterschiedlich reagieren. In den meisten Fällen wird er sie bekämpfen, ihre Wirksamkeit verhindern und am Ende dieser Auseindersetzung wieder in seine Ausgangsposition zurückkehren. Die Schädlichkeit wird also nichts in ihm dauerhaft verändern, er geht mit unveränderten Reaktionsmechanismen aus diesem Kampf hervor. Manchmal scheint ihm dies jedoch nicht vollständig zu gelingen: Schon beim ersten, gelegentlich auch erst nach mehrmaligem Kontakt mit einer Schädlichkeit ändert er seine Reaktionsweise, indem er Abwehrstoffe bildet, die lange Zeit, über die eigentliche Wirksamkeit der krankheitserregenden Schädlichkeit hinaus, aktiv bleiben. Man nennt eine derartige Reaktionsänderung *Allergie*.

Der ärztliche Sprachgebrauch engt diesen Begriff allerdings etwas ein und bezeichnet mit Allergie eine überschießende Reaktion, eine von der Norm abweichende, qualitativ veränderte Reaktionsfähigkeit des Organismus gegenüber körperfremden Substanzen.

Streng genommen müßte man auch eine entstandene *Immunität* als Allergie bezeichnen, denn in beiden Fällen reagiert der Körper mit der Bildung bestimmter Abwehrstoffe, die wir *Antikörper* nennen. Die Stoffe, die zur Bildung dieser Antikörper führen, heißen *Antigene*.

Eine besondere Rolle spielen die Antikörper bei der Infektabwehr, wobei das im Bluteiweiß etablierte *Immunglobulinsystem* immer spezifisch mit dem krankheitsauslösenden Antigen reagiert. Dabei ist die Neutralisation des von Bakterien gebildeten Giftes (Toxin) nicht die einzige und häufig auch nicht die wichtigste Antikörperfunktion: durch das Zusammenwirken von Antikörpern mit ergänzenden enzymatischen Aktivitäten (Komplementen) können Bakterien, Viren und sogar Parasiten aufgelöst werden. Andere spezifische Antikörper können sich derartig an im Blut kreisende Viren heften, daß es diesen nicht mehr gelingt, die Zielzellen zu schädigen.

> Das Immunsystem reagiert also auf ein als körperfremd erkanntes Antigen, was dadurch zu Immunität führt. Eine besonders wichtige Aufgabe kommt hier den *B-Lymphozyten* und *T-Lymphozyten* zu, die sich in der Milz und den Lymphknoten entwikkeln, aber aus den pluripotenten Stammzellen des Knochenmarks – aus dem auch die Granulozytenreihe stammt – entstehen (Abb. 2). Sie haben im Abwehrsystem sehr spezifische Aufgaben:
> ● Die B-Lymphozyten tragen, nach der Umwandlung in *Plasmazellen*, Immunglobuline (Antikörper der körpereigenen Abwehr) auf ihrer Oberfläche, oder sie entwickeln sich zu „*Gedächtniszellen*", die bei erneutem Kontakt mit dem gleichen Antigen wieder aktiv werden und ihre gespeicherte Information an die B-Lymphozytenreihe weitergeben. So entstehen schnell wieder antikörperproduzierende Plasmazellen.
> ● Die T-Lymphozyten erhalten möglicherweise in der *Thymusdrüse* ihre Differenzierung und sind die Träger der zellvermittelten Immunität. Als „*Killerzellen*" können sie körperfremde Zellen zerstören, als „*Suppressorlymphozyten*" unterdrücken sie Immunreaktionen. Auch sie wirken bei der Antikörperbildung mit und können Informationen über Antigene speichern, die eine bedeutende Rolle bei notwendiger und schneller Neubildung zytotoxischer Lymphozyten spielen.

Von entscheidender Bedeutung ist nun, daß die von bestimmten Antigenen im Sinne der Abwehr hervorgerufene Umstimmung für längere Zeit, in manchen Fällen sogar für das ganze Leben bestehenbleibt. Das bedeutet, daß ein erneuter Kontakt mit der gleichen Schädlichkeit bereits auf ein organisiertes Abwehrsystem trifft. Wir kennen dies v.a. bei verschiedenen Viruserkrankungen (Pocken, Masern usw.), die langjährige bis lebenslange Immunität hinterlassen.

Als 1789 der englische Arzt Edward Jenner seine berühmt gewordene Veröffentlichung über die „Kuhpocken" vorlegte, die eine erste wissenschaftliche Bearbeitung der Frage der erworbenen Immunität enthielt, war der Anfang für die moderne *Immunprophylaxe* und die *Immuntherapie* gelegt. Aber es sollte noch 100 Jahre dauern, bis Emil Behring seine Blutserumtherapie durchsetzen konnte: Er infizierte Pferde mit Diphtheriebakterien gerade so konzentriert, daß sie die Krankheit überstanden, und übertrug dann die gebildeten Antikörper auf an Diphtherie erkrankte Menschen, die daraufhin gesund wurden. So wurde der Weg frei für weitere Erfolge: Pocken, Tetanus, Tollwut, Masern, Röteln, Mumps und schließlich Poliomyelitis waren heilbar geworden.

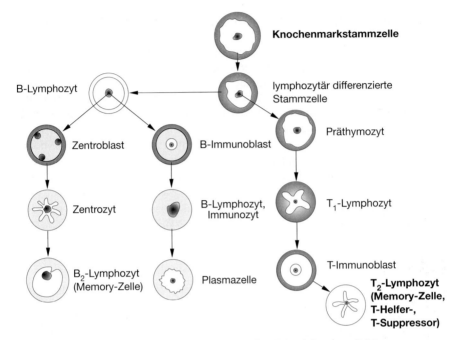

Abb. 2. Entwicklung der T- und B-Lymphozyten. (Mod. nach Lennert 1987)

Die breite Anwendung dieser beiden therapeutischen Verfahren hat seit ihrer Enführung nicht nur vielen Menschen das Leben gerettet, sie hat auch entscheidend dazu beigetragen, daß eine Reihe verheerender Seuchen ihren Schrecken nahezu verloren hat. So ist der Rückgang der Diphtherieerkrankungen von 255878 Fällen, die 1944 in Deutschland registriert worden waren, auf 3531 Erkrankungsfälle im Jahre 1959 (in der Bundesrepublik) wesentlich auf die *aktive Immunisierung* einer weit größeren Anzahl von Kleinst- und Kleinkindern zurückzuführen.

Man verwendet heute für die vorbeugende *aktive Immunisierung* abgeschwächte *Lebendimpfstoffe* oder inaktivierte *Totimpfstoffe*. Nach etwa 2 Wochen beginnt der Impfschutz und führt in der Regel zu einer lange anhaltenden zellulären und humoralen Immunität.

Bei Virusinfektionen sollte die *passive Immunisierung* nur noch mit homologen (menschlichen) Immunglobulinen gegen verschiedenen Erreger durchgeführt werden. *Hyperimmunglobuline* haben einen hohen Anikörpergehalt gegen bestimmte Erreger.

Die Möglichkeit der passiven Immunisierung mit diesen hochaktiven Wirkstoffen durch sofortwirkende i.v.-Injektionen ist eine weitere Verbesserung der therapeutischen Wirkungsbreite. Eine Einschränkung besteht allerdings darin, daß intrazelluläre Virusvermehrung nicht beeinflußbar ist, da die Antikörper nicht in die Zellen eindringen. Die Anwendung ist daher v.a. bei Gefahr der Ansteckung mit lebensbedrohlichen Virusinfektionen angezeigt.

Bei besonders gefährlichen Infektionen sollte gleichzeitig eine aktive Immunisierung vorgenommen werden, falls man mit einer besonders langen Inkubationszeit rechnen muß (Hepatitis B, Tollwut u.a.) Während die aktive Immunisierung bei Viruserkrankungen außerordentlich erfolgreich ist, ist die Wirkung bei bakteriellen Erkrankungen weit weniger sicher. Zuverlässigen Schutz gewährt z.Z. nur die aktive Impfung gegen *bakterielle Toxine*. Auch die entsprechende passive Immunisierung hat nur diese Wirkung, die allerdings bei einigen Erkrankungen (Diphtherie, Tetanus, Botulismus) dann lebensrettend ist.

Eine differenzierte und hochwirksame Therapie hat jedoch auch ihre Gefahren. Bei der passiven Immunisierung gegen bakterielle Infektionen handelt es sich ja um „artfremdes Eiweiß", das in Form tierischen, antikörperhaltigen Serums dem Kranken injiziert wird. Wird nun innerhalb eines kurzen Zeitraumes ein vom gleichen Tier stammendes Serum erneut verwendet, kann es zu heftigen allergischen Erscheinungen kommen, die u.U. zum Tode des Patienten führen. Man bezeichnet eine derartige, überschießende Reaktion als *anaphylaktischen Schock*. Diese Gefahr kann weitgehend ausgeschlossen werden, wenn man darauf achtet, daß eine notwendig gewordene, erneute Seruminjektion nicht mehr von der gleichen Tierart stammt wie die erste. Hat man z.b. bei der ersten Injektion Pferdeserum verwendet, wird man das nächste Mal Rinderserum injizieren müssen (Überblick über die Immunisierungsverfahren s. Tabelle 1).

Der Mechanismus des anaphylaktischen Schocks ist heute weitgehend geklärt: es handelt sich um eine akute allergische Allgemeinreaktion vom Soforttyp. Sie wird als zytotrope Anaphylaxie durch Reagine (IgE) vermittelt, die als Antikörper die Oberfläche ihrer Zielzellen (Endothelzellen, Mastzellen, basophile Granulozyten, Thrombozyten) durch Bindung besetzen. Bei erneutem Kontakt mit dem Allergen (heterologes Serum, Bienengift, Penicillin u.a.) wird deshalb eine Antigen-Antikörper-Reaktion ausgelöst, bei der bestimmte Mediatoren (z.B. Histamin, Leukotriene, Prostaglandine) freigesetzt werden. Die Folge ist erhöhte Gefäßdurchlässigkeit (Permeabilität) mit Bildung von Ödemen, Urtikaria, Bronchospasmen, Blutgerinnungsstörungen, Herzrhythmusstörungen und Kreislaufversagen. Bei voll ausgeprägter Symptomatik kann ein Versagen der gesamten Kreislaufregulation, mit möglichem tödlichen Schock, eintreten.

Tabelle 1. Wirkungsschema der Immunisierungsverfahren

Verfahren	Schutzbeginn	Schutzdauer
Passive Immunisierung	Homologe Immunglobuline	sofort	3−4 Wochen
Simultanimpfung	Aktive und passive Immunisierung	sofort	über Jahre
Aktive Immunisierung	Bildung eigener Antikörper	nach Wochen	über Jahre

2.2 Erworbene Disposition

Schädliche Einwirkungen verschiedenster Art können bestimmten Krankheiten den Weg bereiten. Werden z.b. die Schutzfunktionen des Organismus gestört, können Krankheitserreger nicht mehr oder nur noch mangelhaft bekämpft werden. Hier ist in erster Linie der chronische Hunger zu nennen, der zu Unterernährung und Mangel an lebenswichtigen Stoffen führt. Aber auch die Überernährung kann zu bestimmten Krankheiten disponieren. Übergewichtige Menschen neigen eher zu Bluthochdruck, erkranken häufiger an der Zuckerkrankheit und leiden meist früher an Gefäßveränderungen als Normalgewichtige. Übergewichtigkeit ist einer der Risikofaktoren, die eine Disposition für den gefürchteten *Herzinfarkt* darstellen.

Schließlich gibt es krankhafte Zustände, die – falls man sie nicht ausheilen kann – wiederum für weitere Krankheiten die Grundlage schaffen. Hierzu gehören alle chronischen Entzündungen, auf deren Boden bösartige *Tumoren* entstehen können, chronische Nierenleiden, die zu schwerem *Bluthochdruck* führen können, der seinerseits die Ursache von Herzinsuffizienz oder Schlaganfall werden kann, sowie etwa auch die chronische Bronchitis, die zu *Lungenemphysem* (Lungenblähung) und *Bronchiektasen* (krankhafte Erweiterung der Bronchien) mit Vereiterung und u.U. Abszeßbildung führen kann.

Diese wenigen Beispiele zeigen, daß schon eine scheinbar kleine Störung unter bestimmten Umständen die Grundlage einer schweren Folgekrankheit bilden kann.

2.3 Angeborene Immunität (Resistenz) und angeborene Disposition

Eine angeborene Immunität scheint es nicht zu geben. Die Tatsache, daß Neugeborene in den ersten Wochen ihres Lebens fast nie an Masern, Keuchhusten und anderen Kinderkrankheiten erkranken, beruht auf einer passiven Immunisierung durch die Antikörper der Mutter, die diese Krankheiten früher einmal durchgemacht hat. Dennoch ist nicht zu übersehen, daß bestimmte, unspezifische Schutzeinrichtungen im Serum und den Blutzellen bei einzelnen Menschen verschieden reagieren. Ihre Funktionstüchtigkeit ist jedenfalls weitgehend von Umweltfaktoren und sicher auch vom Allgemeinzustand des einzelnen abhängig. So macht etwa der Mangel an bestimmten Wirkstoffen (Vitaminen) „anfällig", vermindert die Resistenz und führt u.U. zu schweren Störungen (Rachitis durch Vitamin-D-Mangel, Skorbut durch Vitamin-C-Mangel u.a.). Aber diese Anfälligkeit ist keine angeborene Disposition.

Echte Unterschiede in der Disposition sind jedoch zu beobachten, wenn bestimmte Infektionskrankheiten nur bestimmte Rassen oder Volksgruppen befallen, Angehörige anderer Rassen aber – trotz enger Kontakte – gesund bleiben.

Bekannt ist das Beispiel einer Scharlachepidemie in Taschkent: Hier erkrankte die eingeborene Bevölkerung fast nicht; dagegen breitete die Krankheit sich beim russischen Teil der Bevölkerung gefährlich aus.

Angeborene Dispositionen für bestimmte Krankheiten betreffen im weitesten Sinne die Widerstandsfähigkeit einzelner Organe oder Organsysteme gegen jede Art von Schädlichkeit, mit der wir in Berührung kommen. Während der eine Mensch größere Alkoholmengen tolerieren kann, ohne Schaden zu nehmen, erkrankt ein anderer schon bei geringen Mengen an einer Magenschleimhautentzündung. Auch bei Rauchern sehen wir deutliche Unterschiede in der Reaktion: Langjähriger Nikotinmißbrauch wird von vielen Menschen schadlos vertragen. Manche Raucher aber erkranken schon nach wenigen Jahren an gefährlichen Gefäßerkrankungen, die zu schweren Durchblutungsstörungen führen.

Auch Geschlechtsdispositionen spielen eine Rolle. Statistisch läßt sich belegen, daß manche Erkrankungen mehr das weibliche, andere mehr das männliche Geschlecht befallen.

Schließlich kann man auch von einer Altersdisposition sprechen. Verschiedene Lebensalter haben eine unterschiedliche Körperbeschaffenheit und -leistung, die jeweils anders auf Schädlichkeiten reagieren.

3 Konstitution

Der Begriff Konstitution umreißt eine Anzahl von Faktoren, die die körperliche und seelische Struktur eines Menschen ausmachen. Dazu gehören Immunität, Resistenz und Disposition (s. Kap. 2), aber auch angeborene Merkmale des Körperbaus und einzelner Organsysteme sowie die mit der körperlichen Struktur offenbar zusammenhängenden seelischen Reaktionstypen.

3.1 Konstitutionstypen

Es wurde mehrfach versucht, die verschiedenen Konstitutionstypen in ein allgemein gültiges Schema zu bringen. Aber es ist nicht ganz gelungen, da zu viele Überschneidungen auftreten, die letztlich jedes Schema unsicher machen. Dennoch werden einige Bezeichnungen immer noch gebraucht.

3.1.1 Normale Konstitutionstypen

- *Normosomer Typus.* Er ist ebenmäßig gewachsen, Länge und Stärke der Gliedmaßen passen harmonisch zum Rumpf.
- *Leptosomer Typus.* Er ist schlank bis mager, hat einen langen, schmalen Brustkorb bei abfallenden Schultern. Die Muskulatur ist nicht sehr stark ausgebildet, das Herz ist klein.
- *Pyknischer Typus.* Er hat einen gedrungenen Körperbau mit Neigung zu Fettansatz, eine kurzen, breiten Brustkorb mit hochstehendem Zwerchfell und eher waagerecht gelagertem Herzen.

3.1.2 Pathologische Konstitutionstypen

- *Asthenischer Habitus.* Hochgewachsene, hagere Menschen mit ungenügend entwickeltem Stützgewebe. Neigung zu Organvorfällen, Brüchen, Verbiegung der Wirbelsäule, Senkfüßen. Das Herz ist meist klein und daher verhältnismäßig wenig leistungsfähig.
- *Lymphatische Diathese.* Es besteht eine besonders empfindliche Reaktionslage des lymphatischen Abwehrsystems, bei Neigung zu Hyperplasie

der lymphatischen Organe. Die Empfänglichkeit für bestimmte Infekte ist gesteigert.

- *Exsudative Diathese.* Schon im Kindesalter auftretende Disposition für entzündliche Reaktionen der Haut und Schleimhäute, Neigung zu rezidivierenden Entzündungen der Luftwege und Entzündung des lymphatischen Systems, Ekzembildung, Dermatitis seborrhoides.
- *Präsenile Konstitution* (frühzeitiges Altern). Der Organismus nutzt sich zu früh ab, so daß bestimmte Alterserscheinungen, die gewöhnlich erst im höheren Lebensalter auftreten, schon in frühen Jahren und meist in gesteigerter Form bemerkbar werden. In manchen Fällen verändert sich der ganze Körper in diesem Sinne, und es tritt eine frühe Vergreisung auf. In anderen Fällen tritt die Alterung einzelner Organsysteme in den Vordergrund. Hierzu gehören die frühzeitig abgenutzten Blutgefäße, die schon in mittleren Jahren zu erheblichen Beschwerden führenden Knochen- und Gelenkveränderungen sowie die konstitutionelle Schwäche des Lungengewebes, die zu einer schon in jungen Jahren auftretenden Lungenblähung (Emphysem) führen kann.

Es gibt Hinweise darauf, daß zwischen Körperbau und Charakter bestimmte Zusammenhänge bestehen. Ebenso gilt als erwiesen, daß auch die manifesten seelischen Erkrankungen (Schizophrenie, Zyklothymie) verschiedene Konstitutionstypen bevorzugen (E. Kretschmer). So ist die Mehrzahl der Schizophrenen eher leptosom, die an Zyklothymie Erkrankten gehören häufiger dem pyknischen Typus an.

4 Allgemeine Störungen und krankhafte Veränderungen

Die bis in das Alter während ununterbrochene Erneuerung der Zellen setzt voraus, daß Zellen absterben, an deren Stelle die neu gebildeten dann treten können. Aufbau- und Abbauvorgänge stehen also in einem bestimmten Verhältnis zueinander. Diese Relation unterliegt jedoch während des Lebens einem Wandel: Im Wachstumsalter überwiegt der Aufbau, bei den im Alter immer deutlicher in Erscheinung tretenden Rückbildungsvorgängen dagegen der Zellabbau.

Die durch Abbauvorgänge verminderte Leistung, die im äußersten Falle erlischt, stellt aber auch einen wesentlichen Anteil der Krankheit dar. Die hierdurch bedingte Verschiebung der Relation zwischen den beiden entgegengesetzten Vorgängen setzt ein System gesteigerter Lebensvorgänge in Gang, dessen Aufgabe es ist, die Leistung des Organismus wieder zu steigern. Dabei ist das vorrangige Ziel die Erhaltung des Lebens, wenn unumgänglich, auch unter Opferung von Organen oder sogar Organsystemen.

Diese gesteigerten Lebensvorgänge stellen sich als Reaktionen des Organismus gegen Schädlichkeiten dar mit dem gezielten Zweck, krankhafte Produkte zu beseitigen und zerstörtes Gewerbe zu erneuern. Sie dienen also der Heilung.

4.1 Gestörtes Zelleben

4.1.1 Der allgemeine Tod

Vor noch nicht langer Zeit hat man einen Organismus als tot bezeichnet, wenn das Herz seine Tätigkeit vollständig eingestellt hatte und die Atmung erloschen war. Heute weiß man, daß diese Kriterien keineswegs ausreichen, denn sie zeigen lediglich eine Störung des mechanischen Zusammenwirkens bestimmter Organe an. Herz- und Atemstillstand sind noch keineswegs gleichbedeutend mit Zelltod. Widerstandsfähige Zellen leben noch so lange weiter, bis der letzte Rest Sauerstoff und die letzte Spur Nahrung aufgebraucht sind.

Von entscheidender Wichtigkeit ist hier die *Überlebensdauer der Gehirnzellen.* Denn bringt man das Herz innerhalb der Frist, die zwischen dem eingetretenen Schaden und dem Absterben der Gehirnzellen gegeben ist, wieder zum Schlagen, kann man das Leben retten, ohne daß irreparable, schwere Schäden entstehen. Der Parameter, an dessen Funktion oder Ausfall sich die Bestimmung des Todes zu orientieren hat, ist also das Gehirn, und zwar die Feststellung des *Hirnfunktionsverlustes,* der irreversibel sein muß. Eine praktikable Methode ist hier die *Elektroenzephalographie* (EEG), deren typisches Kurvenbild bei Tod der Großhirnrinde zur Nullinie wird. Allerdings betrifft die Ableitung nur die Großhirnrinde und deren Funktionen. Über die tiefer liegenden Funktionen sagt sie nichts aus. Am sichersten ist die *Serienangiographie* der zerebralen Gefäße für die Diagnose des Hirntodes: sistiert die zerebrale Durchblutung länger als 10 min, ist der Funktionsverlust des Gehirns endgültig geworden.

So verständlich der Wunsch, Reanimation auch bei totaler Gehirnschädigung zu versuchen, auch sein mag, so wenig erscheint er ethisch vertretbar. Die Ausschaltung entsprechender Apparaturen ist weder Mord noch Euthanasie. In diesem Falle wird nur der bereits begonnene Fortgang des Sterbens bis zum Eintritt des Todes zugelassen.

Sichere Todeszeichen sind:

- *Totenflecke,* die an abhängigen Körperpartien schon etwa nach 30 min auftreten und nach 4 h voll ausgeprägt und ineinanderfließend große Teile der Haut verfärben.
- *Totenstarre,* die nach 2–3 h am Kiefergelenk beginnt und nach 8–10 h am ganzen Körper bemerkbar ist. Nach ca. 2 Tagen tritt spontane Lösung ein.
- *Fäulniserscheinungen* und Verwesungsgeruch.

4.1.2 Absterben der Gewebe und örtlicher Tod (Nekrobiose und Nekrose)

Lokal einwirkende Schädlichkeiten können bewirken, daß Teile eines Gewebes absterben. Dabei gehen bestimmte Veränderungen an den Zellen vor sich, die – in Abhängigkeit von der Art des Gewebes und der Einwirkung – sehr unterschiedlichen Charakter haben. *Zell- und Gewebetod* können hervorgerufen werden durch:

- mechanische Ursachen (Zerquetschung, Druck u.ä.);
- extreme Temperatureinwirkungen (Verbrennung, Erfrierung) und strahlende Energie (radioaktive Strahlung);
- Einwirkung bestimmter Bakterien und ihrer Gifte;
- Sauerstoffmangel (z.B. bei Verlegung von Blutgefäßen durch Gerinnsel und andere mechanische Ursachen).

Beim Absterben kann das Gewebe – je nach Art der Einwirkung – mit folgenden *Veränderungen* reagieren:

- *Gerinnungsnekrose.* Dabei gerinnt das in und um die Zellen liegende Eiweiß (z.B. Infarkte).

- *Verflüssigungsnekrose.* Verflüssigung von Zellen und dem dazwischenliegenden Gewebe. Tritt auch häufig nach anfänglicher Gerinnung auf. Bei diesem Auflösungsprozeß sind Enzyme beteiligt, die teils aus den Gewebszellen und den Leukozyten stammen, teils aber auch von Bakterien geliefert werden (z.B. Brandblasen, Pockenpusteln, eitrige Einschmelzungen).
- *Brand.* Er entsteht durch Einwirkung äußerer Faktoren auf die nektrotischen Gewebe. *Trockener Brand* ist eine *Mumifikation,* das bedeutet Austrocknung, abgestorbener Gewebe, die der Luft ausgesetzt sind (besonders Zehen und Finger). *Feuchter Brand* entsteht durch die Einwirkung bestimmter Erreger (Clostridien) von Fäulnisprozessen. Gehen diese mit Gasbildung einher, spricht man von *Gasbrand.*
  Abgestorbene Gewebeteile wirken wie Fremdkörper, die der Organismus zu beseitigen sucht. Je nach Möglichkeit versucht er, sie aufzulösen, abzukapseln oder auszustoßen. Abgestorbene Knochenteile nennt man *Sequester.*

4.1.3 Ernährungsstörungen des Gewebes

Verkleinern sich Gewebeteile oder Organe ohne Veränderung der Struktur oder ihres Aufbaues, sprechen wir von *Atrophie.* Die Voraussetzung ist, daß ein Organ vorher ausreichend ausgebildet war.

Folgende Ursachen können zur Atrophie führen:

- *Rückbildungsschwund* (Involutionsatrophie). Die allgemeine Stoffwechselverminderung im Greisenalter bedingt einen Schwund von Organen und Geweben (Haut, Gehirn, Knochen, Knorpel usw.).
- *Schwund bei mangelnder funktioneller Inanspruchnahme.* Am auffälligsten tritt dieser in Erscheinung, wenn Muskeln in erzwungener Ruhigstellung – etwa durch Anlgegen eines Gipsverbandes – über einen längeren Zeitraum verbleiben müssen. Noch gravierender macht sich dieser Schwund bemerkbar, wenn durch Unterbrechung einer Nervenbahn alle Impulse, die zur Anspannung des Muskels vom Zentralnervensystem gesendet werden, diesen nicht mehr erreichen. Eine derartige absolute Ruhigstellung hat eine rasch einsetzende, schwere Atrophie zur Folge. Aber auch Knochen, Knorpel, ja das ganze Stützgewebe und schließlich auch funktionell ausgeschaltete Organe oder Organteile verfallen der Atrophie, falls sie nicht mehr ihrer Bestimmungsfunktion nachkommen können. Man nimmt an, daß sowohl der fehlende Funktionsreiz als auch die geringere Stoffzufuhr den Schwund eines nicht mehr oder nicht mehr ausreichend arbeitenden Organes oder Gewebes bedingen.
- *Schwund durch Druck.* Schon durch einen mäßigen, über längere Zeit anhaltenden Druck kommt es zu einer Hemmung der Funktion des Gewebes und zu einer lokalen Kreislaufstörung. So können Abszesse

oder Tumoren, aber auch pathologische Ausbuchtungen von Arterien (Aneurysmen) bei längerem Bestehen eine *Knochenatrophie* an der Stelle ihrer Einwirkung verursachen, die in schweren Fällen zu Spontanbrüchen führen kann. Aber auch bei inneren Organen kann eine *Druckatrophie* vorkommen (z.b. bei der Niere durch Drucksteigerung im Nierenbecken).

4.1.4 Degeneration

Quantitative oder qualitative Veränderungen in der chemischen Zusammensetzung der Zellsubstanz oder des Zwischengewebes bewirken in der Regel ebenfalls eine Größenänderung des befallenen Organs. Dabei ist zu beachten, daß nicht immer eine Verkleinerung auftritt. Aber auch dann, wenn ein Organ durch Degeneration vergrößert erscheint, hat es an Funktiontüchtigkeit eingebüßt, da die spezifischen Zellen, d.h. die für die spezielle Wirksamkeit des Organs zuständigen Zellen, eine Abnahme erfahren haben.

Degeneration kann eintreten durch:

- Störung des Eiweiß- und Flüssigkeitsstoffwechsels,
- Störungen des Fettstoffwechsels,
- Störungen des Kohlenhydratstoffwechsels,
- Störungen des Kalkstoffwechsels,
- Ablagerung von Abbauprodukten.

Die Ursachen derartiger Veränderungen sind häufig in der Einwirkung bestimmter Schädlichkeiten zu finden. Es gibt aber auch eine Reihe von Krankheiten, die man als *Speicherkrankheiten* bezeichnet, die letztlich durch die Anhäufung bestimmter Substanzen im Gewebe ebenfalls Organdegeneration hervorrufen.

Erwähnt sei noch, daß die Bezeichnung Degeneration jetzt häufig durch den unbestimmteren Begriff *„Dystrophie"* ersetzt wird.

4.2 Thrombose und Embolie

Unter Thrombose versteht man die Bildung eines Blutgerinnsels (Thrombus) in einer Vene oder Arterie. Die Folge ist eine teilweise oder vollständige Unterbrechung des Blutflusses hinter dem Thrombus, aus der sich – je nach Größe des betroffenen Gefäßes – mehr oder weniger schwerwiegende Störungen der Durchblutung ergeben.

4.2.1 Venöse Thromben

Mehrere Faktoren müssen zusammentreffen, um die Blutgerinnung, die normalerweise nur außerhalb der Gefäße stattfinden kann, im geschlossenen Gefäßsystem auszulösen. An erster Stelle ist hier die gesteigerte Gerinnungsfähigkeit des Blutes durch eine vorübergehende oder andauernde Störung im komplizierten Gerinnungssystem zu nennen. So findet man z.B. nach Operationen, Geburten und manchen Infektionskrankheiten einige Gerinnungsfaktoren in übernormaler Konzentration. Auch die Fähigkeit der *Thrombozyten* zur Zusammenballung (Aggregation) kann gesteigert sein: Durch das operativ geschädigte Gefäßendothel (innere Gefäßschicht) werden die Thrombozyten zu einer zunächst reversiblen *Aggregation* veranlaßt. Diese Primäraggregate lösen sich unter normalen hämodynamischen Bedingungen wieder auf. Besteht ein Aggregat allerdings längere Zeit, etwa durch Stase oder Abflußbehinderung, wird durch strukturelle Umwandlung der Membranen die Aggregation irreversibel. Damit ist der Kern des Thrombus gelegt, an den sich nun weitere Thrombozyten anlagern. Auf diesen *Blättchenthrombus* pflanzt sich dann der größere und klinisch wichtigere *Gerinnungsthrombus* auf.

Betrachtet man die Thrombenbildung als den Versuch der Blutungsstillung am untauglichen Ort, so wird verständlich, daß eine Verletzung – sei sie von außen zugefügt oder betreffe sie die Gefäßinnenschicht – zur Aktivierung des Gerinnungssystems führt. Da schon die kleinste Läsion des *Endothels* zur Bildung eines Abscheidungsthrombus führen kann, sind auch die Gefäße alter Menschen hierzu besonders disponiert. Die sklerotischen Veränderungen rauhen die innere Gefäßschicht auf und verengen das Lumen. Kommt nun eine Stase, d.h. eine Verlangsamung des Blutstromes (bis zum Stillstand), hinzu, erhöht sich die Gefahr erheblich. Da eine solche Stase immer den venösen Schenkel des Kreislaufs betrifft, sind Thrombosierungen in den Venen weitaus häufiger als in den Arterien. Sie können praktisch in jeder Vene auftreten, wenngleich sie in den unteren Körperpartien am häufigsten zu beobachten sind.

Hier kommt es aus rein mechanischen Gründen am ehesten zu den gefürchteten Stasen, die dann als Zusatzfaktoren auslösend wirken. Der nach Operationen oder Geburten nicht selten geschwächte Kreislauf vermag oft den Blutumlauf in den herzfernen Gebieten nicht mehr mit der erforderlichen Dynamik voranzutreiben. In der Mehrzahl der Fälle nehmen daher Thrombosen ihren Ausgang vom Venengeflecht der Füße oder von den tiefen Venen der Unterschenkel. Eine recht häufige Komplikation ist das Weiterwachsen des Thrombus in Richtung des Blutstromes, also in die Oberschenkelvenen und schließlich in die Beckenvenen. Da der Gefäßquerschnitt mit zunehmender Herznähe immer größer wird, wächst auch die Gefahr der Loslösung von Thrombusteilen oder ganzen Thromben, die dann über die untere Hohlvene und das rechte Herz in ein Lungengefäß gelangen und dieses dann plötzlich verstopfen. Ein solches dramatisches Ereignis nennt man *Lungenembolie* (Abb. 3). Sie zählt auch heute noch zu

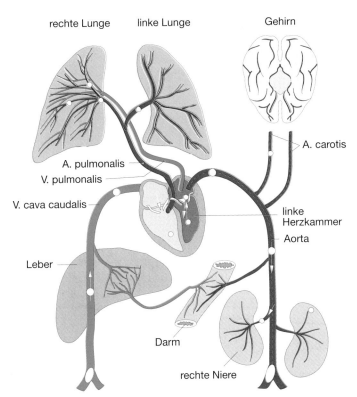

rechte Lunge   linke Lunge   Gehirn

A. carotis

A. pulmonalis
V. pulmonalis

V. cava caudalis

linke
Herzkammer

Aorta

Leber

Darm

rechte Niere

Abb. 3. Schema der Embolien. Thromben im venösen System können zu Lungenembolien führen. Thromben aus der linken Herzkammer (an der Mitralklappe gebildet) erzeugen Embolien in die Nieren-, Darm-, Milz- oder Hirnarterien

den häufigsten Todesursachen. Die plötzliche, mechanische Verlegung eines
größeren Teiles des Gefäßquerschnittes der Lunge führt zu einer akuten
Widerstandserhöhung im kleinen Kreislauf, was u.U. zu einer Rechtsherzinsuffizienz führen kann. Das *Herzzeitvolumen* fällt ab. Falls die periphere
Gefäßreaktion (Vasokonstriktion) diese ungünstige Konstellation nicht mehr
kompensieren kann, fällt der Blutdruck schnell ab, und es tritt ein *zirkula-
torischer Schock* ein. Bei Verlegung größerer Pulmonalarterienäste (in etwa
10% der Fälle) kann es zum Lungeninfarkt kommen, mit Blutaustritt in die
Alveolen und folgender Nekrose des betroffenen Bezirks.

Schwere Embolien haben eine Letalitätsrate von etwa 70%. Die Voraussage hängt in hohem Maße vom Zeitpunkt des Therapiebeginns ab, da stets
erneute Embolisation droht. Rezidivierende Embolien können schließlich
zu einem chronischen *Cor pulmonale* (vgl. S. 73) führen.

Therapie

● Sofortige Antikoagulationstherapie mit *Heparin*, um den Gerinnungsprozeß zu unterbrechen. Bettruhe, Kompressionsverbände an den unteren Extremitäten, sedierende und analgesierende Mittel zur Ruhigstellung. Sauerstoffzufuhr gegen drohende Hypoxie, bei Fieber Antibiotika. Die Therapie der akuten Lungenembolie mit Kalziumantagonisten (Nifedipin) ist noch in der Erprobung. Sicher wirksam ist die Digitalisierung durch wiederholte Injektionen kleiner Digitalisdosen zur Kräftigung des Herzmuskels.

● Die *chirurgische Entfernung* des Embolus (Embolektomie) hat eine hohe Operationsmortalität, da der Patient sich – durch die eingetretene Schocksymptomatik – ohnehin in einem lebensbedrohlichen Zustand befindet.

● Als *medikamentöse Alternative* gilt die thrombolytische Behandlung der massiven Lungenembolie mit dem Koenzym ***Streptokinase*** bzw. der Urokinase. Nach der Infusionsbehandlung kommt es zur Thrombolyse.

4.2.2 Thrombophlebitis

Es handelt sich um Entzündungen der Gefäßwand oberflächlich gelegener Venen, die meist einen Thrombus enthalten.

Der gerötete Venenstrang ist schmerzhaft und hart. Die Möglichkeit des Übergreifens auf die tieferen Venen ist stets zu beachten, da sich in diesen Fällen das Krankheitsbild wesentlich verschlechtert. Die Gefahr der Embolie, u.U. auch mit infizierten Thromben, vergrößert sich erheblich.

Therapie

Kompressionsverband und entzündungshemmende Therapie (z.B. Voltaren®). Bereits organisierte Thromben sollten durch Stichinzisionen entleert werden. Bei Gefahr des Übergreifens auf die tieferen Venen Heparinisierung. Bei normalem Verlauf *keine* Bettruhe, *Kompressionsverband*. In der Nacht Bettfußende hochstellen, dadurch Erleichterung des venösen Abflusses.

4.2.3 Postthrombotisches Syndrom

Nach Verschluß tiefer gelegener Venenabschnitte bildet sich, nach einiger Zeit, ein ***Kollateralkreislauf***, der die Rückführung des Blutes bis zu den intakten Venen übernimmt. Da die Klappenfunktion des oberflächlichen Venensystems dadurch meist überfordert ist, leidet diese erheblich und wird schließlich partiell zerstört. So kommt es, daß dann durch den orthostatischen Druck eine venöse Stase eintritt, die in den peripher gelegenen Venen zu einer Druckerhöhung führt.

Die Folgen sind trophische Störungen. Neben erheblichen Hautveränderungen kommt es bei über 50% der Patienten zu einem Unterschenkelgeschwür, das unbehandelt nicht mehr abheilt und manchmal beträchtliche Ausmaße annehmen kann. Es ist außerdem meist recht schmerzhaft, v.a. wenn eine Infektion dazukommt.

Therapie

Kompressionsbehandlung mit elastischen Binden, später Gummistrumpf.

4.2.4 Arterielle Thromben

Arterielle Thromben sind meist folgenschwerer als die venösen, da sie entsprechend der Stromrichtung ein umschriebenes Organgebiet oder ganze Teile einer Extremität von der arteriellen Blutversorgung abschneiden, falls nicht ein gut ausgebildeter *Kollateralkreislauf* zur Verfügung steht (Abb. 4).

Thrombosen in den Herzkranzgefäßen führen zum *Herzinfarkt* (s.S. 54), wirken also an ihrem Entstehungsort. Andere Lokalisationen bergen jedoch die Gefahr in sich, daß die dort entstehenden Thromben sich leicht ablösen können und dann mit dem arteriellen Blutstrom in andere Organe verschleppt werden. Dies gilt besonders für die *Hirnembolien,* die in der Regel

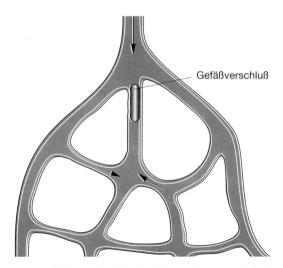

Gefäßverschluß

Abb. 4. Kollateralkreislauf bei Verschluß eines Arterienastes

von Thrombenmassen aus dem linken Herzen stammen. Auf dem Boden geschwüriger *Herzklappenentzündungen* sowie auch im stark erweiterten Vorhof bei krankhafter Verengung der *Mitralklappe* (Mitralstenose) entstehen mitunter große, unregelmäßige Thromben, die stückweise fortgeschwemmt werden können. Außer den Hirngefäßen können auch andere Organgefäße betroffen sein, etwa die Nierengefäße (Niereninfarkt), die Milzgefäße (Milzinfarkt) oder auch die Darmgefäße. Der Versorgungsausfall im Bereich des embolisch verschlossenen Gefäßes stellt stets ein akut bedrohliches Ereignis dar, das nicht selten einen tödlichen Ausgang nimmt. Embolien in die Gefäße der unteren Extremitäten führen bei ungenügendem Kollateralkreislauf rasch zur Nekrose bzw. Gangrän. Häufig bleibt als einzig wirksame, d.h. lebensrettende Therapie nur noch die Amputation.

5 Gegenäußerungen des Organismus (Reaktionen)

5.1 Einfache Gegenäußerungen

Entsprechend dem Prinzip des Regelkreises (s. Abb. 1, S. 7) reagiert der Organismus auf Störungen mit hemmenden oder fördernden Regulationsversuchen. Auf erhöhte Abbauerscheinungen antwortet er mit gesteigerten Lebensäußerungen und – wenn notwendig – auch umgekehrt. Das Ziel dieser Reaktion ist die Heilung des gestörten Lebensablaufs (der Krankheit). Diese oft in Erscheinung tretenden gezielten Veränderungen sind also im engeren Sinne selbst nicht krankhaft, wenngleich nicht selten gerade die durch sie bedingte Abweichung von den regelrechten Erscheinungen als die eigentliche Krankheit imponiert. Die wichtigsten einfachen Gegenäußerungen sind:

- Aufnahme und Vernichtung krankhaften Materials,
- Gewebserneuerung (Regeneration),
- Ausfüllung geschädigter Gewebe und Umwandlung in Ersatzgewebe,
- Anpassung der Gewebe an veränderte Anforderungen und Ausgleich herabgesetzter Funktionstüchtigkeit.

5.1.1 Aufnahme und Vernichtung krankhaften Materials

Bestimmte Zellen des *retikulohistiozytären Systems* (RHS), v.a. Retikulumzellen des Bindegewebes, der Blut- und Lymphgefäßendothelien, Fibrozyten (Bindegewebszellen), Monozyten sowie auch die B- und T-Lymphozyten und Granulozyten im fließenden Blut (s.S. 9f.), bemächtigen sich eingedrungener, schädlicher Stoffe und eliminieren oder töten sie ab (z.B. Bakterien). Antikörper haben Hilfsfunktion.

5.1.2 Gewebserneuerung (Regeneration)

Gewebserneuerung ist ein Zeichen des Lebens. Allerdings kann sie nur unter ganz bestimmten Bedingungen vollwertig sein. Ein Beispiel für eine derartige, vollständige Regeneration, die sich über Jahrzehnte immer wiederholt, ist die monatliche Abstoßung der Gebärmutterschleimhaut und

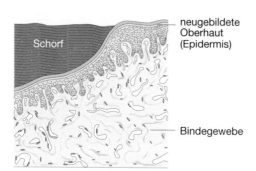

Schorf

neugebildete
Oberhaut
(Epidermis)

Bindegewebe

Abb. 5. Regeneration der Oberhaut
in einem Hautdefekt

ihre Erneuerung bei der menstruierenden Frau. Sie gehört zum normalen Lebensablauf und dient durch ihre auf die Fortpflanzung bezogene Funktion dem Leben.

Eine nicht eingeplante (unphysiologische) Störung oder Zerstörung von Gewebe kann jedoch nur in wenigen Fällen durch einen vollwertigen Ersatz wieder ausgeglichen werden. Dabei gilt, daß sich ein Gewebe um so eher wieder voll regeneriert, je einfacher es in Aufbau und Funktion ist (Abb. 5). Narbenbildung ist eine unvollkommene Regeneration.

5.1.3 Ausfüllung geschädigter Gewebe
   und Umwandlung in Ersatzgewebe

Wird ein Gewebe gewaltsam durchtrennt, entsteht ein Wundtrichter, der durch neues Gewebe ausgefüllt werden muß. Nur selten entsteht eine Wundheilunng durch direkte Vereinigung der Wundflächen (wenn man von den steril ausgeführten chirurgischen Eingriffen absieht, deren Ziel stets eine Heilung „per primam" ist).

Die Voraussetzung zur Heilung einer klaffenden Wunde ist die Bildung eines Füllgewebes (Granulationsgewebe). Das aus den erweiterten Gefäßen der Wundumgebung stammende eiweißreiche Wundsekret bildet eine gerinnende *Fibrinschicht* an der Oberfläche, die bei Austrocknung den Schorf ergibt. Nach einigen Tagen beginnt die Neubildung des Gewebes durch die in die Fibrinschicht einwachsenden Kapillarsprossen, die von *Bindegewebszellen* begleitet werden. Aus diesen fein verästelten Sprossen werden nun kleine Gefäße, die sich untereinander verbinden, zu einem bogenförmigen Gebilde, das sich in diesem neuen Gewebe als ein kleines, rotes Knöpfchen darstellt. Schließlich erscheint das ganze neue Gewebe mit feiner, roter Tüpfelung übersät (das Wort Granulationsgewebe kommt von Granulum, lat. = das Körnchen).

Zwischen den kleinen Gefäßbögen liegen nun die Bindegewebszellen, Leukozyten und Lymphozyten. Während die Bindegewebszellen sich spindelig ausziehen und Bindegewebsfasern bilden, grenzen die Leukozyten und Lymphozyten das neue Gewebe schon gegen die Oberfläche ab.

Wenn die Ausfüllung des Wundtrichters schon nahezu abgeschlossen ist, beginnt von den Rändern her die Neubildung der oberen Hautschichten. Nach Überhäutung der Wunde bildet sich das Granulationsgewebe um: die Gefäße bilden sich zurück, die Wanderzellen verschwinden. Übrig bleibt ein faserreiches, straffes Bindegewebe mit wenig elastischen Fasern, das von einer dünnen, drüsenlosen Oberhaut überzogen wird: der *Hautnarbe*.

An diesem Beispiel ist der Ablauf des Heilungsprozesses erkennbar. Selbstverständlich gibt es bei den verschiedenen Geweben Abweichungen, die je nach Differenzierung vom funktionstüchtigen Ersatz bis zur vollständigen Wiederherstellung eines geschädigten Gewebes reichen. Ein Beispiel für eine vollständige Gewebsneubildung – nach einer nicht eingeplanten Störung – stellt die Heilung von Knochenbrüchen dar. Bei normalem Verlauf läßt sich nach relativ kurzer Zeit nur noch eine Spur des Schadens erkennen, und der Knochen ist wieder absolut funktionsfähig.

5.1.4 Anpassung der Gewebe an veränderte Anforderungen und Ausgleich herabgesetzter Funktionstüchtigkeit

Wiederholte Anforderungen, die über das gewöhnliche Maß hinausgehen, beantwortet das Gewebe mit Vermehrung und Vergrößerung seiner Bauelemente. Besonders deutlich tritt diese Erscheinung beim Skelettmuskel zutage, der sich bei stetiger, hoher Anforderung beträchtlich vergrößern kann. Aber auch die glatte (Organ)muskulatur und die Herzmuskulatur erfahren bei übernormaler Beanspruchung eine Volumenvergrößerung und damit einen Kraftzuwachs.

Diese Form der Anpassung an gesteigerte Anforderungen bezeichnet man als *Arbeitshypertrophie*. Eine andere Form der Anpassung ist die Umwandlung der Gefäßwände im Kollateralkreislauf. Bei Unterbrechungen der Strombahn müssen kleinere Gefäße die Versorgung in diesem Gebiet übernehmen. Damit werden sie einem höheren Blutdruck ausgesetzt, dem sie sich anpassen, indem sie ihre Wand verstärken.

Auch das Epithelgewebe kann sich wandeln, falls es anderen Bedingungen ausgesetzt ist. Fällt ein Körperteil oder der Teil eines Organs aus, versucht der Organismus, einen Ausgleich dadurch herzustellen, daß ein anderer Körperteil oder die verbliebene Substanz eines Organs die Tätigkeit des ausgefallenen mit übernimmt. Gelingt es ihm, das Überleben des Gesamtorganismus zu sichern, ist der Ausgleich (Kompensation) erreicht. So kann etwa der Verlust einer Niere durch Mehrarbeit der zweiten Niere ausgeglichen werden, wobei sich das gesunde Organ vergrößert, um den erhöhten Anforderungen gewachsen zu sein: diesen Vorgang nennt man *kompensatorische Hypertrophie*.

5.2 Entzündung als zusammengesetzte Gegenäußerung des Organismus

Die Entzündung ist die wichtigste Gegenäußerung des Organismus. Hier wirkt eine ganze Reihe von Faktoren – in sinnvollem Zusammenspiel – abwehrend gegen Schädlichkeiten.

Sie wird ausgelöst durch einen *Entzündungsreiz* (die Schädlichkeit), der meist schon nach kurzer Zeit zu lokalen, entzündlichen Kreislaufstörungen und einer schlagartig einsetzenden Störung des Säure-Basen- und Wasserverteilungsgleichgewichts in dem betroffenen Gewebe führt. Ein vermehrtes Auftreten organischer Säuren *(Milchsäure, Brenztraubensäure)* führt zu einer stärkeren Übersäuerung des Gewebes und bewirkt, bei zunehmendem Flüssigkeitsaustritt aus der Blutbahn, eine Steigerung des Gewebsdruckes. Dem Austritt von Serumeiweißen aus den Kapillaren, die eine bessere Wasserbindung bewirken, folgt das *entzündliche Ödem,* die sichtbare Schwellung.

Parallel zu diesen Vorgängen kommt es zum Austritt der Leukozyten aus den Gefäßen, die als eigenbewegliche Zellen die Schädlichkeit zu bekämpfen beginnen. Wenn auch die Entzündung der Abwehr dient, also einen positiven Effekt darstellt, kommt es doch zu Begleiterscheinungen, die – jede für sich – als krankhafte Zustände zu werten sind. So tritt regelmäßig eine *Gewebsschädigung* auf, die zwar sehr verschiedenen Grades sein kann, aber nie vollkommen fehlt.

Auch die lokale Kreislaufstörung – wenngleich für den Abwehrmechanismus unbedingt notwendig – stellt eine solche Störung dar, ebenso die Entmischung der Grundsubstanz, die ja erst die eigentliche Voraussetzung für den Abwehrprozeß schafft. Durch die Kreislaufstörung, die sich anfangs durch eine Blutstrombeschleunigung und später durch eine Verlangsamung infolge Gefäßlähmung äußert, wird es den Leukozyten erst möglich gemacht, aus den Kapillaren auszutreten (Abb. 6). Schon früh setzen Reaktionen sein, die zur Ausfüllung des geschädigten Gewebes führen. Auch hier bildet sich ein – entzündliches – Granulationsgewebe, das neben einem Gerüst junger Kapillarsprossen v.a. Bindegewebszellen, aber auch Leukozyten, Plasmazellen und große *Makrophagen* (Freßzellen) enthält.

Bei abflauenden Entzündungserscheinungen produzieren die Bindegewebszellen allmählich Bindegewebe und leiten den Vorgang der Narbenbildung ein.

Wird die Beseitigung der Schädlichkeit erreicht und der Gewebsbestand wieder hergestellt, hat die Entzündung ihren Zweck erfüllt.

Aber nicht immer gelingt dies. Unvollkommene Wiederherstellung kann z.B. mit unzweckmäßiger Narbenbildung oder Verwachsungen an inneren Organen einhergehen und damit erneuten Schaden bewirken. So kann die gefürchtete Herzinnenhautentzündung zur Narbenbildung an den Herzklappen führen, die sich nun nicht mehr ausreichend öffnen oder schließen können. Die Folge ist der Herzklappenfehler, also ein neuer, ernster Krank-

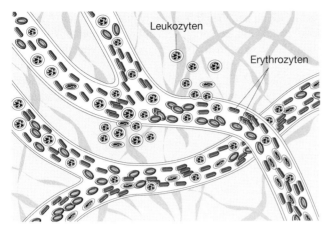

Abb. 6. Randstellung und Auswanderung der Leukozyten im entzündetem Gewebe

heitszustand, der schließlich – falls man ihn nicht beseitigen kann – zu schwerwiegenden Veränderungen des ganzen Herzens führt.

Gelingt es dem Körper nicht, mit der Schädlichkeit fertigzuwerden, kommt es zum Gewebstod. Welche Folgen hieraus für den Gesamtorganismus entstehen, hängt von der vitalen Bedeutung der befallenen Teile und dem Ausmaß des Gewebsunterganges ab. Das Ende kann der Gesamttod sein.

● Der Reaktionserfolg der Entzündung liegt in der Wiederherstellung des befallenen Organes durch Erhaltung des Gewebsbestandes bei gleichzeitiger Beseitigung der einwirkenden Schädlichkeit. Durch Defektheilung ist zwar die Schädlichkeit beseitigt, aber der Defekt kann Anlaß für neue Krankheitszustände werden.

● Zwischen der raschen Wiederherstellung und dem Gewebstod liegt eine andere Reaktionsform, die durch einen langen Kampf des Organismus gegen Schädlichkeiten gekennzeichnet ist, die sich besonders hartnäckig behaupten und dadurch die einzelnen Prozesse nie ganz zum Abschluß kommen lassen: die *chronische Entzündung.*

● Dementsprechend finden wir bei ihr langwierige Eiterungen, die entweder zu Höhlenbildung im Gewebe führen oder sich einen Weg nach außen bahnen *(Fistelbildung).* Die chronische Entzündung bereitet aber auch den Boden für die Ansiedlung anderer Schädlichkeiten, die im gesunden Gewebe nicht haften können. So kommt es zu gefährlichen Mischinfektionen.

● Je nach Überwiegen der einzelnen Phasen bietet die Entzündung ein anderes Bild. Auch wenn sie i. allg. etwa nach dem geschilderten Muster abläuft, treten einzelne Phasen häufig derartig in den Vordergrund, daß man danach bestimmte Entzündungsarten unterscheidet. So spricht man von *fibrinöser Entzündung,* wenn die austretende Gewebsflüssigkeit

(Exsudat) einen hohen Gehalt an **Fibrinogen** aufweist, das nach Austreten an die Oberfläche zu **Fibrin** gerinnt. Von **nekrotisierender Entzündung** spricht man bei Gewebstod und bei eitriger und verschorfender Entzündung.

- Weist die Reaktion auf eine infektiöse Schädlichkeit eine besondere Regelmäßigkeit auf, sprechen wir von einer **spezifischen Entzündung** (Tuberkulose, Lues, u.a.).

6 Gestörtes Gewebswachstum

Überschüssiges Gewebswachstum durch gesteigerte Leistung ist ein Anpassungsvorgang, der wieder rückläufig wird, falls sich die Anforderungen normalisieren. Es handelt sich also hier um einen notwendigen und durchaus geordnet verlaufenden Prozeß. Im Gegensatz dazu steht ein überschüssiges Wachstum, ohne Leistungssteigerung, das mehr oder weniger ungeordnet verläuft. So entsteht etwa bei chronischen Entzündungen übermäßiger Gewebsersatz, der z.B. an Schleimhäuten zu *polypösen Wucherungen* führen kann. Auch die gesteigerte *Kallusbildung* (Kalkbildung) bei gestörtem Heilverlauf nach Knochenbrüchen kann vorübergehend Ausmaße annehmen, die eine sinnvolle Ordnung nicht mehr erkennen lassen. Sehr häufig kommt es auch nach Verletzungen zu übermäßiger Narbenbildung an der Haut *(Keloide).*

Alle diese Prozesse weisen darauf hin, daß im Ablauf des entsprechenden Regelkreises eine Störung vorliegt. Nun gehört Überschuß zwar zu den Vorsichtsmaßnahmen des Lebens an sich, aber normalerweise regelt sich sein Abbau durch entsprechende Signale des genetischen Kontrollsystems. Tatsächlich gerät dieser Prozeß auch fast nie ganz außer Kontrolle. Unter bestimmten Bedingungen aber, die wir bis in die letzten Einzelheiten noch nicht erkennen können, kommt die „genetische Information", d.h. das Wissen der Zelle um ihre im Gesamtplan vorgesehene Rolle, abhanden. Die Folge ist, daß die Zelle sich planlos vermehrt und ein Gebilde produziert, das wie ein Fremdkörper wirkt, der ein schmarotzerhaftes Eigenleben im Organismus führt. Man spricht daher auch von *Gewächsen* (Blastomen) und meint damit, daß hier etwas nicht Eingeplantes wächst. In der medizinischen Umgangssprache bezeichnen wir diese Neubildungen als *Tumoren,* was jedoch nichts anderes heißt als Schwellungen oder Geschwülste. *Es wird also mit der Bezeichnung Tumor noch nichts über den Charakter der Neubildung, etwa ihre Gut- oder Bösartigkeit, ausgesagt.*

Alle Tumoren unterscheiden sich jedoch durch einige typische Merkmale vom gesunden Gewebe:

- Der gewebliche Aufbau weicht stets mehr oder weniger vom Aufbau der im Verband des Organismus entstehenden Gewebe ab.
- Tumoren befolgen eigene Wachstumsgesetze, die von der Nachahmung ausgebildeter Organe bis zu völlig ungeordnetem, chaotischem Zellwachstum reichen. Sie entwickeln sich unabhängig vom Gesamtwachstum des Körpers und der umgebenden Gewebe.
- Sie besitzen Stoffwechseleigenschaften, die sich in den Gesamtstoffwechsel des Körpers nicht vollständig einfügen.

Nach der Zellstruktur läßt sich zwar fast jede Geschwulst einer Gewebsform zuordnen, aber sie unterscheidet sich nicht nur von dieser durch eine eigenständige Art des Gewebeaufbaues, sondern meist auch durch den *Reifegrad* der einzelnen Zellen. Manche Tumoren sind geradezu charakterisiert durch einen hohen Gehalt an unreifen embryonalen Zellen, die das neugebildete Gewebe entdifferenzieren. Ihr hoher Gehalt an Zellen weist sie auch als besonders wachstumsaktiv aus. Es sind dies die *atypischen, unreifen* Geschwülste, die in der Regel besonders bösartig sind.

Die Einteilung der Tumoren ist nicht unproblematisch, da sich nicht die klinischen, sondern die wissenschaftlichen Kriterien als Unterscheidungsmerkmale durchgesetzt haben. Nach dieser Einteilung der Tumoren bleibt eine „gutartige Geschwulst" selbst dann gutartig, wenn sie durch ihre Ausdehnung lebenswichtige Organe verdrängt oder sogar schädigt und damit lebensbedrohend wird. Die im folgenden aufgeführten Eigenschaften kennzeichnen nach der heutigen Auffassung einen Tumor als *bösartig:*

- Einwachsen der Geschwulstzellen in das gesunde Nachbargewebe, wobei dieses weitgehend zerstört wird (infiltrierendes, destruierendes Wachstum).
- Die Fähigkeit zu metastasieren, d.h. Zellen aus dem Geschwulstverband herauszulösen, die sich in anderen Organen ansiedeln und dort Tochtergeschwülste (Metastasen) bilden. Die Verschleppung geschieht auf dem Blut- oder Lymphweg.
- Die Neigung zu rezidivieren, d.h. daß auch nach radikaler, besser scheinbar radikaler Entfernung, Tumoren am gleichen Ort erneut auftreten.

Ganz anders verhalten sich gutartige Tumoren: sie verdrängen das umliegende Gewebe, ohne es zu zerstören. Sie wachsen sozusagen abgekapselt und entsenden daher auch keine Metastasen.

Auch im Stoffwechsel bestehen Unterschiede: Zellen bösartiger Tumoren können vermehrte oder auch abnorme *Enzyme* enthalten, andererseits veränderte Reaktionen gegenüber Enzymen aufweisen. Im Aufbau ihrer Eiweißkörper finden sich abnorme Aminosäuren, und ihre Fähigkeit zur Zuckerspaltung ist größer als die des Blutes und der Leber. Ob abnorme Stoffwechselprodukte eine Rolle bei der fast immer entstehenden Entkräftung (Tumorkachexie) des Patienten spielen, ist noch nicht mit letzter Sicherheit erwiesen, scheint aber wahrscheinlich. Es würde sich in diesem Falle um eine Art Vergiftung durch die Abbauprodukte des Tumors handeln.

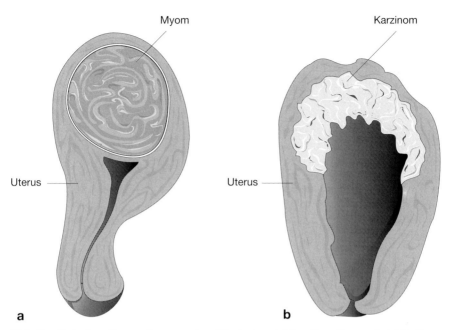

Myom Karzinom

Uterus Uterus

a b

Abb. 7. a Gutartiger Tumor, da expansives Wachstum; **b** bösartiger Tumor, da infiltratives Wachstum

Neben dem biologischen Verhalten des Tumors spielt die Feststellung des Muttergewebes, also der Gewebeart, aus der ein Tumor entsteht, für die Diagnose und Therapie eine entscheidende Rolle.

Immer feiner werdende Untersuchungsmethoden haben die früher geltende, recht grobe Einteilung in maligne Tumoren der Epithelgewebe (Karzinome) und solche der Binde- und Stützgewebe (Sarkome) weitgehend spezifiziert und damit die Voraussetzung für wirkungsvollere therapeutische Verfahren geschaffen. Dies betrifft v.a. auch die erheblich verbesserte Vorsorge, da in der Früherkennung noch gutartiger Neubildungen und deren Entfernung die sicherste Vorbeugung einer späteren Entartung zu einem bösartigen Tumor liegt.

Seit es gelungen ist, die Gene des Menschen zu *klonieren,* d.h. Zellkulturen zu züchten, die von einer einzelnen, genotypisch definierten Zelle abstammen, haben wir über die Ursachen der bösartigen Neubildungen viel mehr erfahren. Heute wissen wir, daß mit der Weitergabe zellspezifischer Eigenschaften über viele Zellteilungen auch die in einer einzelnen Zelle abgelaufenen möglichen Veränderungen konstant weitergegeben werden. Es handelt sich um eine Störung des Informationssystems im Genom *einer* Zelle, von der dann schließlich – nach vielen Zellgenerationen – der Tumor entsteht.

Mit der Bezeichnung *Genom* meint man die Gesamtausstattung der Zellen höherer Organismen mit Genen. Sie bilden sozusagen das genetische

Archiv, in dem Informationen gespeichert werden. Chemisch handelt es sich um Moleküle der **Desoxyribonukleinsäure** (DNS), die sich aus langen Strängen zusammensetzt, deren Grundbausteine als **Nukleotide** bezeichnet werden. Von entscheidender Bedeutung ist nun die Reihenfolge, in der die Nukleotide zusammenhängen. Sie stellt nämlich die verschlüsselte Botschaft mit exakt kodierten Anweisungen dar, in welcher Reihenfolge Aminosäuren zu einem bestimmten Eiweißmolekül zusammenzusetzen sind. Da jede Zelle in ihrem Genom die für sie notwendigen Anweisungen trägt (d.h. den Bauplan für das Zellplasma, z.B. eine Leberzelle, eine Magenzelle oder eine andere Zelle zu werden) wird sie planlos, falls die Information einmal fehlerhaft ist. Bei den vielen karzinogen wirkenden Stoffen, mit denen die Welt heute angereichert ist (Benzpyren, Alkylnitrosamine u.v.a.) kommt es wahrscheinlich recht oft zu Fehlinformationen. Und wenn man sich vor Augen hält, daß sich täglich etwa 10^{13} Zellen im menschlichen Organismus neu bilden, ist es ohnehin kaum verständlich, daß jede einzelne Zelle mit einem absolut sicheren und präzise arbeitenden Informationssystem ausgestattet ist. Man muß wohl annehmen, daß hier gelegentlich Pannen passieren und sich Informationsfehler einschleichen, die aber von einem ebenso sicheren Kontrollsystem erkannt und ausgemerzt werden können. Das gelingt allerdings nur dann, wenn das Kontrollsystem intakt ist. Andernfalls kann die Zelle Ausgangspunkt für eine falsche Neubildung sein.

Eine besondere Rolle spielen in diesem Abwehrkampf die T- und B-Lymphozyten (s.S. 9f.), die sich bei Berührung mit einem fremden Antigen klonal expandieren können. Während die T-Lymphozyten zu „**Killerzellen**" werden und fremde Antigene angreifen, bauen die B-Lymphozyten eine humorale Immunabwehr.

Damit bleibt allerdings noch die Frage offen, warum nicht alle Menschen, die der gleichen Schädlichkeit im gleichen Umfang ausgesetzt sind, erkranken. Man wird also eine Disposition, eine besondere Anfälligkeit annehmen müssen, die – wie es scheint – in manchen Familien gehäuft auftritt.

Aber auch andere Störfaktoren greifen direkt das Informationssystem an und zwingen ihm Anweisungen auf: tumorbildende **Retroviren** tragen **Onkogene,** die beim Menschen eine chronisch-myeloische Leukämie hervorrufen. Auch das Burkitt-Lymphom, das in Afrika v.a. Kinder befällt, in vielen Fällen aber heilbar ist, wird durch ein Retrovirus **(Eppstein-Barr)** ausgelöst.

Neben diesen, sozusagen schicksalhaft auftretenden bösartigen Tumoren gibt es eine große Zahl exogener Faktoren (Kanzerogene), die ebenfalls zu einer Entgleisung des Wachstums von Zellpopulationen führen können. Dazu gehören z.B. industrielle Gifte (Asbest, Benzol, Vinylchlorid u.a.), energiereiche Strahlen, übertriebene künstliche oder natürliche Lichtexposition u.a. Im Tierexperiment läßt sich beweisen, daß die Pinselung der Haut mit Steinkohlenteer – über einen Zeitraum von etwa 6 Monaten – Hautkrebs erzeugen kann.

Wenngleich in den letzten Jahrzehnten eine Verschiebung des Tumor-alters in die Richtung jüngerer Altersgruppen bemerkbar ist, kann man ganz allgemein sagen, daß *Karzinome* eine Krankheit des höheren Lebens-alters sind, während Tumoren, die ihren Ursprung im mesenchymalen Gewebe haben, jüngere Menschen bevorzugen. Eine bestimmte Form des Knochensarkoms *(Ewing-Sarkom)* befällt fast ausschließlich Jugendliche, vor allem männlichen Geschlechts.

1991 betrug der Anteil der Krebserkrankungen an den Gesamttodesfäl-len in der Bundesrepublik Deutschland fast 25%. Das sind etwa 250 000 an Krebs Verstorbene pro Jahr.

Allerdings läßt sich auch Positives vermerken: Diagnostik und Therapie werden immer erfolgreicher. Man kann heute schon sagen, daß etwa jede zweite Krebserkrankung geheilt wird. Die modernen bildgebenden Verfah-ren [Sonographie, Computertomogramm (CT), Kernspintomographie und Szintigraphie], die histologische Untersuchung von Gewebsteilen und ver-feinerte Laboruntersuchungen, von der bewährten Blutsenkungsreaktion bis zum Nachweis von Krebszellprodukten *(Tumormarkern)* im Blut, lassen heute schon Frühdiagnosen zu, die die beste Gewähr für eine Heilung dar-stellen.

7 Alternder Organismus

Der lebende Organismus unterliegt einer Gesetzmäßigkeit, die von der Geburt zum Tode führt. Dieser Determination kann er nicht entrinnen. Nach einer relativ kurzen Zeit des Aufbaues, die sich schon früh mit Abbauerscheinungen überschneidet, kommt es schließlich zu einem Überwiegen degenerativer Prozesse und damit zu den Erscheinungen, die wir als Alterskrankheiten bezeichnen. Streng genommen ist diese Bezeichnung falsch. Denn was im allgemeinen Lebensplan als notwendiges Regulans der Natur vorgesehen ist, weicht nicht von einer gesetzten Norm ab, kann also nicht Krankheit sein. Allerdings altern die verschiedenen Gewebe nicht gleichzeitig, und nicht jedes gealterte Organ macht seinem Träger Beschwerden. Ein bereits degenerativ zurückgebildeter Kiefer wird nur selten als Last empfunden, und eine trockene, faltige Haut tut weder weh noch bringt sie den Menschen in Lebensgefahr.

Verhärtete Adern dagegen, deren Wände bereits so verdickt sind, daß ihr verkleinertes Lumen zu Bluthochdruck geführt hat, bedeuten eine unmittelbare Gefahr für das Leben. Aus einem „normalen" Alterungsprozeß erwächst also hier ein abnormer Störvorgang, der nur als Krankheit bezeichnet werden kann. Doch auch hier könnte man einschränken: Wenn der Mensch seinen Tod als unwiderrufliches Ereignis annehmen würde, müßte er auch diese Störung als regelrecht empfinden. Vielleicht könnte er dies auch, wenn alle Menschen in der gleichen Weise altern würden, ihre Organe in der gleichen Reihenfolge degenerierten und daher schließlich auch der Tod zum annähernd gleichen Zeitpunkt zu erwarten wäre. Da aber jeder Mensch auf seine eigene, ganz spezielle Art altert – der eine mit, der andere ohne Schmerzen, dieser im Vollbesitz seiner geistigen Kräfte, jener schon früh in hoffnungslosem Dämmerzustand –, wird es ihm schwer gemacht, das Alter zu akzeptieren.

Die Frage nach den letzten Ursachen des Alterns ist noch unbeantwortet. Es gibt eine große Anzahl von Theorien und Hypothesen, die jedoch alle noch der Schlüssigkeit entbehren. Wahrscheinlich liegen dem Alterungsprozeß Vorgänge zugrunde, die viel allgemeiner sind als die, die wir nach unserem Verständnis als Lebensvorgänge bezeichnen. Ein solches Phänomen, das über das organische Geschehen hinausgeht, ist etwa das Altern der Kolloide (Kolloide = feinverteilte Stoffe organischer und anorganischer Natur, mit einer Teilchengröße zwischen Tausendstel und Millionstel Millimeter). Das Altern der Kolloide beruht auf Wasserverlust. Die Folge ist

Fällung aus dem Lösungsmittel und dadurch bedingte Änderung der elektrischen Ladung sowie Änderung der Wasserstoffionenkonzentration. Auf die lebende Zelle übertragen, würde sich hier ein physikalischer Prozeß abspielen, der langsam zur Destruktion des Zellaufbaues führt.

Aber auch hier gibt es Widersprüche: Während die meisten Zellen des Organismus dem Alterungsprozeß unterworfen sind, gibt es auch solche, die sich nicht erneuern und demnach ein ganzes Leben in Funktion bleiben. Hierzu gehören Zellen mit hochspezialisierten Aufgaben wie z.b. die Nervenzellen. Es scheint also, daß diese Zellen gegenüber dem Alterungsprozeß einen gewissen Schutz haben. Diese Beständigkeit gewährleistet – über Jahrzehnte – die Gleichmäßigkeit ihrer hochdifferenzierten Funktionen, etwa die Speicherung von Eindrücken, Gelerntem und Erlebtem, ja allem, was unsere Seele und unseren Intellekt ausmacht. Der Nachteil ist, daß diese Zellen sich nicht mehr nachbilden, wenn sie – früher oder später – einmal abgestorben sind. Die Folge ist ein kontinuierliches Nachlassen der Hirnleistung.

Man wird das Modell der alternden Kolloide nicht ohne weiteres als den Alterungsprozeß schlechthin auf den lebenden Organismus übertragen können. Sicher geschieht so etwas *auch* in der Zelle, aber wir können bis jetzt nicht mehr sagen, als daß es sich vermutlich um einen Faktor im Ablauf des Geschehens handelt, der neben vielen anderen eine Rolle spielt. Nachweisen läßt sich jedenfalls eine fortschreitende Wasserabnahme im Organismus im Laufe des Lebens. Während der Wassergehalt bei der Geburt noch etwa 90% beträgt, sinkt er ständig ab und erreicht im hohen Alter Werte von nur 60%. Entsprechend nehmen die Trockensubstanzen zu. Die Ablagerungen schwerlöslicher Substanzen, von Salzen und fettähnlichen Stoffen führen zu einer Einschränkung der Stoffwechselvorgänge, die – in Abhängigkeit von Ausdehnung und Lokalisation – einen mehr oder weniger großen Gewebsschaden herbeiführen kann. Dazu kommt, daß mit zunehmendem Alter die Regeneration von Eiweiß langsamer vor sich geht und damit das Gleichgewicht zwischen Auf- und Abbau ständig in Richtung auf eine negative Bilanz verschoben wird. Besonders betroffen sind auch die biochemischen Funktionen, die den komplizierten Regelmechanismus gewährleisten. Die wechselseitig wirkende Beziehung zwischen der Hirnanhangsdrüse *(Hypophyse)* und den endokrinen Drüsen, v.a. der Nebenniere und den Geschlechtsdrüsen, erfährt eine Abschwächung, was schließlich zum Nachlassen und sogar Erlöschen spezifischer Funktionen führt. Damit verliert der Körper an Anpassungsfähigkeit und reagiert auf Umwelteinflüsse träger und ungenauer. Dies gilt aber nicht nur für die körperlichen, sondern weitgehend auch für die geistig-seelischen Funktionen. Die zunehmende Anpassungsunfähigkeit führt nun zu Verhaltensweisen, die den Gesamtprozeß beschleunigen. Bewegungsarmut und resignierende Interesselosigkeit am Geschehen der Umwelt lösen Fehlerkreise aus, deren einzelne Komponenten sich wechselseitig negativ beeinflussen. In der Unterbrechung dieser Fehlerkreise sehen wir heute die einzige wirksame Therapie gegen vorzeitiges Altern. Sie darf allerdings nicht erst dann einsetzen, wenn Substanz zerstört ist.

> Neuere Erkenntnisse weisen darauf hin, daß den quantitativen und qualitativen Veränderungen des Immunsystems im Alter eine bedeutsame, vielleicht die wichtigste Rolle für die gehäufte Inzidenz (= Rate der neu Erkrankten in einem definierten Zeitraum) von Tumoren und die Bildung von Autoantikörpern bei der Entwicklung von Autoaggressionskrankheiten zuzuschreiben ist.
> Die veränderte Immunität scheint in direkter Abhängigkeit von der Rückbildung der Thymusdrüse im Alter, die im 6. Lebensjahrzehnt ihren Tiefpunkt erreicht, zu stehen.

Es läßt sich heute exakt nachweisen, daß das Sauerstoffaufnahmevermögen mit zunehmendem Alter nachläßt. Körperlich trainierte alte Menschen weisen jedoch eine wesentlich bessere Bilanz auf als untrainierte. Eingehende Untersuchungen an einer Gruppe von Alterssportlern konnten zeigen, daß deren Leistungsbreite der von 10–20 Jahre jüngeren Menschen entsprach. Dies bezieht sich v.a. auf den Zustand der Gefäße, von dem in besonderem Maße die vitalen Vorgänge im Organismus abhängig sind.

Ist das Altern an sich auch keine Krankheit, so ist doch eine strenge Grenze zwischen normalen und krankhaften Altersveränderungen nicht zu ziehen. Hat der Mensch sich mit dem schicksalhaften Prozeß des Altwerdens und der Endlichkeit seines Lebens abgefunden, beginnt Krankheit erst dann, wenn er leidet. Fühlt er sich trotz objektivierbarer Knochen- oder Gelenkveränderungen und eines mäßigen Hochdruckes wohl und noch leistungsfähig, ist er nicht krank.

Jede vorzeitige Alterung jedoch – auch wenn sie nur bestimmte Organe oder Organsysteme betrifft – hat Krankheitswert. Desgleichen müssen wir alle sich aus der Altersveränderung ergebenden Komplikationen als Krankheit bezeichnen. Eine Arteriosklerose kann z.B. weitgehend ohne Folgen bleiben, sie kann aber auch zu Schlaganfall oder Herzinfarkt führen (s.S. 80, 81).

Diese Sekundärkrankheiten nehmen naturgemäß einen breiten Raum ein, und sie sind es auch, die uns als Alterskrankheiten hauptsächlich ins Auge fallen. Aber es sind nicht nur die sich aus den Organveränderungen des alten Organismus ergebenden Komplikationen, die besonderer Aufmerksamkeit und Behandlung bedürfen. So treffen Erkrankungen, die bei jungen Menschen einen leichten Verlauf nehmen, u.U. bei alten Menschen auf einen geringeren Widerstand (Resistenz) und können sich dadurch erheblich schwerer und folgenschwerer auswirken. Ein banaler Erkältungsinfekt etwa, mit dem der junge Organismus leicht fertig wird, kann – bei mangelnden Widerstandskräften – „absteigen", d.h. über eine Bronchitis zu einer herdförmigen Lungenentzündung führen, die nun ihrerseits wieder das alte Herz belastet, das jetzt auch behandlungsbedürftig wird.

So bestehen vielfache Beziehungen zwischen Alter und Krankheit. Daher ist es kein Zufall, daß sich in den letzten Jahrzehnten dieser Zweig der medizinischen Wissenschaft, die *Geriatrie,* von den anderen Disziplinen abgegrenzt hat, um eigene Wege der Forschung einzuschlagen, die ganz speziell den Gegebenheiten des durch Alter veränderten Organismus Rechnung tragen. Da die Zahl der alten Menschen ständig zunimmt, gewinnt die Geriatrie an Aktualität. Während die Zahl der über 70jährigen in Deutschland im Jahre 1910 noch 2,8% betrug, waren es 1958 in der Bundesrepublik schon 6,4%, die dieses Lebensalter erreichten. 1990 betrug der Anteil alter Menschen (>70 Jahre) an der Gesamtbevölkerung in ganz Deutschland bereits 10%, und im Jahre 2010 wird voraussichtlich jeder 8. Bundesbürger älter als 70 Jahre sein ($\hat{=}$25% der Gesamtbevölkerung) (Statistisches Bundesamt 1992 a, b). Immer mehr Menschen kommen in das Alter der natürlichen Sterblichkeit.

Dem Staat, der Gesellschaft und jedem einzelnen erwachsen hieraus neue Verpflichtungen und Aufgaben. Sie werden nicht leicht zu lösen sein und manches Umdenken notwendig machen. Auch der alte Mensch hat das unabdingbare Recht auf den bestmöglichen Schutz und die bestmögliche Fürsorge. So sehr Alters- und Pflegeheime für hilfsbedürftige und einsame alte Menschen ihren Sinn erfüllen, so wenig ist dem zuzustimmen, daß intakte Familien immer häufiger ihre alten Angehörigen aus der familiären Fürsorge entlassen und sie fremder Fürsorge übergeben. Sinnentleertes Totschlagen der letzten Spanne eines langen Lebens kann – trotz ehrlichen Bemühens der verantwortlichen Institutionen – niemals den familiären Alltag mit den kleinen Querelen und liebgewordenen Verantwortlichkeiten ersetzen.

Spezielle Krankheitslehre

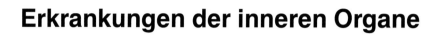

Erkrankungen der inneren Organe

8 Erkrankungen des Herzens

8.1 Herzinsuffizienz

Das gesunde Herz hat eine überaus große und sehr schnell wirksam werdende Anpassungsfähigkeit an geforderte Belastungen. Als zentrales Pumporgan des Kreislaufsystems wird ihm eine Förderleistung abverlangt, die durch bestimmte, *variable Faktoren* aufrechterhalten wird:

- die muskuläre Pumpleistung,
- die Herzfrequenz,
- die Herzkammerfüllung,
- funktionierende Herzklappen.

Ist die Förderleistung des Herzens gestört, kommt es zum Abfall des *Herzminutenvolumens* (HMV), das definiert ist als die Blutmenge, die während einer Minute durch den Kreislauf zirkuliert.

Je nach Größe und Gewicht liegen die Normwerte des Herzminutenvolumens zwischen 3 und 6 l/min, können aber unter starker körperlicher Belastung bis auf etwa 12 l/min ansteigen.

Das gesunde Herz kann bei Bedarf das Schlagvolumen vergrößern, seine Kontraktionskraft verstärken und die Zahl seiner Aktionen vermehren. Bis zu einer bestimmten Belastungsgrenze gelingt es daher, den Sauerstoffbedarf des Organismus, auch unter größeren Anforderungen, zu decken und den Zellstoffwechsel aufrechtzuerhalten. Übersteigen jedoch die Belastungen diese Grenze, so versagt das Herz.

Beim Herzkranken liegt diese Grenze niedriger als beim Gesunden. Je nach dem Grad der Schädigung des Herzens ist die Belastbarkeit mehr oder weniger herabgesetzt. Der Begriff *Herzinsuffizienz* drückt also aus, daß das Herz schon vor Erreichung einer als Norm geltenden Belastungsgrenze überfordert ist. In schwersten Fällen ist es nicht mehr in der Lage, den Kreislauf im vollkommenen Ruhezustand aufrechtzuerhalten, da die Förderleistung zu gering geworden ist.

Bevor es allerdings zu schweren Störungen kommt, werden Mechanismen in Gang gesetzt, die wieder eine gewisse Anpassung ermöglichen. Wenn nämlich die einzelnen Kontraktionen des Herzmuskels zu schwach oder zu langsam erfolgen, bleibt Restblut im Herzen zurück, was nunmehr zu einer vermehrten Muskelspannung führt, die ihrerseits als Wachstumsreiz für die einzelnen Muskelfasern wirkt. So verdickt sich schließlich der ganze Herzmuskel *(Hypertrophie)* und kann nun wieder kraftvoller arbeiten. Leider gibt es hier jedoch eine Grenze, die durch die Sauerstoffversorgung gesetzt ist: bei der Verdickung der Muskelfasern wachsen die zur Sauerstoffversorgung notwendigen Kapillaren nicht in ausreichendem Maße mit. Der Ausgleich der Insuffizienz *(Kompensation)* durch Verstärkung der Herzmuskulatur ist also nur bis zu einer kritischen Faserdicke möglich. So darf das *kritische Herzgewicht* von 500 g (bzw. 200 g als Kammergewicht) nicht überschritten werden, da sich die „physiologische Herzhypertrophie" dann zunehmend zu einer Herzhyperplasie, mit der Gefahr der pathologischen *Herzdilatation,* entwickelt. [Eine relative Ausnahme macht hier das hypertrophierte Herz trainierter Sportler („Leistungsherz"), das sich mit erhöhtem Schlag- und Minutenvolumen, bei relativ niedrigem Blutdruck mit kleiner Blutdruckamplitude, im Zustand einer regulativen Dilatation befindet.] Wenngleich ein kompensiertes Herz die Grenzen der Belastbarkeit wieder wesentlich heraufsetzt, darf man jedoch niemals aus dem Auge verlieren, daß bei Fortbestehen der Grundkrankheit (Klappenfehler, Bluthochdruck usw.) stets die Gefahr besteht, daß bei Überforderung aus dem kompensierten, muskelstarken Herzen plötzlich ein schlaffes, erweitertes und leistungsunfähiges Organ werden kann *(Dekompensation).* Kompensation ist also nicht Heilung, sondern eine Selbsthilfe des Organismus, ein nur begrenzt wirksam werdender Ausgleich, der allerdings medikamentös unterstützt werden kann.

Allgemeine Leistungsminderung des Herzens sagt noch nichts über das Grundleiden aus. Da das Herz eine hochdifferenzierte mechanische Leistung zu vollbringen hat – und das über einen Zeitraum von 70–80 Jahren – ist ein einwandfreies Zusammenwirken aller den Bluttransport regulierender Teile eine Grundbedingung für die Gesunderhaltung des Organs an sich. Ist das Blutangebot an einen Vorhof größer als die Auswurffähigkeit der zugehörigen Kammer, so kommt es zu Stauungen vor dem Vorhof, da ja die noch nicht insuffiziente Kammer der anderen Herzhälfte mit voller Kraft weiterpumpt. Im betroffenen Herzteil entsteht durch die mangelnde Auswurffähigkeit eine Druckerhöhung, die zur Erweiterung führt *(Dilatation).* Eine entscheidende Rolle spielen die Herzklappen, deren einwandfreie Öffnungs- und Schlußfähigkeit Voraussetzung für die richtige Regulierung des Blutstromes ist.

Solche mechanischen Störungen, die die Druckverhältnisse innerhalb der beiden getrennt arbeitenden Systeme Vorhof–Kammer oder auch zwischen den beiden Kammern aus dem notwendigen Gleichgewicht bringen, haben in jedem Falle einen Umbau des Herzmuskels zur Folge. Auf eine kurz dauernde Dilatation folgt kompensatorisch die *Hypertrophie,* die aber jederzeit wieder dekompensieren kann und so wieder zur Dilatation führt. Die Erscheinungsformen der Herzinsuffizienz lassen sich in Abhängigkeit von der betroffenen Herzseite in *Links-, Rechts-* und *doppelseitige Insuffizienz* einteilen. Entsprechend der verschieden gelagerten Aufgaben beider Herzhälften wirkt sich eine Leistungsminderung der Pump- und Transportautomatik zunächst stets an den Organen aus, die dem insuffizienten Herzteil vorgeschaltet sind.

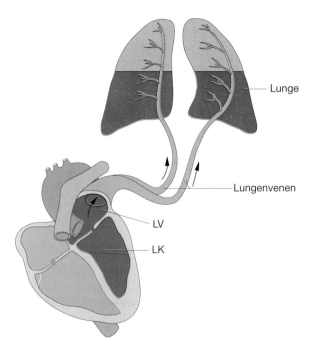

Lunge

Lungenvenen

LV

LK

Abb. 8. Linksinsuffizienz: Rückstauung des Blutes in die Lungen. *LV* Linker Vorhof, *LK* linke Kammer

8.1.1 Linksinsuffizienz

Die Linksinsuffizienz ist eine Leistungsminderung der linken Kammer und als Folge der Überlastung auch des linken Vorhofs.

Es erfolgt eine Rückstauung in die Lunge, die anfangs eine sich steigernde Atemnot und eine *Stauungsbronchitis* bewirkt. Im Frühstadium wird der Sauerstoffmangel nur bei körperlicher Belastung empfunden, später kommt es auch im Ruhezustand zu Atemnot – mit nächtlichen Angstzuständen, bei denen der Patient oft stundenlang im Bett sitzt –, die sich bis zum Herzasthma *(Asthma cardiale)* steigern kann (Abb. 8), falls die Flüssigkeitseinlagerung eine Bronchospastik auslöst.

Eine hochgradige Lungenstauung kann zum gefürchteten *Lungenödem* führen: falls der hydrostatische Druck in der Lungenstrombahn (der beim Gesunden etwa 6–8 mmHg beträgt) größer wird als der in der Lunge negative, atemabhängige Druck im *Interstitium* (Zwischengewebe), steigt der außerhalb der Gefäße liegende Flüssigkeitsgehalt um ein Vielfaches an, es bildet sich Wasser in der Lunge.

Lungenfunktionsuntersuchungen zeigen die meist erhebliche Reduktion der Vitalkapazität, die durch die Abnahme der Lungendehnbarkeit bedingt ist. Feuchte Rasselgeräusche sind jedoch erst wahrnehmbar, wenn die Ödemflüssigkeit in den Bronchialbaum übergetreten ist.

Therapie bei Lungenödem

- **Sofortmaßnahmen:** Verringerung der Blutfüllung der Lunge durch aufrechte Körperlage, *Nitroglyzerin* zur Erweiterung der Gefäße, Diuretium (Furosemid, z.b. Lasix®), venöse Staubinden, Überdruckatmung, Aderlaß (300 ml).
- **Kausaltherapie:** Behandlung der Herzinsuffizienz (Dobutamin, Vasodilatanzien), Hypertonie (Antihypertensiva); bei Tachykardie Antiarrhythmika, evtl. Herzglykoside (nicht bei Mitralklappenfehlern), Diuretika bei Überwässerung. Sauerstoffzufuhr durch Nasensonde, Intubation und künstliche Beatmung.

8.1.2 Rechtsinsuffizienz

Wird die Entleerung der rechten Herzkammer erschwert, kommt es zu einer Überlastung des rechten Herzens und schließlich zur Insuffizienz. Eine solche Erschwerung des Blutauswurfs aus der rechten Kammer tritt immer dann ein, wenn die **Lungenstrombahn eingeengt** ist, d.h. wenn sich in der Lunge ein Hindernis befindet, das den freien Abfluß und die ausreichende Verteilung verhindert. Wenn z.B. durch eine Linksinsuffizienz eine Lungenstauung entstanden ist, wird es über kurz oder lang zu einer Überlastung des rechten Herzteils kommen, da die rechte Herzkammer das Blut gegen den durch die Stauung bedingten Widerstand in den Lungen pressen muß.

Auch Verbiegungen der Brustwirbelsäule *(Skoliosen)* und manche Lungenerkrankungen, v.a. das häufig im Alter auftretende *Lungenemphysem* (Lungenblähung), engen die Strombahn der Lungen ein und können so zu einer Rechtsinsuffizienz führen.

Aber auch allgemeine Herzerkrankungen können eine Rechtsinsuffizienz zur Folge haben. Da ja das rechte Herz muskelschwächer als das linke ist, kann sich eine Schädigung hier zuerst auswirken.

Liegt bereits eine Linksinsuffizienz vor, bedeutet eine dazukommende Rechtsinsuffizienz eine *scheinbare* Entlastung für das linke Herz, das nunmehr ein geringeres Blutangebot zu bewältigen hat. Daß aber diese „Besserung" trügerisch ist, liegt auf der Hand, denn obwohl der Kranke sich wieder wohler fühlt, hat sich der Zustand des Gesamtherzens doch verschlechtert.

Als Folge der Rechtsinsuffizienz bleibt das Blut aus der venösen Strombahn teilweise vor dem rechten Herzen liegen *(Einflußstauung).* Der Venendruck erhöht sich daher und läßt die Venen am Hals und in den Armen deutlich hervortreten. Die Leber erfährt ebenfalls relativ früh eine venöse Stauung und reagiert zuerst mit einer weichen Schwellung. Später verhärtet sie sich, falls keine Entstauung erfolgt, und wird in ihrer Funktion erheblich beeinträchtigt. Im Urin treten als Zeichen dieser Störung ver-

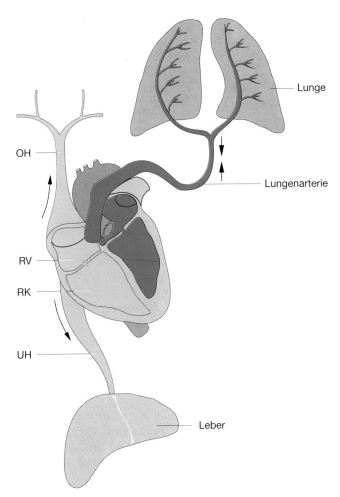

Lunge

OH

Lungenarterie

RV

RK

UH

Leber

Abb. 9. Rechtsinsuffizienz: Bei verlegter Lungenstrombahn erfolgt eine Rückstauung in die Venen der oberen Körperhälften (obere Hohlvene) und in die Organe und abhängenden Körperteile (untere Hohlvene). *RV* rechter Vorhof, *RK* rechte Kammer, *OH* obere Hohlvene, *UH* untere Hohlvene

mehrt *Gallenfarbstoffe* auf (Abb. 9). Da die Regulierung des Wasserhaushalts in hohem Maße auch von einer normalen Herztätigkeit abhängt, kommt es zu Flüssigkeitsansammlungen in den tief gelegenen Körperpartien, also in den Beinen und bei bettlägerigen Patienten im Lendenbereich *(Ödeme)*. In schweren Fällen kann auch der Bauchraum erhebliche Mengen von Flüssigkeit ansammeln (Aszites).

Der Mechanismus der Ödembildung ist außerordentlich kompliziert und jedenfalls nicht nur mechanisch zu verstehen. Es handelt sich auch hier um einen gestörten Regelkreis, dessen wichtigste Funktionseinheiten – Hypophyse, Nebenniere, Niere und Herz – sich wechselseitig beeinflussen. Hämodynamische Faktoren und der Natrium-Wasser-Haushalt spielen gleichermaßen eine Rolle.

Die bläuliche Verfärbung der Haut und der Schleimhäute kann durch einen vermehrten Gehalt an reduziertem, d.h. von Sauerstoff freiem Hämoglobin entstehen. Bei der Herzinsuffizienz ist sie jedoch mehr der Ausdruck einer Weitstellung der Kapillaren und Venolen der Haut, durch die dann die bläulich-rote Farbe des venösen Blutes hindurchschimmert.

Therapie

Herzglykoside (Digitalis), Diuretika, Kalziumantagonisten, ACE-Hemmer zur Nachlastsenkung.

8.2 Herzmuskelerkrankungen

8.2.1 Entzündliche Myokarditis

Die Entzündung des Herzmuskels tritt meist als Begleiterscheinung von Infektionskrankheiten oder *rheumatischen Erkrankungen* auf (s.S. 64). Herdförmige oder diffus verteilte Strukturschädigungen im Muskel und im Zwischengewebe beeinträchtigen die Funktion *(Kontraktilität)* im Sinne der Förder-und Auswurfleistung, können aber auch zu *Rhythmusstörungen* führen, da nicht selten die *Erregungsbildung* oder die *Erregungsleitung* im befallenen Gebiet mitbetroffen wird. Der Krankheitsverlauf ist außerordentlich unterschiedlich. So können myokarditische Komplikationen als Begleiterkrankung subjektiv symptomfrei sein – und so häufig nicht bemerkt werden; sie können aber auch starke Beschwerden verursachen, die dann zu einem schweren Krankheitsbild führen. Atemnot, Herzklopfen bei geringer Anstrengung und ein allgemeines Krankheitsgefühl werden dann zu Leitsymptomen der Erkrankung. In sehr schweren Fällen kann es zu ausgeprägten Insuffizienzerscheinungen kommen.

Die häufigste Ursache ist die *virale Myokarditis,* die meist nur Begleiterscheinung anderer Erkrankungen ist und keine eigenständige Bedeutung hat.

In etwa 30% der Fälle kommt es zu einer persistierenden chronischen Infektion mit *Enteroviren,* die zu einer *sekundären Kardiomyopathie* führen kann.

Therapie

Da eine spezifische Therapie noch nicht bekannt ist, beschränkt sich die Behandlung auf strenge Bettruhe über Wochen und eine symptomatische Therapie mit Diuretika, evtl. Glykosiden, ACE-Hemmern und Antiarrhythmika. Bis auf die wenigen Fälle, die schon relativ früh eine globale Herzinsuffizienz mit erheblicher Herzvergrößerung entwickeln, ist die Prognose einigermaßen gut. In den meisten Fällen erfolgt eine Ausheilung.

8.2.2 Dilatative Kardiomyopathie (Abb. 10)

Die Ursache (Ätiologie) dieser schweren Herzmuskelerkrankung ist noch unbekannt. Es handelt sich um eine fortschreitende, beide Kammern betreffende Herzinsuffizienz, mit mäßig hypertrophierter Kammermuskulatur und beidseitiger Vergrößerung der Herzkammern (Dilatation). Der Herzmuskel hat auf lange Sicht immer weniger Kraft, die ständig zunehmenden Blutmengen aus dem Herzen in die Lungenarterien oder die Hauptschlagader (Aorta) zu befördern. Der Herzmuskel wird immer schwächer, was wiederum zur weiteren Größenzunahme der Kammern beiträgt. Als Konsequenz der Dilatation schließen die Herzklappen nicht mehr vollständig, wodurch die Herzmuskelbelastung noch weiter zunimmt.

Die Prognose ist ungünstig, die Fünfjahresüberlebensrate beträgt ca. 40–50%. Da eine kausale Therapie noch nicht bekannt ist, muß das Ziel der Behandlung sich auf die Verbesserung der Überlebensrate richten. In Relation zu der jeweiligen Schwere des Krankheitsbildes muß die körperliche Aktivität eingestellt werden, desgleichen sollte mit zunehmender Herzinsuffizienz die Flüssigkeits- und Kochsalzzufuhr eingeschränkt werden.

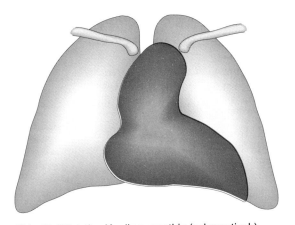

Abb. 10. Dilatative Kardiomyopathie (schematisch)

Therapie

Gefäßerweiternde Mittel (Isoket®), ACE-Hemmer, Diuretika, später auch Herzglykoside, häufig wird auch eine antiarrhythmische Therapie notwendig.
Wenn die symptomatische Therapie versagt, sollte eine Herztransplantation in Erwägung gezogen werden. Immerhin liegt die Fünfjahresüberlebensquote – nach Transplantation – heute bei über 70%.

8.3 Erkrankungen der Herzkranzgefäße (koronare Herzkrankheit)

Zu den Erkrankungen der Herzkranzgefäße gehören die akute relative Koronarinsuffizienz (Angina pectoris) und der Myokardinfarkt. Die Symptomatik dieser beiden Krankheiten ist in Tabelle 2 gegenübergestellt.

Tabelle 2. Vergleich der Symptomatik zwischen dem Angina-pectoris-Anfall und dem Myokardinfarkt

Schmerz bei	Auslösend	Bessernd	Dauer	Lokalisation	
Angina pectoris	Belastung, Erregung Kälte	Ruhe	Minuten	meist hinter dem Brustbein	Angstgefühl
Myokardinfarkt	kein bestimmter Anlaß	nur sehr starke Schmerzmittel	Stunden	in der ganzen Brust	Angst- und Vernichtungsgefühl

8.3.1 Akute relative Koronarinsuffizienz (Angina pectoris)

Ein Mißverhältnis zwischen dem *Blutangebot* und dem *Blutbedarf* des Herzens entsteht, wenn die den Herzmuskel mit Blut versorgenden Arterien zu eng geworden sind oder ein oder mehrere Äste der Arterien sich geschlossen haben.

Der anfallsweise auftretende, oft sehr starke Schmerz in der Herzgegend entsteht durch Sauerstoffmangel in den Bezirken des Herzmuskels, die nicht mehr ausreichend mit Blut versorgt werden, sowie durch die damit zusammenhängende, lokale Anhäufung von sauren Stoffwechselschlacken. Ein Anfall tritt dann auf, wenn durch körperliche Anstrengung der Blutbedarf steigt, oder aber auch, wenn das gleiche Mißverhältnis durch Blutdruckabfall entsteht. Meist dauern die Anfälle nur Sekunden bis Minuten.

Dauern sie länger, besteht der Verdacht auf einen *Herzinfarkt*. Der Schmerz strahlt häufig in die linke Schulter und den linken Arm aus, gelegentlich auch in die Halsgegend, den Unterkiefer oder den Oberbauch. Er ist meist begleitet von einem heftigen Engegefühl in der ganzen Brust (Angina pectoris heißt Brustenge) sowie von Angstzuständen, die sich bis zur Todesangst steigern können. Während des Anfalls ist der Puls klein und meist beschleunigt. Atemnot besteht nur selten.

Ursachen:
- Koronarsklerotisch bedingte Stenose der Koronargefäße;
- entzündliche Veränderungen der kleinen Arterien des Herzmuskels (Vaskulitis);
- Druck- und Volumenbelastung des linken Ventrikels;
- Änderung der Druckdifferenz zwischen dem arteriellen und dem venösen Schenkel im Koronarbereich (Abfall des koronaren Perfusionsdrucks).

Die meisten Anfälle klingen ab, ohne einen dauernden Strukturschaden am Herzmuskel zu hinterlassen. Nur sehr schwere, lange andauernde Durchblutungsstörungen führen u.U. zu zahlreichen, kleinen Nekrosen in der Innenschicht (meist der linken Hauptkammer), die nun Anlaß zu einem Herzinfarkt werden können. Daher sollte man derartige Anfälle keineswegs unterschätzen und die Therapie vorsorglich auf die drohende Gefahr des Infarkts abstimmen.

Die Tatsache, daß dieses Leiden in den letzten Jahrzehnten ständig an Häufigkeit zugenommen hat, weist darauf hin, daß bestimmte Schädlichkeiten, denen der moderne Mensch ausgesetzt ist, für die Entstehung der Krankheit zumindest mitverantwortlich sind. Neben bestimmten Lebensgewohnheiten, die den Menschen vorzeitig „verschleißen" – Zivilisationshast, gehetztes Arbeitstempo (Akkordarbeit), Lebensangst u.a. – spielen Genußmittel- und Arzneimittelmißbrauch sowie auch bestimmte Eßgewohnheiten sicher eine wichtige Rolle. So besteht z.B. ein erwiesener Zusammenhang zwischen Fettstoffwechselstörungen *(Hyperlipoproteinämien)* und frühzeitig auftretender *Arteriosklerose* mit den entsprechenden Gefäßkomplikationen. Übergewicht und Bewegungsarmut gehören ebenfalls zu den Risikofaktoren, die eine frühe Entstehung dieser Erkrankung fördern. Ähnlich verhält es sich mit dem Zigarettenrauchen, das eine unbestrittene Gefährdung darstellt: Erkrankungsziffer und Mortalität sind bei Rauchern deutlich erhöht (s. auch S. 54).

Risikofaktoren der koronaren Herzkrankheit:
- Zigarettenrauchen,
- genetische Belastung,
- Hochdruck,
- erhöhte Blutfette (v.a. LDL-Anteil des Cholesterins),
- Diabetes mellitus,
- erhöhter Harnsäurespiegel (Blut),
- Übergewicht.

Therapie des Anfalls

In der Soforttherapie sind Nitroverbindungen am zuverlässigsten. Sie wirken durch Gefäßerweiterung in der Peripherie und erreichen so einen Entlastungseffekt für das Herz (Nitrolingual®, Iso-Mack®). Zur Prophylaxe und Dauertherapie haben sich besonders Kalziumantagonisten (z.B. Adalat®) und langwirksames Isosorbitdinitrat (z.B. Isoket ret.®) bewährt. Sedierende Mittel (Valium® u.a.) können in jeder Phase gegeben werden. Im Anfall absolute Ruhe, damit der Sauerstoffbedarf des Herzens gesenkt wird.

In schwer verlaufenden Fällen sollte durch eine Linksherzkatheteruntersuchung *(Koronarangiographie)* abgeklärt werden, ob die Indikation für eine *Ballondilatation* oder eine Umgehungsplastik (Bypass-Operation) besteht. Besonders die Ballondilatation ist eine sehr effektive Therapie, mit einer Letalität von weniger als 1% und etwa 2–4% Komplikationen. Sollte eine Restenosierung eintreten, ist ein Zweiteingriff in 90% der Fälle erfolgreich.

8.3.2 Myokardinfarkt

Bildet sich in sklerotisch oder entzündlich vorgeschädigten Herzkranzgefäßen ein *Thrombus* oder hat – was wesentlich seltener vorkommt – eine Embolie in ein Kranzgefäß stattgefunden, kommt es zum Erstickungstod des dem befallenen Gefäß zugeordneten Herzmuskelbezirks. Der Thrombus schneidet die Blutzufuhr zu dem vor ihm liegenden Gebiet ab, und dieses geht mangels ausreichender Ernährung und Sauerstoffversorgung zugrunde.

Dieses lebensbedrohliche Ereignis löst ein schweres Krankheitsbild aus: hochgradige, stundenlang anhaltende Schmerzen in der Herzgegend mit Ausstrahlungen in die linke Schulter und in den linken Arm. Wie bei dem Angina-pectoris-Anfall gibt es auch hier seltenere Schmerzlokalisationen (Hals, Unterkiefer, Oberbauch u.a.). Schmerzarme (stumme) Infarkte kommen vor, sind aber selten. Der Patient wird von Todesangst und Vernichtungsgefühl gequält.

In den ersten Phasen des Infarkts kommt es besonders leicht zu den gefürchteten Arrhythmien (s.S. 63), die in tödliches *Kammerflimmern* übergehen können. In vielen Fällen tritt ein bedrohlicher *kardiogener Schock* auf, als Folge einer gestörten Förderleistung des Herzens. Ausgelöst wird dieser Zustand nicht nur durch die gestörte Pumpleistung des Herzens, sondern häufig auch durch die eingetretene *Herzrhythmusstörung* (s.S. 63).

Vom 2. Tag an tritt gewöhnlich Fieber auf, das bis zu 3 Wochen anhalten kann.

Ein relativ großer Teil der Erkrankten überlebt den Myokardinfarkt. Es kommt zur Vernarbung des infarzierten Gebietes, was allerdings bei ausgedehnteren Prozessen immer eine Dauerschädigung des Myokards bedeutet. Die Prognose ist von vielen Faktoren abhängig. Eine vernünftige und geregelte Lebensweise kann die Lebenschancen wesentlich erhöhen, hebt jedoch die große Gefahr erneuter Thrombosierung in bereits stärker geschädigten Kranzgefäßen nicht auf.

Seit der Einrichtung von Intensivstationen und mit der Einsicht, daß die Erstversorgung des Patienten schon im Notarztwagen zu beginnen hat, ist die Infarktmortalität um etwa 25% gesunken. Die höchste Rate, etwa 60% der Todesfälle, liegt innerhalb der ersten Stunde nach dem Infarkt. Ursache ist fast immer das Auftreten *schwerer Arrhythmien,* v.a. das gefürchtete *Kammerflimmern.*

Pathologisch-anatomisch kann man, mit Hilfe der *Elektrokardiographie,* den Myokardinfarkt in *Ausmaß, Lokalisation* und *Verletzungstyp* am Herzmuskel bestimmen. So läßt sich der Vorderwandinfarkt vom Hinterwandinfarkt, der Seiten- und Spitzeninfarkt von dem Septuminfarkt jeweils unterscheiden, was brauchbare Aufschlüsse über das betroffenen Kranzgefäß oder dessen Ast zuläßt (Abb. 11).
Von gleicher Bedeutung ist die Aussage über die Gewebetiefe, die von der Blutleere betroffen ist. So werden der *Innenschichtinfarkt* und der *Außenschichtinfarkt,* nur wenig unter das Endokard bzw. unter das Epikard reichend, häufig nicht erkannt. Beide Infarkttypen bleiben in der Regel auch ohne größere Folgen. *Transmurale Infarkte* betreffen das ganze Myokard des an der Versorgung des thrombosierten Gefäßes hängenden Abschnittes, *intramurale Infarkte* wirken sich nur in einem Teil der Muskulatur aus (s.S. 56).

Soforttherapie

Die Behandlung beginnt mit der *Verdachtsdiagnose Herzinfarkt.* Schmerzbehandlung mit *Opiaten,* laufende Kontrolle des *Herzrhythmus.* Krankentransport veranlassen.
Mehrmals schnell wirkende *Nitrate* (Nitrolingual®), falls sich kein Schock herausgebildet hat. Die Nitrattherapie soll v.a. der Lungenstauung entgegenwirken. Bei eingetretenem Lungenödem zusätzlich *Lasix®* zur Förderung der Diurese (nicht bei Hypotonie!).
Fibrinolytische Therapie: *Azetylsalizylsäure* (Aspirin®) und *Heparin.* Falls notwendig, *Arrhythmiebehandlung.*
Bei Herz-Kreislauf-Stillstand: *Reanimation.* Herzmassage und Beatmung.

Präklinische Arrhythmiebehandlung und weitere Therapie

● Bei „kritischer" *Verlangsamung* der Herzfrequenz droht die Gefahr, daß das Schlagvolumen des Herzens nicht mehr ausreicht, die lebenswichtigen Zentren zu versorgen: das *Herzminutenvolumen* sinkt, wenn das erhöhte Schlagvolumen den Frequenzabfall nicht mehr abfangen kann. *Atropin* i.v. unter Erfolgsbeobachtung. Die am besten verträgliche Therapie ist der *Herzschrittmacher.*

Vorderwandspitzeninfarkt   anteroseptaler Infarkt

Hinterwandinfarkt   anterolateraler Infarkt

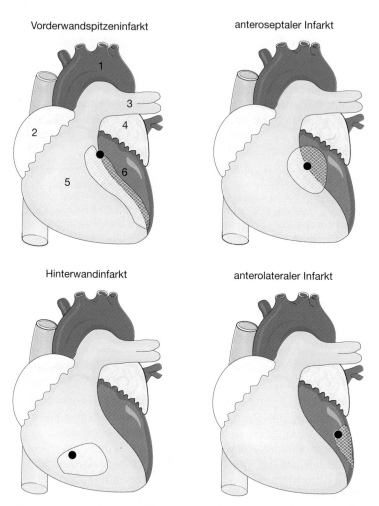

Abb. 11. Die wichtigsten Infarkttypen. *1* Aorta, *2* rechter Vorhof, *3* Pulmonalgefäße, *4* linker Vorhof, *5* rechte Kammer, *6* linke Kammer

- *Ventrikuläre Extrasystolen, Kammertachykardien:* Lidocain, Xylocain i.v. bei Bedarf bis zur Krankenhausaufnahme.
- *Schnelle absolute Arrhythmie* bei *Vorhofflimmern:* stündlich *Digoxin,* wenn noch nicht vorbehandelt. Bei Flimmerarrhythmie ohne Herzinsuffizienz: Verapamil (*Isoptin*®) i.v.

Nach Krankenhauseinweisung und Aufnahme auf der Intensivstation wird der Patient an einen *Monitor* angeschlossen und laufend überwacht. Damit wird eine intensive Therapie – bei kleinstmöglichem Risiko – ermöglicht. Wird der Patient innerhalb der ersten 6 h nach Schmerzbeginn eingeliefert, sollte eine *thrombolytische Therapie* (Streptokinase, Urokinase u.a.), falls keine Kontraindikationen bestehen, durchgeführt werden. Durch Auflösung des die Koronararterie verschließenden Koronarthrombus läßt sich in vielen Fällen ein Teil des vom Untergang bedrohten Myokards retten. Zur Verhinderung weiterer thromboembolischer Komplikationen sollte in jedem Fall mit der *intravenösen Heparintherapie* frühzeitig begonnen werden. Bezüglich der *Reinfarkte* und deren möglicher Verhinderung empfiehlt sich die Langzeittherapie mit Azetylsalizylsäure (Aspirin®), die eine Aggregation der Thrombozyten verhindert. Eine extrem lebensbedrohliche Gefahr ergibt sich durch eine allgemeine Kreislaufinsuffizienz nach einer Verminderung des Herzzeitvolumens, aufgrund eines Pumpversagens. Aus dem Abfall des Herzzeitvolumens und dem Anstieg des *Füllungsdruckes* sowie den Auswirkungen der sympathoadrenergen Gegenregulation entsteht das Bild des *kardiogenen Schocks*. Der ausgeprägte Schock hat eine schlechte Prognose. Lediglich eine frühestmögliche *Thrombolyse* bietet eine geringe Chance, den Patienten zu retten (alternativ auch die Notfall-*Ballondilatation*).

Die Mortalität des akuten Myokardinfarkts hängt v.a. von der *Infarktgröße* ab. Auch nach der Rekanalisierung des Infarktgefäßes, die in den meisten Fällen zu einer relativen Beschwerdefreiheit führt, bleibt meist eine erhebliche Koronarstenose zurück. Deshalb muß die alsbaldige *Koronarographie* (innerhalb der nächsten Stunden!) zur Beurteilung des weiteren Vorgehens und zur Entscheidung über die alternativen Maßnahmen *Ballondilatation* oder *Bypassoperation* durchgeführt werden.

Rehabilitation bei unkompliziertem Verlauf

1.–2. Tag:	Strenge Bettruhe, im Bett sitzen, flüssige Kost.
3.–6. Tag:	Aufstehen, Atemübungen, passive Bewegungsübungen, normale Kost, Stuhlgang auf dem Bettstuhl.
6.–8. Tag:	Im Lehnstuhl sitzen.
8.–10. Tag:	Im Zimmer herumgehen, einige Stufen Treppensteigen, Toilette.
2.–4. Woche:	Anschlußheilverfahren, Trainingsprogramm, ggf. Koronarangiographie.
6.–10. Woche:	Rückkehr ins Berufsleben.

Von wesentlicher Bedeutung ist eine konsequente Gesundheitserziehung. Die Ausschaltung von *Risikofaktoren* (Hypertonie, Übergewicht, erhöhter Cholesterinspiegel im Blut, Diabetes mellitus und besonders das Rauchen) bedeutet die beste *Rezidivprophylaxe*.

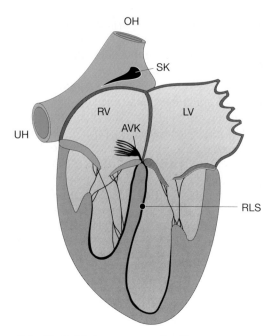

Abb. 12. Reizleitungssystem des Herzens. *RV* rechter Vorhof, *LV* linker Vorhof, *UH* untere Hohlvene, *OH* obere Hohlvene, *SK* Sinusknoten, *AVK* Atriventrikularknoten, *RLS* Reizleitungssystem

8.4 Rhythmusstörungen des Herzens

Rhythmusstörungen können durch verschiedene Herzerkrankungen ausgelöst werden. Es sind Störungen der Schlagfolge, die entweder direkt vom *Erregungsbildungszentrum* ausgehen oder durch Irritation des *Erregungsleitungssystems* entstehen (Abb. 12). Derartige Irritationen können aber auch von geschädigten Stellen des Myokards ausgehen *(Infarktnarben!),* da bestimmte Fasern (Purkinje-Fasern u.a.) die Fähigkeit zu spontaner Reizbildung haben.

Da wir die Lokalisation dieser Systeme kennen, lassen die Störungen gewisse Rückschlüsse auf den Umfang und den Ausgangspunkt der Erkrankung zu. Die zugrundeliegende Herzerkrankung ist jedoch kaum je aus der Rhythmusstörung eindeutig zu diagnostizieren, da auch *extrakardiale,* d.h. nicht vom Herzen kommende Reize zu Störungen führen können. Hier kommen v.a. Störungen des Elektrolytstoffwechsels, bestimmte Infektionskrankheiten und nicht selten eine konstitutionell gesteigerte Empfindlichkeit sowie einige endokrine Erkrankungen (z.B. *Hyperthyreose*) in Frage.

8.4.1 Störungen der Erregungsbildung (s. auch Tabelle 3, S. 62)

Respiratorische Arrhythmie

Es handelt sich um eine harmlose Erscheinung, die häufig bei Jugendlichen (seltener bei alten Menschen) zu beobachten ist: beim Einatmen löst das ins rechte Herz einströmende Blut reflektorisch eine *Steigerung der Frequenz des Sinusknotens* aus. Bei der Ausatmung normalisiert sich die Frequenz wieder.

Extrasystolen

Extrasystolen sind Herzkontraktionen, die nicht zum Normalrhythmus gehören. Sie können organisch, d.h. durch Störungen im Muskel (entzündliche oder degenerative Herzerkrankungen), bedingt sein, aber auch durch Gifte, etwa durch überdosierte Arzneimittel (z.B. Digitalis u.a.) ausgelöst werden.

Geht die abnorme Reizbildung vom *Sinusknoten,* dem *Vorhof* oder dem *Atrioventrikularknoten* aus, wird eine normale, allerdings vorzeitig einsetzende Kammersystole ausgelöst. Der nur etwas vorverlegte Rhythmus geht normal weiter. Kommt die Erregung jedoch aus dem Kammerbereich, so fehlt die Leitung nach oben, und es kommt zu *getrenntem Schlagen von Vorhof und Kammer.*

Tritt die Extrasystole so frühzeitig ein, daß die Kammern noch nicht ausreichend mit Blut gefüllt sind, kann kein Blutauswurf erfolgen. Die Kontraktion des Herzens ist also vergeblich *(frustrane Kontraktion).* Nicht selten sind die Extrasystolen an die Normalschläge gekoppelt. Treten sie nach jedem Normalschlag auf, sprechen wir von einem *Pulsus bigeminus* (Zwillingspuls); sind sie an jeden zweiten Schlag gekoppelt, von einem *Pulsus trigeminus* (Drillingspuls). Meist aber treten sie völlig unregelmäßig auf, zuweilen auch gehäuft in Salven.

Extrasystolen sind zunächst nur ein Symptom. Sie können sowohl Hinweis auf eine ernste Herzerkrankung als auch auf eine harmlose vegetative Überregbarkeit sein. Die Unterscheidung kann nur durch ein Elektrokardiogramm (EKG) sowie ein über 24 h abgeleitetes EKG (Langzeit-EKG) getroffen werden. Ein gewisser, allerdings nur sehr grober Anhaltspunkt ergibt sich aus der Tatsache, daß organisch bedingte Extrasystolen bei Anstrengung vermehrt auftreten, während vegetativ-funktionelle bei Belastung verschwinden.

Neben der wichtigen Einteilung in Störungen der *Reizbildung* und solche der *Erregungsleitung* (s. 8.4.2), ist die Unterscheidung in *bradykarde* und *tachykarde* Rhythmusstörungen von großer Bedeutung:

● *Bradykardien:* Sie entstehen gewöhnlich durch eine Störung der Reizbildung oder aufgrund einer gestörten Erregungleitung (z.B. etwa der Blockierung der Überleitung zwischen Vorhof und Kammer). Es handelt sich hier um eine gefährliche Komplikation vieler kardialer Erkrankungen, gelegentlich auch um unerwünschte Nebenwirkungen verschiedener Medikamente (Digitalis, Antiarrhythmika, β-Rezeptorenblocker).

● *Tachykarde Rhythmusstörungen:* Sie sind am häufigsten auf eine Impulsbildung am „falschen Ort" durch Potentialdifferenzen an der Membran von Muskelzellen des Herzens zurückzuführen. Sie können aber auch durch pathologische Veränderungen des Erregungsleitungssystems ausgelöst werden, wobei etwa Infarktnarben, mangelnde Blutzufuhr (Thrombose, Endarteriitis u.a.), Überdehnung oder auch Elektrolytstörungen eine Rolle spielen können.

● *Supraventrikuläre Tachykardien:* Sie gehen meist von anomalen Reizleitungsnebenwegen aus. Sie induzieren in der Regel *supraventrikuläre Extrasystolen,* können aber auch, unter Umgehung des *Atrioventrikularknotens,* Kammerkontraktionen auslösen. Die Rhythmusstörung tritt meist *paroxysmal* auf und kann Stunden bis Tage andauern.

Nicht jeder Patient mit Extrasystolen oder Tachykardien ist lebensbedrohlich krank. Dennoch sollte stets versucht werden, die Ursache einer solchen Störung herauszufinden. In Frage kommen etwa psychische Ursachen, bestimmte Medikamente (z.B. trizyklische Antidepressiva), Alkohol, Elektrolytstörungen, Schilddrüsenerkrankungen u.a.

Bei der vom Sinusknoten ausgehenden *Sinustachykardie* handelt es sich z.B. um eine Frequenzerhöhung, die meist als Begleitsympton auftritt. Sie übersteigt selten 150/min und verschwindet wieder, wenn das Grundleiden sich bessert (Fieber, nervös-reflektorische Störung u.a.). Die paroxysmalen Tachykardien, die manchmal Frequenzen über 220/min bewirken, empfindet der Kranke lästig, bei längerer Dauer bedrohlich. Da bei hohen Frequenzen die Herzfüllung unzureichend werden kann und dadurch das Blutangebot an das Gehirn geringer wird, kann es zum Auftreten von Schwindel, Ohnmachten und Beklemmungsgefühl kommen. Ganz allgemein ist jedoch die Voraussage für den einzelnen Anfall nicht ungünstig, auf Dauer aber natürlich vom Grundleiden abhängig.

Therapie

● Echte *bradykarde Dysrhythmien* sind dann behandlungsbedürftig, wenn Beschwerden (z.B. kurzzeitige Bewußtlosigkeit) durch mangelnde Blutversorgung des Gehirns auftreten. Gelingt es nicht, die Herzfrequenz ausreichend und dauerhaft wieder zu beschleunigen, wobei das Vagolytikum Atropin indiziert ist, wird die Implantation eines *Herzschrittmachers* nicht zu umgehen sein.

● Die *supraventrikulären Tachykardien* sprechen häufig auf eine mechanische Reizung des N. vagus (Karotisdruck u.a.) an; oft hilft auch eine ausreichende Sedierung. Wird die Tachykardie hierdurch nicht nachhaltig beeinflußt, läßt sich die Ventrikelfrequenz medikamentös am ehesten mit dem Kalziumantagonisten Verapamil (Isoptin®) wieder normalisieren.

• Auch das *Vorhofflattern* ist als potentiell lebensbedrohliche Rhythmusstörung unbedingt therapiebedürftig. Die Kontraktionsfolge ist zwar regelmäßig, hat aber Frequenzen um 300/min infolge heterotoper supraventrikulärer Reizbildung.

• Das *Vorhofflimmern* ist eine anfallsweise oder permanente Herzrhythmusstörung mit ähnlich hohen Frequenzen. Allerdings ist hier die Vorhoftätigkeit ungeordnet. Die Kammererregung ist meist unregelmäßig – als *absolute Tachy- oder Bradyarrhythmie*. Bei Tachyarrhythmien kann die diastolische Herzfüllung ungenügend werden, und es kommt zu frustranen Kontraktionen. Das Herz arbeitet unökonomisch.

Akutbehandlung: Verapamil oder Herzglykoside i.v., Defibrillaton bei lebensgefährlicher Tachyarrhythmie.

Dauerbehandlung: Herzglykoside (Digoxin, Digitoxin), Antiarrhythmika. Zur letzteren Substanzgruppe ist anzumerken, daß sich bei keiner Therapie in der inneren Medizin die Empfehlungen zur Medikamentenauswahl sowie -dosierung so rasch ändern wie bei den Antiarrhythmika. Großangelegte klinische Studien der letzten Jahre (CAST-Studie) haben eine deutliche Zurückhaltung beim Einsatz von bestimmten Antiarrhythmika bewirkt und dazu beigetragen, daß diese Medikamente sehr selektiv und nur unter Beobachtung eingestellt werden (Therapiebeginn im Krankenhaus, Erfolgskontrollen mit Langzeit-EKG).

8.4.2 Störungen der Erregungsleitung (s. auch Tabelle 3)

Im Winkel zwischen der Mündung der oberen Hohlvene und dem rechten Herzohr liegt plasmareiches Muskelgewebe. Dies ist das den Herzrhythmus beherrschende Organ, der *Sinusknoten*. Er bestimmt als „Schrittmacher" den normalen Sinusrhythmus.

An der Vorhof-Kammer-Grenze im rechten Vorhof liegt eine weitere Bündelung, der *Atrioventrikularknoten* (AV-Knoten), von dem ein Eigenrhythmus ausgeht, falls die Erregungsleitung zwischen dem Sinusknoten und dem Erregungsleitungsbündel an der Vorhof-Kammer-Grenze gestört ist. Dieser Kammereigenrhythmus liegt allerdings bei nur etwa 35–40 Schlägen pro Minute.

Die *Blockierung* der atrioventrikulären Erregungsleitung kann an verschiedenen Engpässen erfolgen und zu Leitungsverlangsamungen und Leitungsunterbrechungen führen. Dementsprechend ergeben sich dann auch verschiedene Krankheitsbilder mit unterschiedlichen therapeutischen Konsequenzen.

Tabelle 3. Lokalisation und Auswirkung der wichtigsten Erregungsbildungs- und Erregungsleitungsstörungen

	Lokalisation	Auswirkung
Störungen der Erregungsbildung:		
Respiratorische Arrhythmie	Sinusknoten	Harmlose Frequenzschwankungen
Extrasystolen	● Sinusknoten, Vorhof	● Vorzeitg einsetzende Kammersystole
	● AV-Knoten	● Vorzeitig einsetzende Kammersystole
	● Kammerbereich	● Kammer und Vorhof schlagen getrennt
Tachykardien	● Sinusknoten (Sinustachykardie)	● Begleitsymptom bei Fieber u.a. (Frequenz selten >150/min)
	● Vorhofmuskulatur, AV-Knoten (paroxysmale Tachykardie)	● Anfallsweise Auftreten (Frequenz bis 220/min)
Vorhofflattern, Vorhofflimmern	Vorhof	Frequenzsteigerung des Vorhofs, wobei die Erregung unregelmäßig zur Kammer weitergeleitet wird. Bei Flimmern entsteht eine absolute Arrhythmie
Störungen der Erregungsleitung:		
AV-Block I. Grades:	Erregungsleitung vom Vorhof zur Kammer	Keine
AV-Block II. Grades:		
● Typ 1 (Wenckebach)	AV-Knoten	Ausfall einzelner Kammersystolen
● Typ 2 (Mobitz)	His-Brücke	Ausfall einzelner Kammersystolen
AV-Block III. Grades (totaler Block)	Erregungsleitung vom Vorhof zur Kammer	Vollständige Dissoziation von Vorhof- und Kammertätigkeit, Anspringen der Kammerautomatik
Schenkelblock:		
● linksseitig	Linker Schenkel des His-Bündels	Kammern schlagen nicht mehr synchron
● rechtsseitig	Rechter Schenkel des His-Bündels	Kammern schlagen nicht mehr synchron

AV-Block Grad I

Der *atrioventrikuläre Block* (AV-Block) I. Grades zeigt eine Verzögerung der Überleitung der Erregung vom Vorhof zur Kammer, bei der es zu keiner Rhythmusstörung kommt. Neben infektiös-toxischen Einwirkungen, degenerativen Herzerkrankungen und Überdosierung von Herzglykosiden kommen ursächlich auch konstitutionelle Faktoren (Vagotonie) in Frage.

AV-Block Grad II

Beim AV-Block II. Grades unterscheidet man heute 2 Typen:

- Typ I (Wenckebach) zeigt eine zunehmend langsamer werdende Erregungsleitung vom Vorhof zur Kammer, bei der es schließlich zur Leitungsunterbrechung kommt. Dies geschieht periodisch, nach jedem 2., 3. oder 4. Schlag. Man spricht hier von einer *Wenckebach-Periode.*
- Typ II (Mobitz) ist ein AV-Block, bei dem nur jede 2., 3., 4. usw. Erregung weitergeleitet wird. Die Blockierung sitzt hier unterhalb der *His-Brücke,* also in der Nähe des *His-Bündels.* So kann ein meist temporärer, *doppelseitiger Schenkelblock* eintreten.

AV-Block Grad III

Der AV-Block III. Grades (totaler Block) zeigt die vollständige und dauernde Unterbrechung der Überleitung: Kammer und Vorhof schlagen unabhängig voneinander. Oft besteht gleichzeitig ein Vorhofflimmern. Unterhalb der Blockierungsstelle übernimmt der AV-Knoten die Erregungsbildung für die Kammer *(Kammerautomatie).* Vor dem Anspringen dieser Automatie vergeht eine gewisse Zeit *(präautomatische Pause),* bei der es zu Bewußtlosigkeit mit extremer Reduktion des Herzzeitvolumens infolge dieser Rhythmusstörung kommen kann *(Adam-Stokes-Syndrom).* Dies ist ein lebensbedrohlicher Zustand, der sich anfallsweise wiederholen kann. Dauert er länger als 100 s, tritt meist der Tod ein.

Schenkelblock

Befindet sich der Block im Bereich der Erregungsausbreitung innerhalb der Kammermuskulatur, entsteht keine Rhythmusstörung. Hier ist nur ein Schenkel des His-Bündels blockiert, was dazu führt, daß die beiden Kammern nicht mehr ganz gleichzeitig schlagen, da die blockierte Kammer ihren Impuls erst auf dem Umweg über die andere Kammer erhält.

- Der *linksseitige Schenkelblock* kann auftreten bei: *dekompensierter Hypertonie, Herzmuskelfibrose, Koronargefäßsklerose* und nach *Myokar-*

ditis, gelegentlich auch bei bestimmten *Myokardinfarkten.* Er ist als ernstes Zeichen zu werten.

● Der *rechtsseitige Schenkelblock* ist prognostisch günstiger. Er tritt bei *degenerativen Herzerkrankungen* und bei *Septumvorderwandinfarkt* auf. Auch chronische Überlastung des rechten Herzens kann zu dieser Störung führen.

Therapie

● *AV-Block I. Grades:* Behandlung des Grundleidens.
● *AV-Block II. Grades* (Wenckebach): im Bereich des AV-Knotens – wenn ohne Symtome – keine Indikation für Herzschrittmacher; relative Indikation bei Lokalisation distal des AV-Knotens (selten!).
● *AV-Block III. Grades:* Herzschrittmacher, wenn klinische Symptome und Frequenz unter 40/min.

8.5 Erkrankungen der Herzinnenhaut und des Herzbeutels

8.5.1 Rheumatische Herzerkrankung

Die heute relativ selten gewordenen Infektionen mit β-hämolysierenden Streptokokken der Gruppe A können eine Immunantwort initiieren, die als symptomatische Akuterkrankung imponiert (rheumatische Herzerkrankung). Sie kann sich am Herzen *(Myokard, Endokard, Perikard),* am Gehirn *(Chorea minor)* oder an der Niere *(Glomerulonephritis),* seltener auch an der Haut *(Erythema anulare)* abspielen.

Der Infekt geht meist von den Tonsillen aus, die eine entzündliche Reaktion mit Fieber, Leukozytose und erhöhter Blutkörperchensenkungsgeschwindigkeit anzeigen.

Nach einem ca. 3 Wochen andauernden beschwerdefreien Intervall (Immunisierungsphase) schwellen die mittleren und großen Gelenke wechselnd an, das Fieber steigt wieder und die Gelenkerscheinungen wechseln die Intensität und die Lokalisierung.

Am Herzen manifestiert sich die Entzündung vorwiegend am *Endokard* der Klappen, sie kann aber auch das Myokard und das Perikard befallen. Nach der Häufigkeit werden manifeste spätere Herzschäden (ca. 30%) an der *Mitralklappe* gefunden, in 20% der Fälle wird die *Aortenklappe* geschädigt. In etwa 55% der Fälle erkranken beide Klappen zusammen. Die chronisch fibrosierenden Entzündungen werden durch Antikörper hervorgerufen, die kreuzreagierend durch Streptokokkenantigene induziert werden.

Therapie

Die Schwere der Karditis und die Häufigkeit der rheumatischen Rezidive bestimmen, ob und wie schnell sich Klappenfehler entwikkeln. Die *sofortige Penizillintherapie* ist daher möglichst umgehend einzuleiten und über wenigstens 2 Wochen fortzuführen. Das weitere Prozedere richtet sich nach den Rezidiven, die u.u. eine mehrjährige Prophylaxe (5 bis 10 Jahre!) notwendig machen.

8.5.2 Bakterielle Endokarditis

Im Gegensatz zur rheumatischen Herzerkrankung ist die Besiedlung der Herzklappen durch Bakterien im Verlauf septischer Erkrankungen oder bei vorbestehendem Vitium keine Seltenheit (bakterielle Endokarditis). Schwere Zerstörungen durch Geschwürsbildung und Gewebewucherung, Verlötungen der Klappensegel oder auch Abreißen der Sehnenfäden kennzeichnen das pathologisch-anatomische Bild. Häufig bilden sich an dem zerstörten Klappenapparat bakterienhaltige Thromben, die leicht fortgeschwemmt werden können und dann zu *arteriellen Embolien* führen. So entstehen Haut- und Netzhautembolien, Hirnembolien, Milz- und Niereninfarkte. Da die Blutgerinnsel Bakterien enthalten, können sich *Abszesse* bilden, die besonders im Bereich des Gehirns zu lebensbedrohlichen Komplikationen führen.

Eine besondere Form der bakteriellen Endokarditis (Herzinnenhautentzündung) stellt die sog. *Endocarditis lenta* dar, die einen schleichenden Verlauf nimmt und vor der Entdeckung der Antibiotika als nahezu unheilbar galt. Ihr Erreger ist der *Streptococcus viridans* (viridans = vergrünend, da sich die mit diesem Erreger angesetzten Kulturen grün färben). Der relativ wenig pathogene Keim ist auch beim Gesunden im Nasen-Rachen-Raum zu finden. Eine Besiedlung gesunder Klappen scheint selten zu sein. Besonders gefährlich wird diese Krankheit durch ihren ausgesprochen schleichenden Verlauf mit anfangs wenig typischer Symptomatik. Sie wird daher auch heute noch relativ häufig nicht rechtzeitig erkannt.

Der Krankheitsverlauf der infektiösen Endokarditis wird durch Ausmaß und Fortschreiten der *Klappenzerstörung* bestimmt. Zusätzlich kann es zu *Embolien* oder zu herdförmigen *Glomerulonephritiden* kommen.

Zur Sicherung der Diagnose gehören wiederholte Blutkulturen bei Fieberanstieg. Das Blutbild zeigt meist eine mäßige *Leukozytose,* die Blutsenkungsgeschwindigkeit (BKS) ist fast immer stark beschleunigt. Da die *Mitralklappe* und (oder) die *Aortenklappe* am häufigsten befallen werden, beweisen pathologische Herzgeräusche das Vorliegen einer Endokarditis. Nach Abheilung kommt es durch Vernarbungen zu Klappenveränderungen, die häufig Ausgangspunkt von Umbauerscheinungen am Herzen werden, die schließlich zur Herzinsuffizienz führen (s. S 45).

Therapie

● Ausschaltung infektiöser Herde unter Antibiotikaschutz (Zahngranulome, chronische Mandelentzündung u.a.); Bettruhe.
● Klinische und apparative Verlaufsbeobachtung (Auskultation, Gewicht, Blutdruck, Blutbild, BKS, Kreatinin, Urinstatus).
● EKG, Röntgen, Echokardiogramm; falls notwendig: Rhythmusüberwachung.
● Physikalische und medikamentöse Fiebersenkung.
Die *antibiotische Therapie* ist abhängig vom Erreger.

8.5.3 Perikarditis

Die Entzündung des Herzbeutels (Perikarditis) tritt meist im Zusammenhang mit anderen Entzündungen auf. 7% aller Perikarditiden sind Begleiterkrankungen einer Tuberkulose, etwa 30% lassen sich ursächlich nicht abklären. Auch bei Herzinfarkten kann es zu kleinen, umschriebenen perikarditischen Herden kommen, die allerdings bald wieder verschwinden. Die früher häufig aufgetretene eitrige Perikarditis, die sich nach *Sepsis* oder bakterieller Entzündung der Nachbarorgane entwickelte, ist seltener geworden, da bei rechtzeitiger Antibiotikatherapie derartige Komplikationen der Grundkrankheit vemieden werden können.

● Die *Pericarditis sicca* (trockene Perikarditis) beschränkt sich meist auf epi- oder perikardiale Fibrinausschwitzungen, die zu Schmerzen unterschiedlicher Intensität und typischen Reibegeräuschen hinter dem Brustbein führen.
● Entwickelt sich eine *Pericarditis exsudativa* (feuchte Perikarditis), bei der die normale perikardiale Flüssigkeitsmenge stark vermehrt wird und 50 ml überschreitet, kann es zu einer mehr oder weniger starken Behinderung der diastolischen Ventrikelfüllung kommen, wobei das Herzminutenvolumen absinkt und die Gefahr des *kardiogenen Schocks* droht: Der Blutdruck sinkt unter 100 mm Hg systolisch, die Urinproduktion sistiert.

Um eine derartige *Herztamponade* schnell und sicher zu beheben und die Auswurfleistung des Herzens wieder zu normalisieren, muß eine unter echokardiographischer Kontrolle durchzuführende Punktion des Herzbeutels erfolgen. Meist normalisieren sich Herzminutenvolumen und Blutdruck dann in kurzer Zeit.

Therapie

Die Behandlung richtet sich nach der Grundkrankheit. Tuberkulostatika bei Tuberkulose, Antibiotika bei bakterieller Genese (rheumatisches Fieber!), Steroide. Jeder Perikarderguß sollte zur Abklärung der Genese punktiert werden.

In den Spätstadien einer konstriktiven Perikarditis können fortschreitende Narbenschrumpfungsprozesse zu Verwachsungen führen, in denen sich *Kalkspangen* bilden, die das Herz regelrecht einmauern. Dadurch wird die diastolische Füllung immer mehr behindert, und es kommt schließlich zu einer zunehmenden Herzinsuffizienz mit arterieller Hypotonie, Ödembildung, Aszites usw.

Die kausale Therapie ist die operative Befreiung der Herzkammern von der starren Umklammerung *(Dekortikation)*. Als Indikation zur Operation gilt ein andauernd über 150 mm H_2O gesteigerter zentraler Venendruck.

Zentraler Venendruck

Der venöse Abschnitt des Kreislaufs enthält etwa 80% des Blutvolumens. Die *charakteristische Kenngröße* des venösen Kreislaufschenkels ist der *zentrale Venendruck (ZVD)*, der von der Größe der intravasalen Blutmenge abhängt. Er entspricht weitgehend dem Druck im rechten Vorhof. Die *Messung des ZVD* erfolgt durch einen über die Armvenen eingeführten Gefäßkatheter, dessen Spitze bis zur oberen Hohlvene vorgeschoben wird. Die *Normwerte* liegen zwischen 50 und 120 mm H_2O.

8.6 Erworbene Herzklappenfehler

Ursache ist meist eine abgelaufene *Endokarditis;* aber auch *degenerative Prozesse,* die sich vorwiegend an der *Mitral-* und der *Aortenklappe* abspielen, können Funktionsstörungen des Klappenapparates bewirken. Eine gewisse Rolle spielt auch heute noch eine Spätform der *Syphillis* (Lues), die – wenn sie die Aorta befallen hat – nicht selten auf die Aortenklappe übergreift und diese in ihrer Funktion beeinträchtigt.

> Da die Endokarditis in aller Regel die Klappen des linken Herzens befällt, überwiegen die Mitral- und die Aortenklappenfehler.
> Kommt es bei der Abheilung zu einem Schrumpfungsprozeß der Klappensegel, bildet sich eine Schlußunfähigkeit aus, die wir *Mitral-* bzw. *Aorteninsuffizienz* nennen. Überwiegen die Verwachsungen, Verdickungen und Auflagerungen, kommt es zur Verengung des Ventils, zur *Mitral-* bzw. *Aortenstenose.* Häufig treten beide Vorgänge kombiniert auf, v.a. an der Mitralklappe; wir bezeichnen einen solchen Klappenfehler dann als *kombiniertes Vitium* (Vitium = Fehler).

Von praktischer Bedeutung sind ferner die sog. *relativen Klappeninsuffizienzen.* Bei ihnen liegen an den Klappensegeln selbst keine Veränderungen vor. Erschlafft aber eine Kammer (meist die rechte) in extremer Weise, dann erweitert sich oft auch das Lumen der Klappenöffnung *(des Ostiums),* was praktisch ebenfalls zur Schlußunfähigkeit der Klappen führt, da diese sich nicht miterweitern. So kann es zu den Erscheinungen einer *Trikuspidalinsuffizienz* oder – falls die Aorta, etwa durch Arteriosklerose, stark erschlafft ist – zur *relativen Aorteninsuffizienz* kommen.

8.6.1 Aortenklappenfehler (Abb. 13)

Aorteninsuffizienz

Da die Aortenklappe sich nicht mehr vollständig schließen kann, strömt bei der *Diastole* (Erschlaffung) der Kammer Blut aus der Aorta zurück. Die linke Kammer bekommt also in dieser Phase Blut von beiden Seiten, von der Aorta und vom Vorhof. Durch die vermehrte Kammerfüllung vergrößert sich das Schlagvolumen, ohne daß die Blutversorgung besser wird, da ja ein Teil des Blutes aus der Aorta immer wieder zum Herzen zurückkommt. Um dennoch den Kreislauf in ausreichendem Maße aufrechterhalten zu können, muß die linke Kammer eine beträchtliche Mehrarbeit leisten, die zunächst zu einer Zunahme der Kammermuskulatur *(Hypertrophie)* führt. Diese Anpassung an die geforderte Mehrleistung ist häufig in der Lage, den Klappenfehler nahezu völlig zu kompensieren. Die gute Leistungsfähigkeit hält oft jahrelang an, und die Patienten sind dann praktisch beschwerdefrei (Abb. 13). Bei Dekompensation allerdings beträgt die durchschnittliche Lebenserwartung weniger als 1 Jahr.

Das vergrößerte Schlagvolumen führt zu einem Anstieg des *systolischen* Blutdruckes bei gleichzeitigem Absinken des *diastolischen* Druckes, da ja ein Teil des Blutes wieder in die linke Kammer zurückfließt. Dies führt zu einer deutlichen Vergrößerung der **Blutdruckamplitude.** Da aber die zunehmende Hypertrophie der Kammermuskulatur dann an ihre Grenzen

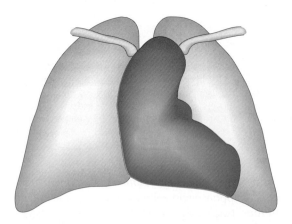

Abb. 13. Röntgenschatten des Herzens bei Aortenklappenfehlern (schematisch)

stößt, wenn die Blutversorgung der Herzmuskulatur nicht mehr ausreicht, also mit der Vergrößerung der Muskelmasse nicht mehr Schritt halten kann, erschlafft – früher oder später – die Kammermuskulatur, die nun sekundär den vollständigen Schluß der Mitralklappe verhindert: es bildet sich eine *relative Mitralinsuffizienz* aus, die nun zur Ausweitung des linken Vorhofs führt, der das durch die undichte Klappe pendelnde Blut aufnehmen muß und nach anfänglicher Hypertrophie schließlich auch dilatiert. So kommt es oft sehr plötzlich zu einer Druckerhöhung im kleinen Kreislauf und damit zu einer Ausweitung der Störung auf das rechte Herz: der nicht durch eine Arbeitshypertrophie vorbereitete rechte Ventrikel, ohnehin muskelschwächer als der linke, kann die Druckerhöhung im kleinen Kreislauf nicht überwinden, und so stellen sich bald die Zeichen einer Rechtsinsuffizienz ein. Atemnot, Leberstauung, Ödeme und anginöse Beschwerden gehören dann zum Bild der dekompensierten Aorteninsuffizienz. Über der Herzspitze hört man ein diastolisches Rumpelgeräusch.

Aortenstenose

Die reine Aortenstenose ist eine seltene Erkrankung. Meist ist sie mit einer Klappeninsuffizienz kombiniert. Es handelt sich um eine Verwachsung der Klappenanteile, die als Entzündungsfolge auftritt und nunmehr das Aortenostium mehr oder weniger einengt. Die linke Kammer muß daher bei jeder Systole das Blut durch die verengte Öffnung hindurchpressen, was naturgemäß einen wesentlich erhöhten Kraftaufwand erfordert. Auch hier stellt sich eine *kompensatorische Hypertrophie* ein, die beträchtliche Ausmaße annehmen kann. Da sich die Stenose jedoch meist langsam entwickelt, hat der linke Ventrikel genügend Zeit, sich an die neuen Verhältnisse anzupassen. Die subjektiven Störungen sind daher oft nur gering (viele Kranke wissen oft jahrelang nichts von ihrem Leiden) und treten oft erst im höheren Alter auf. Dennoch besteht auch hier die Gefahr, daß bei extremer Hypertrophie ein Durchblutungsdefizit im Bereich der Herzkranzgefäße auftritt und es zur Dekompensation kommt. Die Frühdiagnose spielt eine entscheidende Rolle, da man den sich gesund fühlenden Patienten, dessen Leiden noch kompensiert ist, durch Auflage einer gewissen Schonung vor der frühzeitigen Ausbildung einer zu starken Hypertrophie bewahren kann.

Bei Aortenklappenstenosen auskultiert man – rechts vom Brustbein – ein spindelförmiges Stenosegeräusch.

8.6.2 Mitralklappenfehler (Abb. 14)

Mitralinsuffizienz

Sie ist der häufigste Klappenfehler und entsteht fast nur als Folge einer durchgemachten Endokarditis.

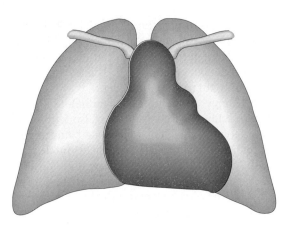

Abb. 14. Röntgenschatten des Herzens bei Mitralklappenfehlern (schematisch)

Klappensegeldefekte, Schrumpfungen, aber auch Zerreißungen von Sehnenfäden führen zur Schlußunfähigkeit der Klappe. Selten tritt die Insuffizienz allein auf, meist sind auch Zeichen einer Stenose nachweisbar.

Durch die Schlußunfähigkeit der Mitralklappe wird während der Systole Blut in den linken Vorhof zurückgeworfen. Dieses „Pendelblut" bedeutet sowohl für den muskelschwächeren Vorhof als auch für die linke Kammer eine Mehrbelastung, die zunächst durch Hypertrophie ausgeglichen wird. Dabei besteht meist schon frühzeitig ein erhöhter Druck im Lungenkreislauf – bedingt durch die Überfüllung des linken Vorhofes –, was eine Mehrarbeit der rechten Kammer zur Aufrechterhaltung des notwendigen Rechts-links-Gefälles erfordert. Kommt es dann zum Versagen der linken Kammer, strömt mehr Blut in den linken Vorhof zurück, der diesen Kraftaufwand nicht mehr leisten kann: der Druck im Lungenkreislauf steigt an, und es kommt zu einer Mehrbelastung auch des rechten Ventrikels. Je nachdem, ob diese Druckänderung nun langsam vor sich geht oder sehr schnell, d.h. ohne daß die Muskulatur ausreichend Zeit hat, sich den neuen Druckverhältnissen anzupassen, kommt es zum Bild der Rechtsinsuffizienz, die im Falle der Nichtanpassung zum schnellen Kreislaufversagen führt.

Auch im kompensierten Zustand äußern sich Belastungen bereits in einer gewissen Atemnot und Herzklopfen. Dennoch gelingt es häufig, bei nicht zu schwerer Zerstörung der Klappe und nicht geschädigtem Herzmuskel, die Kompensation jahrelang aufrechtzuerhalten. Auskultatorisch hört man einen leisen 1. Herzton und ein holosystolisches Geräusch über der Herzspitze.

Mitralstenose

Auch im Falle dieses Klappenfehlers gilt, daß die reine Form nur selten auftritt. Kalkeinlagerungen und Verlötungen sowie auch Schrumpfungsvorgänge am Klappenapparat bedingen neben der Verengung der Klappe meist auch deren Schlußunfähigkeit.

Neben den extrem seltenen angeborenen Mißbildungen der Klappe ist auch hier die Endokarditis als Hauptursache anzusehen. Der linke Vorhof muß das Blut bei der Systole durch die verengte Klappenöffnung pressen. Die Folge ist Ausdehnung und eine sich in beschränktem Maße entwickelnde Hypertrophie. Da hier ein Hindernis überwunden werden muß und der linke Vorhof kein Klappenventil besitzt, steigt der Druck im Lungenkreislauf an; dies macht eine größere Druckarbeit des rechten Ventrikels erforderlich: auch dieser hypertrophiert. Damit steigt die Gefahr des *Lungenödems,* da durch die erhöhte Kraft der Systole der rechten Kammer der Druck im kleinen Kreislauf weiter ansteigt. Ein gewisser Ausgleich gelingt zwar durch die reflektorische Drosselung der Arterien, dennoch bedingt die dauernde Druckbelastung der Lungengefäße schließlich in vielen Fällen die gefürchtete *fixierte pulmonale Hypertonie* (= Lungenhochdruck) mit schweren Störungen des Gasaustausches.

Bald wird auch der rechte Vorhof betroffen, da durch die Überdehnung der Kammer eine relative Insuffizienz der *Trikuspidalklappe* eintritt. Nunmehr strömt das Blut bei der Kammersystole praktisch durch den Vorhof hindurch, zurück in die großen Körpervenen. Noch früher als bei der Mitralinsuffizienz kommt es damit zur Rechtsinsuffizienz. Nur wenige Kranke sind längere Zeit beschwerdefrei. Meist wird schon sehr früh über Kurzatmigkeit geklagt, die bereits bei geringer Belastung oder gar im Ruhezustand auftritt. Nächtliches Husten, das die Kranken zum Aufsitzen zwingt, weist auf die ständige Gefahr des Lungenödems hin.

Häufig kommt es zum Vorhofflimmern, was die *Thrombenbildung* im vergrößerten linken Vorhof fördert. Arterielle Embolien (Gehirn, Niere usw.) sind daher nicht ganz selten.

Bei der Auskultation hört man einen paukenden 1. Herzton und ein diastolisches Geräusch, den *Mitralöffnungston,* der durch das Zurückschnellen der Mitralklappensegel, die mehr oder weniger stenosiert sind, entsteht.

Therapie

Akute Herzinsuffizienz bei Klappenfehlern:

- Eine frühzeitige, treffende Diagnose ist bei Verdacht auf eine *Herzinsuffizienz* von besonderer Bedeutung, da in vielen Fällen eine Kausaltherapie möglich ist, die das Fortschreiten der Krankheit verhindern kann.
- Die *akute Herzinsuffizienz* kann verschiedene Ursachen haben: Intoxikationen, Rhythmusstörungen, Herzversagen nach Myokardinfarkt, Perikardtamponade oder auch Lungenembolien u.a.
- Wenn bei schwer gestörter Pumpfunktion des Herzens die Füllungsdrücke steigen, das effektive Herzzeitvolumen und die Blutdruckwerte absinken, spricht man von einem *kardiogenen*

Schock. Der Organismus reagiert darauf mit einer sympatho-adrenergen Reaktion, die für das Ansteigen der Herzfrequenz und des peripheren Gefäßwiderstandes verantwortlich ist.

Bei der akuten Herzinsuffizienz im Rahmen einer hypertensiven Krise kommt es entscheidend auf die Entlastung des linken Ventrikels durch *gefäßerweiternde Mittel* (Nitrate) bzw. *Kalziumantagonisten* an, falls notwendig auch *Diuretika.*

Chronische Herzinsuffizienz:
Die symptomatische Therapie der chronischen Herzinsuffizienz hat zum Ziel, die krankhaft veränderten Determinanten der Herzfunktion zu korrigieren oder auszugleichen. Nach umfassender Diagnosestellung ergeben sich folgende kausale *Maßnahmen:*
- bei angeborenen und erworbenen Herzfehlern: Herzoperation,
- bei arteriellem Hochdruck: antihypertensive Behandlung,
- bei koronarer Herzkrankheit: Beseitigung von Gefäßstenosen,
- bei Endokarditis: gezielte antibiotische Behandlung,
- bei respiratorischer Insuffizienz: Beatmungstherapie,
- bei tachykarden oder bradykarden Herzrhythmusstörungen: Schrittmacherbehandlung.

Bei der chronischen Herzinsuffizienz nehmen die Füllungsdrücke und der periphere Widerstand schließlich zu, so daß die *Kontraktilität* durch positiv-inotrope Pharmaka nicht mehr gesteigert werden kann. Durch den Einsatz der noch relativ neuen Substanzgruppe der *ACE-Hemmer* (Hemmstoffe des **A**ngiotensin-**c**onverting Enzyms) hat sich die Prognose der betroffenen Patienten verbessern lassen. Die Funktion des linken Ventrikels wird optimiert, die Herzfrequenz bleibt konstant, der Blutdruck wird leicht gesenkt. Bei Langzeittherapie sollten Diuretika kontrolliert gegeben werden (Vorsicht: regelmäßige Kontrolle des Kalium- und Natriumspiegels im Blut). Ist das Leiden so weit fortgeschritten, daß jede konservative Behandlung versagt, der Patient noch jung und in ausreichend gutem Allgemeinzustand ist, kann als sehr erfolgreiches Verfahren eine *Herztransplantation* durchgeführt werden.

Die 5-Jahresüberlebensrate beträgt heute etwa 78%.

Herzklappenchirurgie

Der heutige Stand der Herzchirurgie ermöglicht es in vielen Fällen, klappenerhaltende Operationen durchzuführen oder Klappenprothesen einzusetzen. Allerdings ist man mit diesen Eingriffen noch nicht in der Lage, die vollkommene Wiederherstellung zu bewirken. Bei *mechanischen* Prothesenträgern besteht die erhebliche Gefahr der Bildung von Thromben, was zu einer dauerhaften Antikoagulation verpflichtet. *Bioprothesen* aus tierischen

Gefäßen degenerieren oft schon nach wenigen Jahren und müssen dann gegen mechanische Prothesen ausgetauscht werden.

Dennoch ist die kumulative 10-Jahresüberlebensrate und die Lebensqualität aller operativen Herzfehlerpatienten deutlich höher als bei konservativer Behandlung.

8.7 Cor pulmonale chronicum

Eine Erhöhung des Widerstandes im Lungenkreislauf bei normalem oder erhöhtem *Herzzeitvolumen* führt früher oder später zu einem Lungenhochdruck, gegen den das Herz anarbeiten muß. Die dem rechten Herzen aufgezwungene Mehrarbeit ruft demzufolge kompensatorische Umbauerscheinungen hervor, die sich besonders am rechten Ventrikel auswirken. Funktion und Struktur des rechten Ventrikels verändern sich im Sinne erhöhter Anforderungen des schwächeren Herzteiles, der dem zu kleinen pulmonalen Gefäßquerschnitt einen verhältnismäßig zu großen Kraftaufwand entgegensetzen muß. Es entwickelt sich ein *Cor pulmonale*. Die zunächst angepaßte Hypertrophie des rechten Herzens geht bei fortschreitender Erkrankung schließlich in eine Dilatation über, bei der es auch zu einer relativen *Trikuspidalinsuffizienz* kommen kann. Relativ lange Zeit bleibt allerdings die Rechtsherzbelastung ohne typische Symptomatik, d.h. sie ist kompensiert. Die ersten Zeichen sind meist ein unzureichendes Herzzeitvolumen bei körperlicher Belastung oder Hinweise des *Elektrokardiogrammes* auf die Belastung des rechten Herzens.

Die Prognose hängt in erster Linie vom Ausmaß der pulmonalen Hypertonie ab.

Ursachen des chronischen Cor pulmonale:
- Durch Lungenparenchymschaden: Emphysem, chronische Bronchitis, Asthma bronchiale, Tuberkulose, Bronchiektasen, Kollagenosen.
- Obstruktionen der Lungengefäße: rezidivierende Mikroembolien, Angiitiden, primär vaskuläre pulmonale Hypertonie, bestimmte Medikamente (z.B. Aminorex®).
- Funktionseinschränkende Erkrankungen: Kyphoskoliose, Trichterbrust, Pleuraschwarte, neuromuskuläre Erkrankungen.

Therapie

Frühdiagnose und Prophylaxe sind von besonderer Bedeutung, um die stets drohende Dekompensation zu verhindern oder hinauszuschieben. Der Behandlungsplan hat neben der Behandlung der Grundkrankheit, also des Lungenleidens und der Herzinsuffizienz, die vielseitige und recht unterschiedliche Symptomatik der sich häufig ändernden Auswirkung der Wechselbeziehung zwischen Herz und Lunge zu berücksichtigen. Die für die pulmonale Hypertonie typische ungleichmäßige Belüftung und Durchblutung der verschiedenen Lungenabschnitte ist wohl verantwortlich für die Beimengung ungenügend arterialisierten Blutes, was sich möglicherweise vasokonstriktorisch auswirkt und so den Gefäßwiderstand weiter ansteigen läßt. So bewährt sich in erster Linie die mehrstündige *Sauerstoffzuatmung* (12–24 h), bei der das Herzzeitvolumen meist deutlich ansteigt und der *Hämatokritwert* abfällt. Bei Rechtsherzinsuffizienz Duiretika. Zur Senkung des pulmonalen Widerstandes Nitrate und Kalziumantagonisten (z.B. Adalat®). Selbstverständlich sollte gegen den Bronchialinfekt, falls vorhanden, eine gezielte *Antibiotikatherapie* eingeleitet werden. *Absolutes Rauchverbot.*

Bei Zunahme der Beschwerden kann jüngeren Patienten eine *Herz-Lungen-Transplantation* empfohlen werden.

8.8 Angeborene Klappenfehler und Gefäßmißbildungen

Angeborene Herzfehler entstehen in den ersten Wochen der Schwangerschaft durch **Keimschädigung** infolge infektiöser, metabolischer oder pharmakologischer Noxe, häufiger auch durch ionisierende Strahleneinwirkung.

Etwa 85% aller angeborenen Herzfehler sind heute operabel, bei einer Operationsletalität von 3,1%.

8.8.1 Pulmonalstenose

Angeborene Verengungen der Ausflußbahn des Herzens sind relativ häufig. Bei leichter Stenose ist die Lebenserwartung normal. Ist die Verengung jedoch so stark, daß ein erheblicher Kraftaufwand der rechten Kammer erforderlich ist, das Blut durch die zu kleine Öffnung zu treiben, kommt es zur Hypertrophie des rechten Herzens. Damit wird die Lebenserwartung, in Abhängigkeit vom Druckgradienten, verkürzt. Nur 5% der Kranken werden älter als 50 Jahre, falls die Diagnose nicht rechtzeitig gestellt wird.

> **Therapie**
>
> Die Therapie der Wahl ist heute die *Sprengung der Pulmonalklappe* mit Hilfe eines Ballonkatheters, falls der Druckunterschied zwischen rechter Herzkammer und Lungenarterien mehr als 50 mmHg beträgt.

8.8.2 Aortenisthmusstenose

Es handelt sich bei dieser häufigen angeborenen Anomalie um eine *Stenose* der Aorta unterhalb des Aortenbogens. In leichten Fällen ist die Lebenserwartung nicht eingeschränkt, schwere Stenosen haben eine durchschnittliche Lebenserwartung von 35 Jahren. Die zu starke Füllung der Gefäße der oberen Körperhälfte wird die kausale Ursache zerebraler Blutungen, von Aortenrupturen oberhalb der Stenose und akutem Linksherzversagen.

> **Therapie**
>
> Die rechtzeitige **Operation** (vor dem 20. Lebensjahr) oder die *Dilatation* der *Stenose* mit der *Katheterballontechnik* können wesentlich zur Erhöhung der Lebenserwartung beitragen.

8.9 Wanddefekte und arteriovenöse Kurzschlüsse

8.9.1 Intraventrikulärer Septumdefekt

Defekte in der Herzscheidewand bedingen, daß das Blut unmittelbar von der einen Herzhälfte in die andere übertreten kann.

Da die linke Herzhälfte normalerweise wesentlich kräftiger als die rechte ist, wird es i. allg. zu einem *arteriell-venösen* (Links-rechts-)Shunt kommen (*Shunt* = Nebenschluß), d.h. zu einem Übertreten arteriellen Blutes in das rechte Herz. Nur bei bestimmten Komplikationen kommt es zu einer *Shuntumkehr,* also dem Übertreten venösen Blutes in das linke Herz. Dies kommt v.a. bei hochsitzenden Defekten vor, wenn sie mit einem Hochdruck im kleinen Kreislauf vergesellschaftet sind.

Bei kleineren Defekten ist die Lebenserwartung nicht herabgesetzt. Größere Defekte sollten möglichst früh operiert werden, um einer drohenden *Pulmonalsklerose* vorzubeugen.

Bei Unoperierten besteht erhöhte Gefahr, an Endokarditis zu erkranken.

8.9.2 Vorhofseptumdefekt

Beim Vorhofseptumdefekt finden sich ein oder mehrere Defekte in der Vor-
hofscheidewand. Sie können zusammen mit fehleinmündenden Lungenvenen, gelegentlich auch unter Einbeziehung von Klappensegeln in den
Defekt auftreten. Durch den höheren Druck im linken Vorhof wird arteriel-
les Blut dem venösen im rechten Vorhof beigemischt und gelangt so in den
kleinen Kreislauf. Bei kleinem *Shuntvolumen* ist die Lebenserwartung nicht
verkürzt. Größere Defekte führen aber schließlich zur Überlastung der
rechten Kammer, und es kommt dann zwischen dem 40. und 50. Lebensjahr
zur Insuffizienz.

Beträgt das Shuntvolumen mehr als 30%, ist der operative Verschluß angezeigt, da die permanente Volumenüberlastung des Lungenkreislaufs zu einer fixierten pulmonalen Hypertonie und Rechtsherzinsuffizienz führen
kann.

8.10 Altersherz

Die *Herzinsuffizienz,* die wichtigste chronische Krankheit des Herzens beim
alten Menschen, geht in den meisten Fällen auf eine koronare oder hyper-
tone Herzkrankheit zurück.

Nicht selten ist sie – über längere Zeit – schwer erkennbar, da die allgemeine Schwäche der alten Menschen, ihre Gedächtnisstörungen und nicht
selten Verwirrtheitszustände, das Krankheitsbild tarnen. Eine plötzliche
Verschlechterung unspezifischer Hirnleistungsstörungen ist immer auch verdächtig auf Herz- oder Kreislauferkrankungen.

Die vom Herzen geforderte Arbeitsleistung steht in engem Zusammenhang mit dem Gefäßsystem. Je größer der Widerstand in der Peripherie, um
so größer ist der Kraftaufwand, diesen zu überwinden.

Die im Alter auftretenden und stetig fortschreitenden Veränderungen am
Gefäßsystem bedingen *Elastizitätsverlust* und *Verengung des Gefäßlumens*
(der lichten Weite) durch Einlagerung von fettähnlichen Substanzen und
Kalksalzen in die Arterienwand. Dadurch wird der Pumparbeit des Herzens
ein zunehmender Widerstand entgegengesetzt, der seine Arbeit erschwert.
Dazu kommen Veränderungen am Herzen selbst, die teils als Verdickung
des Endokards mit Verhärtung der Klappen und teils als deutliche Vermehrung des Binde- und Fettgewebes in Erscheinung treten. Während also die
geforderte Arbeitsleistung höher wird, unterliegt das Herz – wie jedes
Organ – einem langsamen, physiologischen Abbauprozeß. Dieser erfolgt
zwar fast unmerklich, führt aber in jedem Falle schließlich zu einem Punkt,
von dem an die Mehrarbeit auf Kosten der Substanz geht. Die in jüngeren
Jahren erhebliche Kraftreserve erschöpft sich und läßt keine Höchstleistun-
gen mehr zu.

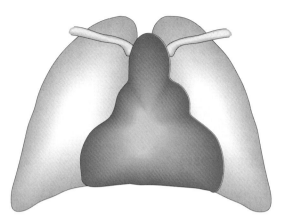

Abb. 15. Röntgenschatten des beidseitig dilatierten Herzens (schematisch)

Unter normalen Bedingungen allerdings vermag es die geforderten Leistungen noch lange zu vollbringen. Kommt aber eine Verschlechterung der Sauerstoffversorgung hinzu – die zwangsläufig eintritt, wenn auch die Koronargefäße von der allgemeinen Sklerose betroffen sind –, wird der Herzmuskel zusätzlich geschädigt, und es treten Komplikationen ein, die u.U. bewirken, daß die Herzkraft nun auch den Anforderungen im Ruhezustand nicht mehr gewachsen ist: das bis dahin „gesunde" *Altersherz* wird insuffizient (Abb. 15).

Häufig kommt es durch die Muskelschädigung zu Rhythmusstörungen, die sich auf den Kreislauf besonders ungünstig auswirken. Das Altersherz hat durch eine sinnvolle Umstellung seines Aktionsablaufs eine verlängerte Systolendauer, die arbeits- und kräftesparend wirkt. Jede Rhythmusstörung, die einen schnelleren Aktionsablauf bewirkt, bedeutet daher eine Gefahr.

Eine vernünftige Lebensweise und ein anhaltendes, sinnvolles Training, darauf sei nochmals hingewiesen, können wesentlich dazu beitragen, die Anpassungsfähigkeit des alternden Organismus zu erhalten. Dies gilt in besonderem Maße für das Herz und die Gefäße.

9 Gefäßerkrankungen

9.1 Arteriosklerose (Atherosklerose)

Der Begriff *Arteriosklerose* bezeichnet eine Reihe von degenerativen Wandveränderungen, die zu Elastizitätsverlust, Verhärtung und Einengung des Arterienlumens führen.
Als häufigste Ursache sind Alterungsvorgänge in der Gefäßwand anzunehmen, wobei es zu Ablagerungen von *Lipoproteinen, Cholesterin* und Mineralsalzen kommt.

Der Prozeß spielt sich in der *Intima* (Gefäßinnenhaut) ab, während die *Media* (Gefäßmuskelschicht) zunächst schwächer wird, was primär zu einer Erweiterung des Gefäßrohres führt. Auch die Länge der befallenen Arterien nimmt zu, wobei sich das Gefäß häufig schlängelt. Aber bald kommt es zur Einlagerung von Kalksalzen sowohl in die Intima als auch in die Media. Damit geht die Elastizität mehr und mehr verloren, wobei die zunehmende Intimaverdickung durch die Ablagerungen weiter fortschreitet und schließlich das Gefäßlumen konzentrisch eingeengt wird.

Obwohl vorzugsweise ältere Menschen befallen werden, kann man die Arteriosklerose nicht einfach als Alterskrankheit bezeichnen. Denn einmal ist sie, falls sie mit geringer Symptomatik abläuft, ein normaler Alterungsprozeß, und zum anderen betrifft sie nicht selten auch jüngere Menschen. So wird z.B. die *familiäre Hyperlipoproteinämie Typ II* autosomal-*dominant* vererbt. Patienten mit dieser Stoffwechselstörung erkranken häufig bereits im 3. Lebensjahrzehnt an einer manifesten Koronarsklerose, im Rahmen einer frühzeitigen Arteriosklerose. Es handelt sich also hier um eine pathologische Erhöhung von *Plasmalipiden* oder *Lipoproteinen* (Fette und fettähnliche Substanzen, z.B. Cholesterin, Triglyzeride, Phospholipide), die hier eine frühzeitige Sklerosierung der Arterien bewirken.

Begünstigend für ein vorzeitiges Auftreten wirkt auch eine Reihe von Erkrankungen, die den Regelkreis der inkretorischen Funktionen (der inneren Sekretion zugehörend) betreffen. An erster Stelle ist hier der *Diabetes mellitus* (s. 13.6) zu nennen; aber auch die *Schilddrüsenunterfunktion,* inkretorisch ausgelöste *Fettsuchtformen* und bestimmte degenerative Nierenerkrankungen *(nephrotisches Syndrom)* stellen eine Gefährdung dar. Von größter Bedeutung ist der *Bluthochdruck.* Es ließ sich nachweisen, daß besonders stark beanspruchte Gefäßabschnitte am frühesten und häufig auch am intensivsten von den Veränderungen betroffen sind. Dabei kommt es zu einem gefährlichen Fehlerkreis: hoher Blutdruck fördert die Arteriosklerose, diese wiederum den hohen Blutdruck, da die Verkleinerung des Gefäßlumens eine Druckerhöhung zur Folge hat.

Neben den schicksalhaften Alterungsprozessen in der Gefäßwand gibt es eine Reihe von Risikofaktoren, die vermeidbar sind:

Risikofaktoren:

● Übergewicht durch übermäßige Ernährung und Bewegungsmangel,

● Hypercholesterinämie,

● Nikotinmißbrauch.

Der allgemeinen Arteriosklerose, die nahezu alle Arterien betrifft, stehen Formen gegenüber, die eine gewisse Schwerpunktlokalisation aufweisen:

● Aortensklerose,
● Koronarsklerose,
● Hirngefäßsklerose.

9.1.1 Aortensklerose

Die erweiterte und verlängerte Aorta wird starr und kann nunmehr den systolischen Druckanstieg nicht mehr richtig abfangen. Ihre *Windkesselfunktion* (Fähigkeit der Erweiterung des Gefäßlumens) ist gestört oder aufgehoben. Die Folge ist ein *systolischer Hochdruck* bei *diastolischem Druckabfall*, also eine vergrößerte Blutdruckamplitude.

Als isolierte Sklerose tritt sie fast nur im höheren Lebensalter auf und wird etwa im 8. Lebensjahrzehnt (mit Ausnahmen) zur Regel. Ausgeprägte Sklerosierungsvorgänge können auf die Aortenklappe übergreifen und so zur Insuffizienz der Klappe führen.

Eine besonders gefürchtete Komplikation ist die durch den sklerotischen Gefäßumbau begünstigte Bildung *sackförmiger Ausbuchtungen* der Gefäßwand *(Aneurysma).* Falls die geschädigte Gefäßwand dem Blutdruck nicht mehr standhalten kann, können diese Ausbuchtungen tödliche Blutungen bewirken. Die häufigste Lokalisation dieser gefährlichen Veränderung ist die Bauchaorta, die allerdings einer operativen Korrektur relativ gut zugänglich ist.

Operationsindikation bei Aneurysma der Bauchaorta:

● Bei Querdurchmesser über 5 cm,
● bei kugeliger Form,
● bei Größenzunahme,
● bei Symptomatik,
● bei durch Computertomographie nachgewiesener Wandverdünnung.

9.1.2 Koronarsklerose

Die Sklerose der Herzkranzgefäße (Koronarsklerose) hat eine besondere Bedeutung, da sie die häufigste Ursache des *Myokardinfarktes* ist (s.S. 54). Wenn sie sich auch prinzipiell von den anders lokalisierten sklerotischen Prozessen nicht unterscheidet, ergibt sich doch aus der absolut *lebenswichtigen Funktion der Kranzgefäße* der hohe Gefährlichkeitsgrad dieser Lokalisation.

Da die Sklerose eine schleichend und in Schüben verlaufende Erkrankung ist, fehlen oft über längere Zeit typische Beschwerden. Nur ein Viertel der Erkrankten klagt über Herzschmerzen.

Ausschlaggebend für die Sicherung der Myokarddurchblutung bei Verschluß einer Koronararterie ist die Geschwindigkeit, mit der sich dieser Zustand entwickelt. Wird die Gefäßlichtung sehr langsam eingeengt, bilden sich nicht selten noch rechtzeitig kleine Gefäße zu einem Umwegkreislauf *(Kollateralkreislauf)* aus, der dann – bis zu einem gewissen Grade – die Funktion des betroffenen Gefäßes übernehmen kann.

> Bei dieser langsam fortschreitenden Form kommt es zunächst zu einer polsterförmigen Verdickung der Intima durch eine Aufquellung, mit anschließender Auflösung der elastischen Fasern. Dann folgt die Ablagerung der *Lipoproteine* in der Aufquellzone und schließlich eine Vermehrung von Firbrillen um diese Zone herum. So entsteht eine zunehmende Verhärtung der Polster, die das Gefäß nach und nach immer mehr einengen. In wenigen Fällen kann die Sklerose bis zum völligen Verschluß des Gefäßes fortschreiten. Meist aber verschließt ein Thrombus die schon eingeengte Lichtung, der auf der – durch Intimarisse auf den Polstern entstandenen – nunmehr rauhen Oberfläche des Endothels gebildet wird (Myokardinfarkt).

Bei einer Sonderform der Koronarsklerose steht die Verkalkung der Muskelschicht im Vordergrund; sie macht klinisch kaum Beschwerden. Es kommt zwar zur Starrheit der Gefäße, aber es findet keine wesentliche Einengung statt. Dennoch können auch hier durch Thrombenbildung Verschlüsse entstehen.

Unter besonderen Bedingungen kann es auch bei jungen Menschen zu einer akut verlaufenden Koronarinsuffizienz kommen. Der plötzliche Tod auf dem Sportplatz oder dem Fußballfeld ist nicht selten auf ein derartiges Ereignis zurückzuführen. Obwohl keine Frühsklerose vorliegt, kommt es in diesen Fällen zu hochgradiger, sehr schnell auftretender Verquellung der *Intima,* mit Gefäßverschluß als Folge heftiger Anstrengung.

9.1.3 Hirngefäßsklerose

Sie ist häufig Teil einer Allgemeinsklerose, tritt aber gelegentlich auch isoliert auf. Je nach Lokalisation und Ausmaß der Gefäßschädigung ist das Krankheitsbild recht unterschiedlich und oft nur schwer abgrenzbar gegenüber dem altersbedingten Schwund des Hirngewebes. Das arteriosklerotisch veränderte Gefäßrohr ist starr und reguliert den hohen Sauerstoffbedarf des

Gehirns nicht mehr ausreichend. Im fortgeschrittenen Zustand kann es zu herdförmigen, mehr oder weniger ausgeprägten *Erweichungszonen* kommen, in denen das Gewebe zerstört wird. Sind die Arterien der Hirnbasis betroffen, kann es – v.a. bei hohem Blutdruck – zu Blutungen kommen, die im günstigsten Falle zu umschriebenen Ausfällen, in schweren Fällen aber zum großen *apoplektischen Insult* (Schlaganfall) führen können.

Entzündliche Gefäßprozesse, Thrombosen und Embolien stehen somit der *zerebralen Massenblutung,* die eine erheblich schlechtere Prognose als der *ischämische Hirninfarkt* hat, gegenüber. Blutet es in die *Hirnventrikel,* endet das schwere Ereignis fast immer tödlich, da fast alle lebenswichtigen Regulationszentren betroffen sind.

Die neurologischen Ausfälle sind abhängig von der Lokalisation des entstandenen Schadens. Am häufigsten sind *Halbseitenlähmungen,* d.h. Lähmungen einer ganzen Körperhälfte. Aber auch bei weniger dramatischem Verlauf – etwa bei Hirnschädigung durch andauernden Sauerstoffverlust oder -mangel – kommt es zu Ausfällen.

Der Krankheitsverlauf ist meist langsam, zieht sich über Jahre hin und zeigt scheinbaren Stillstand und stärkere Schübe im Wechsel. Neben neurologischen, nicht selten flüchtigen Ausfallerscheinungen kommt es zu fortschreitenden *seelischen Störungen* mit Abbau der Persönlichkeitsstruktur und der geistigen Leistungsfähigkeit. Kopfschmerzen, Schwindelanfälle und Schlafstörungen bei erhöhtem Schlafbedürfnis häufen sich immer mehr und werden schließlich zu einem Dauerzustand. Bald stellen sich auch rasche geistige Ermüdbarkeit, Merkstörungen und Erschwerung des Wortverständnisses ein, bei ständig abnehmendem Konzentrationsvermögen.

Neben diesen intellektuellen Mängeln treten Störungen des Gemüts auf, die zum Teil auf die Abnahme der geistigen Elastizität zurückzuführen sind: die Kranken werden reizbar oder niedergeschlagen, mißtrauisch und nicht selten aggressiv. Auch der emotionale Sektor ist betroffen: übertriebene Rührseligkeit, Weinerlichkeit oder auch heftige, unbegründete Wutausbrüche können sich einstellen. Zuweilen ist schon relativ früh eine gewisse Abstumpfung des ethischen Empfindens zu bemerken, die den Kranken plötzlich geizig, egoistisch, rücksichtslos erscheinen lassen. Weiterhin kann es zu psychoseähnlichen Krankheitsbildern kommen, die praktisch auch alle seelischen Erkrankungen kopieren können. Am häufigsten sind hier die depressiven Zustände mit Angstanfällen und immer wiederkehrenden Selbstmordgedanken.

Therapie

Zerebraler Insult (Schlaganfall):
Angestrebtes Ziel der Behandlung ist die Wiederherstellung der Hirnkreislauffunktion. Die Ursachen zerebraler *Gefäßstenosen* und *-verschlüsse* liegen mit deutlichem Schwerpunkt im Bereich der inneren Kopfschlagader (A. carotis interna, 52 %), gefolgt von der mittleren Hirnschlagader (A. cerebri media, 26 %) und der Wirbelschlagader (A. vertebralis, 11 %).

Die meisten Verschlüsse werden durch *Thrombosen* verursacht, wesentlich weniger durch *Embolien,* deren Ursachen fast immer auf Herzklappenfehler, Herzrhythmusstörungen oder Myokarderkrankungen zurückzuführen sind.

In allen Fällen ist das therapeutische Ziel die Wiederherstellung des Hirnkreislaufs, damit die Vermeidung weiterer Komplikationen und die Aufhebung oder der Ausgleich des Funktionsausfalls. Es kommt also ganz wesentlich darauf an, eine Erweiterung der Hirngefäße zu erreichen oder die Fließeigenschaften des Blutes zu verbessern *(Hämodilution).*

Die Erfahrung hat gezeigt, daß die früher gebräuchlichen *Spasmolytika,* etwa das Papaverin, nur zu einer kurzfristigen Gefäßerweiterung führen. Wesentlich bessere Therapieansätze zeigen die *Kalziumantagonisten* (Nimodipin, Nifedipin, Verapamil u.a.), die den Kalziumzufluß durch die Zellmembran blockieren.

Unter Beobachtung des *Hämatokrits* (Hämatokritwert: Gesamterythrozytenvolumen am Gesamtblut gemessen) läßt sich eine Reduzierung korpuskulärer Elemente und hochmolekularer Plasamproteine erreichen, indem man über einige Tage (2–5) einen *täglichen Aderlaß* von etwa 250–500 ml unter gleichzeitiger Gabe von Dextran 40® (oder Rheomacrodex®) durchführt.

Falls ein *Hirnödem* vorhanden ist bzw. droht, sind folgende Maßnahmen zu treffen:

- Oberkörper 30° hochlagern;
- Lungenfunktion optimieren auf einen partiellen O_2-Druck von mindestens 75 mmHg;
- partiellen CO_2-Druck von maximal 45 mmHg halten.

Von Herzfehlern oder Herzwandthrombosen ausgehende Embolien sollten initial, in geeigneten Fällen zusätzlich mit Heparin behandelt werden. Prophylaktisch haben sich Thrombozytenaggregationshemmer (Aspirin®, Colfarit®) bewährt.

Hirnblutung:

Die eindeutige Diagnose einer *intrazerebralen* Blutung kann nur mit Hilfe der *Computertomographie* gestellt werden, da die neurologischen Ausfälle häufig, nach zerebraler Ischämie, denen der Blutung gleichen. Nehmen die neurologischen Befunde zu oder verstärkt sich die Eintrübung, muß der intrakranielle Druck durch Mannit oder Fortecortin gesenkt werden. Gelingt dies nicht, kommt die operative Behandlung in Frage, die der raumfordernden Wirkung starker Massenblutung, im Hinblick auf den lebensbedrohenden Hirndruck, entgegenwirken soll.

9.2 Endangiitis obliterans (Morbus Winiwarter-Buerger)

Die Endangiitis obliterans ist eine in Schüben verlaufende, wahrscheinlich entzündliche Erkrankung der Arterien, die allmählich zum Verschluß der Gefäße führt. Manchmal kommt es zur Mitbeteiligung der oberflächlichen Venen, die sich entzünden und dann in kleineren Abschnitten thrombosieren. Der Übergang der Endangiitis obliterans zur obliterierenden Arteriosklerose ist fließend.

Betroffen sind hauptsächlich Männer des jüngeren und mittleren Lebensalters, jedoch auch später treten Erkrankungen auf. Insbesondere die unteren Gliedmaßen sind betroffen (Raucherbein!), z.T. aber auch die oberen Extremitäten.

Je nach Lokalisation und Tempo der Verschlußbildung sind die klinischen Bilder sehr unterschiedlich. Der Beginn ist meist durch Schwere- und Kältegefühl sowie Kribbeln und Pelzigsein in einem Abschnitt der betroffenen Gliedmaßen gekennzeichnet. Unter Abkühlungsreizen wird die Haut abnorm blaß. Bald kommt es zu den charakteristischen Muskelschmerzen nach Belastung und zu Krampferscheinungen der unterhalb der Arterienenge beanspruchten Muskulatur: Der Kranke geht eine gewisse Strecke, bekommt einen sich steigernden Schmerz in dem betroffenen Versorgungsgebiet und muß stehenbleiben *(Claudicatio intermittens).* Der nun nicht mehr beanspruchte Muskel erholt sich nach kurzer Zeit, der Kranke kann seinen Weg fortsetzen, bis das gleiche Ereignis erneut eintritt.

Bei größeren Verschlüssen, v.a. wenn nicht genug arterielle Umgehungswege *(Kollateralkreislauf)* vorhanden sind, tritt der Schmerz auch in Ruhe auf. Von besonderer Bedeutung an den unteren Extremitäten ist die Höhe des Verschlusses: oberhalb der Kniekehle gelegene Verschlüsse sind i. allg. günstiger, da meist ausreichende Kollateralbahnen vorhanden sind bzw. sich entwickeln. Am gefährlichsten wirkt sich die Erkrankung der beiden Unterschenkelarterien *(A. tibialis anterior* und *A. tibialis posterior)* aus, da in diesem Bereich der Umgehungskreislauf nicht sehr entwicklungsfähig ist. Kann der Prozeß nicht aufgehalten werden, kommt es zum Absterben der nicht mehr ausreichend versorgten Gebiete *(Nekrose),* und es bleibt nur noch die Amputation des betroffenen Gliedes.

Faktoren, die den Ausbruch der Krankheit begünstigen und den Verlauf negativ beeinflussen:
- Fettstoffwechselstörungen,
- Diabetes mellitus,
- Hyperurikämie (Gicht),
- Schilddrüsenunterfunktion,
- erhebliche Vermehrung der Erythrozyten im peripheren Blut,
- Erhöhung der Thrombozytenzahl,
- Bluthochdruck,
- Rauchen (!).

Therapie

Grundbedingung ist es, die exogen die Krankheit begünstigenden Faktoren auszuschalten. Zweck der Behandlung ist es, vermehrt Sauerstoff an das Gewebe heranzubringen; wobei das Ziel, die Strombahn wieder weitgehend durchgängig zu machen, das Vorgehen bestimmt.

Die systematische Therapie mit *Streptokinase* oder *Urokinase* kann auch bei schon längerbestehenden Thrombosen im arteriellen Bereich, unter bestimmten Voraussetzungen, noch nach 2–3 Monaten wirkungsvoll sein. Allerdings ist sie nicht ungefährlich. Die Gefahr tödlicher Blutungskomplikationen ist nicht sicher auszuschließen. Im Erfolgsfall entfalten alle Thrombolytika ihre thrombolytische Wirkung durch die Fibrinolyse im Thrombus, der dann zerfällt.

Ist eine thrombolytische Therapie nicht möglich, kann ein rechtzeitig begonnenes *Gefäßtraining* das Schlimmste wenigstens hinausschieben: Hier kommt es darauf an, den *Kollateralkreislauf* wirkungsvoll zu verbessern: aktives Gehtraining, Schwimmen, abwechselnd Zehen- und Hackengang und die Ratschow-Rollübungen, einfach alles, was eine Hyperämie in den durchblutungsgestörten Extremitäten fördert. Wichtig ist v.a. auch die langsame Steigerung der Gehstrecke, wobei jede – trotz Schmerzen – erzwungene Verlängerung unter allen Umständen zu vermeiden ist.

Falls der Gewebeschaden noch nicht zu groß ist, kann eine drohende Amputation vielfach durch eine Plastik der tiefen Oberschenkelarterie (A. profunda femoris) vermieden werden. Ist der Gewebeschaden jedoch schon sehr ausgedehnt, wird eine Amputation zwingend notwendig, wobei jedes Hinausschieben den Patienten unverantwortbar quält.

9.3 Raynaud-Erkrankung

Im Gegensatz zur Endangiitis obliterans tritt diese funktionelle Gefäßkrankheit vorwiegend bei Frauen auf. Es handelt sich um eine *anfallsweise* eintretende Verengung der *Finger-* und *Zehenarterien* als Ausdruck einer übertriebenen Reaktion auf *Kältereize.* Die Anfälle dauern Minuten bis Stunden, wobei 15 °C bereits eine maximale Vasokonstriktion auslösen können. Obwohl organische Veränderungen der betroffenen Arterien zunächst nicht feststellbar sind, kann es in späteren Stadien zu Gefäßwandprozessen kommen, selten auch zu Nekrosen, die vorwiegend an den Fingerbeeren lokalisiert sind.

Therapie

Trotz des chronischen Charakters dieser Krankheit lassen sich die schwersten Störungen durch eine geeignete Lebensweise vermeiden. Dazu gehören: ausreichender Schutz vor Kälte- und Nässeeinwirkung, in der kälteren Jahreszeit evtl. Mitführen eines *Taschenofens* (in Jagdgeschäften erhältlich). Gefäßaktive Pharmaka (z.B. hohe Dosen Nifedipin) werden immer wieder versucht, bisher ohne durchschlagenden Erfolg. In unbeeinflußbaren Fällen muß die Sympathektomie, als Ultima ratio, in Erwägung gezogen werden (Tabelle 4).

Tabelle 4. Gegenüberstellung der wichtigsten Gefäßerkrankungen. (Nach Allen, Barker und Hines)

	Raynaud-Erkrankung	Endangiitis obliterans	Arteriosklerose
Geschlecht	Frauen in 80% der Fälle	Männer in 98% der Fälle	Männer in 83% der Fälle
Beginn der Beschwerden	12–50 Jahre	20–40 Jahre	>50 Jahre
Gangrän (falls vorhanden)	Begrenzt auf kleine Bezirke	Geringe Ausbreitungsneigung	Geringe Ausbreitungsneigung
Betroffensein der oberen Extremitäten	Fast alle Fälle	40% der Fälle	Selten
Betroffensein der unteren Extremitäten	Weniger häufig als obere Extremitäten	98% der Fälle	100% der Fälle
Periphere Pulsation	Vorhanden	Vermindert oder nicht vorhanden	Vermindert oder nicht vorhanden
Oberflächliche Venenentzündung	Nicht vorhanden	40% der Fälle	Nicht vorhanden

10 Blutdruckkrankheiten

Um eine den jeweiligen Erfordernissen angepaßte Blutdruckhöhe aufrechterhalten zu können, bedarf es einer Reihe komplizierter Regulationsmechansimen.

Mechanisch betrachtet wird die Blutdruckhöhe von der vom Herzen ausgeworfenen **Blutmenge,** der **Windkesselfunktion der Aorta,** dem **Widerstand der peripheren Gefäße** und der **Viskosität** (inneren Reibung) des Blutes bestimmt. Wenn diese 4 Kriterien in optimaler Weise aufeinander abgestimmt sind, d.h. keine Veränderungen an den beteiligten Organen auch nur einen Faktor in seiner Funktion behindern, wird der Blutdruck in einem bestimmten Anforderungsbereich eine angepaßte Höhe haben. Jede über diesen Bereich hinausgehende Anforderung aber müßte unberücksichtigt bleiben, könnte der Organismus nicht in feinster Abstufung die **Blutverteilung** in den einzelnen Körperabschnitten regulieren. Das gilt v.a. für Notfallsituationen, wenn etwa durch plötzlichen Blutverlust die Sauerstoffversorgung der lebenswichtigen Organe – Herz und Gehirn – akut gefährdet ist.

Aber auch schon ein aus anderen Gründen auftretendes, plötzlich gesteigertes Durchblutungsbedürfnis bestimmter Organe oder Körperabschnitte, etwa der Sauerstoffmehrbedarf bei großer körperlicher Leistung, ja sogar schon die höhere Durchblutungsrate bei der täglichen Verdauung, die von den Verdauungsorganen gefordert wird, würde zu einer schwerwiegenden Minderdurchblutung des Gehirns führen, gäbe es keine Kreislaufregulation.

Wie überall im Organismus, übernehmen auch hier bestimmte Rückkopplungsmechanismen die Regulation und bilden Regelkreise. In die Arterienwände eingebaute Abtaster bewirken bei Überlastung eine Spannungsabnahme der Gefäße und eine perfekt angepaßte Veränderung der Herzarbeit. Die Steuerung erfolgt über den **Vagus,** der den peripheren Widerstand und damit auch den Blutdruck senkt, sowie über den **Sympathikus,** der über eine Erhöhung des peripheren Widerstandes eine Blutdrucksteigerung bewirkt. Aber auch bestimmte Stoffwechselprodukte sind an dieser Regulation beteiligt: eine Anreicherung von Kohlensäure z.B. löst einen Reiz zur Mehrdurchblutung des betreffenden Organs aus, damit wieder genügend Sauerstoff zur Verfügung gestellt werden kann.

Dem Organismus steht neben dem zirkulierenden Blut eine beträchtliche Blutreserve zur Verfügung, die in den Blutdepots – Leber und Milz – sozusagen auf Abruf deponiert ist. Trotzdem kann es bei maximaler Beanspruchung vorkommen, daß die gesamte Blutmenge nicht ausreicht, alle

Tabelle 5. Einteilung der arteriellen Hypertonien nach der Ätiologie

	Ursache	Häufigkeit
Primäre (essentielle Hypertonie)	Unbekannt	∿88%
Sekundäre Hypertonien	Renale Ursache	∿ 8%
	Aldosteronismus	<1%
	Cushing-Syndrom	<1%
	Phäochromozytom	<1%
	Hyperthyreose	<1%
	Schwangerschaftshypertonie	<1%
	Aortenisthmusstenose	<1%

Organe gleichzeitig optimal zu durchbluten. Um aber die ausreichende Durchblutung der lebenswichtigen Organe dennoch zu gewährleisten, werden in einem solchen Falle die weniger wichtigen Organe von der Blutzufuhr abgedrosselt. Auf diese Weise gelingt es dem Organismus in Notfällen, in den Organen mit dem höchsten Sauerstoffverbrauch ein bestimmtes Maß von Durchblutung aufrechtzuerhalten. Es ist verständlich, daß ein derart komplizierter Mechanismus anfällig ist. Ist auch nur ein Glied in der Kette der Funktionen gestört, kann schon eine an sich unbedeutende Belastung des Kreislaufs zu einer Blutdruckanomalie führen.

Die chronische arterielle *Hypertonie* ist ein Krankheitsbild, das – trotz unterschiedlicher Ursachen und Verlaufsformen – eine Reihe von Gemeinsamkeiten aufweist, die uns dazu berechtigen, von der *Hochdruckkrankheit* als einem weitgehend eigengesetzlichen Geschehen zu sprechen. Selbstverständlich darf dabei die Grundkrankheit nicht aus den Augen verloren werden, aber es ist von praktischer Wichtigkeit, daß nahezu alle Formen – unabhängig von der auslösenden Ursache – einheitlich auf eine gemeinsame Therapie ansprechen. Der *primären (essentiellen) Hypertonie,* deren Ursachen sich noch nicht sicher bestimmen lassen, steht eine Reihe *sekundärer Hypertonien* gegenüber, deren wichtigste der durch eine chronische Nierenerkrankung hervorgerufene Hochdruck ist (Tabelle 5). Auch Erkrankungen der Drüsen mit innerer Sekretion können über eine vermehrte Ausschüttung blutdrucksteigernder Substanzen ein vorübergehendes oder anhaltendes Ansteigen des Blutdruckes bewirken (hormonaler Hochdruck).

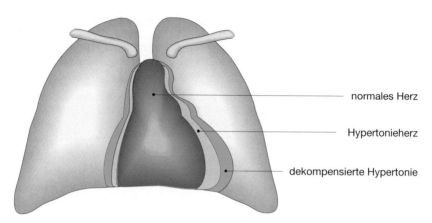

normales Herz

Hypertonieherz

dekompensierte Hypertonie

Abb. 16. Formveränderungen des Herzschattens bei Hypertonie (schematisch)

10.1 Essentielle Hypertonie (Hochdruck)

Eine essentielle Hypertonie ist dann anzunehmen, wenn eine auslösende Organerkrankung nicht zu erkennen ist. Familiäre Häufung und konkordantes Vorkommen bei eineiigen Zwillingen lassen vermuten, daß erbliche Faktoren eine gewisse Rolle spielen. Andere Faktoren, wie Umwelteinflüsse, Überernährung, psychische Labilität und eine Überaktivität der Regulationszentren könnten vielleicht eine auslösende Wirkung haben oder auch als unterhaltende Momente des Krankheitsgeschehens von Bedeutung sein. Auch bestimmte Stoffwechselstörungen begünstigen den Hochdruck.

Unbehandelt verläuft diese Krankheit über eine sehr lange Zeit; sie endet in einem Zeitraum, der etwa einem Viertel der Gesamterkrankungszeit entspricht, mit den typischen Hochdruckkomplikationen am Herzen, an den Nieren oder am Gehirn tödlich (Abb. 16). Zunächst besteht über einen Zeitraum von 10–20 Jahren ein *labiler Hochdruck.* Der Kranke reagiert auf Anstrengung oder Aufregung mit übertriebener und zu lange anhaltender Drucksteigerung. Dabei ist der systolische Druck erhöht, der diastolische bewegt sich noch in normalen Grenzen. Es folgt dann das Stadium der Manifestation, in dem ein Dauerhochdruck besteht, der jedoch noch beeinflußbar ist. Vor allem besteht hier noch eine geringe Möglichkeit, etwa durch Änderung der Lebensweise (Schonung, Diät usw.), den ganzen Prozeß wieder rückläufig zu machen. In diesem Stadium bestehen noch keine Organveränderungen. Es dauert meist mehrere Jahrzehnte, z.T. abhängig von den Lebensbedingungen und anderen äußeren Faktoren, bis es zu diesen kommt. Dann allerdings ist das Endstadium eingeleitet. Zu Beginn des Leidens läßt sich eine Veränderung (Verhärtung, Schlängelung) der Beschaffenheit der Arterien nicht feststellen. Besteht der Hochdruck aber schon längere Zeit, nimmt die Elastizität der Aorta und später des ganzen arteriellen Systems deutlich ab. Das Gefäßsystem ist *vorgealtert,* und der

Hochdruck wird nun, bei aller Gefährlichkeit, bis zu einem gewissen Grade notwendig, um die drohende Mangeldurchblutung des Gehirns, die durch die verengten Gefäße entsteht, zu kompensieren.

In seltenen Fällen (0,1%) verläuft die Hochdruckkrankheit besonders bösartig: mit starker fixierter diastolischer Druckerhöhung (>120 mm Hg) bei schnell sich verstärkender, fortschreitender Nierenschädigung, tritt alsbald eine Urämie ein. Von dieser schweren Verlaufsform *(maligner Hochdruck)* sind mehr Männer als Frauen betroffen.

10.2 Sekundäre Hypertonien

10.2.1 Phäochromozytom

Es handelt sich hier um Tumoren des chromaffinen Gewebes, meist vom *Nebennierenmark* oder von den um die Aorta liegenden *Paraganglien* ausgehend, die durch anfallsweise vermehrte Ausschüttung von Adrenalin und Noradrenalin Blutdruckkrisen oder aber auch Dauerhypertonie auslösen können.

Der plötzliche Blutdruckanstieg führt zu heftigen Kopfschmerzen, pektanginösen Beschwerden, beschleunigtem Puls und Angstgefühlen. Seltener kommt es während des Anfalles – der Minuten bis Stunden andauern kann – zu einer Erhöhung der Blutzuckerwerte und zu Zuckerausscheidung im Urin. Auch Herzrhythmusstörungen sind nicht ganz selten. Meist handelt es sich um gutartige Tumoren; maligne Blastome kommen jedoch vor.

Ist ein Tumor nachgewiesen, wird die chirurgische Entfernung angestrebt. Die Diagnose läßt sich mit einem Sympathikolytikum (z.B. Regitin®) gut absichern.

10.2.2 Renale Hypertonie

Die häufigste Form der *sekundären Hypertonie* ist die *renoparenchymatöse.* Als Ursache kommen insbesondere alle Nierenerkrankungen in Betracht, bei denen sich ein Abfall der glomerulären Filtrationsrate eingestellt hat, also eine Einschränkung der Nierenfunktion. Meist handelt es sich um die Folge einer nicht vollständig ausgeheilten *interstitiellen* oder *glomerulären Nephritis* (s.S. 189).

Die *renovaskuläre Hypertonie* entsteht durch Stenosen (Behinderung des Blutflusses) im Bereich der die Nieren versorgenden arteriellen Gefäße, einseitig oder auch doppelseitig. Dadurch entsteht ein verminderter *Perfusionsdruck,* der zu einer Aktivierung des *Renin-Angiotensin-Aldosteron-Systems* führt: wird die Durchblutung der Niere gedrosselt, antwortet sie mit vermehrter Bildung des Enzyms *Renin.* Unter seiner Einwirkung vermehrt sich im Blut die stärkste (bisher bekannte) blutdrucksteigernde Sub-

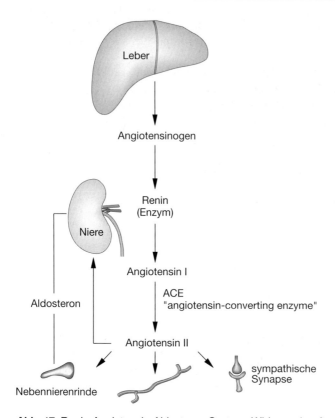

Abb. 17. Renin-Angiotensin-Aldosteron-System. Wirkung des Angiotensin II auf das Gefäßsystem (Vasokonstriktion), die Nebennierenrinde (Aldosteronstimulation), das sympathische Nervensystem (Steigerung der Aktivität dieses Systems) und die Niere (Natriumbzw. Kochsalzretention). (Mod. nach Düsing u. Vetter)

stanz, das **Angiotensin.** Dieses regt nun seinerseits die Nebennierenrinde zur Bildung des Hormons **Aldosteron** an, das – im Überschuß in den Kreislauf eingeschwemmt – den Wasser- und Salzhaushalt wie folgt beeinflußt: Vermehrung des **Natriums** innerhalb und außerhalb der Zellen und Abnahme des **Kaliums.**

Nach Anstieg der Natriumkonzentration kommt es zur Wasserretention und damit zu **Ödemen** (s. Abb. 17).

Aber nicht nur verschiedene Nierenerkrankungen können zum renalen Hochdruck führen. Auch eine essentielle Hypertonie, in deren Verlauf eine Schädigung der Nierengefäße eintritt, bekommt schließlich eine renale Verlaufsform. Sehr häufig nimmt dann der renale Hochdruck einen rascheren Verlauf, da in vielen Fällen eine **Schrumpfniere** entsteht, die nicht mehr aufzuhalten ist. Der schon früh **fixierte Hochdruck** ist schwerer zu beeinflussen und verläuft dann bösartig.

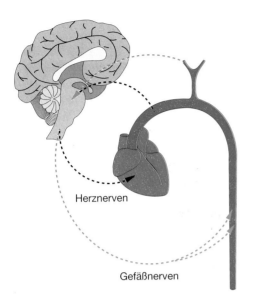

Herznerven

Gefäßnerven

Abb. 18. Der Regelkreis der Blutdruckregulation

Dennoch sterben nur etwa 25% der Kranken an *Urämie* (Harnvergiftung) als unmittelbare Folge der Nierenerkrankung. Häufig kommt es schon vorher zu *Apoplexien* oder schwerer, irreparabler Herzinsuffizienz. Diagnostisch läßt sich der Verlauf aller Hochdruckkrankheiten gut an den Gefäßen des Augenhintergrundes verfolgen. Die verschiedenen Krankheitsstadien zeigen typische Veränderungen der Gefäße (Abb. 18).

10.2.3 Altershochdruck

Die Folge einer generalisierten Arteriosklerose, in deren Verlauf die Elastizität der Gefäße wesentlich abgenommen hat, ist häufig ein mäßiger Hochdruck.

Im Gegensatz zur „Hochdruckkrankheit im Alter" sind die Beschwerden meist geringer, weil der Organismus genügend Zeit hatte, sich an den Hochdruck zu gewöhnen. Es ist durchaus nachweisbar, daß der Hochdruck bei alten Menschen prognostisch günstig ist und sogar eine längere Lebenserwartung erlaubt. Die stets drohende Reduktion der Gehirnperfusion durch schnelle Blutdrucksenkung kann schwerwiegende Konsequenzen haben. Daher sollte jede schnell blutdrucksenkende Maßnahme unterbleiben. Man muß immer im Auge behalten, daß der Altershochdruck – bis zu einem gewissen Grade – ein „Erfordernishochdruck" ist.

Therapie

● Ziel der Behandlung ist es, durch frühzeitige Bekämpfung des Hochdrucks die Entwicklung arteriosklerotischer Gefäßschäden aufzuhalten oder wenigstens zu verzögern. Bei bereits eingetretenen sklerotischen Veränderungen gewinnt die Wirkung der Hochdruckbehandlung als Vorbeugemaßnahme gegen gefäßbedingte Herzkomplikationen an Bedeutung. Jede Senkung des Blutdruckes sollte mit begleitenden Allgemeinmaßnahmen einhergehen. Aufgrund der bekannten Abhängigkeit von Übergewicht und Hypertonie kommt der Entscheidung zu konsequenter Gewichtsabnahme durch Verminderung der Fett- und Kohlenhydratzufuhr erhebliche Bedeutung zu. Außerdem sind Alkohol und Zigaretten zu meiden.

● Die Indikation zur *medikamentösen Behandlung* des Hochdruckes ist abhängig von der Höhe des diastolischen Blutdruckwertes. Falls die wesentlichen Allgemeinmaßnahmen nicht ausreichen, den Blutdruck unter 160/95 mmHg zu halten, sollte zur Vermeidung vorzeitig einsetzender Arteriosklerose die medikamentöse Therapie begonnen werden. Dies gilt besonders auch für die Niereninsuffizienz, da der Krankheitsverlauf der meisten Nierenerkrankungen durch die begleitende Hypertonie entscheidend mitbestimmt wird.

● Die Senkung des Blutdruckes sollte allmählich erfolgen, um stärkere Nebenwirkungen zu vermeiden. Bis zur festen Einstellung ist regelmäßige ärztliche Überwachung unerläßlich, für die Dauertherapie kann der Kranke mit der Selbstmessung vertraut gemacht werden. Es gibt eine große Anzahl wirksamer Medikamente, deren verschiedene Angriffspunkte eine gezielte Therapie möglich machen. Im Durchschnitt (bei etwa der Hälfte der Hypertoniepatienten) läßt sich der Blutdruck durch eine *Monotherapie* ausreichend senken. In Frage kommen hier die β-*Rezeptorenblocker*, die bevorzugt bei Hypertonie Jugendlicher, bei Grenzwerthypertonien und tachykarden Rhythmusstörungen angewendet werden. Bei gleichzeitig bestehender Herzinsuffizienz, AV-Block oder obstruktiven Atemwegserkrankungen sind sie kontraindiziert.

● Bei leichter und mittelschwerer Hypertonie haben sich *Kalziumantagonisten* (Adalat®, Diltiazem®, bei gleichzeitigen Herzrhythmusstörungen ggfs. Isoptin®) bewährt, besonders wenn gleichzeitig eine koronare Herzkrankheit oder eine obstruktive Atemwegserkrankung vorliegt.

- **ACE-Hemmer** (Angiotensin-converting-Enzym-Blocker) haben den Vorteil, daß sie eine gleichzeitig bestehende Herzinsuffizienz günstig beeinflussen. Sie hemmen die Umwandlung von Angiotensin I in Angiotensin II und blockieren so das Renin-Angiotensin-System (s. Abb. 17). Allerdings treten bei höherer Dosierung gehäuft unerwünschte Nebenwirkungen auf: Reizhusten, Hautexantheme, Lymphknotenschwellungen, Leukozytopenie (bis zur Agranulozytose). Seltener treten schwere Gefäßveränderungen mit Neigung zu Thrombosen auf.
- Reicht die Monotherapie nicht aus, sind für die schweren und schwersten Hypertonien individuelle Kombinationen auszuwählen.
- **Ovulationshemmer** dürfen bei vorliegender Hypertoniedisposition **nicht** gegeben werden, da sie – wenn auch nur in Einzelfällen – eine **maligne Hypertonie** auslösen können.

10.3 Hypotonie (Blutunterdruck)

Ist der systolische Blutdruckwert, gemessen am liegenden Patienten, konstant auf eine Höhe von 90–100 mmHg eingestellt, sprechen wir von einer **chronischen (primären) Hypotonie.** Sie kann anlagebedingt sein und zeigt dann meist ein gehäuftes familiäres Vorkommen. Das subjektive Befinden und die allgemeine Leistungsfähigkeit sind bei dieser konstitutionellen Hypotonie nicht wesentlich beeinträchtigt, da die Herzleistung (niedriges Minutenvolumen) und der periphere Gefäßwiderstand darauf eingestellt sind. Krankheitsbedeutung bekommt der Blutunterdruck erst, wenn die Anpassungsfähigkeit der Kreislaufregulation – unter wechselnder Belastung – eine ausreichende Durchblutung einzelner Organe oder Körperabschnitte nicht mehr gewährleistet. Eine solche Regulationsstörung, die erhebliche subjektive Beschwerden und eine Reihe objektiv erhebbarer Befunde auslösen kann, bezeichnet man als **hypotonen Symptomenkomplex.**

Ein Sonderfall ist das **orthostatische Kreislaufsyndrom,** bei dem die Blutdruckerniedrigung nicht konstant ist, aber eine Tendenz besteht, das kreisende Blut in die untere Körperhälfte „versacken" zu lassen. Die Ursache ist vermutlich in einer Läsion des Vasomotorenreflexbogens zu suchen, da die reflektorische Engerstellung der peripheren Gefäße, besonders der Venen, ausbleibt.

Neben der **konstitutionellen Hypotonie** gibt es eine Reihe sekundärer Formen, hervorgerufen durch angeborene oder erworbene Herzfehler (Klappenstenosen) oder Myokarderkrankungen, Natrium- oder Kaliumsyndrom, Nebennierenrindeninsuffizienz, Hypothyreose, Hirntumoren u.a.

Das vielgestaltige Beschwerdebild und die klinischen Erscheinungen der Hypotonie ergeben sich aus der Mangeldurchblutung der betroffenen Organe oder Körperabschnitte. Allgemeinbeschwerden, wie Antriebslosigkeit, Leistungsschwäche und Mattigkeit, fehlen fast nie.

Ist die Hirndurchblutung vorwiegend betroffen, stehen Kopfdruck, Hinterkopfschmerzen und Schwindel bei schnellem Lagewechsel sowie Ohnmachtsneigung *(synkopale Anfälle)* im Vordergrund. Mangeldurchblutung des Herzens führt zu Druck- und Beklemmungsgefühl in der Herzgegend, zu Herzklopfen und Lufthunger bei körperlicher Belastung und verführt gelegentlich zur Fehldiagnose „Koronarinsuffizienz".

Therapie

Die chronische, sekundäre Hypotonie ist nicht konstitutionell, sondern Symptom einer anderen Grundkrankheit. Diese zu bekämpfen, ist daher erstes und wichtigstes Gebot. Während bei der primären (konstitutionellen) Hypotonie Medikamente meist überflüssig sind und – falls Beschwerden vorliegen – physikalisch-therapeutische Verfahren und ein gezieltes, langsam gesteigertes Körpertraining (Atemübungen, Wechselduschen, Bürstenmassagen u.ä.) häufig eine wesentliche Besserung bringen, wird man die sekundären Hypotonien ohne medikamentöse Behandlung kaum wesentlich beeinflussen können.

An bevorzugter Stelle sind hier die als Arzneimittel zur Verfügung stehenden *Katecholamine* zu nennen, die über eine Stimulation der α-Rezeptoren oder der α- und β-Rezeptoren ihre Wirkung entfalten. Durch sie werden die peripheren Gefäße verengt und bei den gleichzeitig die β-Rezeptoren stimulierenden Mitteln auch der Abnahme des Herzzeitvolumens (beim Stehen) entgegengewirkt.

Auch die hydrierten Mutterkornalkaloide (Dihydroergotamin) zeigen einen günstigen Effekt, da sie durch vorwiegend venös-konstriktorische Wirkung die zirkulierende Blutmenge erhöhen.

In bestimmten Fällen, v.a. beim orthostatischen Kreislaufsyndrom, kann die Behandlung mit *Mineralokortikoiden* (Astonin H®) die subjektiven Beschwerden deutlich bessern. Allerdings gibt es hier eine Reihe von Kontraindikationen (Herzinsuffizienz, Leberzirrhose, nephrotisches Syndrom u.a.).

10.4 Schock und akute Kreislaufinsuffizienz

Im Gegensatz zu den harmlosen synkopalen Anfällen der hypotonen Kreislaufstörung (s. oben) handelt es sich bei diesen Ereignissen um akut lebensbedrohliche Zustände.

Die unzureichende Durchblutung lebenswichtiger Organe, mit nachfolgendem Sauerstoffmangel kann durch *Volumenmangel* (Blutverlust, Plasmaverlust), *Abnahme der Förderleistung des Herzens* (Herzklappenfehler, extreme Herzrhythmusstörungen) oder *Störungen der Gefäßregulation* (septischer Schock, anaphylaktischer Schock) entstehen.

Am besten verständlich wird der Vorgang beim *Verblutungskollaps,* bei dem der Kreislaufzusammenbruch eine unmittelbare Folge der Abnahme der zirkulierenden Blutmenge ist. Es entsteht ein Volumenmangel, durch den der venöse Rückstrom zum Herzen herabgesetzt wird, was eine Erniedrigung des *Füllungsdruckes* des Herzens (Druck vor Beginn der Systole) und damit eine hieraus resultierende Verminderung des Herzschlagvolumens mit entsprechender Blutdrucksenkung zur Folge hat.

Nimmt die Förderleistung des Herzens durch eine Rhythmusstörung oder durch einen Herzklappenfehler ab, reagiert das Kreislaufsystem in der gleichen Weise.

Für die Minderdurchblutung der kapillaren Strombahn werden im wesentlichen folgende Faktoren verantwortlich gemacht:

- verminderter Herzauswurf,
- vermindertes Blutvolumen,
- Öffnung arteriovenöser Shunts,
- Störungen in der kapillaren Strombahn durch erhöhte Blutviskosität,
- intravasale Koagulation.

Es handelt sich also stets um ein Mißverhältnis zwischen der Blutzufuhr und dem Bedarf der Zelle, hervorgerufen durch eine Verminderung der kapillaren Durchblutung. Für eine kurze Zeit kann dieser Zustand noch spontan ausgeglichen werden. Wird die Mikrozirkulation jedoch über einen längeren Zeitraum gestört, kommt es zu Hypoxie, Azidose und einer Anhäufung toxischer Stoffwechselprodukte. Während zunächst durch eine maximale Drosselung der Arteriolen die Peripherie praktisch entleert wird, um Herz, Lunge, Gehirn und Nieren noch ausreichend mit Blut zu versorgen *(Zentralisation),* kommt es –falls unbehandelt – schließlich zu einer Dekompensation: die sympathikotonen Regulationen versagen; dadurch werden die Gefäße weit gestellt, und ein großer Teil des Blutvolumens versackt in die Baucheingeweide. Der Schock wird irreparabel und damit tödlich.

Die größte Gefahr droht also nicht allein von der Störung der vasomotorischen Funktionen, sondern mehr noch von dem nicht ausreichenden Blutvolumen. Der Quotient aus Pulszahl und systolischem Druck ist ein orientierender Parameter für das Volumendefizit im Schock (Schockindex nach *Allgöwer*). Mit zunehmendem Blutverlust steigt der Normalwert von 0,5 auf 1 und mehr an. Bei 1,5 besteht bereits ein manifester Schock (entsprechend einem Blutverlust von 30–50%).

Die entstehenden Mikrozirkulationsstörungen im Schock können alle Zellen des Organismus betreffen. So ist die *Lunge im Schock* durch eine

Störung der Sauerstoffaufnahme gekennzeichnet. Meist entwickelt sich dann eine *Schocklunge* – mit fortschreitender, schwerer respiratorischer Insuffizienz. Schließlich kommt es zu Atemnot bei sinkendem Sauerstoffpartialdruck (pO_2), Abnahme der Lungendehnbarkeit und Zunahme des Kohlendioxidpartialdruckes (pCO_2). Wenn dieses Syndrom sich nicht bald zurückbildet, stirbt der Patient an den Folgen der arteriellen Hypoxie.

Ähnlich betroffen kann die Niere sein: Die Durchblutung wird erheblich gedrosselt, was eine Abnahme der glomerulären Filtrationsrate (GFR), eine Störung der Konzentrationsfähigkeit und eine Abnahme der Urinproduktion zur Folge hat. Falls sich diese Funktionsstörungen nicht unmittelbar nach Rückbildung des Schocks wieder normalisieren, ist eine *Schockniere,* also ein akutes Nierenversagen, entstanden: die harnpflichtigen Substanzen (Harnstoff, Harnsäure, Kreatin, Kreatinin u.a.) steigen im Blut an, die Harnproduktion nimmt ab. Der alsbaldige Anschluß an die künstliche Niere ist in vielen Fällen lebensrettend.

Therapie

Volumenmangel kann eine schockauslösende Ursache sein. Aber damit ist nicht nur der nach Blutverlust auftretende hämorrhagische Schockzustand gemeint. Nach Verbrennungen etwa entsteht u.U. ein erheblicher Plasmaverlust. Aber auch bei anders bedingten Schockzuständen muß man, selbst wenn diese primär nicht durch einen Volumenverlust entstanden sind, mit einer *Hypovolämie* rechnen. Die möglichst frühe Infusion von *Humanalbuminlösungen* oder kolloidalem Volumenersatzmittel wird zur wichtigsten Maßnahme. Bei jedem Schock sollte Sauerstoff zugeführt werden, um den arteriellen Sauerstoffpartialdruck (p_aO_2) zu erhöhen. Da die Kapillardurchblutung beim Schock erheblich gestört ist, wird auch die Sauerstoffversorgung der Zelle unzureichend.
Das zur Aufrechterhaltung wichtiger Zellfunktionen (Energiespeicher und Energieüberträger) notwendige *Adenosintriphosphat* (ATP) wird nicht mehr in ausreichender Menge gebildet, da bereits die Vorstufe, das *Pyruvat* in Laktat umgebaut wird. So kommt es zu einer Übersäuerung des Blutes, die mit *Natriumkarbonat* kompensiert werden muß.
In vielen Fällen wird es erforderlich, mit *Katecholaminen* die Gefäßregulation und die myokardiale Herzinsuffizienz mit positiv-inotrop wirkenden Pharmaka zu unterstützen. Zur Gefäßregulation empfiehlt sich *Dopamin* als das Sympathikomimetikum erster Wahl, *Digitalis* wirkt positiv auf die Kontraktionskraft des Herzmuskels. Schockpatienten gehören umgehend in die Intensivpflege.

11 Erkrankungen der Atemwege und der Lunge

11.1 Akute Rhinitis

Der überaus häufige, akute Schnupfen ist durchaus kein einheitliches Krankheitsbild. Die diffus entzündliche Schwellung der Nasen- und Rachenschleimhaut reagiert – je nach Ursache – mit einem wäßrigen, schleimigen oder eitrigen Nasenfluß, der Stunden, Tage oder auch Wochen anhalten kann. Am häufigsten ist der durch Umwelteinflüsse ausgelöste „Erkältungskatarrh", dessen Ursache in einer mangelhaften Fähigkeit der Wärmeregulation bei angeborener Schleimhautempfindlichkeit zu sehen ist. Da es sich hierbei um keine durch Krankheitserreger hervorgerufene Erkrankung handelt, läßt sich eine Ansteckungsquelle nicht ausmachen. Auch fehlt eine Inkubationszeit, die z.B. beim *Virusschnupfen* durch eine mehrtägige leichte Störung des Allgemeinbefindens gekennzeichnet ist. Eine solche Erkältung läuft in der Regel komplikationslos ab.

Nicht selten aber kommt es zu einer entscheidenden Änderung des Bildes durch zusätzliche *bakterielle Infektion.* Die geschwollene Nasenschleimhaut bietet banalen, in der Atemluft vorkommenden Keimen einen günstigen Nährboden, und nun setzt nach einigen Tagen eine schleimig-eitrige Absonderung ein. Neben Geruchs- und Geschmacksstörungen können bei stärkerer Beteiligung des Rachenraumes Schwellungen des Ohrtubenganges auftreten, die dann vorübergehende Schwerhörigkeit bewirken. Häufig kommt es auch zu einer Mitbeteiligung der Nebenhöhlen *(Sinusitis),* deren Schleimhäute dann mit Entzündung oder Vereiterung reagieren. Der eigentliche Virusschnupfen läßt in vielen Fällen eine Ansteckungsquelle ausmachen. Der Kranke fühlt sich einige Tage matt und unwohl, bevor es zum Ausbruch des Schnupfens kommt. Geringes Ansteigen der Temperatur sowie Kopf- und Gliederschmerzen sind nicht selten. Die Immunität nach abgelaufener Krankheit beträgt allerdings nur etwa 7 Wochen.

Der unangenehmste Schnupfentyp ist die immer häufiger werdende und auch nur schwierig zu behandelnde *allergische Rhinitis,* bei der es sich um Reaktionen des anaphylaktischen Typs (Typ I) gegen Pollen von Gräsern, Bäumen und blühenden Pflanzen, aber auch gegen Hausstaubmilben, Federn, Schimmelpilze u.a. handelt. Neben einer lästigen Rhinitis tritt häufig eine juckende Bindehautentzündung auf, es kommt zur Mitbeteiligung der Schleimhäute des Kehlkopfes und im schlimmsten Falle zu *Bronchialasthma* (s.S. 103).

Therapie

Die akute Rhinitis bedarf in der Regel keiner besonderen Therapie. Vereiterte Nebenhöhlen gehören in fachärztliche Behandlung. Durch Freilegung und Öffnung der Kieferhöhle vom Mund aus (Operation von Caldwell-Luc) wird das Anlegen eines Fensters zum Nasengang möglich.

11.2 Chronische Rhinitis

Auch der chronische Schnupfen zeigt verschiedene Verlaufsformen. Bei der *katarrhalischen* Form liegt meist ein konstitutioneller Faktor zugrunde, der sich in einer besonderen *Schleimhautbeschaffenheit* und einer zu starken Ausbildung der *Nasenmuscheln* zeigt. Hierdurch werden die Nasenwege hochgradig verlegt, wodurch zusätzliche bakterielle Infekte begünstigt werden. Häufig sind die Nasennebenhöhlen mitbeteiligt und unterhalten den Entzündungsprozeß.

Auch berufsbedingte Schädlichkeiten (z.B. Bäckereibetriebe, Zement-, Düngemittel-, Papierfabriken) können ursächlich eine Rolle für den chronischen Reizzustand der oberen Atemwege spielen. Dabei ist zu bedenken, daß auch die chronische Rhinitis – durch Absteigen bestimmter Erreger – Anlaß zu einer Infektion der Bronchien werden kann.

Im Gegensatz zu dieser schleimig-serösen Rhinitis steht eine andere chronische Schnupfenform, bei der es zu einem *Schwund der Nasenschleimhaut* kommt. Als primäre *Ozaena* kommt sie, vorwiegend beim weiblichen Geschlecht, familiär gehäuft vor. Es handelt sich um eine eitrige Entzündung, die sich diffus über die ganze Schleimhaut ausbreitet und das Nasenepithel zerstört. Die sich bildenden Borken werden durch Keime eitrig zersetzt und geben der Ausatmungsluft einen abstoßend süßlichen Geruch. Das Geruchsvermögen läßt nach oder erlischt vollständig. Bei der chronischen Rhinitis muß u.U. an einen Berufswechsel gedacht werden, falls berufsbedingt Schädlichkeiten ausgemacht werden können.

11.3 Akute Bronchitis

Eine Entzündung der Bronchialschleimhaut hat eine akute Bronchitis zur Folge. Als *Ursachen* kommen in Frage:

- aus dem Nasen-Rachen-Raum absteigender Infekt,
- Begleitinfekt bei verschiedenen Infektionskrankheiten,
- Einwirkung chemischer Reizstoffe,
- Stauungsbronchitis bei Linksinsuffizienz des Herzens (s.S. 47).

Die unkomplizierte Entzündung der Bronchialschleimhaut ist meist katarrhalischer Natur und beschränkt sich auf die mittleren Bronchialäste. Die geschwollene Schleimhaut sondert reichlich Schleim und in wechselnder Menge Leukozyten und Epithelien ab. Häufig ist sie von einer Luftröhrenentzündung (Tracheitis) begleitet.

Tritt sie als Begleitinfekt einer akuten Rhinitis auf, handelt es sich fast immer um eine Virusinfektion, die allerdings im weiteren Verlauf häufig durch einen Infektionswechsel zu einer bakteriellen Infektion (Streptokokken, Staphylokokken u.a.) werden kann.

Der anfangs glasige Schleim wird eitrig, die Körpertemperatur steigt an. Wenn die akute Bronchitis nicht nach einigen Wochen zur Ausheilung kommt, muß – besonders bei älteren Menschen – mit dem Übergang in eine chronische Verlaufsform gerechnet werden.

Besonders gefürchtet ist die, vornehmlich bei Kindern und älteren Menschen auftretende Entzündung der *Bronchiolen* (Bronchiolitis), die zu lebensbedrohlicher Atemnot, Emphysem und Bronchiektasen (s.S. 101) führen kann. Unter raschem Fieberanstieg kommt es zu einer diffusen Schwellung der Bronchiolenschleimhaut mit teilweiser Verstopfung durch das schleimig-eitrige Sekret und damit zu schwerer Atemnot und Blaufärbung der Haut *(Zyanose)*. In schweren Fällen reichen die *Exspirationskräfte* (Ausatmung) nicht aus, und es entwickelt sich eine akute Lungenblähung *(Emphysem)*. Greift die Bronchiolitis auf das Lungengewebe über, entstehen *bronchopneumonische Infiltrationen* (herdförmige Entzündungen des Lungengewebes). In seltenen Fällen wird die Schleimhaut der Bronchiolen tiefgreifend zerstört, und es bilden sich reaktive Bindegewebswucherungen, die das Lumen verengen oder verschließen *(Bronchiolitis obliterans)*. Dieser Zustand ist kaum noch beeinflußbar und führt häufig zum Tode.

Therapie

Die *akute Bronchitis* kann durch Bakterien oder Viren ausgelöst werden. Zur Erleichterung des Abhustens von Schleim haben sich β_2-Adrenergika-Kapseln bewährt (Salbutamol®, Terbutalin® u.a.). Antibiotika erübrigen sich, solange keine Komplikationen entstehen. Falls das Sputum eitrig wird, kann ein Standardantibiotikum (Doxycyclin, Amoxicillin, Cotrimoxacol u.a.) eingesetzt werden, da dann mit einer Überwanderung durch Bakterien gerechnet werden muß.

Das lebensbedrohliche Krankheitsbild der *Bronchiolitis* entsteht in der Regel durch Viren (Myxoviren, Adenoviren, RS-Viren) und spätere Überwanderung durch Bakterien.

Die entscheidenden therapeutischen Prinzipien sind ausreichende Sauerstoffzufuhr, Antibiotika und Kortikosteroide.

11.4 Bronchitisches Syndrom

Die immer wieder auftretende, niemals vollständig ausheilende Bronchitis, die schließlich zu irreversiblen Schädigungen der Bronchialwände führt, beruht in der Regel auf einer konstitutionellen Disposition. Auslösend wirken allerdings Schädlichkeiten, die von außen an den Betroffenen herangeführt werden. Neben der heute weit verbreiteten Luftverschmutzung durch Schadstoffe (Schwefeldioxid, Stickstoffdioxid, chlorierte Kohlenwasserstoffe u.a.), kommt hier sicher dem inhalativen Zigarettenrauchen eine wesentliche Bedeutung zu. Weiterhin spielen aber auch berufsbezogene Schädlichkeiten, als wegbereitende Noxen, eine erhebliche Rolle.

Da gewöhnlich immer wieder bakterielle oder virale Infekte auf der Schleimhaut, die durch Obstruktion der Atemwege zuviel und meist in der Zusammensetzung pathologischen Schleim produziert, *Ödeme* und *Wanddeformationen* verursachen, kommt es schließlich zu einem Circulus vitiosus: der veränderte Schleim sitzt fest in den Bronchien, die Bronchialwand wird ödematös, es kommt zu Bronchospasmen.

Die obstruktiven Veränderungen führen zu Bronchiektasenbildung (s.S. 101) und erheblicher Belastung des rechten Herzens. Im Laufe von Jahren entsteht ein Cor pulmonale.

Therapie

Den Anfang jeder Therapie bildet die Ausschaltung jeglicher Schadstoffe. An erster Stelle steht dabei das Rauchen, selbstverständlich auch die Vermeidung berufsbedingter Schädlichkeiten, wobei in manchen Fällen ein Wechsel des Arbeitsplatzes notwendig werden kann.

Die *medikamentöse Therapie* ist vielseitig:
- Zur Beseitigung der Bronchospasmen β-Adrenergika, Atropinabkömmlinge (Atrovent® u.a.),
- zur Entzündungsdämpfung der Schleimhaut Kortikoide,
- Infektbekämpfung durch Antibiotika und Chemotherapeutika,
- zur Schleimlösung Inhalationstherapie mit Solelösungen und schleimlösenden Substanzen (Ambroxol, z.B. Mucosolvan®).

11.5 Mukoviszidose

Es handelt sich um eine autosomal-rezessiv vererbbare Störung der Ausscheidung von Drüsenabsonderungen. Betroffen sind u.a. die *Bronchien* (und die *Bauchspeicheldrüse*), die sich fortschreitend zystisch-fibrotisch verändern. Die sich aus dem Versagen eines intrazellulären Enzymmechanismus ergebenden Störungen verursachen eine extreme Zähflüssigkeit der Sekrete, die so eine chronisch werdende **Bronchiolitis** auslösen.

Da das Leiden schon beim Neugeborenen beginnt, entwickeln sich bereits in frühester Kindheit **Bronchiektasen** (s. 11.6), **asthmatoide Bronchitis** und **Pneumonien.** Viele Erkrankte leiden an einer unheilbaren Besiedelung der Bronchien mit **Pseudomonas aeruginosa.**

Die stark behinderten Atemwege bewirken ein obstruktives Syndrom, wobei der fibröse Parenchymumbau sich zusätzlich restriktiv auswirkt. Die Folgen sind eine schwere Gasaustauschstörung und schließlich die Entwicklung einer pulmonalen Hypertonie. Das Endstadium der Krankheit wird durch zunehmendes Rechtsherzversagen bestimmt.

Therapie

Die geringe Lebenserwartung wird durch die verbesserte Physiotherapie (Inhalationen, Lagerungsdrainagen u.a.) und die wirksamere Antibiotikatherapie langsam verbessert. Immer häufiger erreichen die Kinder das 20. Lebensjahr.
Die zukünftige Therapie könnte in vielen Fällen die Lungentransplantation werden.

11.6 Bronchiektasen

Verantwortlich für dieses relativ häufige Leiden sind krankhafte Erweiterungen der Bronchien, die teils spindelförmig, teils sackförmig oder zylindrisch verformt werden (Abb. 19).

Sehr oft ist die Ursache eine chronische Bronchitis (s. oben), in deren Verlauf es zu Wandschädigungen der Bronchien mit nachfolgenden Schrumpfungsprozessen des Lungengewebes kommt. Auch Narbenzug durch ausgeheilte entzündliche Lungenerkrankungen (Lungenentzündung, Lungentuberkulose) kann zur partiellen Erweiterung von Bronchien führen. Es gibt jedoch auch eine **angeborene Form,** die häufig mit einer Nebenhöhlenerkrankung und manchmal auch mit einer Lageanomalie der Organe (**Situs inversus** = Organverlagerung auf die andere Körperseite) vergesellschaftet ist. Auch lassen sich Bronchiektasen oft bis in die Kindheit zurückverfolgen, wobei nicht immer sicher feststellbar ist, ob etwaige durchgemachte Lungen- oder Bronchialerkrankungen die Folge bereits vorhandener Bronchiektasen waren oder ob sie als auslösender Faktor anzusehen sind.

Schon frühzeitig kommt es zu chronischem Husten mit Auswurf (der allerdings in seltenen Fällen fehlen kann = trockene Bronchiektasie). Später treten Fieberschübe als Zeichen der sekundären Infektion auf, und der Kranke klagt über Seitenstechen und schlechtes Allgemeinbefinden. Gleichzeitig verstärkt sich der Auswurf, der eine typische **Dreischichtung** zeigt:

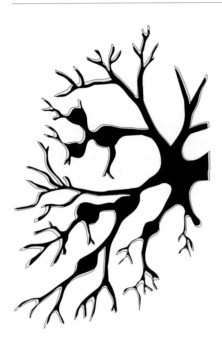

Abb. 19. Mit Kontrastmittel gefüllte, durch Bronchiektasie veränderte Bronchialäste (Bronchogramm)

oben eine schaumige Schleimschicht, in der Mitte ein trüb-wäßriges Sekret, am Boden Eiter. Im ausgeprägten Stadium ist das Sputum durchsetzt mit Epithelien, Leukozyten und massenhaft Bakterien aller Art.

Daß eine derartige chronische Eiterung – neben der dauernden Herdwirkung – Anlaß zu einer Reihe gefährlicher Komplikationen werden kann, liegt auf der Hand: Verschleppung des infizierten Materials auf dem Blutwege bewirkt *Abszesse* in den verschiedensten Organen, v.a. auch im Gehirn; immer wieder auftretende *herdförmige Lungenentzündungen* – nicht selten auch hier mit *Abszeßbildung* –, aber auch *Blutungen,* falls Gefäße durch den Zerstörungsprozeß freigelegt werden, stellen die häufigsten, immer wieder lebensbedrohlichen Verschlechterungen des Krankheitsbildes dar.

Therapie

Operative Maßnahmen und moderne Antibiotika sowie auch die neueren diagnostischen Möglichkeiten haben die Lebenserwartung dieser Kranken in den letzten Jahrzehnten verbessern können.

Unbehandelt oder nicht ausreichend behandelt erreichen nur etwa 10% der schon im Kindesalter Erkrankten das 40. Lebensjahr. Tritt diese Erkrankung im höheren Alter auf, wirkt sie jedenfalls lebensverkürzend, falls eine Operation nicht mehr möglich ist.

11.7 Asthma bronchiale

Das Leiden ist gekennzeichnet durch anfallsweise *Verengung der Bronchial-muskulatur,* Schleimhautödem mit Bildung eines zähflüssigen Schleimes und Entzündung des Bronchialsystems.

Es kommt in allen Altersstufen vor, bevorzugt jedoch bei Kindern und Jugendlichen.

Der Kranke gerät in hochgradige Atemnot, wobei v.a. die *Ausatmung* erschwert und verlängert ist. Um die verbleibende Atemkapazität ausnutzen zu können, setzt er sich auf und benutzt in auffälliger Weise die Atemhilfs-muskulatur (Hals-, Schultergürtel-, Bauchmuskulatur). Der immer wieder akut auftretende Atemwegswiderstand bewirkt ein *obstruktives* Syndrom, das die forcierte Exspiration durch Engstellung der Atemwege *verlangsamt* und den intrathorakalen Druck erhöht. Meist wird ein glasiger, zäher Schleim produziert, der – durch zusätzliche Infektion – mit Eiter durchsetzt sein kann, so daß eine klare Unterscheidung zwischen dem Asthma bronchiale und dem chronischen bronchitischen Syndrom kaum noch möglich ist.

Neben der Übersekretion des Schleimes trägt ein Ödem der Bronchial-schleimhaut wesentlich zur Teilverstopfung der kleinen Bronchien bei. Sie ist die Ursache des typischen Atemgeräusches (Giemen und Pfeifen), das häufig schon mit bloßem Ohr wahrnehmbar ist. Die Röntgenaufnahme des Thorax zeigt einen Zwerchfelltiefstand, was auf eine übergroße Luftfüllung hinweist. Wenn die Ventilation unzureichend wird, kommt der Patient in eine akut lebensbedrohlich Phase, da der Kohlendioxidpartialdruck (pCO_2) ansteigt. Wegen des geringer werdenden Luftstromes werden die sonst auf-fälligen Geräusche immer leiser, Schweißausbrüche und manchmal erheb-liche Tachykardien weisen auf den Ernst des Zustandes hin. Dauert diese gefährliche Phase länger als 24 h, besteht ein *Status asthmaticus.*

Man unterscheidet heute bei dieser Erkrankung 2 Formen:

- Exogen *allergisches Asthma* auf inhalierbare *Allergene.*
- *Idiopathisches Asthma bronchiale,* dessen Ursachen noch nicht mit letzter Sicherheit definiert werden können. Möglicherweise spielen hier *virale* oder *bakterielle Infekte* die Hauptrolle.

Möglicherweise besteht von Fall zu Fall eine erbliche Bereitschaft für jede Form der Allergie, wie man auch ein gehäuftes familiäres Vorkommen ver-schiedener Manifestationen beobachten kann.

Dem widerspricht nicht, daß grundsätzlich jeder Mensch für bestimmte Allergene sensibilisierbar ist, vorausgesetzt das Allergen besitzt eine ausrei-chend hohe Sensibilisierungspotenz und der Betroffene ist ihm oft über län-gere Zeit ausgesetzt. Der Allergiker besitzt also nur eine *höhere Sensibili-sierungsbereitschaft* als der normal reagierende *Nichtallergiker.*

Nun hat sich aber in einem Teil der Fälle gezeigt, daß der Asthmatiker seine Anfallsbereitschaft auch beibehält, wenn das ermittelte Allergen

(Blütenstaub, Mehlstaub, Baumwollstaub u.a.) ausgeschaltet werden konnte. Er reagiert dann auf bestimmte Gerüche oder andere, unspezifische Reize, die jedenfalls keine echten Allergene darstellen. Diese merkwürdige Verbreiterung des Auslösungsspektrums zeigt eine erhöhte Bereitschaft zum asthmatischen Anfall, durch eine immer besser funktionierende *reflektorische Bahnung*. Es kommt zu einer zunehmenden Verselbständigung der auslösenden Reflexe, die schließlich nicht mehr nur auf die Allergene reagieren, sondern auch auf sich wiederholende Begleitumstände früherer Anfälle. Ein Asthmatiker, der durch Schreck oder eine seelische Erschütterung mit einem Anfall reagiert, ist also keineswegs ein Simulant, sondern Opfer dieses falsch geleiteten Reflexes.

Daß das Auslösungsspektrum freilich auch ohne reflektorische Fehlsteuerung groß genug ist, zeigt die Tatsache, daß Bronchialasthma seit 1961 in Deutschland als *entschädigungspflichtige Berufskrankheit* gilt, falls professionelle Allergene feststellbar sind.

Vorrangige Bedeutung haben hier die durch Einatmung in den Körper gelangenden Allergene, deren Katalog hier nur grob aufgezeigt werden kann:

- Tierische Allergene (Haare, Schuppen): Haustiere, Ratten, Mäuse, Jagdwild, Vögel, Insekten.
- Pflanzliche Allergene (Stäube): Baumwolle, Getreidestaub, Heustaub, Mehl und Kleie, Kaffee- und Kakaobohnen, Flachs, Hanf, Sisal, Jute, Holzstäube, Blumen, Pollen, Pilzsporen, ätherische Öle.
- Chemische Allergene: Harze, Naphtochinon, Formalin, Öle; Quecksilber, Platin, Nickel, Kobalt, Chrom; Arzneimittelstäube, Drogen, Antibiotika, Chemotherapeutika, Insektizide und Kunststoffe der organisch-chemischen Industrie.

Dieser nur unvollständige Allergenkatalog gibt eine Vorstellung von den Sensibilisierungsmöglichkeiten im Berufsleben, falls eine Disposition vorhanden ist. So wurde z.B. ermittelt, daß in der Rohseidenindustrie etwa 23% der mit der Seide unmittelbar befaßten Arbeiter an Asthma erkrankten; in den „Mehlberufen" sind es sogar rund 40%.

Da das chronische Asthma bronchiale im Laufe der Jahre zu einem Emphysem mit oft schwerer Begleitbronchitis führt, kommt es allmählich zu einer starken Rechtsbelastung des Herzens, die wiederum ein Cor pulmonale nach sich zieht. Dennoch kann man sagen, daß die Lebenserwartung dieser Patienten sich in den letzten Jahren deutlich verbessert hat, falls die Krankheit nicht in eine chronische Bronchitis mündet.

Bei älteren Menschen mit einer langen Asthmaanamnese kommt es häufig zu Mischformen von Asthma bronchiale und Asthma cardiale, als Zeichen beginnenden Herzversagens.

Therapie

Ziel der Therapie ist es, die Kausalkette zwischen Sensibilisierung und Cor pulmonale so früh und so nachhaltig wie möglich zu unterbrechen. Gelingt es, die auslösende Schädlichkeit (das Allergen) zu eliminieren, wäre das Übel an der Wurzel gepackt, aber leider geschieht dies nur sehr selten.

- Ein Verfahren mit begrenzten Erfolgsaussichten, das überdies sehr langwierig und nicht ohne Gefahren ist, stellt die *Hyposensibilisierung* dar. Hierbei werden ansteigende Mengen des ermittelten Allergens injiziert. Die besten Aussichten auf eine „Heilung" bestehen bei der isolierten *Pollenallergie*.
- Symptomatisch können *Theophyllinpräparate, β-Sympathikomimetika* als Inhalationsmittel gegen den Bronchospasmus eingesetzt werden.
- *Kortikosteroide* wirken entzündungshemmend und antiallergisch. Sie verhindern v.a. das Schleimhautödem. Besonders in schweren Fällen kann man mit (vorübergehend) hoher Dosierung eindrucksvolle Besserungen erzielen, die sich dann unter niedriger Dosierung erhalten lassen. Die bekannten, nicht ungefährlichen Nebenwirkungen müssen u.U. in Kauf genommen werden.

Von großer Bedeutung für die *Asthmaprophylaxe* (Vorbeugung) ist das *Dinatriumcromoglycat* (DNCG). Es verhindert die Freisetzung der *Mediatoren* (*Histamin*, die Produkte der Arachidonsäure, besonders die *SRS = „slow reacting substance"* u.a.) und vermindert die Überreagibilität des Bronchialsystems. Regelmäßige Inhalationen mit DNCG können Asthmaanfälle verhindern.

Neben den gezielten ärztlichen Maßnahmen muß den psychischen Gegebenheiten des Patienten Rechnung getragen werden. Der Kranke muß bereit sein, den Heilplan des Arztes voll zu unterstützen. Wehrt er ich gegen diesen, bleibt die Anfallsbereitschaft bestehen, und jede Verweigerung einer von ihm geforderten Maßnahme kann einen neuen Anfall auslösen. So kommt es am sichersten zu einer reflektorischen Fehlbahnung. Gut bewährt haben sich in manchen Fällen systematische Atemübungen, deren Zweck es u.a. ist, dem Kranken das Gefühl zu vermitteln, der krankhaften Zwangsatmung nicht mehr hilflos ausgeliefert zu sein. Der Unterricht sollte von einer geschulten Kraft durchgeführt werden.

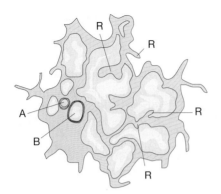

Abb. 20. Chronisches Lungenemphysem.
A A. pulmonalis, *B* Bronchus, *R* Reste
der Alveolarscheidewände

11.8 Lungenemphysem

> Das Lungenemphysem ist eine chronische Lungenblähung infolge Überdehnung des Lungengewebes mit irreversibler Zerstörung des Zwischengewebes und der elastischen Fasern, wodurch die Alveolen zu größeren Bläschen zusammenfließen (Abb. 20). In schweren Fällen verschmelzen mehrere Läppchen zu großen Blasen (bullöses Emphysem).

Als funktionelle Störung resultiert eine Verminderung der Atemfähigkeit, die *obstruktive Ventilationsstörung*. Der *Atemstoßwert* ist herabgesetzt (Atemstoßwert = größtes Luftvolumen, das aus maximaler Einatmungsstellung in einer Sekunde ausatembar ist), wodurch die Belüftungsqualität sich verschlechtert. Bei ausgeprägten Formen wird in zunehmendem Maße auch die *Vitalkapazität* herabgesetzt (Vitalkapazität = Luftvolumen, das nach maximaler Ausatmung durch maximale Einatmung in die Lungen aufgenommen werden kann) und dafür das Luftvolumen, das nach maximaler Ausatmung in den Lungen verbleibt, erhöht.

Auch die Kapillaren werden geschädigt, abgeplattet und gehen z.T. zugrunde. Das in seinem Querschnitt kleiner gewordene Gefäßsystem in den betroffenen Bereichen bietet nun dem Kreislauf einen erhöhten Widerstand, so daß eine annähernd ausreichende Blutversorgung nur durch einen erhöhten Kraftaufwand des rechten Ventrikels möglich ist. Hypertrophie und Cor pulmonale mit pulmonaler Hypertonie können die Folge sein.

Im Gegensatz zu dem in jüngeren Jahren entstandenen Emphysem, das meist Folge- oder Begleitkrankheit anderer chronischer Lungen- oder Bronchialerkrankungen ist (chronische Bronchitis, Asthma bronchiale) oder sich auch infolge übermäßiger Beanspruchung (Trompeter, Holzbläser, Glasbläser) herausbildet, ist das *Altersemphysem* meist nicht obstruktiv. Häufig hat es keinen wesentlichen Krankheitswert, da es mit der Alterung der anderen

Organsysteme parallel geht; die Anforderungen, die der alte Mensch an sich stellen kann, sind demzufolge insgesamt geringer.

Therapie

- Beim obstruktiven Lungenemphysem muß sich die Therapie auf die Beseitigung der bronchiolären Obstruktion richten. Es kommt also darauf an, die übermäßige *Schleimbildung* zu hemmen, den Bronchialspasmus zu beseitigen und eine (durch Begleitbronchitis provozierte) Schleimhautschwellung zu verhindern.
- Zur Erweiterung der Bronchien kann man Theophyllinpräparate verwenden, die aber nur kurzfristig wirken. Bewährt haben sich *β-Rezeptorenstimulanzien* (Isoprenalin, Orciprenalin), die allerdings nicht frei von Nebenwirkungen sind: Extrasystolen und Tachyarrhythmien können ausgelöst werden. Da sie als Dosieraerosole erhältlich sind, kann der Kranke sich jedoch schnell helfen.
- Das Altersemphysem bedarf keiner besonderen Therapie, falls keine Komplikationen auftreten. Bei Infekten sind Antibiotika, nach Resistenzprüfung, angezeigt.

11.9 Lungentumoren

11.9.1 Primäre Tumoren

Die Bezeichnung „Lungentumoren" bezieht sich auf alle in der Lunge entstandenen gutartigen und bösartigen Neubildungen sowie auf metastatisch angesiedelte Tumoren unterschiedlicher Art.

Bei den primären Tumoren überwiegen die verschiedenen Typen des Bronchialkarzinoms (Abb. 21), von denen das *kleinzellige Bronchialkarzinom* (z.B. Haferzellkarzinom) wegen seines raschen Wachstums und frühzeitiger Metastasierung zu den gefährlichsten Tumoren zählt. Falls das Karzinom sehr früh erkannt wird, kann eine Strahlentherapie – in Kombination mit Chemotherapie – eine Überlebensrate von 14–18 Monaten erreichen.

Weniger aggressiv verhält sich meist das *nichtkleinzellige Karzinom,* das bei rechtzeitiger operativer Entfernung des befallenen Lungenlappens oder eines Lungenflügels – vorausgesetzt, es hat noch keine Metastasierung eingesetzt – eine mittlere Überlebensrate von etwa 30%, für einen Zeitraum von 5 Jahren, nicht selten möglich macht.

Das *kleinzellige Bronchialkarzinom* besteht aus primitiven, einfachen Zellen, die eine schnelle Wachstumstendenz haben und sich unkoordiniert ausbreiten. Es wächst infiltrierend und mauert frühzeitig die Hauptbron-

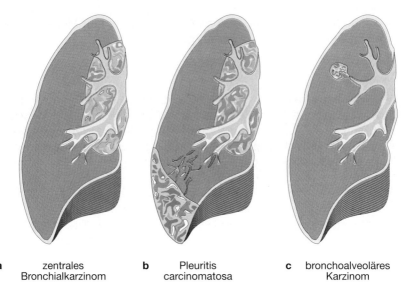

a   zentrales   b   Pleuritis   c   bronchoalveoläres
     Bronchialkarzinom   carcinomatosa   Karzinom

Abb. 21 a–c. Häufigste Karzinomarten der Lunge

chien ein. So kommt es zu Stenosen mit Ausfall der zugehörigen Lungen-
region und herdförmigen Entzündungen. Gelegentlich erfolgt ein Einbruch
in das Mediastinum.

Das *nichtkleinzellige* Karzinom ist differenzierter und besteht aus Plat-
tenepithel, das manchmal in der inneren Schicht *Verhornung* aufweist.

Der Primärtumor entsteht in der rechten Lunge etwas häufiger und
befällt in etwa 50% der Fälle die Oberlappen. *Metastasierungen* erfolgen
am häufigsten in die Leber und in die Knochen (Wirbelsäule). Aber auch
Gehirn, Nieren und Nebennieren sind häufig betroffen.

Symptome

Der Krankheitsbeginn ist oft schleichend und zeigt längere Zeit eine viel-
deutige Symptomatik. Bestimmte Beschwerden lassen sich allerdings schon
recht früh beobachten: ein *hartnäckiger Husten mit Auswurf,* oft auch mit
blutig-schleimigen Beimengungen und immer wieder auftretende *Fieberschübe* gehören zu den häufigsten Symptomen. Auch ein unbestimmtes
Druckgefühl in der Brust sowie eine in der Intensität wechselnde Beeinträchtigung des Allgemeinbefindens und Gewichtsabnahme können Frühzeichen sein.

Schließlich bildet sich die Symptomatik einer schweren, *chronischen
Lungenerkrankung* aus: der Husten wird immer quälender, die *Dyspnoe*
(Atemnot) nimmt zu, der Auswurf (häufig blutig) enthält auch Eiter. Dazukommende Schmerzen zwischen den Rippen oder den Schulterblättern und
manchmal schon früh tastbare *Achsel-* und *Halsdrüsenmetastasen,* erhärten
den Verdacht auf ein Bronchialkarzinom.

Der Kräfteverfall nimmt zu, und es stellt sich eine schnell fortschreitende *Anämie* (Blutarmut) ein. Die meisten Kranken sterben in schwer kachektischem Zustand.

Therapie

Wie bei allen Krebserkrankungen ist auch hier die Früherkennung von ausschlaggebender Bedeutung. Moderne diagnostische Methoden (*Bronchoskopie* und *-biopsie, Computertomographie, Sonographie* u.a.) sind recht verläßlich und sollten beim geringsten Verdacht eingesetzt werden.
Je früher ein bösartiger Tumor entdeckt wird, um so größer sind die Überlebenschancen.

- Beim *kleinzelligen Bronchialkarzinom* ist immer mit einer frühzeitigen Metastasierung zu rechnen, weshalb lokale Maßnahmen (Operation und/oder Strahlentherapie) meist nur wenig Aussicht auf Erfolg haben. Als Therapiekonzept steht die *Chemotherapie* hier an erster Stelle. Mit 2–3 verschiedenen chemotherapeutischen Kombinationen ($\pm$ Nachbestrahlung) können heute Remissionsraten von 70–90% erzielt werden. Die mittlere Überlebenszeit beträgt etwa 10–15 Monate.
- Das *nichtkleinzellige Karzinom* der Bronchien sollte möglichst früh operativ entfernt werden, Resttumoren oder Lymphknotenmetastasen müssen nachbestrahlt werden.
Die Operation des *noch lokal begrenzten* nichtkleinzelligen Bronchialkarzinoms bietet eine echte kurative Chance. Es besteht eine 5-Jahresüberlebensrate von etwa 30%.

11.9.2 Sekundäre Tumoren

Relativ häufig wird die Lunge von Metastasen befallen, die von Karzinomen anderer Organe stammen. Sie treten einzeln auf oder befallen auch größere Lungenareale. Auch Sarkome metastasieren in die Lungen.
Im Vergleich zu den bösartigen Tumoren der Lunge treten die gutartigen zahlenmäßig weit zurück. Ihre Gefährlichkeit ist abhängig von der Lokalisation und ihrer Bereitschaft, bösartig zu entarten.

11.9.3 Ursachen der Zunahme der Bronchialkarzinome

Die Zahl der Bronchialkarzinome ist in den letzten Jahren in erschreckender Weise angestiegen. Verantwortlich hierfür wird eine Reihe von dauernd einwirkenden Schädlichkeiten gemacht, die z.T. den modernen Lebensgewohnheiten, z.T. aber auch der fortschreitenden Industrialisierung angelastet werden. Es ist experimentell erwiesen, daß bestimmte chemische Verbindungen (*Benzpyren, Asbest, Schieferöle* u.a.), die im *Zigarettenrauch,* in den *Abgasen* der Kraftwagen, im *Straßenteer* und auch in den verschiedensten industriellen Abgasen und Abfallprodukten vorkommen, bei vorhandener Disposition einen bösartigen Tumor auslösen können. Erkrankungshäufigkeiten in bestimmten Gewerbezweigen, die einen dauernden Umgang mit krebsauslösenden Schädlichkeiten bedingen, haben dazu geführt, daß in solchen Fällen die Anerkennung als Berufskrankheit erfolgt.

> Es muß jedoch eindeutig gesagt werden, daß diese gewerblichen Karzinome gegenüber dem *Raucherkrebs* eine untergeordnete Rolle spielen.
> **Es besteht eine lineare Beziehung zwischen Lungenkrebs und der Anzahl der gerauchten Zigaretten.**

11.10 Entzündliche Erkrankungen der Lunge

11.10.1 Pneumonie (Lungenentzündung)

Das Bild und die Beurteilung der Pneumonie hat sich in den letzten 50 Jahren gründlich verändert. Sulfonamide und Antibiotika haben einerseits dieser Krankheit, die noch im Jahre 1934 in Deutschland 50000 Opfer forderte, den Schrecken weitgehend genommen, andererseits aber neue Formen entstehen lassen, deren Bekämpfung immer komplizierter wird.

> Man definiert die Pneumonie heute als Entzündung des *Lungenparenchyms,* der *Alveolen* und des *Zwischengewebes,* wobei neben den infektiösen auch allergische, chemische und physikalische Noxen eine ursächliche Rolle spielen können.

Die frühere Einteilung in lobäre, bronchopneumonische und interstitielle Formen hat im Hinblick auf die notwendigen therapeutischen Konsequenzen nur noch untergeordneten Wert. Bei der Vielzahl der möglichen Erreger, die von den verschiedensten Bakterien über Viren, Pilze, Mykoplasmen, Chlamydien und Protozoen reichen, spielt der *Erregernachweis* – soweit er zu erbringen ist – eine wichtigere Rolle.

Die Erreger können die Lunge durch Einatmung oder auf dem Blutwege erreichen, wobei eine nachfolgende Pneumonie nur dann erfolgt. wenn die Abwehrmechanismen der Atemwege gestört sind. So können z.B. respiratorische Virusinfektionen bakterielle Pneumonien fördern, wie überhaupt zunehmend die Gefahr besteht, daß *nosokomiale* (im Krankenhaus erworbene) Pneumonien durch chronische Grunderkrankungen (Diabetes mellitus, chronische Bronchitis, Immundefizienz u.a.), aber auch durch intensivmedizinische Maßnahmen gefördert werden.

Das Krankheitsbild ist keineswegs mehr so typisch wie in den Zeiten der symptomatischen Behandlung der Pneumonien. Der Verlauf ist meist weniger stürmisch, wenn auch das Krankheitsbild von der Art der Erreger und deren Giftigkeit sowie vom Alter und Allgemeinzustand des Patienten abhängig ist. Fieber, Husten, Auswurf, Pleuraschmerzen und der Nachweis (röntgenologisch) eines *pulmonalen Infiltrates* sichern die Diagnose. Je nach Ausdehnung des Infiltrates wird der Gasaustausch mehr oder weniger beeinträchtigt, was zu einer *Hypoxämie* (Sauerstoffmangel) verschiedenen Ausmaßes führt. Dazu kommt eine mitunter erhebliche Belastung von Herz und Kreislauf durch Fieber und die Toxizität der Erreger.

Bei älteren Patienten und Herzkranken droht bei schwerem septischem Verlauf die Entwicklung einer *Schocklunge* und fortschreitender, schwerer respiratorischer Insuffizienz.

Lungenabszeß und *Begleitpleuritis* (Rippenfellentzündung), auch Schrumpfung und bindegewebige Durchsetzung des Lungengewebes, können insbesondere bei alten Menschen Komplikationen sein, die die Prognose verschlechtern.

Eine besonders schwere Lungenerkrankung, die vorwiegend *immunsupprimierte* Patienten treffen kann, ist die *Pneumocystis-carinii-Pneumonie* (PCP). Nach oft monatelang dauernden geringen Beschwerden wird das Erscheinungsbild der Krankheit zunehmend gezeichnet durch einen trockenen, schweren Husten mit oft heftiger Atemnot und anhaltendem Fieber. Das Röntgenbild der Lunge zeigt schnell zunehmende, von beiden Hili ausgehende Infiltrate der Mittel- und Unterfelder.

Etwa 80% der am „acquired immunodeficiency syndrome" (Aids) erkrankten Patienten machen im Verlauf ihrer Krankheit eine PCP durch (s. auch S. 351).

Therapie

Die Therapie der Pneumonie sollte nach Möglichkeit gezielt sein, d.h. nach dem jeweiligen bakteriologischen Ergebnis und einem Antibiogramm. Bei Patienten mit schweren Vorerkrankungen oder Immunstörungen ist dies besonders wichtig. Die Auswahl hochwirksamer Antibiotika ist inzwischen so groß, daß es heute möglich ist, die Therapie kalkulierbar zu machen. Die meisten ambulant erworbenen Pneumonien sind Pneumokokkeninfektionen und sprechen noch immer unverändert auf *Penicillin G* an. Von gleicher Wirkung, besonders auch bei Penizillin-Allergien, ist das *Erythromycin.* Mischinfektionen bei Patienten mit chronisch-obstruktiven Lungenerkrankungen (Hämophilus influenzae u.a.) reagieren meist besser auf *Amoxicillin* oder ein Tetrazyklinpräparat (z.B. Doxycyclin). *Cephalosporine* (evtl. auch *Chinolone*) können bei Patienten mit Vorerkrankungen (Diabetes mellitus, Leberzirrhose, Alkoholkrankheit) vorzugsweise eingesetzt werden.

11.10.2 Lungenabszeß und Lungengangrän

Der *Lungenabszeß* tritt als Folge einer vorausgegangenen Infektion oder einer Keimansiedlung infolge Schädigung des Lungengewebes auf. Es handelt sich um eine eitrige Einschmelzung entzündlicher Herde, deren Ausgangspunkt meist ein kleiner Bronchus ist. Treten Fäulniserreger *(Anaerobier)* hinzu, spricht man von *Lungengangrän.* Die Übergänge können fließend sein.

Kommuniziert die Abszeßhöhle mit dem Bronchialsystem, kann der Eiter abgehustet werden. Als Entstehungsursache steht der eitrige Zerfall von Infiltrationen bei **Pneumonien** an erster Stelle. Aber auch auf dem Blutwege verschleppte Eitererreger und eitrig zerfallende **Bronchiektasen,** das Einatmen von Fremdkörpern oder von Eiter aus den Nebenhöhlen und schließlich infizierte *Blutgerinnsel* kommen als Ursache eines Abszesses oder einer Gangrän in Frage. Die Schwere des Krankheitsbildes ist von der Größe und Lage des Abszesses einerseits und von der Widerstandskraft und Virulenz der Erreger andererseits abhängig. Bei peripher gelegenen Abszessen kommt es häufig zu schmerzhafter *Beteiligung des Rippenfells.* Stauungen des eitrigen Sekrets, falls kein Anschluß an den Bronchialbaum besteht, führen zu anhaltenden Fieberzuständen, die den Allgemeinzustand empfindlich verschlechtern. Bei der Lungengangrän ist das Krankheitsbild in der Regel schwerer, der Verlauf stürmischer, und die Therapiechancen für die konservative Behandlung sind geringer.

Unbehandelt sterben am Lungenabszeß etwa 20%, ein geringer Prozentsatz muß mit Übergang in ein chronisches Stadium rechnen. Die Voraussage für den Ausgang der Gangrän ist noch ungünstiger: unbehandelt stirbt etwa die Hälfte aller Erkrankten.

Therapie

Die antibiotische Therapie sollte möglichst spezifisch sein, daher kann auf eine genaue Testung der Keime nicht verzichtet werden.
Bei Staphylokokkeninfektion hat sich **Dicloxacillin** bewährt, bei Verdacht auf Anaerobierinfektion **Clindamycin.**
Falls die medikamentöse Therapie nicht anspricht, muß der Kranke einer chirurgischen Behandlung zugeführt werden.

11.11 Pleuraerkrankungen

Die Erkrankungen der Pleura (Brustfell) sind gewöhnlich Begleiterkrankungen einer Lungen- oder einer Allgemeinerkrankung. Aber auch Verletzungen durch Rippenbrüche oder Fremdkörperreize können zu Entzündungen führen.

Häufigste Ursachen sind:

- Bakterielle Pneumonie,
- Lungentuberkulose,
- Lungeninfarkt,
- Virusinfekte,
- Bronchiektasen,
- Lungenabszesse,
- Herzinsuffizienz,
- maligne Erkrankungen,
- Leberzirrhose,
- Kollagenosen.

Nach dem klinischen Verlauf unterscheidet man die trockene *(Pleuritis sicca)* von der feuchten Pleuritis *(Pleuritis exsudativa)*.

11.11.1 Pleuritis sicca

Diese Form tritt meist bei parapleuralem Lungenprozeß (Pneumonie, Tuberkulose, Lungeninfarkt) auf, wobei zunächst die Abscheidung von *Fibrin* im Vordergrund steht. Dadurch wird die sonst glatte Oberfläche der Pleura aufgerauht. Der Kranke fühlt beim Atmen einen charakteristischen, stechenden Schmerz, der ihn zu kurzer und beschleunigter Atmung zwingt. Meist besteht ein Reizhusten.

Die Voraussage ist abhängig vom Grundleiden.

11.11.2 Pleuritis exsudativa

Das Exsudat kann *wäßrig* bis *eitrig* sein, unter bestimmten Umständen auch Blut enthalten. Klinisch unterscheidet man dementsprechend *Transsudate* (spez. Gewicht <1015) von *Exsudaten* (spez. Gewicht >1015). Diese Unterscheidung ist von erheblicher diagnostischer Bedeutung, leider aber nicht immer unbedingt beweisbar. Führt diese einfache Untersuchung nicht zum Ziel, muß anschließend eine Pleurabiopsie und Thorakoskopie durchgeführt werden.

> Pleuraergüsse sind kein eigenständiges Krankheitsbild, sondern Symptome einer Grundkrankheit.

Sie können zwischen den Pleurablättern oder auch im Spalt zwischen den Lungenlappen liegen. Da die Flüssigkeit zwischen den Pleurablättern diese auseinanderdrängt, empfindet der Kranke zunächst eine gewisse Erleichterung: der Atemschmerz läßt nach, meist besteht nur noch ein gewisses Druckgefühl in der erkrankten Brustkorbseite. Allerdings wird die Atemexkursion parallel zur Ausdehnung des Ergusses immer mehr eingeschränkt.

In einem hohen Prozentsatz der Fälle läßt sich eine *Pleuritis tuberculosa* nachweisen. Die häufigste Ursache von Pleuraexsudaten ist jedoch das Bronchialkarzinom, dem an 2. Stelle das Mammakarzinom folgt. Seltener ist die *hämorrhagische Pleuritis* nach Lungeninfarkten.

Eitrige Pleuritis (Pleuraempyem)

Dringen Infektionskeime in den Pleuraspalt, kann es zur Ausbildung einer eitrigen Pleuritis kommen. Derartige Keimverschleppungen können durch Verletzungen entstehen, aber auch durch *Lungenabszesse, Pneumonien* und gelegentlich auch durch eitrige Prozesse im Bauchraum, deren Keime auf dem Lymphwege zum Rippenfell gelangen.

Häufig führen frühzeitige pleurale Verklebungen zur Abkapselung des vereiterten Gebietes und damit zu einem chronischen Prozeß, der therapeutisch erhebliche Schwierigkeiten bereiten kann. So können abgekapselte *Restempyeme* u.U. jahrzehntelang weiter bestehen. Vor allem besteht hier die Gefahr, daß eine weitere Verschleppung der Keime zu *Hirnabszessen, Endokarditiden* usw. führt.

Das Krankheitsbild der eitrigen Pleuritis ist meist stürmischer als das der nichteitrigen exsudativen Pleuritis. Es bestehen gewöhnlich erhöhte Temperaturen, und das Allgemeinbefinden ist schwer beeinträchtigt. Eine weitere Gefahr ist das häufige Einsetzen sekundärer Fibrosierungsprozesse, die Pleuraverdickungen in Form umschriebener Schwarten und u.U. die Ausbildung narbiger Ummauerung der Lunge zur Folge haben können (Fibrothorax). Daraus wiederum entsteht eine gefährliche Atemeinschränkung. Da diese Verwachsungen die Tendenz haben zu schrumpfen, wird die betroffene Thoraxseite eingezogen und ist nun nicht mehr in der Lage, die Atembewegungen ausreichend durchzuführen.

Sekundär kann sich dann eine Verbiegung der Wirbelsäule entwickeln. Unter der Schwiele können sich *Bronchiektasen* ausbilden, die das zur kranken Seite hin verzogene Herz zusätzlich belasten, so daß es zu einem Überlastungssyndrom des rechten Herzens, einem *chronischen Cor pulmonale,* kommen kann.

Therapie

Die *medikamentöse Therapie* richtet sich nach der Grundkrankheit. So ist bei der Pleuritis tuberculosa die tuberkulostatische Dreifachtherapie (z.B. Isoniazid, Ethambutol, Rifampicin) absolute Indikation. Sie sollte mindestens über ein Jahr durchgeführt werden, eine mehrjährige Kontrolle ist anzuschließen.

Pleuraergüsse bei Pneumonien gehen meist nach Ausheilung der Lungenentzündung zurück. Atembehindernde Ergüsse müssen abpunktiert werden.

Dies gilt v.a. für Stauungsergüsse bei Herzinsuffizienzen, die oft beträchtliche Ausmaße annehmen.
Therapieziel beim Pleuraempyem ist es, die Erreger durch Antibiotika möglichst schnell und vollständig auszuschalten und die Verklebung *(Obliteration)* der Empyemhöhle zu erreichen. Erregernachweis und Antibiogramm sind Voraussetzungen für den gezielten Einsatz der Medikamente. Bleibt ein Restempyem bestehen, ist ein operativer Eingriff (Entfernung des Empyemsackes) unumgänglich.

11.11.3 Pleuramesotheliom

Das *maligne* (bösartige) *Pleuramesotheliom* wächst mit schneller Wachstumstendenz, diffus und mit unregelmäßiger, knotiger Oberfläche, zu ausgedehnten pleuralen Tumoren heran. Meist geht es mit einem blutigen Pleuraerguß einher und zeigt eine starke Tendenz, die Nachbarhäute und Organe (Perikard, Zwerchfell, Leber, Bauchfell) zu infiltrieren.

Die Prognose ist ausgesprochen schlecht, die durchschnittliche Überlebensdauer beträgt nur einige Monate.

Es besteht ein anerkannter Zusammenhang zwischen *Asbestexposition* und dem (häufig erst nach 20–40 Jahren) auftretenden malignen Mesotheliom.

Da weder eine chemotherapeutische Behandlung noch die nur möglichen, schwer eingreifenden Operationen Besserung oder gar Heilung versprechen, sollte eine konsequente Schmerztherapie frühzeitig eingesetzt werden.

Benigne (gutartige) *Pleuramesotheliome* wachsen einzeln und treten meist ohne Pleuraerguß auf. Da der Tumor in der Regel fest und abgekapselt auf der viszeralen Pleura wächst, kann er gut entfernt werden.

Die Heilungsquote beträgt etwa 90%!

11.11.4 Pneumothroax

Tritt Luft zwischen die beiden Pleurablätter, schrumpft die Lunge der betroffenen Seite sofort zusammen *(Lungenkollaps)* und kann an der Atmung nicht mehr teilnehmen (Abb. 22).

Die häufigste Ursache für einen *Spontanpneumothorax* ist in bestimmten, angeborenen oder erworbenen Veränderungen der Lunge (meist im Oberlappenbereich) zu sehen. Es kann sich um perforierende Höhlen handeln (Lungenabszesse, Emphysemblasen, tuberkulöse Kavernen o.ä.) oder auch um Zysten, die dieses gefährliche Ereignis spontan auslösen, ohne daß eine Erkrankung der Lunge im oben genannten Sinne vorliegt. Betroffen sind hier meist Männer in der 2.–3. Lebensdekade. Auch Verletzungen des Brustkorbes können die Ursache sein.

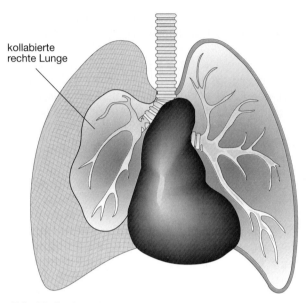

Abb. 22. Rechtsseitiger Pneumothorax

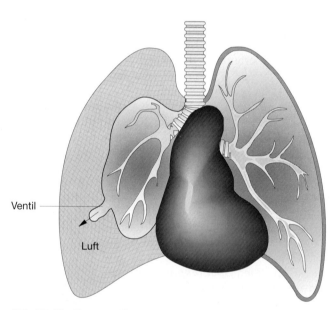

Abb. 23. Ventilpneumothorax

Sind weniger als 20% der Lunge kollabiert und bestehen weder Atemnot noch Blutung oder Infektion, ist damit zu rechnen, daß die Lunge sich nach Tagen wieder voll entfaltet.

Bei etwa 5% der Patienten bildet sich ein gefährlicher *Ventilmechanismus,* der zu erheblichem Überdruck mit Verdrängung des Mittelfells (Mediastinum) und extremer Einschränkung der Atembeweglichkeit führen kann (Abb. 23). Dieser *Spannungspneumothorax* entsteht dadurch, daß geronnenes Exsudat oder Gewebsfetzen die Öffnung in der viszeralen Pleura (Lungenfell) bei der Ausatmung verschließen und es dadurch zum „Aufpumpen" des Raumes kommt. Lebenswichtige Gefäße können abgeknickt werden, was nicht selten zum Tod führt. Entsteht der Pneumothorax langsam, sind die Beschwerden oft nur gering. Bei plötzlichem Auftreten und noch mehr beim Spannungspneumothorax besteht sofort starke Atemnot, und es bildet sich ein bedrohliches Krankheitsbild heraus.

Bei rechtzeitiger Behandlung sind die Heilungsaussichten – trotz des anfangs alarmierenden Zustandes – jedoch relativ gut.

Therapie

Bei nur geringer Luftansammlung zwischen den beiden Pleurablättern wird durch *Saugdrainage* die Luftresorption beschleunigt.
Der Spannungspneumothorax ist eine schwere Notfallsituation:
- sofortiges Abpunktieren des Überdruckes,
- zur Beseitigung der Verlagerung des Mediastinums kontinuierliche Saugdrainage.

Gegen den oft hartnäckigen Hustenreiz *Paracodin,* falls notwendig auch Analgetika, z.B. Valoron N® o.ä., Bettruhe.

11.12 Lungentuberkulose

Der Erreger dieser gefährlichen Infektionskrankheit ist das Tuberkelbakterium *(Mycobacterium tuberculosis),* das 1882 von *Robert Koch* entdeckt wurde.

In etwa 85% der Fälle befällt die Infektion die Lungen, die restlichen 15% verteilen sich auf fast alle anderen Organe, einschließlich der Haut und der Knochen *(extrapulmonale Tuberkulose).*

Die weltweite Verbreitung der Lungentuberkulose ist immer noch außerordentlich hoch. Die Weltgesundheitsorganisation schätzt, daß z.Z. etwa 10–20 Mio. Menschen unter einer aktiven Tuberkulose leiden, die in rund 20% der Erkrankungsfälle zum Tode führen wird. Dabei muß erwähnt werden, daß drei Viertel dieser Fälle in den sog. unterentwickelten Ländern leben und daher keine ausreichende Versorgung und v.a. keine spezifische Therapie haben.

In Mitteleuropa und den USA ist die Krankheitsziffer in den letzten Jahrzehnten zwar drastisch zurückgegangen – in der Bundesrepublik von 1954 bis 1969 um 65% –, was aber keineswegs bedeutet, daß die Krankheit ihre Gefährlichkeit verloren hat. Touristische und arbeitsbedingte Ansteckungsmöglichkeiten dürften in naher Zukunft eher noch zunehmen. Allerdings hat sich die Prognose in den letzten 30 Jahren erheblich verbessern lassen durch die Einführung spezifisch wirksamer antibiotisch und chemotherapeutisch wirkender Medikamente, deren erstes, das Streptomycin, 1944 zur Verfügung gestellt werden konnte. Dennoch wäre es falsch, die Tuberkulose als bereits endgültig besiegt anzusehen.

> Der sehr unterschiedliche Verlauf der Krankheit, abhängig von der *individuellen Abwehrlage,* dem *Lebensalter* und den *individuellen Lebensumständen,* macht eine Einteilung in mehrere Stadien erforderlich, die allerdings manchmal ineinander übergehen können und daher nicht immer scharf trennbar sind. Die verschiedenen Reaktionsweisen des Organismus ergeben sich v.a. daraus, daß eine Erstinfektion mit Tuberkulose auf eine wenig entwickelte Abwehr trifft, während der schon einmal mit Tuberkelbakterien in Berührung gekommene Organismus eine *relative Resistenz* gegen die Neuinfektion zeigt. Dementsprechend unterscheiden wir ein *Primärstadium* (Ersterkrankung) von den *postprimären Formen,* die sich entweder aus dem Primärstadium entwickeln oder Folge einer Reaktivierung früher durchgemachter Tuberkulosen sind. Gelegentlich entstehen sie auch nach einer massiven Wiederinfektion.

11.12.1 Primärinfekt

Infiziert sich der Mensch erstmalig mit Tuberkelbakterien, entwickelt sich nach 5–6 Wochen ein kleiner, höchstens haselnußgroßer Entzündungsherd, der meist im Oberlappen, dicht unter dem Lungenfell sitzt.

Die diesem Gebiet zugehörigen Lymphknoten an der Lungenwurzel *(Hilusdrüsen)* erkranken mit und zeigen eine meist starke Reaktion. Dieser sog. *Primärkomplex,* also Entzündungsherd und erkrankte Lymphdrüsen, heilt in der Regel innerhalb eines Zeitraumes von 1–2 Jahren dadurch ab, daß die noch vermehrungsfähigen Tuberkelbakterien durch Kalkeinlagerung in das entzündete Gebiet praktisch eingemauert und damit inaktiviert werden.

Ganz selten kommt es allerdings auch einmal zu einer echten Heilung, wobei die bei der Infektion erworbene *Allergie* gegen die Erreger wieder verschwindet.

Die Krankheitszeichen sind meist nur gering und wenig charakteristisch. Oft bestehen leichte Temperatursteigerungen, Appetitlosigkeit, Müdigkeit und manchmal ein leichter Husten. Im Röntgenbild sind die kleinen Entzündungsherde oft nicht sichtbar, wohl aber die erheblich vergrößerten Hilusdrüsen, die als dicke Pakete an der Lungenwurzel imponieren.

Tuberkelbakterien werden im Sputum fast niemals gefunden. Bricht ein Primärherd allerdings in das *Bronchialsystem* ein, werden die Keime in ein anderes Lungengebiet verschleppt. Auf diesem Wege kann es dann zu einer ernsten Komplikation mit zweifelhafter Prognose kommen: Es bildet sich eine *tuberkulöse* (käsige) *Lungenentzündung,* die – lokalisiert oder auch über einen ganzen Lappen verbreitet – zu einem schweren Krankheitsbild mit hohen Temperaturen, starkem Husten, reichlichem, *bakterienhaltigem Auswurf* und schwer gestörtem Allgemeinbefinden führt. Häufig ist das Rippenfell beteiligt *(exsudative Pleuritis).*

Auch über den Blutweg kann eine Streuung von Bakterien erfolgen; und zwar dann, wenn die Erreger von den befallenen Lymphknoten aus über die Lymphgefäße in die Blutbahn gelangen. Dabei kann es zur Absiedlung in die verschiedensten Organe kommen, die – falls der Primärinfekt noch nicht lange zurückliegt – noch keine gewebliche Reaktion zeigen. Erst wenn die Reaktionsbereitschaft sich ausgebildet hat und eine weitere Streuung erfolgt, können sich die kleinen Herde entzünden, um schließlich durch Verkalkung und bindegewebige Umwandlung abzuheilen.

Die noch vermehrungsfähigen Bakterien können allerdings bei verminderter Resistenz noch nach Jahren oder Jahrzehnten zu einem erneuten Ausbruch der Krankheit führen, die nun sowohl in den Lungen als auch in anderen Organen auftreten kann.

Unter besonders ungünstigen Umständen, wenn es sich etwa um einen besonders massiven Einbruch der Erreger in die Blutbahn bei besonders reduzierter Abwehrlage des Organismus handelt, kommt es zur schwersten Erscheinungsform dieser Krankheit, der *Miliartuberkulose.* Ihr Auftreten erfolgt häufig in ziemlich kurzem Abstand von der Erstinfektion.

Betroffen sein können praktisch alle Organe, da die Aussaat ja auf dem Blutwege erfolgt; meist sind jedoch die Lungen, etwas seltener die Hirnhäute *(Meningitis tuberculosa)* betroffen.

Neben den allgemeinen Zeichen einer schweren Infektion, wie hohes Fieber, Mattigkeit, Krankheitsgefühl, Kopfschmerzen und Erbrechen, stehen die Zeichen der erkrankten Lunge im Vordergrund: *Husten* mit *Auswurf, Atemnot, Schmerzen* bei der *Atmung, Lippenzyanose.*

Etwa 2 Wochen nach Beginn der Krankheit zeigt sich die ganze Lunge übersät von kleinen, *stecknadelkopfgroßen Herden,* die im Gebiet der Lungenspitzen besonders dicht stehen und röntgenologisch kaum verwechselbar sind.

Die Miliartuberkulose war vor der Ära tuberkulostatisch wirksamer Medikamente fast immer unheilbar. Wurden die Hirnhäute mitgegriffen, verlief sie absolut tödlich.

Das hat sich heute ganz wesentlich geändert. Bei rechtzeitig einsetzender chemotherapeutischer Behandlung heilt ein großer Teil der Miliartuberkulosen praktisch folgenlos aus.

Therapie s. unter 11.12.3 („Alterstuberkulose").

11.12.2 Postprimäre Lungentuberkulose

Nach einer oft jahrelangen, symptomfreien Latenzzeit kann es bei verminderter Resistenz zu einer *Reaktivierung* der alten, in der Spitze gelegenen *Streuherde* kommen.

Häufig geht von diesen Spitzenherden eine **tuberkulöse Bronchitis** aus, die nun wiederum neue Herde in tiefere Lungenabschnitte setzt. Derartige *Frühinfiltrate* können einschmelzen und Höhlen *(Kavernen)* bilden, die Anschluß an das Bronchialsystem haben. Damit ist die Tuberkulose „offen" geworden, d.h. sie ist gefährlich ansteckend.

Nicht selten sind die Kranken in diesem Stadium nahezu beschwerdefrei. Manchmal bestehen geringe Temperaturen, häufig eine gewisse Mattigkeit, selten ein Husten mit geringem Auswurf, der leicht blutig sein kann. Da der Allgemeinzustand also keineswegs stark reduziert sein muß, besteht die Gefahr, daß die nunmehr fortschreitende Krankheit nicht rechtzeitig erkannt wird.

Hat sich eine Kaverne gebildet, besteht die Gefahr der Ansteckung für die Umgebung, aber auch die erhöhte Gefahr der weiteren Streuung in die Lunge. Bei dieser heute selten gewordenen Verlaufsform drohen darüber hinaus eine Reihe von Komplikationen, die sich aus der Möglichkeit der Selbstinfektion ergeben: **Kehlkopf-** und **Darmtuberkulose,** durch das bakterienhaltige Sputum hervorgerufen, verschlechtern das Krankheitsbild u.U. so entscheidend, daß das Endstadium eingeleitet wird.

Die größte Gefahr ergibt sich jedoch bei der kavernösen Lungentuberkulose aus der Möglichkeit der Gefäßzerstörung im Kavernenbereich. Die Folge ist eine oft **massive Blutung,** die zwar selten zum Tode führt, im Falle der Unstillbarkeit aber einen operativen Eingriff erforderlich macht, der bei dem schlechten Allgemeinzustand der Kranken oft nicht überstanden wird.

Bei relativ guter Abwehrlage kann sich eine Form der chronischen Lungentuberkulose Jahre nach der Erstinfektion entwickeln, die sich durch die Tendenz auszeichnet, die immer wieder auftretenden Herde durch ein *spezifisches Granulationsgewebe* zu ersetzen. Diese gutartige Verlaufsform, bei der die klinischen Erscheinungen fast ganz fehlen, kann allerdings bei ausgedehnteren Prozessen zur Beeinträchtigung der Lungenfunktion führen. Dies besonders dann, wenn nach langjährigem Verlauf narbige Veränderungen der abgeheilten Herde zu massiven **Schrumpfungsprozessen** geführt haben. Diese, auch **zirrhotische Lungentuberkulose** genannte Spätform, hat dann u.U. **Bronchiektasen** mit **chronischer Bronchitis, Lungenemphysem, Verziehungen** des Mittelfells und in ausgeprägten Fällen sogar **Brustkorbdeformitäten** zur Folge. Bei derartigen Spätkomplikationen tritt das ursprüngliche Leiden, die Tuberkulose, gegenüber der Einschränkung der Lungenfunktion und der dadurch bedingten Auswirkung auf das Herz **(chronisches Cor pulmonale)** in den Hintergrund. Tatsächlich ist die Lebenserwartung dieser Kranken in erster Linie durch die oben genannten organischen Veränderungen erheblich herabgesetzt.

In allen Stadien der Krankheit kann es zu einer tuberkulösen Rippenfellentzündung kommen.

> **Therapie** s. unter 11.12.3 („Alterstuberkulose").

11.12.3 Alterstuberkulose

Während es durch gezielte chemotherapeutische Behandlung der Tuberkulose gelungen ist, die Krankheit bei Kindern und Jugendlichen erfolgreich einzudämmen, nimmt sie bei alten Menschen relativ zu.

Dabei bildet die offene aktive Form, die bei diesen Kranken oft ohne typische Symptomatik verläuft und sich hinter anderen chronischen Atemwegserkrankungen (bronchitisches Syndrom, Emphysem u.a.) und den Erscheinungen der Herzinsuffizienz verbirgt, eine *gefährliche Ansteckungsquelle* (Familie, Pflegepersonal).

Meist sind es alte Tuberkuloseherde, die bei der verschlechterten Immunitätslage alter Menschen wieder aktiv werden. Streuungen auf dem Blut- oder Lymphweg sind keine Seltenheiten. So nimmt auch die tuberkulöse Erkrankung der Wirbelsäule (Spondylitis tuberculosa) und der Gelenke jenseits des 60. Lebensjahres wieder an Häufigkeit zu. Die Zunahme der aktiven Tuberkulosen in dieser Altersgruppe hat mehrere Gründe, von denen 3 besonders ins Gewicht fallen:

● Erschwerung der Diagnostik durch atypischen Verlauf und Maskierung der Einzelsymptome durch andere z.T. altersbedingte Lungenveränderungen;

● häufige Isolierung alter Menschen und dadurch bedingte Erschwerung ärztlicher Beobachtung und Betreuung;

● geringere Ansprechbarkeit der Alterstuberkulose auf Tuberkulostatika und schlechtere Toleranz gegenüber diesen Medikamenten.

> **Therapie**
>
> Bis zum Jahre 1945 hat es keine spezifische Tuberkulosetherapie gegeben. Mit der Entdeckung des *Streptomycins* (1945) und des *Isoniazids* (1952) begann eine neue Ära der Chemotherapie, die erstmals eine gezielte Bekämpfung der gefährlichen Krankheit zuließ. Obwohl nicht ganz frei von möglichen Nebenwirkungen, hat die moderne *Mehrfachtherapie* der früher verbreiteten „Volksseuche" ihren großen Schrecken weitgehend genommen.

Dennoch sollte man nicht übersehen, daß Tourismus und Zuwanderung die Erkrankungsziffern seit geraumer Zeit wieder ansteigen lassen. Dies betrifft auch die *Organtuberkulosen,* die sich auf dem Blutweg ausbreiten und den Urogentialtrakt, die Nebenniere, Augen und das Zentralnervensystem befallen können.

Grundsätzlich muß die Therapie über einen Zeitraum von mindestens 9 Monaten beibehalten werden. Besondere Schwierigkeiten bereiten Sensibilitätsprüfungen und die Differenzierung der Bakterien, die verschieden stark auf die einzelnen Mittel ansprechen. In vielen Fällen werden Kehlkopfabstriche, Magensaft und Urin in die Untersuchung einbegriffen werden müssen.

Resistenzbestimmungen müssen regelmäßig wiederholt werden, da die Mehrfachresistenz von 1 auf 5% angestiegen ist.

Heute gebräuchliche Tuberkuloseheilmittel:

- Isoniazid (INH),
- Rifampicin (RMP),
- Pyrazinamid (PZA),
- Streptomycin (SM),
- Ethambutol (EMB),
- Prothionamid (PTH).

Indikationen für stationäre Behandlung der Tuberkulose:

- Offene Tuberkulose, d.h. Nachweis von Tuberkelbakterien im Sputum;
- Verdachtsfälle, bis zur Klärung der Diagnose;
- Fieber, Hämoptoe, Pleuraerguß;
- Alkoholismus;
- schwere Zweiterkrankungen (Diabetes mellitus, Niereninsuffizienz, HIV-Infektion);
- schlechte soziale Lebensbedingungen.

12 Blutkrankheiten

12.1 Krankhafte Veränderungen des roten Blutbildes

Der Begriff Anämie bezeichnet einen Zustand, bei dem der Bestand des Blutfarbstoffes Hämoglobin herabgesetzt ist, der Hämatokrit (Anteil des Volumens aller Erythrozyten am Gesamtblut) oder die Erythrozytenzahl definierte Mindestwerte nicht erreichen.

Beim gesunden Menschen kommt das Hämoglobin praktisch nur in den roten Blutkörperchen vor, und so sind Gesamtbestand und Konzentration in den einzelnen Erythrozyten normalerweise parallel verlaufende Größen. Das bedeutet, daß eine bestimmte Anzahl von Erythrozyten vorhanden sein muß, damit genügend Hämoglobin für die Sauerstoffbindung zur Verfügung steht.

Die gemessenen Hämoglobinwerte werden in Gramm-Prozent (g%) angegeben, wobei 16 g% dem früheren Wert 100% entsprechen. An die Stelle des Färbeindex, der sich früher aus der jeweils festgestellten Hämoglobinzahl und der Anzahl der Erythrozyten pro mm^3 errechnen ließ, tritt heute der mittlere Hämoglobingehalt des Einzelerythrozyten, der Wert *HbE,* der in der Norm etwa $32 \cdot 10^{-12}$ g beträgt. Der Einfachheit halber gibt man jedoch nur die Zahl 32 an. Werte unter 30 zeigen an, daß der einzelne Erythrozyt zuwenig Hämoglobin enthält, Werte über 35 weisen auf eine relative Überladung mit Blutfarbstoff hin.

Daraus geht hervor, daß die Relation „Zahl der Erythrozyten/Gesamtbestand Hämoglobin" gestört sein kann, was in der Tat bei allen Formen der Anämie der Fall ist.

Die *Einteilung der Anämien* wird heute nach hämatologischen Kriterien vorgenommen:

- hypochrome Anämien (Blutungsanämien, Eisenmangelanämien),
- hyperchrome Anämien (perniziöse Anämie = Vitamin B$_{12}$-Mangelanämie),
- hämolytische Anämien (Kugelzellanämie, Glukose-6-Phosphat-Dehydrogenase-Mangel),
- Begleitanämien verschiedener Ursachen.

12.1.1 Akute Blutungsanämie

Äußere und innere Verletzungen mit größerem Blutverlust bedingen, neben der drohenden Schocksymptomatik, eine akute Blutungsanämie.

Schwere *Traumata,* aber auch *Blutungen* aus *Magen-* oder *Darmgeschwüren, Ösophagusvarizen* und *Gefäßrupturen* (Sklerose, Lues u.a.) können erhebliche Blutverluste herbeiführen.

Der plötzliche Volumenrückgang der kreisenden Blutmenge um 1–1,5 l Blut kann bereits zu Schocksymptomen führen, der Verlust von mehr als 2 l Blut ist lebensbedrohlich (s. auch S. 95).

Therapie

Unmittelbar nach dem jeweiligen Ereignis, das zur Blutung führte, versucht der Organismus, einen *Blutvolumenausgleich* durch Nachströmen von Gewebsflüssigkeit herbeizuführen.

In schweren Fällen reicht dies nicht aus, um die kritische Phase zu überbrücken und man wird, so schnell wie möglich, das Blutvolumen auffüllen. Am wirksamsten ist hier die *Bluttransfusion;* falls Blut nicht unmittelbar zur Verfügung steht, *Humanalbumin, Haemaccel®* o.ä.

In leichteren Fällen gleicht die schnell einsetzende Blutneubildung den Verlust an Erythrozyten in einigen Wochen wieder aus. Da jedoch immer die Gefahr besteht, daß die vorhandenen Eisendepots nicht mehr ausreichen, wird man auch hier zweckmäßig Eisen zuführen oder Blut transfundieren.

12.1.2 Chronische Blutungsanämie

Die chronischen Blutungsanämien bilden eine große Gruppe in der pathologischen Einheit der *hypochromen* Anämien. Allerdings gibt es auch Ausnahmen, bei denen nicht nur die Hämoglobinbildung gestört ist, sondern auch die Neubildung der Erythrozyten. In diesen Fällen kann der Wert HbE über 32 ansteigen.

Als Ursache kommen geringfügige blutende *Magen-* und *Duodenalgeschwüre, Karzinome, Hämorrhoidalblutungen* und nicht selten verlängerte *Mensesblutungen* in Frage.

Der sich immer mehr ausbildende Eisenmangel im Serum verhindert zunehmend die Hämoglobinbildung und kann so im Knochenmark zu einer Störung des Reifungsvorganges der Erythrozyten führen. Daß dieser Fehlerkreis nur durch Beseitigung der Blutungsquelle unterbrochen werden kann, versteht sich von selbst.

Bei bösartigen Tumoren kommt erschwerend hinzu, daß sie eine teilweise toxische Wirkung auf das Knochenmark ausüben – was ebenfalls eine

Auswirkung auf die Blutbildung hat – und darüber hinaus, wie auch chronische Infekte, zur **Eisenspeicherung** in bestimmten Organen (Leber, Milz) führen können. Dieses gespeicherte Eisen steht dann dem Blut nicht mehr zur Verfügung.

Therapie

Behandlung der Blutungsquelle, perorale Eisentherapie.

12.1.3 Eisenmangelanämien

Diese Form der Anämie ist nicht nur die häufigste, sondern auch in mancher Beziehung die problematischste. In vielen Fällen entsteht sie durch unbemerkt bleibende geringfügige Blutungen (s. oben). Häufig aber liegen andere kausale Faktoren zugrunde, die teils ohne pathologische Bedeutung sind, teils aber als Grundkrankheit speziell behandlungsbedürftig werden. So kann die „Blutarmut" schon in der Wachstumsphase, v.a. bei eisenarmer Ernährung entstehen oder einfach bei einer lange anhaltenden Mangelernährung (extreme Diät!). Auch während der Schwangerschaft beobachtet man sie häufig.

Krankheitswert bekommt sie jedoch, wenn Magen- oder Darmerkrankungen vorliegen, die eine ausreichende Eisenresorption unmöglich machen. Magenschleimhautveränderungen (z.B. Atrophie der Schleimhaut), die nach immer wieder auftretenden Entzündungen oder auch im Alter entstehen können, haben zur Folge, daß zuwenig Salzsäure für die Umwandlung des mit der Nahrung zugeführten, chemisch dreiwertigen Eisens in das vom Organismus verwertbare zweiwertige Eisen zur Verfügung steht. Von Bedeutung ist auch die Geschwindigkeit der Speisenpassage durch die verschiedenen Darmabschnitte, in denen die Resorption stattfinden kann, sowie die Resorptionsfähigkeit überhaupt.

Das sog. **Malabsorptionssyndrom** (s.S. 148) mit z.T. ausgedehnten Enzymdefekten (Morbus Crohn, Colitis ulcerosa, Sprue u.a.) kann so zu Eisenmangelanämien führen.

Bei der **Eiweißmangelanämie,** die infolge mangelnder Nahrungsaufnahme, aber auch beim **nephrotischen Syndrom** (s.S. 190), bei schweren Magen-Darm-Störungen und im Verlauf schwerer, chronischer Erkrankungen vorkommt, kann es zu so starken **Hypoproteinämien** (Eiweißmangelzuständen) kommen, daß der Aufbau des Hämoglobins gestört wird.

Therapie

Behandlung der Blutungsquelle, perorale Eisentherapie.

12.1.4 Perniziöse Anämie

Im Gegensatz zu den oben beschriebenen **hypochromen** Anämieformen stehen die **hyperchromen,** die wichtigste davon ist die **perniziöse Anämie.** Diese Krankheit ist relativ häufig (pro Jahr 9 Neuerkrankungen auf 100000 Einwohner) und heute – bei konsequenter Behandlung – absolut heilbar.

Seit man die Ursache der Perniziosa kennt, rechnet man sie zu den **Autoimmunkrankheiten:** Man konnte nämlich nachweisen, daß die wesentlich an der Entstehung der Krankheit beteiligte Atrophie der Magenschleimhaut und das hierdurch bedingte Fehlen des „*intrinsic factor*" auf die Entstehung und Wirksamkeit von *Antikörpern* gegen *Parietalzellen* des Magens und den „*intrinsic factor*" selbst zurückzuführen ist. Ohne den „intrinsic factor" kann das Vitamin B_{12} im Dünndarm nicht resorbiert werden. Das führt zu einer Produktion hyperchromer Erythrozyten mit verkürzter Überlebenszeit, der Wert HbE steigt über 35 an.

Wird die Krankheit rechtzeitig behandelt, normalisiert sich das Blutbild vollständig, und Organschäden können sicher vermieden werden. Dies betrifft v.a. eine der schwersten und für den Kranken folgenschwersten Komplikationen, die **funikuläre Myelose.** Sie ist eine Rückenmarkschädigung, bei der die *Markscheiden* und die *Achsenzylinder* der Nervenfasern zerstört werden und sklerosieren. Die Folgen sind vielgestaltig: neben einfachen Reflexanomalien kommen Lähmungen mit Sensibilitätsstörungen, Störungen der Tiefensensibilität, Spasmen und in sehr schweren Fällen den Querschnittsläsionen ähnliche Bilder vor. Diagnostisch wertvoll ist die bei unbehandelter Krankheit auftretende Erhöhung des Wertes HbE im Blutbild, bei völligem Fehlen der Magensalzsäure. Auch das häufige Auftreten einer Zungenveränderung **(Hunter-Glossitis),** bei der die Schleimhaut auffallend glatt und die Ränder samt der Zungenspitze atrophisch und stark gerötet erscheinen, gehört zum typischen Bild. Subjektiv empfindet der Kranke ein lästiges Zungenbrennen.

Beweisend ist schließlich das Auftreten von **Megaloblasten** im Blutbild. Es sei darauf hingewiesen, daß perniziosaähnliche Bilder in der Schwangerschaft auftreten können, die jedoch wieder verschwinden und ohne Folgen bleiben.

Auch die Toxine des Fischbandwurmes **(Bothriocephalus latus)** führen zu einer Verwertungsstörung des Perniziosa-Schutzstoffes und erzeugen daher eine Resorptionsperniziosa, die nach Entfernung des Wurmes wieder ausheilt. Der in Europa seltene Schmarotzer wird fast nur noch in Finnland und bei den Einwohnern der Gegend um den Bottnischen Meerbusen gefunden.

Therapie

Vitamin-B_{12}-Gabe.

12.1.5 Hämolytische Anämien

Kugelzellanämie (hämolytischer Ikterus)

Die Krankheit wird autosomal-dominant vererbt. Die Erythrozyten nehmen schon nach kurzer Lebensdauer eine typische Kugelform an und werden daher – durch die somit auftretende verminderte *osmotische Resistenz* – schon bald in der Milz zerstört. Durch die vermehrte Hämolyse erscheinen die Abbauprodukte des Hämoglobins zunehmend im Blut *(indirektes Bilirubin)* und im Urin *(Sterkobilinogen)*. Die höhere Konzentration des Bilirubins im Blut verleiht der Haut eine gelbliche Farbe, was zu der noch vielfach gebräuchlichen Bezeichnung „hämolytischer Ikterus" geführt hat. Ein indirektes Zeichen des vermehrten Blutabbaues ist der Anstieg der *Retikulozyten* (junge Erythrozyten) im peripheren Blut; häufig besteht eine Splenomegalie (Milzschwellung).

Dieser vererbbaren Kugelzellanämie steht eine hämolytische Anämie gegenüber, die erworben wird und die man heute zu den *Autoimmunkrankheiten* des Blutes rechnet. Hier werden immunhämolytische Anämien induziert, durch die Bildung von *Autoantikörpern* gegen körpereigene *Antigene*. Diese durch Autoimmunreaktionen ausgelösten Formen lassen sich heute durch serologische Testverfahren *(Coombs-Test)* nachweisen.

Schließlich können auch zahlreiche toxische Substanzen durch Schädigung der Erythrozyten eine hämolytische Anämie provozieren (Phenole, Arsenwasserstoff, Anilinderivate, Nitrobenzole u.a.).

Alle Formen der Erkrankung können relativ leicht verlaufen und bleiben daher auch gelegentlich längere Zeit unerkannt. Zunehmende Anämie und wachsender Milztumor, Hautverfärbung und immer häufiger auftretende Allgemeinbeschwerden führen den Patienten oft erst recht spät zur abklärenden Untersuchung.

Therapie

Bei Kugelzellanämie sollte die Entfernung der Milz möglichst noch zu Beginn der Pubertät durchgeführt werden. Die Blutwerte normalisieren sich innerhalb weniger Wochen. Die Prognose ist absolut gut.

Glukose-6-Phosphat-Dehydrogenase-Mangel (G6PD-Mangel)

Der G6PD-Mangel ist die häufigste *vererbbare* Stoffwechselkrankheit. Die Schätzung der Genträger liegt bei 100 Mio. Ein X-chromosomal geschlechtsgebundener Erbgang bewirkt durch Enzymmangel einen Defekt im *Pentose-Phosphat-Zyklus* der Glukolyse. Die Folge ist eine dann oftmals auftretende oxidative Denaturierung des Hämoglobins, die allerdings erst durch medikamentöse Noxen oder Infekte ausgelöst wird.

Es kommt zu mittelschweren hämolytischen Schüben, die in der Regel nach etwa einer Woche remittieren. Aber auch schwere, lebensbedrohliche Schübe kommen vor, bei denen es zum Nierenversagen kommen kann.

Therapie

Hier kommt es v.a. darauf an, den Patienten über sein Verhalten bei möglichen Zwischenfällen zu unterrichten. Plötzlich auftretende hämolytische Schübe müssen sofort mit Erythrozytentransfusionen behandelt werden. Auch die Hämoglobinurie muß ausreichend behandelt werden. Bei Nierenversagen ist die vorübergehende Hämodialyse angezeigt. Bei Beachtung der möglichen Gefahren ist die Lebenserwartung normal.

12.1.6 Begleitanämien

Schwangerschaftsanämien

In Mitteleuropa ist bei ca. 20% der Schwangerschaften mit einer Anämie zu rechnen. Es handelt sich hier um Eisenmangelanämien, die durch zu geringe Eisenzufuhr, bei erhöhtem Bedarf, entstehen.

Therapie

Während der Schwangerschaft steigt der Eisenbedarf pro Tag von etwa 1,5 mg auf 3–7,5 mg an. Zur Normalisierung sollte eine dem Grad der Anämie angepaßte Eisentherapie durchgeführt werden.

Infekt- und Tumoranämien

Chronische Infekte oder Tumorerkrankungen haben häufig eine Begleit-anämie. Einem noch unbekannten *Pathomechanismus* folgend, wandert das Eisen in die Speicher des *retikuloendothelialen Systems* (RES) ab. Eine Eisentherapie ist aus diesem Grunde unwirksam.

Therapie

Die Therapie muß am Grundleiden angreifen, wobei Eisengaben nur dann von Wert sind, wenn begleitende Blutungen eine echte Eisenmangelanämie *zusätzlich* bewirken.

12.1.7 Polycythaemia vera

Seltener als die Blutkrankheiten mit einer *Verminderung* der roten Blutzellen sind solche, bei denen es zu einer *Vermehrung* der Erythrozyten und des Hämoglobins kommt. Die Kranken zeigen in ausgeprägten Fällen ein hochrotes Gesicht, und die Schleimhäute weisen eine deutliche Blutüberfüllung auf. Häufig ist der Blutdruck erhöht, und man findet einen tastbaren *Milztumor.*

Die Vermehrung der Erythrozyten kann bis zu 10 Mio./mm^3 gehen, das Hämoglobin zeigt entsprechende Werte. Der *Hämatokritwert* ist auf 50–70% erhöht.

> Bei der echten Polyzythämie soll es sich um die Folge einer ursächlich noch unbekannten Störung der pluripotenten myeloischen Stammzelle handeln, die abnorme Erythrozyten-, Granulozyten- und Thrombozytenvorstufen erzeugt, die eine überschießende Sensibilität gegenüber normalen Proliferationsreizen aufweisen.

Die starke Erhöhung der Zellzahlen weist eine gewisse Ähnlichkeit mit den *Leukosen* auf, die heute in die Gruppe der *malignen Tumoren* eingeordnet werden. Wenn auch noch nicht eindeutig beweisbar, fallen doch gewisse Parallelen der Entwicklung beider Erkrankungen auf. Anderseits ist der Verlauf der echten Polyzythämie – bei allen Gefahren, die sich aus Komplikationen ergeben können – ohne die typischen konsumierenden Merkmale, wie toxische Tumorwirkung mit Kachexie u.a., immer noch relativ gutartig. Erwiesen ist allerdings, daß die Erkrankung in etwa 10% der Fälle in eine akute *Leukämie* übergeht, wodurch sich die Prognose erheblich verschlechtert.

Fast regelmäßig vermehren sich die *Thrombozyten* und erhöhen damit die Gefahr thromboembolischer Komplikationen.

Therapie

- Der bewährte *Aderlaß* ist hier noch immer die wirksamste Behandlungsmaßnahme. Unter laufender Kontrolle des Kreislaufs sollten jeweils 350–500 ml Blut entnommen werden (2- bis 3mal wöchentlich), bis ein *Hämatokrit* von unter 50% dauerhaft erreicht ist. Nachteil: starker Eisenverlust!
- Zytoreduktive Maßnahmen, durch *radioaktiven Phosphor* (^{32}P) oder alkylierende Substanzen (z.B. Chlorambucil), die allerdings eine erhöhte Rate an Übergängen in akute Leukämien zu verursachen scheinen. Geeignet ist auch das *Hydroxycarbamid,* dessen karzinogenes Potential geringer ist.

12.1.8 Angeborene Koagulopathien

Bei der angeborenen Koagulopathie fehlt die *Aktivierbarkeit* eines oder mehrerer *plasmatischer Faktoren,* die für den richtigen Ablauf der *Intrinsic-* und *Extrinsic-Prothrombinaktivierung* notwendig sind. Sowohl quantitative als auch qualitative *Bildungsstörungen* der einzelnen für die Gerinnung notwendigen Faktoren oder Defekte der Proteinstruktur sind die Folge.

Hämophilie A (Faktor-VIII-Mangel) und *Hämophilie B* (Faktor-IX-Mangel) sind angeborene Koagulopathien, die einen X-chromosomalen Erbgang haben, der rezessiv ist und daher zur Manifestation einer lebenslangen Blutungsneigung bei Männern führt.

Genetisch lassen sich folgende Kriterien aufstellen:
- Manifestation der Hämophilie nur beim *männlichen* Geschlecht.
- In einer Ehe zwischen einem hämophilen Mann und einer gesunden Frau sind alle *männlichen* Nachkommen gesund, alle *weiblichen* Nachkommen Überträger *(Konduktorinnen).*
- In einer Ehe zwischen Konduktorinnen und gesunden Männern besteht für *männliche* Nachkommen die gleiche Chance, gesund oder hämophil zu sein (50%), für die *weiblichen* Nachkommen die gleiche Chance (50%), gesund oder Konduktorin zu sein.

Die Blutungsneigung, die in Abhängigkeit von der Restaktivität des betroffenen Gerinnungsfaktors unterschiedliche Schweregrade haben kann, führt zu folgenden *Blutungskomplikationen:*

- Blutungen in die großen Gelenke, mit den möglichen Folgen schwerer Arthrosen;
- Muskel- und Weichteilblutungen mit Kompressionsschäden und Blutungsanämie, intrakranielle Blutungen (10%) mit tödlichen Folgen;
- Blutungen in den Bauchraum, Hämorrhagien des Perikards und der Pleura.

Therapie

Bei akuten Blutungskomplikationen, je nach Mangel, Faktor-VIII- bzw. -IX-Konzentrate. Diese können auch prophylaktisch angewandt werden, um stärkere Blutungskomplikationen zu vermeiden.

12.1.9 Erworbene Koagulopathien (Verbrauchskoagulopathien)

Erworbene Koagulationsstörungen treten im Rahmen einer größeren Anzahl verschiedener Grunderkrankungen auf. Sie entstehen durch spezifische Pathomechanismen, die das hämostatische Gleichgewicht und damit das *Hämostasepotential* stören können. Falls dieses kritisch vermindert wird, treten verschiedene Blutungsphänomene auf, teils vom *thrombozytären* Typ (Schleimhautblutungen, Petechien u.a.), teils vom *plasmatischen* Typ mit Ekchymosen (Hautblutungen), denen nektrotisierende *Hämorrhagien* an den Akren (Finger, Zehen, Nase) folgen können. Neben der Aktivierung des Gerinnungsprozesses findet man häufig eine reaktive *Hyperfibrinolyse.* In schweren Fällen treten Symptome auf, die ein multiples Organversagen anzeigen: Schocksymptomatik, Nierenversagen, Schocklunge u.a.

Therapie

- Behandlung der Grunderkrankung bzw. Ausschaltung der pro-koagulatorischen Mechanismen, die den *disseminierten intra-vaskulären Gerinnungsprozeß* unterhalten;
- Unterstützung der Kreislauffunktion bei drohendem Schocksyn-drom;
- *Antikoagulation* durch Heparin zur Unterbrechung der pro-koagulatorischen Stimulation;
- *Substitutionstherapie* mit Frischplasma bei Manifestation einer Blutungsneigung.

12.1.10 Blutveränderungen im Alter

Grundsätzlich gibt es keine Altersblutkrankheiten. Aufbraucherscheinun-gen können jedoch krankhafte Zustände bewirken, die bestimmten Blut-krankheiten ähneln oder gleichen, die als selbständiges Krankheitsbild prak-tisch in jedem Lebensalter auftreten können.

Dies gilt v.a. für eine Reihe von Anämien, die teils hypochrom, teils Per-niziosa-ähnlich zu schweren Krankheitsbildern führen können. Die Ursache dieser Veränderungen ist die auf fortschreitender *Magenschleimhautatrophie* beruhende *Eisenresorptionsstörung,* bei der neben der *Säure-* und *Enzym-störung,* die oft auch die oberen Darmabschnitte funktionell und im Sinne der Enzymproduktion betrifft, gelegentlich wohl auch die Produktion des *Intrinsic-Faktors* ausbleibt.

Im übrigen sollte man bei anämischen Zuständen alter Menschen stets auch an bösartige (maligne) Tumoren denken, die ja immer recht früh schon zu Anämien führen.

Bei den Leukämien zeigt die chronische lymphatische Leukämie einen Häufigkeitsgipfel um das 60. Lebensjahr, ohne jedoch etwa eine Alterser-krankung zu sein. Auch Agranulozytosen treten häufig im höheren Alter auf, ohne daß man hierfür unbedingt die generelle Tendenz zu aplastischen Vorgängen verantwortlich machen könnte. Sicher ist der Arzneimittelkon-sum, v.a. auch der unkontrollierte, im vorgeschrittenen Alter höher und damit die Gefahr der Sensibilisierung größer.

Dieser Zusammenhang mit den immunologischen Vorgängen könnte allerdings darauf hinweisen, daß die vermehrte Anfälligkeit für *Autoimmunkrankheiten* im Alter (anazide Gastritis, Perniziosa u.a.) durch den Abbau des Immunsystems (Rückbildung der Thymusdrüse) induziert wird und damit die Frage zu diskutieren ist, ob das „Altern als Immunkrankheit" für die Blutveränderungen im Alter verantwortlich zu machen ist.

Dies berührt auch die Tatsache, daß Krankheiten im Alter anders verlaufen als in jüngeren Jahren. Fast alle Organe sind in ihrem *Regenerationsvermögen* herabgesetzt. Daher ist bei therapeutischem Vorgehen stets zu bedenken: dem Mehrbedarf an Wirkstoffen steht in zunehmendem Maße das Risiko schädigender Nebenwirkungen gegenüber. Beide Faktoren müssen gegeneinander abgewogen werden.

Eine nicht gering einzuschätzende verminderte Nahrungsaufnahme ist mitunter verantwortlich für schnell einsetzende Involutionsprozesse, die dann bald zu *Anämie, Hypalbuminämie* und übertriebenem Gewichtsverlust führen. Psychosoziale Veränderungen (Kuraufenthalte o.ä.) können hier eine wirksame Unterstützung der Therapie alter Menschen sein.

12.2 Krankhafte Veränderungen des weißen Blutbildes

12.2.1 Leukämien

Bei der Bewertung des weißen Blutbildes muß bedacht werden, daß der Anstieg der Leukozytenzahl in der Regel der Ausdruck bestimmter, körpereigener Abwehrmechanismen ist.

Bakterielle Infektionen zeigen einen mäßigen Leukozytenanstieg (Leukozytose), ebenso aber auch manche nichtinfektiöse Prozesse wie *Tumoren, Herzinfarkte, Gicht, urämisches* und *diabetisches Koma.* Eine hochgradige Leukozytose findet man häufig bei *Knochenmetastasen,* manchen *Vergiftungen, Miliartuberkulose* und bei einigen Pneumonieformen. Die Übergänge sind fließend.

In allen diesen Fällen handelt es sich dem Wesen nach um nützliche Vorgänge, die nach Abheilung der primären Erkrankung wieder rückläufig werden, um schließlich wieder die normalen Ausgangswerte zu erreichen. Ganz anders ist der Anstieg der Zahl der weißen Blutkörperchen bei bestimmten *Systemaffektionen* zu werten, die einen regellosen und offensichtlich sinnlosen, sich bösartig auswirkenden *Neubildungsimpuls* zeigen: Die Zahl der weißen Zellen steigt extrem an; junge, *unreife Zellen* beherrschen das Differentialblutbild. Das ganze Geschehen weist auf überstürzte Zellbildung hin, die möglicherweise auf chromosomale Anomalien zurückzuführen ist.

Die Ähnlichkeit mit den unkoordinierten Wachstumsanomalien bei malignen Tumoren erscheint evident. Auch hier gibt es verschiedene Reifegrade, und es gilt auch, daß die bösartige Potenz bei wenig differenzierten Zellen höher anzusetzen ist als bei den eher reifen.

Nach dem Verlauf unterscheiden wir die *akuten Leukämien* von den *chronischen* und nach dem Zelltyp die *lymphatischen* von den *myeloischen*. Die akuten Leukämien gehören, falls sie nicht rechtzeitig erkannt und behandelt werden, zu den besonders bösartig verlaufenden Systemerkrankungen.

Akute lymphatische Leukämie

> Die akute lymphatische Leukämie ist durch eine unkontrollierte Wucherung unreifer Lymphozyten gekennzeichnet. Noch vor nicht langer Zeit war diese Leukämie absolut unheilbar. Sie befällt häufig auch Kinder.

Die Kranken klagen über ein starkes Krankheitsgefühl und andauernde Müdigkeit. Mehr als die Hälfte der Kranken haben Fieber und häufig Blutungszeichen. Gewichtsverlust, Knochen- und Gelenkschmerzen, Lymphknotenschwellungen und Milz- und Leberschwellungen sowie nicht selten eine Beteiligung des Zentralnervensystems weisen auf die Schwere der Krankheit hin. Im peripheren Blutbild kann die Anzahl der Leukozyten normal, vermindert oder vermehrt (etwa 60%) sein. Eine Anämie besteht fast immer; ebenso sind die Thrombozyten signifikant vermindert. Die Diagnose stützt sich auf eine typische Zellveränderung im Knochenmark, bei der die Vorstufen der Lymphozyten, also noch unreife Zellen *(Blasten)*, in größerer Zahl auftreten.

Eine schlechte Prognose geben *Lymphoblasten*, bei denen *Chromosomenabnormitäten* nachweisbar sind.

Therapie

Unbehandelt verläuft die Krankheit innerhalb weniger Monate tödlich. Die Prognose hat sich allerdings durch die Entwicklung der modernen *Chemotherapie* während der letzten 40 Jahre erheblich verbessert. Besonders bei Kindern werden heute schon 50–75% der Patienten in langdauernde *Remissionen* gebracht, die vermutlich zu einem großen Teil der Heilung entsprechen. Erwachsene erreichen immerhin auch schon Remissionen über längere Zeiten in etwa 20–40% der Fälle.

Akute myeloische Leukämie

> Es handelt sich hier um eine Gruppe akuter Leukämien, die nicht lymphatischen Ursprungs sind und eine Anzahl verschiedener unreifer Zelltypen in die Peripherie auswerfen. Sie stammen aus der granulozytären und monozytären Reihe.

Die Symptomatik ist der akuten lymphatischen Leukämie ähnlich, man unterscheidet jedoch (nach der allgemein verwendeten French-American-British-Klassifikation) 7 Subtypen, die nichtlymphatischen Ursprungs sind. Es handelt sich hier eindeutig um die Proliferation (Wucherungen) verschiedener unreifer Zelltypen der granulozytären und monozytären Reihe.

Die akute *Promyelozytenleukämie* bewirkt häufig Blutungskomplikationen und *intravasale Koagulationen; Zahnfleischinfiltrate* weisen auf eine *Monozytenleukämie* hin.

Wie bei der akuten lymphatischen Leukämie finden sich auch atypische Blastenzellen im peripheren Blutbild. Das Knochenmark ist zellreich und mit unreifen Formen durchsetzt. Ausentwickelte segmentkernige Leukozyten sind vereinzelt nachweisbar. Die Zwischenstufen der normalen Leukozytenbildung fehlen fast vollständig *(Hiatus leucaemicus)*.

Therapie

Auch die Prognose der akuten myeloischen Leukämie konnte durch die *Chemotherapie* erheblich verbessert werden.
Als wirksame Therapie der akuten Leukämie hat sich die allogene *Knochenmarktransplantation* erwiesen, falls ein gewebetypidentisches Geschwister zur Verfügung steht. Die Chance der Verträglichkeit liegt bei etwa 30%.

Chronisch-lymphatische Leukämie

Die chronisch-lymphatische Leukämie ist eine überstürzte neoplastische Wucherung kleiner Lymphozyten, die aus einem einzigen Zellklon stammen.

Bei mindestens 95% aller chronisch-lymphatischen Leukämien läßt sich nachweisen, daß sie aus der *B-Lymphozytenreihe* stammen, die an ihrer Oberfläche *Immunglobuline* trägt, die monoklonaler Natur sind (s. auch S. 34). Das Fehlen plasmazellulärer Differenzierungsmerkmale weist die Erkrankung als bösartig aus.

Die restlichen 5% tragen an der Zelloberfläche keine Oberflächenimmunglobuline und werden als monoklonale Wucherung der *T-Lymphozyten* angenommen.

Klinisch unterscheiden sich die beiden Formen der chronischen-lymphatischen Leukämie nur wenig voneinander. Eine Altershäufung im 6. und 7. Lebensjahrzehnt ist bei beiden Formen zu beobachten.

Mit fortschreitender Krankheitsdauer macht sich der weiter zunehmende Mangel an Immunglobulinen stärker bemerkbar, und es kommt zu einer auffallenden Infektneigung, besonders der Atemwege. Schmerzlose Lymphknotenschwellungen, Leber- und Milzschwellungen sind häufig. Bei einem geringeren Prozentsatz der Kranken kommt es zu einer *Hämolyse* durch

Autoantikörper, wobei sekundär das Bild eines hämolytischen Ikterus entsteht.

Therapie

Die immer häufiger auftretenden Infekte bedürfen einer energischen antibiotischen Behandlung bzw. bei viralen Erkrankungen einer frühzeitigen *antiviralen* Therapie. Die mittlere Überlebenszeit beträgt etwa 70 Monate. Eine spezifische Therapie gibt es noch nicht, Heilungen sind nicht bekannt.

Chronisch-myeloische Leukämie

Bei der chronisch-myeloischen Leukämie stehen die quantitativen Veränderungen im Knochenmark pathologisch-anatomisch im Vordergrund, während die qualitativen nur wenig in Erscheinung treten. Es finden sich im wesentlichen Zellen, die auch normalerweise hier vorkommen.

Zytogenetische Untersuchungen lassen vermuten, daß die Erkrankung auf eine *Mutation* der gemeinsamen Stammzelle für die Entwicklung von Granulozyten, Erythrozyten und Thrombozyten zurückzuführen ist. Die *malignen* Stammzellen scheinen über einen längeren Zeitraum die Fähigkeit der Bildung normaldifferenzierter Zellen bewahren zu können *(chronische Phase)* und erst ziemlich spät – vielleicht durch Wachstumsvorteile – eingeschränkt differenzierte Zellen in größerer Zahl zur Verfügung zu stellen *(Blastenphase).* Die letzteren häufen sich schließlich so an, daß die klinische Symptomatik dann nicht mehr von den unreifzelligen Leukosen zu unterscheiden ist.

Therapie

Im Frühstadium verläuft die Erkrankung nicht selten asymptomatisch und bedarf daher keiner Behandlung. Dennoch sollte – bei nachgewiesener chronisch-myeloischer Leukämie – frühzeitig die Indikation zur *allogenen Knochenmarktransplantation* gestellt werden, die bei dieser Erkrankung in etwa 70% der Fälle zu einer Langzeitremission oder Heilung führt. Für Patienten, die aus Altersgründen für diesen Eingriff nicht mehr in Frage kommen, ist die *Chemotherapie* das Mittel der Wahl.
Eine weitere Therapiemöglichkeit ist die Strahlenbehandlung der Milz oder auch die Ganzkörperbestrahlung.
Die spät auftretende *myeloische Blastenkrise* weist auf den terminalen Zustand hin, da sie in der Regel therapieresistent ist.

12.2.2 Monoklonale Gammopathien

Plasmozytom

Die von den **B-Lymphozyten** ausgehende Erkrankung entwickelt sich in der Regel im Skelettsystem. Stellenweise Auflösung der Knochensubstanz und schwere Osteoporose des Beckens und der Wirbelsäule führen häufig zu erheblichen, rheumaähnlichen Beschwerden, die nicht selten erst dann diagnostiziert werden, wenn es zu **Spontanfrakturen** gekommen ist.

Das Plasmozytom ist die **maligne** (bösartige) Wucherung eines Plasmazellklons, der solitär (vereinzelt) wächst oder sich diffus ausbreitet. Als Folge des malignen Wachstums bilden sich eine Anämie und eine Thrombozytopenie aus mit entsprechender Infektanfälligkeit und Blutungsneigung.

Die Serumeiweißveränderung (**Vermehrung des monoklonalen Immunglobulins** und des Gesamteiweißes) sind die Ursache einer hohen **Blutkörperchensenkung,** die bereits in den ersten 10–20 min ihren Maximalwert erreicht. Im fortgeschrittenen Krankheitsstadium entwickeln sich nicht selten Plasmazelltumoren in der Leber, der Milz, in den Nieren oder den Lungen. Beim Plasmozytom treten die Paraproteine IgG oder IgA auf.

Therapie

Die Prognose des Plasmozytoms ist infaust, die Therapie hat sich an der Therapiebedürftigkeit zu orientieren. Sie besteht bei:
- Anämie (Hb unter 8,5 g/dl),
- erhöhtem Serumkalzium,
- stärkeren Knochenläsionen,
- stark erhöhter Paraproteinproduktion (monoklonale Immunglobuline).

Zur Verfügung stehen lokale Bestrahlungen und Chemotherapie. Die Grenzen der Therapie werden durch die langsam zurückgehende Knochenmarkreserve gesetzt, häufig auch durch die fortschreitende Niereninsuffizienz.

Benigne monoklonale Gammopathie

Diese im wesentlichen gutartige, häufigste Gammopathie ist eine Erkrankung des vorgeschrittenen Alters. Man findet sie bei etwa 3% der über 70jährigen.

Die γ-Globuline sind nur wenig vermehrt, in der Regel bleibt die Krankheit über lange Zeit ohne Beschwerden. Die Diagnose wird fast immer zufällig bei einer Routineuntersuchung gestellt. Nur ein sehr kleiner Teil der gutartigen Gammopathien geht in ein Plasmozytom über.

Plasmazellenleukämie

Die relativ seltene *Plasmazellenleukämie* ist im Verlauf einer *akuten Leukose* analog. Lymphknoten- und Milzschwellung mit Plasmazellinfiltration, hohe Blutsenkungsgeschwindigkeit, Fieber und erhebliche Verschlechterung des Allgemeinbefindens und -zustandes charakterisieren das Bild, das in der Symptomatik den Leukämien zugerechnet werden muß. Paraproteine werden nicht gefunden.

Eine durchgreifende Therapie gibt es noch nicht. Mit einer hochdosierten *Steroidbehandlung* können Remissionen erreicht werden. *Zytostatika* sind noch in der Erprobung (Cyclophosphamid u.a.), ihre Wirksamkeit ist noch nicht eindeutig bewiesen.

12.2.3 Maligne Lymphome

Morbus Hodgkin

Es handelt sich bei dem Hodgkin-Lymphom um eine maligne Systemerkrankung noch ungeklärter Entstehung, die gekennzeichnet ist durch das Auftreten charakteristischer Zellen *(Reed-Sternberg-Riesenzellen* und *Hodgkin-Zellen)* in befallenen *Lymphknoten* und parenchymatösen Organen (Abb. 24).

Am häufigsten entsteht die Erkrankung in einem *Lymphknoten* der *Halsregion* von dem sie sich auf dem Lymphwege, später auch hämatogen, ausbreitet. Wie bei den meisten Lymphomen, ist die Ätiologie noch weitgehend unklar. Seit Jahrzehnten vermutet man ein infektiöses Agens, ohne daß man einen sicheren Beweis hierfür bekommen konnte.

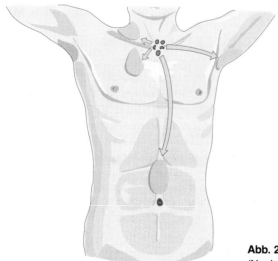

Abb. 24. Ausbreitung des M. Hodgkin. (Nach Zöllner 1991)

Die Lymphknotenschwellungen sind schmerzlos und befallen im weiteren Verlauf die supraklavikulären und häufig auch die im mediastinalen Teil liegenden Lymphknoten. Ein generalisierter Lymphknotenbefall ist dagegen selten.

Die Diagnose wird durch den histologischen Nachweis von Hodgkin- und Reed-Sternberg-Riesenzellen gesichert. Die Blutkörperchensenkungsgeschwindigkeit ist meist beträchtlich erhöht, oft findet man im Blutbild eine *Eosinophilie* und *Monozytose.*

Therapie

Unbehandelt führt die Erkrankung – bei unterschiedlich aggressivem Verlauf – zum Tod. Da das Hodgkin-Lymphom sehr *strahlen- und chemotherapiesensibel* ist, kann man aber bei adäquater Therapie mit einer vollständigen Heilung von etwa $^2/_3$ aller Patienten rechnen.

Non-Hodgkin-Lymphome (NHL)

Es handelt sich um eine Gruppe lymphatischer Neubildungen, deren Einordnung nicht sicher gelingt. Einerseits erfüllen sie nicht die Kriterien des Morbus Hodgkin – es finden sich weder *Hodgkin-* noch *Reed-Sternberg-Riesenzellen* – andererseits bestehen einige Ähnlichkeiten in den verschiedenen Krankheitsstadien (indolente Lymphknotenschwellungen, mögliches infektiöses Agens), die eine Zuordnung zu den *malignen Lymphomen* gestatten.

Dem Verhalten nach lassen sich Lymphome mit *niedriger Malignität* von solchen mit *hoher Malignität* unterscheiden.

Therapie

Die Gruppe der *niedriger malignen* Lymphome hat einen mehr indolenten Verlauf und eine relativ lange Überlebenszeit (4–8 Jahre), auch ohne Therapie, die ohnehin nur palliativen Charakter hat. Anders reagieren die Lymphome mit *höherer Malignität,* bei denen eine intensive Kombinationschemotherapie und/oder Strahlentherapie zu einer Heilung führen kann. Die Langzeitremissionsraten liegen zwischen 30 und 70%. Falls es zu Rezidiven kommt, ist die *autologe Knochenmarktransplantation* als zusätzliche Therapiemöglichkeit in Erwägung zu ziehen. Es handelt sich hierbei um die Retransplantation des *eigenen* Knochenmarks, daß dem Patienten im Zustand der Vollremission entnommen und eingefroren wurde. So kann es zu keiner Gewebeunverträglichkeit kommen; allerdings besteht die Gefahr der Kontamination des Knochenmarks mit noch vorhandenen Lymphomzellen.

12.2.4 Leukozytopenie und Agranulozytose

Man spricht von einer Leukozytopenie, wenn eine Verminderung der Gesamtleukozyten auf Werte unter 3500/µl (Mikroliter) eingetreten ist.

Meist handelt es sich allerdings um eine Verminderung der *neutrophilen Granulozyten* (Granulozytopenie), der prinzipiell eine ganze Reihe der verschiedensten Störungen zugrunde liegen kann:

● eine Bildungsstörung im Knochenmark oder ein vorzeitiger Leukozytenuntergang,
● toxische oder physikalische Knochenmarkschädigungen durch bestimmte Medikamente oder Strahlenexposition (Röntgenstrahlen!),
● aber auch als Folge von Viruserkrankungen und einigen Infektionskrankheiten bakterieller Genese.

Häufig ist die Leukozytopenie von untergeordneter Bedeutung und normalisiert sich mit dem Ablauf der Krankheit, der sie zugeordnet ist.

Anders verhält es sich mit der Agranulozytose, bei der es oft in wenigen Stunden zu einem hochfieberhaften Bild, mit Geschwüren der Mundschleimhaut und der Tonsillen, nicht selten auch zu Pneumonien und septischen Infektionen kommt. Granulozyten und Monozyten fallen schnell ab und können extrem niedrige Werte erreichen (u.U. unter 200 Zellen/µl). In sehr seltenen Fällen verschwinden sie sogar völlig aus dem Blut. Meist steigen sie nach wenigen Tagen wieder an, seltener erst nach etwa 3 Wochen. Normalwerte werden in der Regel nach etwa 12 Tagen wieder erreicht.

Die meisten Agranulozytosen werden durch *Medikamente* ausgelöst, aber auch *Viruserkrankungen* können – wenn auch sehr selten – zu ähnlichen Krankheitsbildern führen.

Agranulozytosen sind *potentiell lebensgefährliche* Erkrankungen. Der rapide Schwund der Infektabwehr führt zu gehäuften, besonders schweren und oft atypisch verlaufenden systemischen Infektionen. Das Eindringen von Bakterien und Pilzen, die meist fakultativ pathogen sind, hat dann zur Folge, daß Eiterungen, Nekrosen und schließlich septische Zustände, falls sie unbehandelt bleiben, zum Tode führen. Die rechtzeitige Erkennung und Behandlung ist also von entscheidender Bedeutung.

Therapie

- Verdächtige Medikamente absetzen.
- Nach Abnehmen von Blutkulturen *gezielte antibiotische Behandlung:* Zweierkombination bakterizider Substanzen.
- Antimykotische Prophylaxe.
- Granulozytentransfusion (nur bei Therapieresistenz).

12.2.5 Panmyelopathie (aplastische Anämie)

Die Panmyelopathie ist eine Störung der blutbildenden Knochenmarkfunktion, meist im Sinne einer fortschreitenden Verminderung des Knochenmarks.

Die Diagnose verlangt daher den Nachweis einer verminderten Knochenmarktätigkeit in einem ausreichend großen *Biopsiezylinder.*

Die klinischen Zeichen der Erkrankung sind abhängig von dem Schweregrad der entstehenden Anämie, Granulozytopenie und Thrombozytopenie. Dementsprechend ist der Verlauf außerordentlich wechselnd und nur schwer voraussehbar. In jedem Falle ist die Erkrankung immer lebensgefährlich.

Es gilt heute als gesichert, daß sehr viele Medikamente und Chemikalien (seltener auch Viren) eine Panmyelopathie hervorrufen können.

Therapie

Je nach Ausmaß der Erkrankung werden verschiedene Therapieansätze empfohlen. Sie reichen von der Stimulation der Hämatopoese durch anabole Hormone über immunsuppressive Medikamente (Cyclosporin A u.a.) bis zur Knochenmarktransplantation (Überlebensrate: ca. 80%).

13 Krankheiten der Verdauungsorgane

13.1 Erkrankungen der Speiseröhre (Ösophagus)

13.1.1 Divertikel

Divertikel sind unterschiedlich große, sackförmige Ausbuchtungen der Speiseröhre. Die *Traktionsdivertikel* betreffen alle Wandschichten und entstehen durch Zug von außen. Die *Pulsionsdivertikel* betreffen nur die Schleimhaut und entstehen durch vermehrten Druck von innen.

Pulsionsdivertikel kommen gewöhnlich nur im Bereich der oberen oder unteren Speiseröhrenenge vor, Traktionsdivertikel bilden sich bevorzugt in der mittleren Enge.

Leitsymptom ist die Passagehemmung der geschluckten Nahrung, die sowohl *funktionelle* als auch *organische* Ursachen haben kann. Langsames Fortschreiten der Störung spricht für eine organische Ursache *(Karzinom!)*, Schwankungen im Schweregrad der Schluckstörung sind gewöhnlich Zeichen einer gutartigen Behinderung.

Pulsionsdivertikel können recht groß werden und dann Anlaß für das unangenehme Liegenbleiben von Speiseresten werden, die sich dann zersetzen und später, beim Auswerfen, teilweise aspiriert werden. Dies kann Anlaß hartnäckiger Hustenattacken werden.

Nur bei stärkeren Beschwerden wird die operative Behandlung erforderlich.

13.1.2 Tumoren der Speiseröhre

Nichtmaligne (benigne/gutartige) Tumoren

Die gutartigen Tumoren der Speiseröhre sind meist mesenchymalen Ursprungs (Fibrome, Lipome, Myxome, Hämangiome), vom Epithel ausgehende Tumoren sind selten.

Therapie

Meist verlaufen diese Gewächse symptomlos. Tritt eine *Dysphagie* (Schluckstörung) auf, wird man eine operative Entfernung des Tumors in Erwägung ziehen müssen.

Maligne (bösartige) Tumoren (Ösophaguskarzinom)

Der mit etwa 80% weitaus häufigste Tumor der Speiseröhre ist das *Plattenepithelkarzinom*. Es breitet sich schon frühzeitig in der Ösophaguswand aus und metastasiert sehr schnell auf dem Lymphwege. Die Prognose ist schlecht, da zum Zeitpunkt der Diagnose meist schon ausgedehnte Metastasen bestehen. Bei einer über 5 cm liegenden Länge des Tumors findet man bei über 90% der Kranken schon regionale *Lymphknotenmetastasen*. Die Leitsymptome sind zunehmende *Schluckbeschwerden* und ein Druckgefühl oder unbestimmter Schmerz hinter dem Brustbein.

Dazu kommen Aufstoßen, Völlegefühl und bald auch das Auswerfen, manchmal blutiger, unverdauter Speisereste als Zeichen der zunehmenden Enge. Komplikationen ergeben sich auch durch das häufige Einwachsen in die benachbarten Organe (Luftröhre, Bronchien, Mittelfell) sowie auch durch Druckerscheinungen des wachsenden Tumors, v.a. im Bereich wichtiger Nervenstränge, deren Ausfall dann wieder erhebliche Störungen auslösen kann (Sympathikus, Armnervenstrang u.a.).

Therapie

Etwa die Hälfte der Patienten befindet sich zum Zeitpunkt der Diagnose noch in einem operablen Zustand.
Kontraindikationen für einen größeren chirurgischen Eingriff sind:
- schlechter Allgemeinzustand des Patienten,
- Tumorlänge >5 cm,
- Lymphknotenmetastasen,
- Luftröhren- und Lungenbeteiligung,
- Fernmetastasen,
- koronare Herzerkrankung,
- Leberzirrhose,
- schwere Nierenfunktionsstörung.

Die mit hohen Mortalitätsraten belastete Operation hat die kurative Entfernung des Tumors zum Ziel. Häufig muß man sich jedoch mit der vorübergehenden Wiederherstellung der Schluckfähigkeit begnügen.
Palliativmaßnahmen sind:
- endoskopische Einsetzung eines Tubus,
- Laserkoagulation nach Bougierung der Stenose,
- Anlegung einer Magenfistel zwecks künstlicher Ernährung.

Diese Maßnahmen verbessern die Lebensqualität nur kurzfristig. Bei Inoperabilität ist die *Strahlentherapie* zu erwägen, die sich in einigen Fällen positiv – im Sinne einer Verbesserung der *Dysphagie* – oft für einige Monate auswirkt.

13.1.3 Entzündungen der Speiseröhre (Ösophagitis)

Bakterielle oder Virusinfekte, Pilzbefall und Entzündungen durch Reflux des Magensaftes bedingen die schmerzhafte *Ösophagitis.* Sie ist häufig eine Begleiterkrankung schwerer Allgemeinkrankheiten und tritt oft in Form der *Soorösophagitis,* besonders bei immunsupprimierten Patienten, auf. Ein großer Teil der Aids-Patienten hat – neben stärkerem Darmbefall – auch einen oralen Befall, der durch Abstrichuntersuchung leicht zu sichern ist.

Therapie

Die Therapie besteht in der Behandlung mit *Nystatin-Suspension.*

Besonders gefährlich sind die versehentlich oder auch absichtlich beigebrachten *Verätzungen* mit den häufig im Haushalt gebräuchlichen Toiletten- und Rohrreinigungsmitteln, die *Salzsäure* oder *Natronlauge* enthalten. Die Konzentration dieser Chemikalien ist, um eine ausreichende Reinigungswirkung zu erzielen, sehr hoch und die Verätzungen dementsprechend schwer.

Zunächst kommt es zu plötzlichem, sehr starkem Brennen im Mund, es folgen dann gewöhnlich eine stärkere Dysphagie und zunehmend starke Schmerzen im Thorax. Die Gefahr der Perforation ist groß – in Abhängigkeit von der Tiefenausdehnung. Die möglichen Defekte reichen von einer oberflächlichen Schädigung bis zur Zerstörung der gesamten Wandschichten. Perforationsgefahr besteht für wenigstens 2 Wochen, deshalb sind genaue Beobachtung und Überwachung erforderlich.

Therapie

So schnell wie möglich sollten *Kortikosteroide* gegeben und mit langsam absteigender Dosierung etwa 2 Monate beibehalten werden.
In der 3. Woche beginnt die Narben- und Strikturenentwicklung. Falls es zu einer Einengung des Ösophaguslumens kommt, sollte mit der Dilatation begonnen werden.

13.2 Erkrankungen des Magens

13.2.1 Magenschleimhautentzündung (Gastritis)

Eine Gastritis ist in mancher Hinsicht problematisch. Da es keine einheitliche Ursache gibt, wohl aber ähnliche Bilder verschiedener Genese, besteht noch immer eine gewisse Unsicherheit über die klinische Relevanz und Therapiebedürftigkeit. Dies gilt sowohl für die akute Erkrankung als auch für die chronische Form.

Akute Gastritis

Die *akute erosive* oder *hämorrhagische Gastritis* kann vielerlei Ursachen haben. Nach schweren Verbrennungen, Blutung, Schock, Sepsis und Operationen sowie auch nach Alkoholabusus und Medikamenten (*Azetylsalizylsäure, Indometacin* u.ä.) können oberflächliche Läsionen, gelegentlich aber auch *massive Blutungen* auftreten.

Die klinischen Zeichen sind Übelkeit, Aufstoßen, Erbrechen und Durchfälle. Im Oberbauch besteht ein Druckgefühl, die Palpation des Bauches bereitet Schmerzen.

> **Therapie**
>
> Die Ausschaltung der für die akute Erkrankung verantwortlichen Schädlichkeit führt meist in Kürze zu Besserung und Ausheilung. Therapeutische Gabe von *Antazida* zur Säurebindung oder *H_2-Rezeptorantagonisten* (*Ranitidin* u.a.), um den intragastrischen pH-Wert auf über 4 anzuheben.

Chronische Gastritis

Man unterscheidet heute eine Reihe verschiedener Formen der chronischen Gastritis:

- *Typ-A-Gastritis:* autoimmun, auf die Korpus-Fundus-Region des Magens beschränkt.
- *Typ-B-Gastritis:* verursacht durch *Helicobacter pylori,* vom Pylorus bis zur Kardia fortschreitend.
- *Typ-A-B-Gastritis:* autoimmun, *Helicobacterbefall* möglich, selten.
- *Typ-C-Gastritis:* gekennzeichnet durch Gallereflux (häufig nach Magenoperationen).

Das häufige Vorkommen der Gastritis, zunehmend im Alter, wirft die Frage auf, ob die meist uncharakteristische Symptomatik eine Krankheit im klinischen Sinne ist oder ob die Beschwerden nichtfunktioneller Art bzw. Begleitsymptom einer anderen Krankheit sind. Die chronische Oberflächengastritis bildet sich nur selten zurück, geht aber nach Jahren meist in eine atrophische Form über.

Therapie

Typ A: Es gibt keine kausale Therapie. In 3monatigen Abständen *Vitamin B$_{12}$,* da ein Säuredefizit besteht.
Typ B: Entsteht durch den Befall mit *Helicobacter pylori.* Meist nicht behandlungsbedürftig. Die Annahme, daß die B-Gastritis durch Helicobacter pylori hervorgerufen wird, stützt sich auf die meist auffällige Besserung der schweren, rezidivierenden Ulcusduodeni-Krankheit, bei der man z.Z. eine Tripeltherapie einsetzt (Wismutsubcitrat, Amoxicillin, Metronidazol), mit der die vollständige Ausrottung von Heliobacter pylori gelingt.
Typ C: Diese Gastritis ist häufig in operierten Mägen zu finden. Sie steht in Beziehung zu dem häufigen Gallereflux, der die Magenschleimhaut reizt, wobei es zu einem Ödem und der Dilatation der Kapillaren kommt.

13.2.2 Magen- und Zwölffingerdarmgeschwür (Ulcus ventriculi, Ulcus duodeni)

Das Ulkus ist ein Gewebedefekt in der Magenwand (Ulcus ventriculi) oder im Anfangsteil des Zwölffingerdarmes (Ulcus duodeni).

Es kann sich dabei um einen oberflächlichen Schleimhautdefekt handeln *(Erosion)* oder aber auch um einen in die Muskelschicht penetrierenden, geschwürigen Prozeß, der bei Abheilung Narben hinterläßt.

Frauen und Männer sind vom Magengeschwür etwa gleich häufig betroffen, während am Zwölffingerdarmgeschwür etwa 4mal soviel Männer wie Frauen erkranken.

Man faßt das Ulkus heute als die Folge von Störungen im Zusammenwirken verschiedener Mechanismen auf, die den Verdauungsvorgang in diesen Bereichen bewirken. Von besonderer Bedeutung ist dabei die unter bestimmten Voraussetzungen einsetzende *Selbstverdauung* durch den Magensaft. Damit es nicht zu einer solchen Schädigung kommt, bei der die schützende Schleimhaut teilweise zerstört wird, wirken den sog. *Aggressivmechanismen* (Salzsäure, Pepsinsekretion, nervöse Stimulation u.a.) gewisse Schutzeinrichtungen, die sog. *Defensivmechanismen,* entgegen. Zu ihnen gehören die schützende Schleimschicht, die lokale Durchblutung, die natürliche Widerstandskraft der Schleimhaut und bestimmte Rückkopplungsmechanismen mit den Organen der inneren Sekretion. Überwiegen die Defensivmechanismen, kann es nicht zu einer schädigenden Beeinträchtigung der Schleimhaut und damit zu einem Ulkus kommen.

Die Beschwerden der Ulkuspatienten sind recht typisch, wenngleich es auch zahlreiche Ausnahmen gibt, bei denen das sog. Ulkussyndrom fehlt. Zu den *typischen Beschwerden* gehören die von der Nahrung abhängigen, meist mit Hungergefühl verbundenen, krampfartigen oder drückenden Schmerzen im Oberbauch, deren Intensität mit der Nahrungsaufnahme nachläßt. Etwa zwischen 0 Uhr nachts und 3 Uhr morgens tritt ein „Nachtschmerz" ein, der mit der erhöhten nächtlichen Nüchternsekretion des Magensaftes zusammenhängt. Der Appetit ist meist ungestört, Erbrechen selten. Man unterscheidet zwischen dem *chronischen peptischen Geschwür* und der *akuten gastroduodenalen Läsion.* Die chronischen Ulzera, die bei nahezu 100% der Patienten immer wieder rezidivieren und sehr viel häufiger sind, treten in der Regel immer wieder an derselben Stelle auf. Sie haben eine relativ hohe Spontanheilungsquote *und* eine hohe Rezidivneigung, die für Duodenalulzera bei 90% und bei Magenulzera bei etwa 60% liegt.

Die akuten gastroduodenalen Läsionen, die im wesentlichen Folge der Einnahme nichtsteroidaler *Antirheumatika* sind, zeigen eine Tendenz zur Häufung. Dies trifft v.a. für alte Menschen zu, die wegen degenerativer Erkrankung des Skeletts oder mit Schmerzen verbundener anderer chronischer Leiden oft hohe tägliche Dosen von Schmerzmitteln zu sich nehmen müssen. Besonders in diesen Fällen besteht dann auch eine erhebliche Gefahr *lebensbedrohlicher Blutungen, Perforationen* und *Stenosen* des Magenausgangs.

Zur Sicherung der Diagnose wird eine *Gastroskopie* mit *Biopsie* durchgeführt, da röntgenologisch ein *Karzinom* häufig nicht mit letzter Sicherheit ausgeschlossen werden kann.

Therapie

Ziel jeder Therapie ist die Minderung *schleimhautaggressiver* Faktoren und die Stärkung der *protektiven* (schützenden) Faktoren.

Neben den durchaus noch gebräuchlichen *Antazida,* die der Neutralisation der Magensäure dienen, haben sich die H_2-Rezeptorantagonisten (Cimetidin, Ranitidin u.a.) in der Akuttherapie und in der Rezidivprophylaxe hervorragend bewährt.

Bei der schweren rezidivierenden Ulkuskrankheit muß die Frage nach einer Operation gestellt werden. Die heute gebräuchliche, obengenannte Therapie ist im wesentlichen ausreichend, so daß eine Operationsindikation nur bei Vorliegen erheblicher Komplikationen besteht, die bei Perforationen und starken Blutungen gegeben sein können.

13.2.3 Maligne Tumoren des Magens

Der Magenkrebs hat in den letzten Jahren in Mitteleuropa kontinuierlich abgenommen. Er tritt selten vor dem 30. Lebensjahr auf und erreicht seinen Gipfel an Häufigkeit zwischen dem 50. und 60. Lebensjahr. Seine

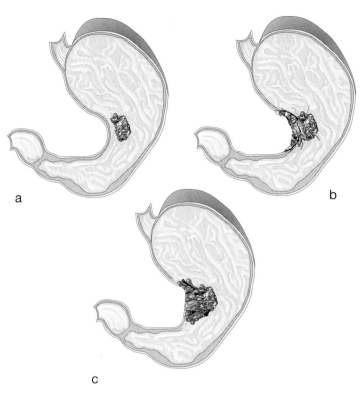

Abb. 25 a–c. Die 3 wichtigsten Formen des Magenkarzinoms. **a** Infiltrierendes Wachstum, **b** geschwüriger Zerfall, **c** polypöses Wachstum

besondere Gefährlichkeit ergibt sich v.a. daraus, daß die Früherkennung problematisch ist.

Nahezu alle Magentumoren sind bösartig. Etwa 3% sind Sarkome und 1% sind Lymphome, die weitaus überwiegende Mehrheit sind Karzinome (Abb. 25). Die Prognose ist ungünstig.

Über die Entstehung der Tumoren besteht noch keine definitive Aussage. Exogene Faktoren (Nikotin, Alkohol, Nitrosamine u.a.) werden ebenso verantwortlich gemacht wie auch endogene (Immundefekte u.a.), wobei diese wahrscheinlich im wesentlichen durch *Präkanzerosen* zur Entwicklung kommen. Solange das Karzinom noch auf die Schleimhaut beschränkt ist – dieses Stadium kann immerhin einige Jahre dauern – macht es oft nur leichte, untypische Beschwerden. Selbst der erfahrene Radiologe kann, falls er überhaupt dann schon aufgesucht wird, nicht immer sicher zwischen einem gutartig wachsenden und einem malignen Tumor unterscheiden.

Wenn die Beschwerden intensiver werden und sich der Allgemeinzustand deutlich verschlechtert hat, muß man mit schon ausgedehnter Metastasierung rechnen. Im Vordergrund stehen dann *Appetitlosigkeit,* häufig Wider-

willen gegen Fleisch und *brennende* oder *krampfartige* Schmerzen im Oberbauch. Sitzen die Tumoren nahe dem Magenausgang *(Pylorus),* kommt es
frühzeitig zu häufigem Erbrechen und schließlich zu völliger *Stenosierung.*
Die Metastasierung erfolgt in die Nachbarorgane sowie in Gehirn, Lungen,
Nieren, Nebennieren, Knochen und Eierstöcke (Krukenberg-Tumor).

Therapie

Da weder eine Strahlenbehandlung möglich ist noch die zytostatische Therapie bisher Erfolge gezeigt hat, sollten Risikopatienten
regelmäßig untersucht werden, damit die chirurgische Intervention
noch erfolgversprechend ist.
Nach der Art des Wachstums lassen sich 3 Krebstypen unterscheiden, deren Formen manchmal ineinander übergehen (Abb. 25):
- polypöses Wachstum, d.h. blumenkohlartige Wucherungen in
  die Magenlichtung;
- geschwüriger Zerfall;
- infiltrierendes Wachstum, d.h. breite Durchwachsung der Magenwand, die dann starr und unbeweglich wird.

13.3 Darmkrankheiten

13.3.1 Allgemeine Erkrankungen des Dünndarms

Die Funktion des Dünndarms, nämlich der Transport des Speisebreis und
die Nahrungsabsorption, hängen nicht nur von einer funktionstüchtigen
Schleimhaut ab, sondern ebenso vom funktionsgerechten Zusammenwirken
der anderen, für die Verdauung wichtigen Organe. So können eine *atrophische Gastritis,* bei der die gestörte Enzymbildung im Vordergrund steht,
und bestimmte *Erkrankungen der Bauchspeicheldrüse, der Leber und der
Gallenblase* dazu führen, daß der Speisebrei enzymatisch nicht mehr ausreichend für die Dünndarmverdauung vorbereitet wird. Nähr- und Wirkstoffe werden nicht mehr genügend angedaut *(Maldigestion).* Häufig
kommt es dann zu einer Besiedlung der oberen Darmabschnitte mit einer
abnormen Darmflora (Gärungs- und Fäulniserreger), die die nicht absor-
bierbaren Spaltprodukte der Nahrung zu teilweise giftigen Substanzen
abbaut. Daraus wiederum resultiert eine beschleunigte Darmpassage
(Durchfälle), die Absorptionsvorgängen zusätzlich entgegenwirkt.

Eine weitere Störung, verursacht durch eine große Anzahl angeborener
Fehler, mit Schädigung der Resorptionsfunktionen, seltener auch durch
erworbene Dünndarmerkrankungen, wird mit dem Begriff *Malabsorption*
gekennzeichnet.

Hauptursachen der Malabsorption:
- Angeborene Dünndarmerkrankungen (angeborene Kohlenhydratresorptionsdefekte),
- Aminosäurentransportstörungen (z.B. Vitamin-B$_{12}$-Malabsorption), erworbene Dünndarmerkrankungen (z.b. einheimische Sprue, Zöliakie),
- gefäßbedingte Dünndarmerkrankungen (Minderdurchblutung des Darmes),
- bakterielle Überwucherung des Dünndarmes,
- endokrine Störungen (Schilddrüsenerkrankungen, Diabetes mellitus u.a.)

Das Krankheitsbild dieser oft ineinander übergehenden Störungen ist außerordentlich vielseitig: wäßrige oder breiige, voluminöse, häufige Durchfälle, oft von krampfartigen Schmerzen begleitet, heftige Blähungen, in schweren Fällen Gewichtsverlust bei anhaltender Appetitlosigkeit, Ödeme und Aszites *(Bauchwassersucht)*.

Dazu kommen Vitaminmangelerscheinungen wie Blutungsneigung (Vitamin K), Knochenentkalkung (Vitamin D), Hauterscheinungen (Vitamin A), Nervenentzündungen (Vitamin B) und Austrocknungserscheinungen, zunehmende Schwäche und Muskelkrämpfe wegen des dauernden Wasserverlustes und des Mangels an Elektrolyten. Fast regelmäßig kommt es zu einer hyperchromen oder hypochromen Anämie (Vitamin-B$_{12}$- und Eisenmangel).

Die schwerste *chronische Dünndarminsuffizienz* ist die *einheimische Sprue* (bzw. Zöliakie der Kinder), bei der es besonders zur Störung der Fettabsorption kommt.

Es handelt sich hierbei um eine Unverträglichkeit des *Glutens,* einem Kleberstoff verschiedener Getreide, mit spezifischer Wirkung auf die Dünndarmschleimhaut: die *Zotten* sind kaum noch nachweisbar, die *Krypten* verlängert, die *Epithelzellen* plump. Es besteht eine Malabsorption.

Therapie

- **Sprue und andere Erkrankungen mit Malabsorption:** Bei Sprue lebenslange glutenfreie Diät. Bei Vitaminmangelzuständen und Mineralmangel muß eine Substitution fett- und wasserlöslicher Vitamine erfolgen; außerdem müssen Kalzium, Eisen und Magnesium ersetzt werden. Bei gut eingestellter Diät erübrigt sich dies.

- **Andere Erkrankungen mit Malabsorption:** Das therapeutische Vorgehen richtet sich entscheidend danach, ob ein angeborenes oder ein erworbenes Malabsorptionssyndrom vorliegt. Bei angeborener Störung dürfen nichtresorbierbare Nahrungsbestandteile nicht gegeben werden. Bei notwendigen Stoffen muß die Substitution parenteral vorgenommen werden. Die erworbene Malabsorption wird durch Heilung der zugrundeliegenden Erkrankung behoben. In den meisten Fällen kommt es dann zu einer langsamen Regeneration der Darmschleimhaut.

13.3.2 Spezielle Erkrankungen des Dünndarmes

Akute Diarrhö, Enteritiden, Morbus Crohn (Enteritis regionalis)

Leitsymptom ist der Durchfall. Meist handelt es sich um eine bakteriell bedingte Irritation der Schleimhaut, wobei die Entzündung nicht immer auf den Dünndarm beschränkt bleibt, also Magen und/oder Dickdarm miteinbezieht. Auch Vergiftungen mit *Bakterientoxinen, Schwermetallen,* Befall mit *Darmparasiten* und *Allergie* gegen bestimmte Nahrungsmittel rufen eine Gastroenteritis hervor.

Schwere, meist epidemisch verlaufende Enteritiden sind die **Salmonellosen** (Typhus abdominalis, Paratyphus A und B) und die durch *Vibrionen* hervorgerufene **Cholera.** Beide Krankheiten sind jedoch in erster Linie Allgemeininfektionskrankheiten und erst in zweiter Linie Darmkrankheiten (s.S. 324 und S. 316).

Häufigste Ursache einer akuten Diarrhö ist eine Infektion mit Bakterien, Viren oder Protozoen. Neben den schweren Erkrankungen durch *invasive Bakterien* (Salmonella typhi/parathyphi, Shigellen, Yersinia enterocolitica, invasive Coli-Stämme u.a.) kann eine große Zahl weiterer Bakterien, Viren, Protozoen eine akute Diarrhö hervorrufen, die keine ernsten, schwerwiegenden Folgen nach sich zieht.

Eine unspezifische Darmentzündung unbekannter Ursache ist die **Enteritis regionalis.** Sie kann den ganzen Verdauungstrakt befallen, findet sich jedoch vorzugsweise im terminalen Ileum und/oder Kolon. Schubweise, als *transmurale* Entzündung verlaufend, beginnt sie mit Lymphstauung, Ödem und zellulärer Infiltration der Darmwand.

Geschwürs- und Fistelbildung, narbige Schrumpfung mit Stenosen, granulomatöse Entzündungen und schließlich Bindegewebsvermehrung weisen das fortgeschrittene Stadium aus.

Der Beginn ist schleichend; dann treten zunehmend krampfartige oder anhaltende Schmerzen im Unterbauch auf, Durchfälle (seltener Verstopfung), blutige Stuhlgänge und im akuten Stadium auch Fieber.

Die Schwere der Erkrankung umfaßt alle Krankheitsgrade bis zu **moribunden** Patienten.

Die Diagnose wird durch *Kontrasteinläufe, Koloskopie* und *Schleimhautbiopsien* gestellt. Pathogenetisch spricht vieles für die **Immungenese.**

Therapie

- Die meisten akuten Diarrhöen heilen ohne Medikamente aus. Nahrungskarenz, ausreichender Flüssigkeitsersatz, am günstigsten mit oraler Glukose/Elektrolytlösung *(Elotrans®, Oralpädon®)* und wenn notwendig ein motilitätshemmendes Mittel (z.B. Loperamid).
- Infektionen durch *invasive* Bakterien werden mit **Antibiotika** behandelt. Die Therapie der **Enteritis regionalis** kann nicht

kausal sein, da die Ursachen der Krankheit noch unbekannt sind. Dementsprechend gibt es, je nach Stadium der Krankheit, eine große Anzahl symptomatischer Behandlungsverfahren.
- Bei akuten Krankheitsschüben sind **Kortikosteroide** die Therapie der ersten Wahl. Falls diese nicht eingesetzt werden können, hat sich bei Befall des Kolons **Sulfasalazin** bewährt.
- Für die Langzeittherapie kommt auch eine Behandlung mit **Immunsuppressiva** in Frage. Wegen des ständig wechselnden Krankheitsbildes gibt es keine spezielle Diät. Unverträglichkeiten sind jeweils auszutesten.

Tumoren des Dünndarms

Bösartige Tumoren des Dünndarmes sind, im Vergleich zu anderen Darmabschnitten, ausgesprochen selten. Es können jedoch alle gutartigen, aber auch bösartige epitheliale Tumoren auftreten. **Karzinoide,** mit einem relativ niedrigen Malignitätsgrad, können im Ileum und Jejunum, seltener auch in der Appendix vorkommen.

Therapie

Die Therapie richtet sich nach der Art des Tumors. Falls möglich, sollte die Resektion durchgeführt werden.

13.3.3 Erkrankungen des Dickdarmes

Irritabler Darm

Dies ist eine funktionelle Störung des Dickdarmes, seltener auch anderer Darmabschnitte, deren Ursachen nicht sicher geklärt sind.

Da der Bewegungsablauf des Darmes gestört ist, ohne daß sich ein besonderes oder gar typisches pathologisch-anatomisches Substrat nachweisen läßt, neigt man heute zu der Annahme, daß die Krankheitsursache vorwiegend im psychosomatischen Bereich liegt. Die Kranken klagen über krampfartige Schmerzen im Unterbauch, die in Zusammenhang mit der Stuhlentleerung stehen. Häufig besteht ein Völlegefühl und vermehrte Blähungen. Der Stuhl ist meist hart.

Es ist jedoch geboten, organische intestinale und extraintestinale Ursachen mit in Betracht zu ziehen und ggf. auszuschalten. Die häufig angegebenen Störungen können aber auch ernstere Ursachen und schwerwiegende Folgen haben. **Entzündliche Stenosen, Divertikel des Darmes, Myopathien,**

Analfissuren, neurogene Erkrankungen und Arzneimittelmißbrauch, um nur einige Möglichkeiten aufzuzählen, können ein ähnliches Beschwerdebild hervorrufen.

Colitis ulcerosa

> Die Colitis ulcerosa ist eine, immer wieder in Schüben auftretende, Entzündung der *Darmschleimhaut,* die sich auf den ganzen Dickdarm ausdehnen kann. Ihre Ursache ist unbekannt. Im Schub sind *Durchfälle* die Regel.

Das klinische Erscheinungsbild ist wechselnd, wobei die Anzahl der täglichen Stuhlabsetzungen ein Maßstab für die Wahl des therapeutischen Vorgehens ist. Da eine kausale Therapie nicht zur Verfügung steht, kommt den entzündungshemmenden und symptomatischen Maßnahmen entsprechende Bedeutung zu. Die Schwere der Erkrankung wird an der Anzahl der Stühle pro 24 h und deren Konsistenz gemessen. Bei der *leichten* bis *mäßigen Kolitis* sind es 3–10/24 h, mit geringer Blutbeimengung und leichter Erhöhung der Blutsenkungsgeschwindigkeit. Als *schwere Kolitis* bezeichnet man die Erkrankung, wenn die Anzahl der Stühle 10/24 h übersteigt und erhebliche Blutbeimengungen, Fieber, Leukozytose und Anämie das Krankheitsbild komplizieren und als lebensbedrohlich ausweisen. In diesem Stadium kann es leicht zu Perforationen und Blutungen kommen. Unabhängig davon besteht ein relativ hohes *Thromboserisiko,* das bei invasiven Untersuchungen ebenfalls berücksichtigt werden muß. Es besteht auch erhöhtes *Karzinomrisiko.*

Therapie

Da die Colitis ulcerosa zu Rückfällen neigt, ist selbstverständlich eine über Jahre während Therapie zur Rezidivprophylaxe angezeigt.

Bei schweren Entzündungen ist die ausschließlich *parenterale* Ernährung zwingend angezeigt, wobei eine ausreichende Flüssigkeits- und Elektrolytsubstitution gewährleistet sein muß. *Kortikosteroide* sind hier Mittel der Wahl.

Bei der leicht bis mäßig akuten Colitis ulcerosa hat sich das *Salazosulfapyridin* bewährt. Für therapieresistente Fälle stehen Kortikosteroide als Klysmen für die *lokale Behandlung* zur Verfügung.

Dickdarmdivertikulose

> Ausstülpungen der Schleimhaut des Kolons durch Lücken der Muskelschicht nennt man *Kolondivertikel.* Sie entstehen wahrscheinlich durch erhöhten Druck *(Verstopfung!)* bei anlagemäßiger Wandschwäche.

Da sie keine Beschwerden verursachen, werden sie häufig zufällig entdeckt. Nur selten kann man sie mit Stuhlunregelmäßigkeiten, Blähungen und manchmal auch krampfartigen Schmerzen in Verbindung bringen, die dann auf eine Entzündung der Divertikel hinweisen, die manchmal mit einer *peritonealen Reizung* einhergehen.

Die Diagnose kann durch einen Kontrasteinlauf bestätigt werden. Die Krankheit tritt selten vor dem 50. Lebensjahr auf. Die Indikation zur *Resektion* ergibt sich, wenn die schweren Entzündungsschübe wiederholt auftreten und medikamentös nicht zu beherrschen sind.

> **Therapie**
>
> Falls keine akuten Entzündungszeichen vorliegen, sollte eine Diät mit hohem Anteil an Ballaststoffen, ohne blähende Speisen, gegeben werden. Im Entzündungsstadium hat sich die Therapie mit *Metronidazol* und einem *Aminoglykosid* bewährt.

Maligne Tumoren des Dickdarmes

Die häufigsten Tumoren des Dickdarmes sind *Adenokarzinome.* Sie gehören zu den häufigsten Tumoren (nach dem Lungentumor) überhaupt. Seltener sind *Sarkome, Lymphome* oder *Karzinoide* des Dickdarmes.

Insgesamt beträgt die jährliche Inzidenz für das Kolonkarzinom etwa 15:1000, für das Rektumkarzinom 12:1000. Die Häufigkeit nimmt weiterhin zu (Abb. 26).

Die Beschwerden beginnen meist uncharakteristisch mit einem Wechsel zwischen Verstopfung und Durchfall, wobei schon früh *Blutbeimengungen* auftreten können, die aber oft als Hämorrhoidalblutungen mißdeutet werden. Häufig bestehen dann schon *Metastasen,* das Karzinom hat sich bereits durch infiltrierendes Wachstum in die Nachbarorgane ausgebreitet oder Tumorzellen in die Bauchhöhle implantiert. Neben den zugeordneten Lymphknoten sind Leber, Skelett und Lunge die bevorzugten Stellen für die Ansiedlung von Metastasen.

Der Verschluß des Darmes durch den Tumor ist ein Spätsymptom, ebenso die extreme Kachexie.

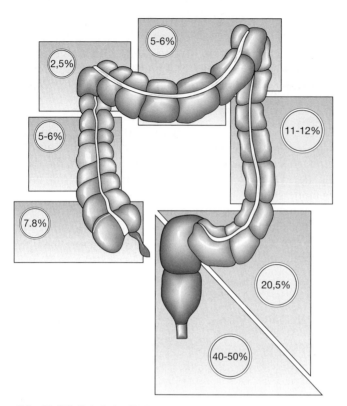

Abb. 26. Häufigkeit der Dickdarmkrebse

> **Therapie**
>
> Die chirurgische Intervention, je nach Lage und Stadium – mit oder ohne künstlichen Darmausgang – ist die einzige effektive Therapie. Voraussetzung ist allerdings, daß keine Fernmetastasen bestehen. Eine Ausnahme macht hier die Leber, bei der Metastasen operativ entfernt werden können.

13.3.4 Ileus (Darmverschluß)

> Darmverschluß bedeutet, daß entweder ein mechanisches Hindernis den Darm verlegt oder der Transport des Speisebreis bzw. des Kots dadurch nicht mehr möglich ist, daß eine Lähmung des Darmes eingetreten ist.

Dementsprechend unterscheidet man den

- mechanischen Ileus und
- paralytischen Ileus.

Mechanischer Ileus

Häufigste Ursachen sind *Hernien* (Eingeweidebrüche), bei denen Darmteile aus der Bauchhöhle durch eine *Bruchpforte* in eine abnorme Ausstülpung des Bauchfells treten. Auch *Verwachsungen, Achsendrehungen des Darmes* und *Einstülpungen* von *Darmteilen* (Invaginationen), *Tumoren* und gelegentlich auch *Fremdkörper* können einen Darmverschluß verursachen. Es handelt sich in jedem Falle um einen außerordentlich gefährlichen Zustand, der schnellstens Abhilfe erfordert. Die größte Gefahr liegt darin, daß *Zirkulationsstörungen* in der Darmwand zu *Nekrosen* führen können, die eine *Bauchfellentzündung* auslösen.

Der Kranke hat einen *aufgeblähten Bauch* bei *Stuhl-* und *Windverhaltung, Erbrechen,* später auch *Koterbrechen* und anfangs *kolikartige Schmerzen.* Lassen diese Bauchkrämpfe später nach, bedeutet dies zwar eine subjektive Erleichterung für den Kranken, muß aber keineswegs eine objektive Besserung des Zustandes anzeigen. Von den seltenen Fällen abgesehen, bei denen ein mechanisches Hindernis sich wieder löst und den Darmabschnitt wieder durchgängig macht, handelt es sich dann um eine eingetretene *Darmlähmung,* die den Zustand noch gefährlicher macht. Die bald eingetretene Blutüberfüllung im Gefäßgebiet des Darmes vermindert die zirkulierende Blutmenge (kleiner, schneller Puls); schließlich kommt es zu einem lebensbedrohlichen Schockzustand.

Paralytischer Ileus

Bei Bauchfellentzündungen *(Peritonitis),* nach Bauchoperationen sowie auch bei akuten Nierenprozessen und schweren Affektionen der Bauchspeicheldrüse kann es zu Darmlähmungen kommen.

Die Symptomatik unterscheidet sich in folgenden Punkten von der des mechanischen Ileus:

- jede Darmbewegung hört auf („Grabesstille");
- diffuse, „brettharte" Abwehrspannung des Bauches;
- Fieber.

Thrombosen und *Embolien* in die Darmgefäße führen ebenfalls zu dem Bild eines Darmverschlusses. Betroffen sind meist ältere Menschen. Es kommt sehr schnell zu einem schweren Schockzustand, starken Schmerzen und häufig zu Bluterbrechen.

Eine Gegenüberstellung der Symptomatik von mechanischem und paralytischem Ileus zeigt Tabelle 6.

Tabelle 6. Gegenüberstellung der Symptomatik der beiden Hauptformen des Ileus

Symptome	Mechanischer Ileus	Paralytischer Ileus
Schmerz	Oft Kolikschmerz, manchmal auch fixierter Schmerz	Spontan-Druck- und Loslaßschmerz
Bauchdeckenspannung	Fehlt oder weniger ausgeprägt	Hauptsymptom
Darmbewegung	Hyperperistaltik, Darmsteifungen	Aufhören der Peristaltik („Grabesstille")
Fieber	Fehlt	Rektalfieber
Erbrechen	Stauungserbrechen	Andauerndes Erbrechen
Stuhl	Fehlt	Fehlt
Puls	Lange gut, langsame Verschlechterung	Verschlechterung ist bereits ein Frühsymptom!
Schock	Fehlt bei Verlegung des Darmlumens; ausgeprägt bei Achsendrehungen, da Gefäßbeteiligung	Entwickelt sich fast immer

Therapie

- Beim *mechanischen* Ileus muß das Hindernis so schnell wie möglich beseitigt werden. Dabei ist zu bedenken, daß der schwerkranke Patient sorgfältig auf die Operation vorzubereiten ist. Elektrolytersatz und genaue Flüssigkeitsbilanzierung sind unabdingbar notwendige Voraussetzung für jeden Eingriff. Außerdem muß eine Entlastung durch eine Magensonde erfolgen.
- Auch der *paralytische* Ileus gehört – wie jeder „akute Bauch" – umgehend in klinische Beobachtung und Behandlung. Die Therapie der Grunderkrankung steht an erster Stelle. Zur Anregung der Peristaltik verwendet man *Parasympathikomimetika* oder *Sympathikolytika*.

13.4 Erkrankungen der Leber

Der den vielseitigen Aufgaben der Leber entsprechende komplizierte Aufbau, bei dem *Leberzellen, Stützgewebe, Gefäße, Gallengänge* und *spezifische Endothelzellen* in optimaler Weise zusammenwirken müssen, um das sinnvolle Ineinandergreifen der Funktionen zu gewährleisten, bedingt eine ebenso vielseitige Anfälligkeit.

Allerdings besitzt die Leber eine relativ große Funktionsreserve, die ein Überleben auch nach Einbuße eines gewissen Teils der Funktionseinheiten noch möglich macht. Dabei kommt es nicht nur auf das Ausmaß der Schädigung an, sondern v.a. auch darauf, ob der das Lebergewebe schädigende

Prozeß endgültig zum Stillstand gekommen ist oder aber unter bestimmten Belastungen immer wieder aktiv wird.

Neben *Lebergiften,* die den Untergang der Funktionszellen der Leber bewirken können, sind es v.a. mehrere Formen der *Virushepatitis,* hervorgerufen durch die Hepatitisviren A, B, Non-A-non-B und δ (Delta), wobei die δ-Viren inkomplette RNS-Viren sind, die zur *Replikation* auf die Hilfe der Hepatitis-B-Viren angewiesen sind.

Entsprechend der verschiedenen Virulenz (Schädlichkeit) der Erreger, sind auch die Merkmale unterschiedlich. Prinzipiell sind fast alle Hepatitiden heilbar, wenn auch Defektheilungen – bei manchen Formen – sehr häufig nicht zu vermeiden sind. Da es keine kausale Therapie gibt, muß man sich z.Z. noch mit einer passiv-aktiven Immunisierung gegen die *Hepatitis B* (und damit auch gegen Hepatitis durch δ-*Viren*) schützen. Eine gezielte Immunprophylaxe gegen das *Virus Non-A-non-B* ist derzeit noch nicht möglich. Die *Hepatitis A* hat in den meisten Fällen einen gutartigen Verlauf, chronische Verläufe kommen nicht vor.

Zu den Leberzellerkrankungen gehören:

- akute Virushepatitis A,
- akute Virushepatitis B,
- Non-A-non-B-Hepatitis,
- chronische Hepatitis,
- Leberzirrhose (Leberschrumpfung),
- Fettleber (Steatosis hepatis),
- akutes Leberversagen,
- bösartige Tumoren der Leber.

Allgemeine Befunde der wichtigsten Lebererkrankungen sind in Tabelle 7 zusammengestellt.

13.4.1 Akute Virushepatitis A

> Die Virushepatitis A tritt sowohl in Epidemien als auch als Einzelerkrankung auf. Sie ist eine nur auf Menschen übertragbare infektiöse Entzündung der Leber.

Die *Ansteckung* erfolgt über verunreinigtes Trinkwasser oder kontaminierte Lebensmittel. Die *Inkubationszeit* beträgt im Mittel etwa 30 Tage. Es gibt Virusträger, die nie merkbar erkranken, aber die Krankheit übertragen können.

Der Erreger ist das Virus A. Die Krankheit heilt fast immer vollständig aus und hinterläßt eine lebenslange Immunität. Bei allen Hepatitiden fällt als äußeres Symptom gestörter Leberfunktion bald eine Gelbfärbung *(Ikterus)* der Haut und der Schleimhäute auf, die zwar nicht obligat ist, aber dennoch ein gewisses Leitsymptom darstellt. Sie entsteht durch den Anstieg

Tabelle 7. Allgemeine Befunde der wichtigsten Lebererkrankungen

Leber	Größe	Oberfläche	Druckschmerz	Rand	Ikterus	Aszites
Virushepatitis	Groß	Glatt	++	Breit	Leicht bis stark	0
Zirrhose (Frühstadium)	Groß	Derb	(+)	Scharf	Leicht bis stark	(+)
Zirrhose (Spätstadium)	Klein	Kleinhöckerig	(+)	Scharf	Fehlt oft	++
Akute Lebernekrose	Klein	Glatt	+	Stumpf	Stark	(+)
Fettleber	Groß	Glatt	0	Stumpf	Fehlt	0
Cholangitis	Normal bis groß	Glatt	++	Stumpf, breit	Fehlt meist	0
Lebermetastasen	Groß	Höckerig, grobknotig	(+)	Unregelmäßig	Je nach Sitz	Je nach Sitz
Stauungsleber	Groß	Glatt	+	Stumpf	Leicht	Selten

des Gallenfarbstoffes *Bilirubin* im Serum, wenn der Bilirubintransport innerhalb der Leber gestört ist oder eine Ausscheidungsstörung in die Gallenkanälchen vorliegt. (Eine Gelbfärbung kann auch entstehen, wenn ein Abflußhindernis in den außerhalb der Leber gelegenen Gallengängen besteht.)

13.4.2 Akute Virushepatitis B

Sie wird hervorgerufen durch das Virus B aus der Gruppe der *Hepadnaviren,* das fast immer aus dem Blut Erkrankter übertragen wird.

Transfusionen, unsterile Instrumente und *Injektionsspritzen,* aber auch Intimkontakte (Speichel, Geschlechtsverkehr) sind häufige Übertragungswege. Dementsprechend tritt sie heute vermehrt in bestimmten **Risikogruppen** auf: bei Drogenabhängigen, Prostituierten und Homosexuellen, seltener auch bei Hämodialysepatienten und medizinischem Personal.

Mehr als die Hälfte aller akuten B-Hepatitiden verlaufen asymptomatisch; die schwereren Verlaufsformen sind aber häufiger als bei der Hepatitis A. Bei etwa 10% der Erkrankten besteht eine **Viruspersistenz,** durch die eine Hepatitis B dann **chronisch** wird. Dabei erhöht sich auch das Risiko, daß aus der persistierenden Hepatitis eine **chronisch aggressive** Form mit möglichem Übergang in eine **Leberzirrhose** (s.S. 162) entsteht.

13.4.3 Non-A-non-B-Hepatitis

Die akute Hepatitis Non-A-non-B tritt sowohl nach Bluttransfusionen und als drogenassoziierte Hepatitis auf als auch in Form einer Epidemie, die enteral übertragen wird.

Man weiß heute, daß die beiden unterschiedlichen Formen von 2 verschiedenen Viren ausgelöst werden: das sog. *Hepatitis-C-Virus* ist Erreger der **Posttransfusionshepatitis** sowie der Mehrzahl der sporadisch auftretenden Hepatitiden der Non-A-non-B-Hepatitis. Es gehört zu den *Flaviviren.* Der Verlauf der Hepatitis ist meist asymptomatisch, hat aber eine hohe Chronizitätsrate von etwa 50%.

Die akute epidemische Form wird durch das sog. *E-Virus* hervorgerufen. Es gehört zu den **Caliciviren** und wird fäkal-oral übertragen. Es löst große Epidemien aus (Indien, Südostasien, Afrika, Rußland).

Die Krankheit zeigt aber keine chronische Verlaufsform und verhält sich in dieser Hinsicht ähnlich wie die Hepatitis A.

Im Verlauf zeigen alle Virushepatitiden ein ähnliches klinisches Bild. Der Beginn der Krankheit ist uncharakteristisch. Appetitlosigkeit, Brechreiz, Abgeschlagenheit, Blähungen und oft ein unbestimmter Schmerz unter dem rechten Rippenbogen bestimmen anfangs das klinische Bild. Selten tritt

Fieber auf, gelegentlich klagen die Patienten über Gelenkschmerzen. Schon bevor es zur Gelbfärbung der Haut kommt, besteht meist eine Lebervergrößerung. Bald verfärbt sich der Urin dunkelbraun, und der Stuhl entfärbt sich, so daß die *Gallenfarbstoffe* im Urin vermehrt auftreten und aus dem Stuhl verschwinden. Der *Ikterus* nimmt schnell zu und erreicht die größte Intensität nach etwa 2 Wochen. Nach weiteren 2–4 Wochen ist er, im Normalfall, wieder verschwunden, wenngleich eine echte Heilung dann noch nicht sicher angenommen werden kann. Die Gelbfärbung der Haut ist ohnehin nicht obligat, etwa die Hälfte aller Erkrankten entwickelt keinen Ikterus.

In der vergrößerten Leber breitet sich eine durch die Viren hervorgerufene Entzündung des Gefäß-Bindegewebs-Apparates, mit sekundärer Zellschädigung aus, die – je nach Virulenz – vollständig ausheilt oder in eine chronische Form übergeht.

Therapie

Eine kausale Therapie der *akuten Hepatitis* ist noch nicht möglich. Die Therapiemaßnahmen sind rein symptomatisch und daher unspezifisch. Der früher übliche Zwang der strengen Bettruhe sowie auch die sog. Leberdiät sind inzwischen abgebaut worden, da sich diese Maßnahmen keineswegs immer als hilfreich und daher notwendig erwiesen haben. Die Verordnung von Bettruhe sollte sich auf schwer verlaufende Fälle beschränken und sich darüber hinaus nach den Wünschen des Patienten richten. Gleiches gilt für die Verordnung von bestimmten Diäten: eine Leberschonkost gibt es nicht. Der Verlauf der Krankheit wird durch diese nicht beeinflußt. Schwerkranke haben ohnehin eine Abneigung gegen fettreiche Speisen und nehmen lieber Kompott und Pudding o.ä. zu sich.

Prophylaxe

Die Immunprophylaxe der *Hepatitis A* ist z.Z. nur durch die passive Immunisierung mit menschlichen Immunglobulinen möglich. Sie ist indiziert vor Reisen in den Mittelmeerraum, in die Tropen und die Entwicklungsländer. Eine aktive Impfung ist derzeit noch in der Erprobung.
Zur Immunprophylaxe der *Hepatitis B* gibt es 3 Möglichkeiten:
- passive Immunisierung mit Hepatitis-B-Immunglobulin,
- aktive Immunisierung mit Hepatitis-B-Impfstoff,
- passiv-aktive Immunisierung (Hepatitis-B-Impfstoff und Hepatitis-B-Immunglobulin.
Der Impfschutz gegen das Hepatitis-B-Virus verhindert auch eine Infektion durch das Hepatitis δ-Virus.
Eine gezielte Prophylaxe gegen die *Non-A-non-B-Hepatitis* ist z.Z. noch nicht möglich.

13.4.4 Chronische Hepatitis

> Eine nicht ausgeheilte Virushepatitis (B, C, Non-A-non-B), chronische Darmerkrankungen, Alkoholabusus und bestimmte Medikamente (z.B. Isoniacid, Halotan u.a.) können zu einer *chronischen Hepatitis* führen.

Man unterscheidet 2 Formen, die sich im Krankheitsbild und der Prognose deutlich voneinander abheben:

- die chronisch-persistierende Form, mit meist nur geringen Transaminasenerhöhungen (Anstieg der Zellenzyme im Serum),
- die chronisch-aggressive Hepatitis, mit deutlich erhöhten Transaminasen. Falls die Erhöhung der Transaminasen länger als 6 Monate anhält, ist die *Leberbiopsie* angezeigt, um die spezifische Behandlung entsprechend abzugrenzen.

Die *chronisch-persistierende Hepatitis* zeigt lymphozytäre Infiltrationen, die auf das Gebiet der Leberpforte beschränkt sind, und nur vereinzelte Zellnekrosen. Das Krankheitsbild ist in der Regel leicht, die Beschwerden sind beschränkt auf Inappetenz, leichte Ermüdbarkeit und unspezifische Oberbauchbeschwerden. Die Gelbfärbung der Haut (Ikterus), die Leberhautzeichen und eine Milzschwellung fehlen in der Regel. Eine spezifische Therapie ist nicht erforderlich.

Die *chronisch-aggressive Hepatitis* neigt zu andauernder Aggressivität mit fortschreitender Verschlechterung des Befundes und des Befindens. Die Zellinfiltrationen sind ausgedehnter und setzen sich in die Leberläppchen fort, Zellnekrosen treten auf, und es kommt zu ersten Zeichen einer *bindegeweblichen Umwandlung.* Unabhängig von der Ätiologie entwickelt sich in vielen Fällen eine *Leberzirrhose.* Bei unbehandelter chronisch-aggressiver Hepatitis beträgt die Lebenserwartung 3–5 Jahre.

Therapie

Eine spezifische Therapie gibt es noch nicht, die sog. Leberschutzpräparate haben ihre Wirksamkeit nicht bewiesen. Man muß sich darauf beschränken, potentiell lebertoxische Medikamente in der Anwendung kritisch zu überwachen. Alkohol sollte unbedingt gemieden werden. Strenge körperliche Schonung sowie die Einhaltung bestimmter Diäten gelten nur für im Schub befindliche Patienten. Die Kost sollte aber leicht verdaulich sein.

Eine besondere Stellung nimmt die – ätiologisch noch unklare – *autoimmunchronisch-aggressive Hepatitis* ein, die vorwiegend Frauen betrifft. Sie spricht deutlich positiv auf eine *immunsuppressive Therapie* an. Die Behandlung mit *Kortikoiden* und *Azathioprin* (Imurek®) leitet eine Besserung ein.

13.4.5 Leberzirrhose (Leberschrumpfung)

Das Wesen der Zirrhose liegt in der Zerstörung des normalen *Leberläpp-chenaufbaus* durch neu gebildete *Bindegewebsstränge,* die in die Leberläpp-chen hineinwuchern und diese zu Pseudoläppchen zerschnüren. Die zirrho-tischen Umbauvorgänge verändern die Gefäßversorgung und führen zu intra-hepatischen **Shunts** und zu Druckerhöhungen im portalen Gefäßsystem.

Etwa 20% aller Zirrhosen sind latent und daher ohne spezifische Sym-ptome. Bei der **manifesten** Zirrhose treten Symptome und Beschwerden auf, die Störungen der Leberfunktion und der Hämodynamik der Leber anzeigen. Der Leberzelluntergang ist jeweils über längere Zeiträume konti-nuierlich und progredient. Die Erhöhung der **Transaminasen** (SGPT, SGOT) und der Bilirubinspiegel im Blut, die Leberdurchblutung und die Frage nach der Chronizität müssen laufend geprüft werden.

Die häufigsten **Ursachen** der Zirrhose sind:

● Alkohol (50–60%),
● Hepatitis B und Non-A-non-B (20%),
● unbekannte Ursache (20%).

Die Beschwerden der Kranken entsprechen anfangs denen, die bei der chronischen Hepatitis auftreten. Ist die Krankheit weiter fortgeschritten, treten typische *Haut-* und *Gefäßveränderungen* auf:

● Die Gesichtsfarbe wird grau, und im Gesicht, häufig auch auf der Brust, finden sich zahlreiche, erweiterte kleine Gefäße, die der Haut das Aus-sehen von Geldscheinpapier geben (Dollarpapier).
● Daumenballen und Fingerkuppen zeigen eine leichte rotfleckige Verfär-bung.
● Die Zunge ist lackartig glänzend und ohne Belag.
● Später kommt es häufig zu hormonalen Störungen.

Die Leber ist *derb* und *vergrößert* unter dem Rippenbogen zu tasten, wäh-rend die eigentliche Schrumpfung dann den Endzustand darstellt. Obwohl die Zirrhose in vielen Fällen aufgehalten werden kann, kommt es früher oder später meist zu schweren Komplikationen **(dekompensierte Zirrhose):** zu Pfortaderhochdruck, zur Verminderung der Blutgerinnungsfaktoren und zum Leberkoma.

Pfortaderhochdruck

Der bindegewebige Umbau der Leber führt zu einer Einengung der Pfort-aderstrombahn, was zu einer Druckerhöhung in diesem Gebiet führen muß. Die Folge ist der Entlastungsversuch des Organismus durch Bildung von Umgehungskreislaufbahnen **(Kollateralkreislauf).**

Hier bieten sich v.a. die Venen der vorderen Bauchwand und die Venen der Speiseröhre an. Die Bauchwandvenen erweitern sich und treten, oft von

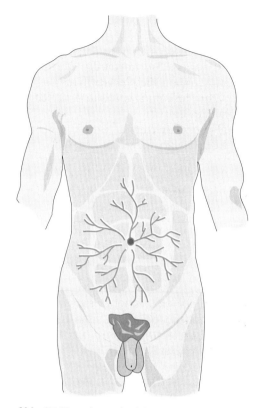

Abb. 27. Umgehungskreislauf bei Einengung der Pfortaderstrombahn (Caput medusae)

der Nabelgegend ausgehend, deutlich sichtbar, sternförmig hervor (*Caput medusae,* s. Abb. 27). Ihnen kommt eine untergeordnete Bedeutung zu. Weit gefährlicher sind die krampfartig veränderten Venen der Speiseröhre *(Ösophagusvarizen):* Etwa ein Drittel aller an Leberzirrhose Erkrankten stirbt an einer Ösophagusvarizenblutung.

Fällt der Plasmaalbuminspiegel und dadurch der onkotische Druck als Folge eines hepatischen Synthesedefektes, werden Mechanismen der Wasser- und Natriumretention aktiviert. Dies hat eine Flüssigkeitsansammlung in der freien **Bauchhöhle** zur Folge. Bei *Pfortaderhochdruck* sammelt sich dann häufig eine erhebliche Flüssigkeitsmenge dort *(Aszites),* die den Bauch sichtbar auftreibt.

Verminderung der Blutgerinnungsfaktoren

Die Blutgerinnungsfaktoren nehmen ab; dadurch entsteht erhöhte Blutungsgefahr.

Leberkoma (Coma hepaticum, hepathische Enzephalopathie)

Etwa 60% aller Patienten mit einer Leberzirrhose leiden an einer *latenten* hepatischen *Enzephalopathie*. Da sie nur geringe Störungen der Koordination und der Feinmotorik deutlich macht, ist sie oft nicht erkennbar.

Die *manifeste* Form der Enzephalopathie teilt man heute in 4 verschiedene, zunehmend schwere Erscheinungsbilder ein:

- *Stadium I:* Schlafstörungen, Unruhe, Desorientiertheit.
- *Stadium II:* Müdigkeit, Desorientiertheit, Gedächtnisstörungen.
- *Stadium III:* Somnolenz, Stupor.
- *Stadium IV:* Koma.

Obwohl die einzelnen Stadien schnell ineinander übergehen können, sind sie, bei einer entsprechenden Therapie, in den meisten Fällen wieder reversibel.

Therapie

Ösophagusvarizenblutungen:

Ösophagusvarizenblutungen können bei plötzlichen Drucksteigerungen zu einer akut lebensbedrohlichen Situation führen. Die Mortalität beträgt bei der ersten *Varizenblutung* immer noch fast 50%. Meist sind die Patienten, noch bevor sie die Klinik erreicht haben, bereits verblutet.

Therapeutisch stehen zur Blutstillung 3 Verfahren zur Verfügung, die – je nach vorhandener Möglichkeit – anzuwenden sind:

- *Lokal-mechanisch* (Unterspritzung der Blutungsquelle mit einer Sklerosierungssubstanz);
- Einbringen einer *Ballonsonde* zur Tamponade bzw. Kompression;
- *medikamentöse Behandlung* mit *Vasopressin* oder Vasopressinanaloga.

Das effektivste Verfahren zur Blutungsprophylaxe ist auch heute noch die *portokavale Shuntoperation,* die eine portale Hypertonie beseitigt. Die Letalität der Operation beträgt etwa 10%. Allerdings hat die Erfahrung gezeigt, daß die Lebenserwartung durch diesen Eingriff nicht wesentlich verbessert werden kann.

Hepatische Enzephalopathie:

- Beseitigung der auslösenden Ursachen (*intestinal* gesteigerte Ammoniakbildung, Steigerung der *renalen* Ammoniakbildung, Verschlechterung der Entgiftung);
- *Proteinrestriktion* bei ausreichender Kalorienzufuhr, dann langsame Steigerung bis 1 g/Tag/kg Körpergewicht;
- *Darmreinigung* mit Laktulose;
- *Laktulose* oral;
- nichtresorbierbare *Antibiotika.*

Aszites:

- Eine *Diuretikatherapie* soll die vermehrte *Natriumretention* unterbrechen und damit die Wasserausscheidung erhöhen. Als Mittel der Wahl wird *Spironolacton* empfohlen, das zu einer vermehrten Ausscheidung von *Natriumionen* führt. Auf diese Therapie sprechen fast 90% aller Patienten mit kompensierter Zirrhose an.
- Bei schlechtem Ansprechen auf die Diuretikatherapie wird eine *Punktion des hepatischen Aszites* in Erwägung gezogen werden müssen. Allerdings kommt es bei etwa 25% der punktierten Patienten zu einer schnellen Nachbildung des Aszites.

13.4.6 Fettleber (Steatosis hepatis)

Bei einem Fettgehalt von mehr als 50% des Leberparenchyms spricht man von einer Fettleber. Die klinischen Symptome sind meist gering. Als wichtigste Ursache gilt der chronische *Alkoholmißbrauch.* Aber auch Überernährung und Stoffwechselstörungen (z.B. *Diabetes mellitus*) u.a. können eine Leberverfettung auslösen.

Die Kranken klagen gelegentlich über einen unbestimmten Druck im Oberbauch, die Leber ist oft leicht vergrößert und druckempfindlich. Im allgemeinen ist die Voraussage günstig: gelingt es, die Schädlichkeit, z.b. den Alkohol, auszuschalten, erholt sich die Leber in relativ kurzer Zeit, und es bleibt kein Dauerschaden.

13.4.7 Akutes Leberversagen

Besonders schwer verlaufende *Hepatitiden,* aber auch Lebergifte (Knollenblätterpilz, Phosphor, Tetrachlorkohlenstoff) und bestimmte Medikamente (Halothan, Paracetamol, Isoniacid u.a.) können zu einem akuten Leberversagen führen.

Hauptsymptom ist die *Enzephalopathie* (s.S. 164), die je nach ihrem Grad eine unterschiedliche Auswirkung hat. Die Grade III und IV haben dabei eine schlechte Prognose. Etwa 80% der Patienten mit einem Koma (Grad IV) entwickeln ein Hirnödem, das den Hirnstamm einklemmen und damit eine der häufigsten Ursachen des letalen Ausgangs werden kann.

Die klinisch-chemischen Untersuchungen zeigen als Zeichen des Leberzellunterganges stark erhöhte *Transaminasen* im Serum. Ein hohes *Bilirubin* weist auf eine schlechte Prognose hin, der Abfall der *Prothrombinwerte* unter 10% auf einen letalen Verlauf.

Therapie

- *Paracetamolintoxikation:* Hierbei manifestiert sich die Leberschädigung etwa 48 h nach der Einnahme. Eine erfolgversprechende Therapie ist allerdings nur möglich innerhalb von 16–18 h nach der Einnahme, was in der Regel auch die Zeitspanne ist, während der die meisten Patienten bereits die Klinik aufgesucht haben. Mittel der Wahl ist die Gabe von N-Azetylcystein (Fluimucil®).

- *Knollenblätterpilzvergiftung:* Sie beginnt mit Erbrechen, Bauchkrämpfen und Durchfällen und wechselt erst nach einer 1- bis 2tägigen Erholungsphase in die eigentliche hepatorenale Phase über, die mit dem Transaminasenanstieg, Ikterus, Nierenversagen und Hirnödem in das *Coma hepaticum* mündet.
  Als *Basistherapie* gelten wiederholte Magenspülungen, Aktivkohle, 2 hohe Einläufe pro Tag, forcierte Diurese. Als *spezifische Therapie* empfiehlt sich der Versuch mit *Silymarin* und *Penicillin G.* Die Letalität bei Knollenblätterpilzvergiftung beträgt 20–50%.

Für die vielen anderen Ursachen des akuten Leberversagens ist eine spezifische Therapie noch nicht bekannt.
Weltweit stellt die *Lebertransplantation* die einzig wirksame Therapie des akuten Leberversagens dar. Sie sollte möglichst durchgeführt werden, bevor sich irreversible Komplikationen eingestellt haben.

13.4.8 Bösartige Tumoren der Leber

Primäres Leberzellkarzinom

Dieser Karzinomtyp ist weltweit eines der am meisten verbreiteten bösartigen Tumoren – außer in Europa, wo es im Durchschnitt nur 2% der Gesamterkrankungsziffer an Malignomen ausmacht. 60–90% der Patienten mit Leberzellkarzinom haben vorher eine Hepatitis-B-Infektion durchgemacht. Weitere Risikofaktoren sind Alkohol, bestimmte Pilztoxine, Kontrazeptiva und Anabolika.

Therapie

Die Früherkennung ist hier von Bedeutung, da Leberteilresektionen und Lebertransplantation nur sinnvoll sind, wenn der meist sehr aggressiv wachsende Tumor noch umschrieben ist und keine Metastasen abgesetzt hat. Unbehandelt beträgt die mittlere Überlebenszeit 6 Monate.

Metastasenleber

Die Metastasenleber ist die häufigste bösartige Erkrankung der Leber. Meist besteht eine Leberschwellung; infolge der starken Kapselspannung klagen die Patienten über rechtsseitige Oberbauchschmerzen.

Das *Kupfferzellsarkom* ist ein seltener Tumor, der nach langjähriger Exposition mit Vinylchlorid, Arsen, Anabolika oder Radium entstehen kann.

> **Therapie**
>
> Bei rechtzeitiger Diagnosestellung ist die chirurgische Exzision in vielen Fällen möglich. Bis zu 80% der Leber können entfernt werden.

13.5 Erkrankungen der Gallenblase und der Gallenwege

Die in der Leber gebildete Galle wird durch die Gallenwege abgeleitet, die in den Leberläppchen beginnen, sich dann noch innerhalb der Leber zu den Lebergängen (rechter und linker *Ductus hepaticus*) vereinigen, um schließlich gemeinsam mit dem Ausführungsgang der Gallenblase *(Ductus cysticus)* in den Gallengang *(Ductus choledochus)* zu münden, durch den sich die Galle in den Zwölffingerdarm ergießt.

Alle Teile dieses ableitenden Systems innerhalb und außerhalb der Leber können entzündlich erkranken und auch von einem Karzinom befallen werden. Dasselbe gilt für die Gallenblase selbst.

Gallensteine *(Konkremente)* kommen nicht nur in der Gallenblase vor, sondern auch in den Gallengängen.

13.5.1 Gallensteinleiden (Cholelithiasis)

Steinbildungen in den Gallenwegen sind ungemein häufig. Frauen werden ungefähr doppelt so oft befallen wie Männer, wobei für beide die Häufigkeit mit dem Alter zunimmt. Bei etwa 50% aller Frauen über 50 Jahre sind Steine nachzuweisen. Pyknische Konstitutionstypen scheinen disponiert zu sein. Dies erklärt vielleicht, daß das Leiden in manchen Familien gehäuft vorkommt.

Nahezu alle Gallensteine enthalten *Cholesterin* oder bestehen aus reinem Cholesterin. Die gemischten Konkremente enthalten noch *Gallenpigmente* und/oder *Kalziumsalze*.

Die Ursache der Steinbildung liegt in Funktionsstörungen der Leber, die nicht genügend *Gallensäuren* und *Phospholipide* (Lezithin u.a.) zur Verfügung stellen kann. Diese fungieren als Lösungsmittel für das Cholesterin, das bei zu niedriger Konzentration alsbald ausfällt.

Die *Beschwerden* der Gallensteinträger sind meist gering, solange der Stein sich nicht in einem der Gänge festsetzt und damit zum Abflußhindernis wird. Klagt der Patient nur gelegentlich über ein unbestimmtes Druckgefühl im rechten Oberbauch, Aufstoßen und eine gewisse Fettunverträglichkeit, kommt es bei plötzlicher *Steineinklemmung* zu fast unerträglichen Schmerzen und starkem Brechreiz: *Gallenkolik.*

Der Schmerz entsteht durch die Drucksteigerung in der Gallenblase, die sich heftig zusammenzieht, um das Hindernis zu beseitigen.

Manchmal tritt eine flüchtige Gelbsucht auf (Blockierung des Ductus choledochus). Leichtes Fieber findet sich fast immer während des akuten Anfalls.

Spontanabgang oder Selbstauflösung von Steinen ist extrem selten. Nach der Kolik kann das Konkrement in die Gallenblase zurückfallen. Bleibt es jedoch im *Ausführungsgang* stecken, sammelt sich abnorm viel Flüssigkeit in der Gallenblase (Hydrops), die nun als pralles Organ tastbar wird. Besteht gleichzeitig eine bakterielle Infektion, entsteht eine massive, gefährliche *Eiterung,* die ebenfalls zu einer u.U. erheblichen Auftreibung führen kann *(Empyem).*

Je nach Lokalisation des Steines kann es zu weiteren *Komplikationen* kommen: Verstopfung des *Gallenganges* führt zur Gallenstauung in der Leber, über die es zu einer aufsteigenden Entzündung der Gallenwege kommen kann (Cholangitis), die – bei längerem Bestehen – wiederum zu Leberschädigung und schließlich zu einer Zirrhose führen kann. Dasselbe kann bei Verschluß der kleineren Gallengänge eintreten.

Auch die gelegentliche Mitbeteiligung der Bauchspeicheldrüse *(Pankreas)* ist eine ernstzunehmende Komplikation, v.a. wenn der Verschluß an der Einmündungsstelle des Gallenganges in den Darm und damit in unmittelbarer Nähe des Bauchspeicheldrüsenganges liegt. Das Übergreifen der Entzündung auf dieses Organ kann zu dem akut lebensbedrohlichen Zustand der *Pankreasnekrose* führen. Schließlich kann das Gallensteinleiden zu einer *chronischen Entzündung* mit Wandverdickung und/oder Schrumpfung führen und damit den Boden für ein *Gallenblasenkarzinom* mitbereiten. In 3 von 4 Fällen werden bei diesem gefährlichen Krebs Gallensteine gefunden.

Therapie

Grundsätzlich besteht die Operationsanzeige, wenn Gallensteinträger Beschwerden haben, die eindeutig auf die Konkrementbildung zurückzuführen ist.

In Fällen, bei denen die Operation ein erhebliches Risiko bedeutet, besteht heute die Möglichkeit, die Steine aufzulösen. *Cheno-* und *Urso*gallensäuren, die man jetzt therapeutisch einsetzt, normalisieren nicht nur die Funktion der Leberzelle, sondern lösen in 30–60% der Fälle auch die Konkremente auf.

Besteht eine komplikationsfreie *Cholelithiasis* (mit normaler Gerinnungszeit), hat sich mit der extrakorporalen *Stoßwellenlithotripsie* (ESWL) seit einigen Jahren eine neue Therapie entwickelt, die allerdings nur für Patienten mit symptomfreier Cholelithiasis und normaler Gerinnungszeit in Frage kommt. Sie beruht auf einer so feinen Fragmentierung der Konkremente, daß diese über die Gallenwege abgehen können.

Gallenkoliken entstehen fast immer durch Steine, die den *Gallenblasengang* oder den in den Darm einmündenden *Ductus choledochus* versperren. Die meist heftigen Schmerzen treten in unregelmäßigen Abständen auf und dauern meist einige Minuten, in selteneren Fällen können sie aber auch mehrere Stunden anhalten. Die Therapie besteht in der Schmerzbekämpfung der anfallsweise auftretenden Krämpfe der Gallenwege.

Zur *symptomatischen Therapie* der Gallenkoliken bewähren sich
- bei leichten Koliken: Buscopan®, Glyceroltrinitrat oder Indometacin (Amuno®);
- bei schweren Koliken: Fortral®, Temgesic®, Dolantin®.

13.5.2 Gallenblasenentzündung (Cholezystitis)

Akute Cholezystitis

Sie entsteht meist im Zusammenhang mit Gallenblasensteinen. Die Krankheit beginnt mit Schmerzen im rechten Oberbauch, die sich meist langsam steigern, gelegentlich aber auch kolikartig auftreten. Recht typisch ist eine *Schmerzausstrahlung* in die *rechte Schulter.* Je nach Art und Ausdehnung der Entzündung treten Temperaturerhöhungen auf, die in schweren Fällen (Gallenblasenempyem) septisch hoch sein können, meist aber in Grenzen bleiben. Bei leichten Verläufen fehlen sie oder bleiben geringfügig. *Übelkeit* und *Erbrechen* sind häufig und tragen wesentlich zum schlechten Allgemeinzustand der Kranken bei. Oft kommt es zu einer *Reizung des Bauchfells,* die zu einer Abwehrspannung der Bauchdecken führt. Bei Beteiligung der Bauchspeicheldrüse tritt zusätzlich ein Schmerz im linken Oberbauch auf. Ist der Ductus choledochus ebenfalls entzündet, treten häufig flüchtige Verschlußzeichen auf, die sich in einer leichten Gelbsucht äußern können.

Bei *gangränösen Entzündungen* kann es zu Durchbrüchen in die freie Bauchhöhle kommen, was zu schweren Bauchfellentzündungen führen kann.

Therapie

Akute Gallenblasenentzündungen sollten der stationären Behandlung zugeführt werden, damit evtl. auftretende Komplikationen nicht übersehen werden. Da es sich um eine meist sehr massive Keimbesiedlung handelt, wird man auf energische Antibiotikagaben nicht verzichten können. Nach Abklingen der Entzündung sollte der Patient der chirurgischen Behandlung zugeführt werden.

Chronische Cholezystitis

Auch die chronische Entzündung der Gallenblase entwickelt sich in der Regel auf dem Boden einer Abflußbehinderung durch einen Stein. Die immer wieder auftretenden entzündlichen Schübe bringen es mit sich, daß die Gallenblase im Laufe der Zeit *schrumpft* und daher funktionslos wird. Damit hören die anfangs häufig auftretenden Koliken auf, und die Beschwerden werden weitgehend uncharakteristisch. Die Kranken klagen über Unverträglichkeit von Fett, Verdauungsbeschwerden und ein anhaltendes Druckgefühl in der Gallenblasengegend. Manchmal kommt es zu abendlichem Temperaturanstieg.

Die nicht sehr häufige Ausbreitung auf die abführenden Gallenwege bedeutet eine u.U. folgenschwere Komplikation: bei ungünstigem Verlauf kann sich eine sekundäre *Leberzirrhose* entwickeln. Ebenso kann es jederzeit zu Entzündungen der Bauchspeicheldrüse kommen.

> **Therapie**
>
> Auch bei der *chronischen* Cholezystitis sollte die *Cholezystektomie* erwogen werden, um den möglichen Spätfolgen (Gallenblasenkarzinom, Zirrhose) vorzubeugen.

13.5.3 Entzündung der Gallenwege (Cholangitis)

Es handelt sich um bakteriell bedingte Entzündungen, die sowohl die innerhalb der Leber befindlichen als auch die äußeren Gallenwege betreffen können. Voraussetzung sind das Vorhandensein bestimmter *Erreger* (Koligruppe, Enterokokken, Proteus vulgaris u.a.) *und* eine *Abflußbehinderung der Galle* (Steine, Tumoren usw.).

Akute Cholangitis

Die akute Erkrankung ist charakterisiert durch Oberbauchschmerz, Ikterus und Fieber, Leukozytose und Erhöhung von Bilirubin. Meist sind auch die alkalische Phosphatase und die γ-*GT* erhöht.

Die Leber ist druckempfindlich und manchmal vergrößert. Die gefährlichste und leider nicht seltene Komplikation ist der Einbruch der Bakterien in die Blutbahn, mit *Endotoxinschock,* der zu kritischem Blutdruckabfall und akuter *Niereninsuffizienz* führen kann. Auch Leberabszesse kommen bei Vereiterung der Gallenwege vor.

Gelingt es nicht, das Abflußhindernis zu beseitigen, treten immer wieder entzündliche Schübe auf *(chronisch-rezidivierende Cholangitis).*

Chronische Cholangitis

Die heftige Symptomatik läßt nach, insbesondere fehlen häufig dann stärkere Schmerzen. Manchmal tritt ein Ikterus mit Fieber auf, die Leber bleibt groß und verhärtet sich.

Die weitere Voraussage hängt davon ab, ob die *Gallenstauung* zu beseitigen ist. Falls dieses nicht möglich ist, bildet sich in vielen Fällen schließlich eine sekundäre Leberzirrhose aus.

Therapie

Die Behandlung der akuten Cholangitis hat, neben der Schmerzbekämpfung, die Infektion und die Schocksymptomatik zu berücksichtigen. Außerdem muß bedacht werden, daß häufig eine *Niereninsuffizienz* vorliegt.

Bei Schockzuständen müssen Flüssigkeit und Elektrolyte ersetzt werden und eine etwa vorliegende Hypovolämie durch Albumin ausgeglichen werden.

Unabhängig von Alter oder der Schwere der klinischen Symptomatik sollte eine *nasobiliäre Sonde* eingelegt werden. Unter dem Schutz von *Antibiotika,* die das Spektrum der am häufigsten vorkommenden Keime sicher abdecken (Mezlocillin, Tobramycin, Metronidazol u.a.) muß das Hindernis (Steine, Strikturen) beseitigt werden. (Letzteres gilt auch für die chronische Cholangitis.)

13.5.4 Tumoren der Gallenblase und der Gallenwege

Die bösartige epitheliale Geschwulst der Gallenblase entsteht häufig am Gallenblasenhals. Sie tritt vorwiegend nach dem 50. Lebensjahr auf, bei Frauen etwa 3mal so häufig. Da die Beschwerden längere Zeit denen der Steingallenblase oder der chronischen Cholezystitis ähneln, wird die Diagnose häufig zu spät gestellt, d.h. erst dann, wenn der schnell wachsende Tumor bereits in die Umgebung hineingewachsen ist und Lymphdrüsenmetastasen gesetzt hat. Häufig führt ein plötzlich auftretender Ikterus, der fast immer ein Spätsymptom ist und eine schnelle Verschlechterung des Allgemeinbefindens einleitet, erstmalig zum Arzt. So kommt ein operativer Eingriff als lebensrettende Maßnahme oft nicht mehr in Betracht.

Ähnlich ist die Situation bei den malignen Gallenwegstumoren *(Cholangiomen),* die etwa 30% der bösartigen Tumoren der Gallenwege ausmachen. Charakteristisch für die Cholangiome sind Schmerzlosigkeit, langsam zunehmender Ikterus und schneller Gewichtsverlust. Die als leichter Druckschmerz im rechten Oberbauch imponierenden Beschwerden werden selten mit dem Leiden in Verbindung gebracht, was eine rechtzeitige Eingriffsmöglichkeit häufig verhindert.

Therapie

Bei der Diagnosestellung haben die meisten Gallenblasen- und Cholangiokarzinome die Umgebung schon infiltiert und sind nicht mehr operabel.
Gutartige Tumoren der Gallenblase und der Gallenwege sind selten (Adenome, Papillome, Fibrome, Lipome). Da man sie gegen das Karzinom nur *histologisch* abgrenzen kann, ist die Cholezystektomie in jedem Fall indiziert.

13.5.5 Dyskinesie der Gallenwege

Man versteht darunter gallenkolikartige Beschwerden, für die organische Ursachen nicht auszumachen sind. Diese vage Diagnose darf nur dann gestellt werden, wenn alle möglichen organischen Ursachen ausgeschlossen werden konnten. Es handelt sich meist um vegetativ stigmatisierte Patienten, bei denen eine vermehrte Füllung der Gallenblase oder eine verzögerte Entleerung auf eine Funktionsstörung der vegetativen Regelmechanismen zurückzuführen ist.

13.6 Erkrankungen der Bauchspeicheldrüse (Pankreas)

Entsprechend seiner Doppelfunktion als *endokrine* Drüse (= innere Sekretion) für die Regulation des Kohlenhydratstoffwechsels und *exokrine* Drüse (= äußere Sekretion) für die Produktion von Verdauungssäften können sich Erkrankungen des Pankreas durch Beeinträchtigung einer dieser Funktionen oder der Funktionen beider Drüsenanteile bemerkbar machen.

13.6.1 Akute Pankreatitis

Die Krankheit entsteht meist auf dem Boden von *Gallenwegserkrankungen.* Aber auch reichlicher *Alkoholgenuß,* in Verbindung mit sehr *fetten Mahlzeiten* kann Krankheitsursache sein. Weniger oft tritt sie als Begleitkrankheit von *Infektionskrankheiten* (Typhus, Hepatitis, Scharlach u.a.) und *Stoffwechselstörungen* auf (Hyperparathyreoidismus u.a.).

Die Gefährlichkeit der Erkrankung ergibt sich aus der *Aktivierung* von *Verdauungsenzymen* innerhalb des Pankreas, die normalerweise erst im Dünndarm aktiv werden können. Diese *Enzymgleisung* führt zur teilweise ausgedehnten *Selbstverdauung* des Organs und damit – je nach Ausmaß – zu Krankheitsbildern, die von leichten, vorübergehenden Beschwerden bis zur tödlich verlaufenden, nekrotisierenden Form reichen. Die häufigeren leichten Formen werden oft nicht bemerkt. Die Kranken klagen über Verdauungsbeschwerden und gelegentlichen Schmerz in der Tiefe des Oberbauches. Da es sich hierbei oft um Begleiterkrankungen handelt, überdeckt die Symptomatik der primären Krankheit häufig die auftretenden Beschwerden.

Die *akute nekrotisierende Pankreatitis* entsteht manchmal nach einer besonders fett- und fleischreichen Mahlzeit mit außerordentlicher und blitzartig einsetzender Heftigkeit. Schwerste, in den Rücken ausstrahlende Oberbauchschmerzen, Brechreiz und Erbrechen, Bauchdeckenspannung (beginnender paralytischer Ileus) und schließlich alle Zeichen eines schweren *Schocksyndroms* weisen auf die Gefährlichkeit des Zustandes. Fast immer findet man erhöhte Blutzuckerwerte und Urinzucker als Zeichen der Mitbeteiligung des Inselapparates. Nicht selten steht am Ende ein totales Nierenversagen.

Die schwersten Fälle enden schon nach Stunden tödlich. Komplikationen, wie Bauchfellentzündung oder Blutungen aus zerstörten Pankreasgefäßen, können den Tod nach Tagen oder Wochen herbeiführen.

Therapie

Die akute Pankreatitis gehört in ein Krankenhaus mit fachgerechter Intensivüberwachungsmöglichkeit. Schock, akutes Nierenversagen, gastrointestinale Blutungen und Komplikationen des Herzens können jederzeit auftreten und das Krankheitsbild gravierend verschlechtern.
Außerdem kann es plötzlich zu einer Aktivierung der Verdauungsenzyme kommen, die zu einer Selbstverdauung des Organs führen würde.
Da ein direktes Eingreifen in das pathogenetische Geschehen nicht möglich ist, muß die *symptomatische* und *prophylaktische* Beeinflussung der Folgeerscheinungen das Ziel der Behandlung sein.

Wird die Krankheit überstanden, entsteht häufig das Bild der chronischen Pankreatitis, mit den entsprechenden Ausfallserscheinungen. Meist entwickelt sich ein Diabetes mellitus.

13.6.2 Chronische Pankreatitis

Die chronische Pankreatitis ist oft an eine Abflußbehinderung gekoppelt, entsteht aber am häufigsten durch Alkoholmißbrauch. Sie ist charakterisiert durch die Tendenz zur *bindegewebigen Umwandlung* des Organs.

Je weiter diese fortschreitet, um so stärker wird die Beeinträchtigung der *inkretorischen* und der exkretorischen Leistung.

So kommt es bei etwa 20% der Patienten zu einem *Diabetes mellitus* und bei stärkerer Verödung des spezifischen Pankreasgewebes in den meisten Fällen zu einer *Maldigestion* (s.S. 148), die je nach Ausmaß zu einer schweren Verdauungsinsuffizienz führen kann oder zu leichteren Verdauungsstörungen.

Immer wieder auftretende, oft heftige Schmerzen, Übelkeit und Erbrechen sowie die Unverträglichkeit von Milch, Süßspeisen und Fett sind die Leitsymptome dieser sich oft über Jahre hinziehenden Erkrankung. Dazu kommen heftige Durchfälle, wechselnd mit Verstopfung und ein dauerndes Völlegefühl. Nicht selten entsteht schließlich ein starker Kräfteverfall *(Kachexie).*

Therapie

Da eine kurative Therapie der chronischen Pankreatitis nicht bekannt ist, müssen konservative Maßnahmen eingesetzt werden. Die wichtigsten Ziele sind:

- Behandlung und Verhinderung der Schübe der Pankreatitis *(Alkoholverbot!);*
- Schmerzbekämpfung durch stark wirkende *synthetische Morphinderivate* ohne spastische Wirkung auf den gemeinsamen Endabschnitt des Pankreasganges und des Ductus choledochus;
- Enzymsubstitution und Behandlung des Diabetes mit *Insulin.*

Operationsindikation besteht bei:

- Cholelithiasis,
- therapieresistenten Schmerzen,
- Komplikationen (Pleuraerguß, Aszites, Kolonstenosen, Verdacht auf Malignität.)

13.6.3 Pankreaskarzinom

Etwa 75% aller bösartigen Bauchspeicheldrüsentumoren sind *Pankreaskopftumoren,* die restlichen 25% wachsen im *Korpus-* und *Kaudabereich.* Symptomatik und klinischer Untersuchungsbefund sind von der Lokalisation des Tumors abhängig. Neuere Untersuchungen weisen auf einen Zusammenhang mit Zigarettenrauchen hin.

Die frühe Symptomatik ist weitgehend uncharakteristisch, um dann in relativ kurzer Zeit zu einem schnellen Kräfteverfall zu führen. Wechselnde, oft nicht sehr ausgeprägte Oberbauchbeschwerden, Übelkeit und gelegentliches Erbrechen werden häufig nicht ernst genommen. Der Kranke sucht den Arzt meist erst auf, wenn eine deutliche Gewichtsabnahme festgestellt wird. Meist bestehen in diesem Stadium bereits Metastasen in der Leber oder den Lungen, nicht selten auch im Skelett. Die weitere Symptomatik hängt vom Sitz des Tumors ab. In fortgeschrittenem Stadium verstärken sich die Verdauungsbeschwerden bis zu einer schweren Verdauungsinsuffizienz. Beim Pankreaskopfkarzinom tritt häufig ein *Ikterus* auf, der langsam intensiver wird und nicht mehr verschwindet. Bei etwa 25% der Fälle kommt es zu einem *Diabetes*. Wird die Pfortaderstrombahn eingeengt, entsteht Wasser im Bauchraum *(Aszites)*.

Therapie

Die Mehrzahl der Erkrankten ist bei Diagnosestellung bereits nicht mehr operabel. Die medikamentöse Behandlung, mit einer Kombination von 3 mitosehemmenden Substanzen (Fluorouracil, Doxorubicin, Mitomycin), die in einer bestimmten Folge zu geben sind, zeigt eine vorübergehende komplette oder partielle Remission. Die mittlere Überlebenszeit liegt bei etwa 13 Monaten.
Die oft unerträglichen Schmerzen zu lindern, ist eine wesentliche Aufgabe. Opiate sind in den meisten Fällen unentbehrlich.

13.7 Verdauungsstörungen im Alter

Die mit zunehmendem Alter einsetzende Bewegungsarmut bringt es mit sich, daß auch die mit der Verdauung eng verbundene Darmbewegung (Peristaltik) nachläßt. Dazu kommen die natürlichen Alterungsvorgänge an den beteiligten Organen, v.a. die ungenügende Bildung von Verdauungsenzymen durch Atrophie der Schleimhäute. Häufig beginnt der Fehlerkreis schon im Mund, dann nämlich, wenn das Gebiß so schadhaft ist, daß die Speisen ungekaut heruntergeschluckt werden und so der Mundverdauung *(Ptyalin)* nicht ausgesetzt sind. Alle diese Faktoren bewirken anhaltende Verdauungsschwierigkeiten, die sich manchmal als Verstopfung, manchmal als Durchfall äußern. Da der alte Organismus einen relativ höheren Bedarf an Eiweiß und Wirkstoffen hat, kann es so leicht zu einem erheblichen Defizit kommen, das im Krankheitsall den Kräfteverfall fördert (über Blutbildungsstörungen s.S. 131.)

Therapie

Die Kost sollte mäßig schlackenreich sein. Spaziergänge und zumutbare körperliche Bewegung, evtl. auch in Form einer sinnvollen Betätigung, helfen am ehesten, die Peristaltik in ausreichendem Maße aufrechtzuerhalten.
Verdauungsenzyme in Tabletten- oder Saftform, zu jeder Hauptmahlzeit gegeben, sind oft nützlich. Jeder/jedes länger anhaltende Durchfall, Erbrechen und Blutabgang sind beim alten Menschen verdächtig auf einen bösartigen Prozeß der Verdauungswege.

14 Stoffwechselerkrankungen

14.1 Diabetes mellitus

Die Zuckerkrankheit ist eine chronische Regulationskrankheit, bei der es unter Beteiligung verschiedener inkretorischer Drüsen zu einer Störung des gesamten Stoffwechsels kommt.

Etwa 4% der Bevölkerung leiden an dieser Krankheit. Im Mittelpunkt dieser Störung steht die **Bauchspeicheldrüse,** deren *Inselorgan* das wichtigste Hormon für die Regulierung des Kohlenhydratstoffwechsels, das **Insulin,** herstellt.

Wir unterscheiden heute zwischen dem **Typ-I-** und dem **Typ-II-Diabetes,** die sich in verschiedenen Punkten unterscheiden (Tabelle 8).

Tabelle 8. Gegenüberstellung von Typ-I- und Typ-II-Diabetes

	Typ I	Typ II
Beginn der Erkrankung (Alter)	10–30 Jahre (juveniler Diabetes)	45–66 Jahre (Altersdiabetes)
Anteil an der Gesamtheit Diabetiker	10%	90%
Auftreten der Symptome	Akut	Langsam
Ketoazidose	Häufig	Selten
Insulinabhängigkeit	Ja	Nein
Familiäre Belastung	Selten	Fast immer
Assoziation mit HLA-Komplex	Ja	Nein

Den beiden unterschiedlichen Formen liegt eine verschiedene *Genetik* zugrunde. Die Nachkommen eines an **Typ I** erkrankten Elternteiles haben ein Risiko von etwa 2,5%, ebenfalls an einem **Typ-I-Diabetes** zu erkranken. Demgegenüber ist die genetische Belastung bei **Typ-II-Diabetikern** sehr viel höher. Hier liegt das Risiko bei etwa 30%, falls ein Elternteil erkrankt ist.

Bei etwa 70% der jugendlichen Diabetesfälle findet man eine lymphozytäre Infiltration (= Eindringen durch die Lymphozyten) in den *Langer-*

hans-Inseln, die auf eine Entzündung und Zerstörung der insulinproduzierenden Inselzellen hinweist. Es handelt sich also um einen entzündlichen Vorgang, der dann, wenn etwa 90% der Inseln zerstört sind, einen manifesten Diabetes hervorbringt. Wichtig sind hier die genetisch determinierten Gewebsantigene (HLA-Antigene), die wahrscheinlich Autoaggressionsmechanismen im Sinne einer *Insulitis* auslösen.

Die Folge der Zerstörung der Inselzellen ist die *konsequente Insulinbedürftigkeit.* Bei frisch aufgetretenen Diabetesfällen können *immunsuppressive Mittel* eine günstige Wirkung zeigen.

Beim *Typ-II-Diabetes* besteht eine *gehäufte Erblichkeit,* die somit den entscheidenden ätiologischen Faktor für diesen Typ darstellt.

Eine große Anzahl der Typ-II-Diabetiker ist übergewichtig, was möglicherweise eine Rolle bei der Manifestation der Krankheit spielt. Der Hormonrezeptorsatz ist nicht permanent vermindert, vielmehr ist die Zahl der Rezeptoren inkonstant und wird durch das Insulin reguliert.

Die Übergewichtigkeit spielt weiterhin eine Rolle: mit zunehmendem Alter wird die Inzidenz höher.

Der klinische Verlauf wird v.a. vom Diabetestyp und den möglichen Komplikationen bestimmt. Akute Stoffwechselentgleisungen, die entweder zum *hyperglykämischen Koma* oder zum *hypoglykämischen Schock* führen (s.s. 178, 179) entstehen in der Regel durch einen gewissen Leichtsinn, den die Patienten häufig selbst entwickeln. Während es sich dabei um akute Entgleisungen handelt, setzt sich der chronisch schlecht eingestellte Diabetiker der ernsten Gefahr der sekundär auftretenden *Komplikationen* aus. Es handelt sich hierbei um diabetische Makro- und Mikroangiopathien, die sowohl die Nieren als auch Augen und Nerven betreffen können. Dazu kommen erhöhte Plasmaviskosität, gesteigerte Thrombozytenaggregation und Neigung zu Thrombenbildung.

Um die vielseitigen Störungen, die bei der Zuckerkrankheit auftreten und die sich keineswegs auf den Kohlenhydratstoffwechsel beschränken, verstehen zu können, muß man sich den normalen Stoffwechsel vergegenwärtigen: Es sind v.a. 2 ineinandergreifende *Regelkreise,* die dafür sorgen, daß der Energiebedarf des Organismus immer gedeckt werden kann:

- Ein Regelkreis ist hauptsächlich in der Leber wirksam. Er sorgt für den *enzymatischen Abbau* des *Depotglykogens* zu Glukose, und zwar in direkter Abhängigkeit von der Höhe des Blutzuckerspiegels. Steigt dieser zu hoch an, stellt die Leber die Glykogenspaltung ein.
- Das Zentralorgan des zweiten Regelkreises ist die Bauchspeicheldrüse, deren Inselzellen das Hormon Insulin herstellen, das den Blutzucker durch *Förderung des Glykogenaufbaus* und der *Glukoseverbrennung* senkt. Es wirkt ferner der bremsenden Wirkung des Hypophysenvorderlappens entgegen und fördert damit gleichzeitig den Abbau bestimmter Zwischenprodukte *(Ketonkörper)* aus dem Fett- und Eiweißstoffwechsel, die nur in Gegenwart von Zwischenprodukten aus dem Kohlenhydratstoffwechsel verbrannt werden können.

Steht nun nicht genügend Insulin zur Verfügung, versucht der Organismus, die Störung der Glukoseausnutzung durch vermehrten Umbau von Eiweiß auszugleichen. So steigt der Blutzucker an, und es kommt zur Zuckerausscheidung im Urin.

Ein weiterer Versuch, das durch mangelnde Glukoseverwertung entstehende *Energiedefizit* auszugleichen, besteht in vermehrtem Fettabbau, wobei der Abbau nicht bis zum Endprodukt vor sich gehen kann. Es entstehen die Ketonkörper *Acetessigsäure, β-Hydroxybuttersäure* und *Aceton,* was zu einer gefährlichen Übersäuerung des Blutes führen kann.

Die Symptomatik ist abhängig vom Ausmaß des Insulinmangels. Gewöhnlich entwickelt sie sich relativ langsam, stürmische Verläufe kommen jedoch vor. Als Frühsymptom gelten vermehrter Durst und vermehrte Urinausscheidung, Gewichtsabnahme, allgemeine Schwäche, schlecht heilende Wunden sowie ein quälender Juckreiz bestimmter Hautpartien.

Manchmal, v.a. beim Altersdiabetes (Typ II), fehlen diese Frühzeichen; so wird die Zuckerausscheidung durch den Harn oft zufällig bei einer Routineuntersuchung entdeckt.

Der klinische Verlauf wird durch den Diabetestyp sowie die Früh- und Spätkomplikationen bestimmt.

14.1.1 Diabetisches Koma

Es handelt sich um eine totale Entgleisung der diabetischen Stoffwechsellage. Am häufigsten wird dieser lebensbedrohliche Zustand durch grobe Diätfehler und eigenmächtige reduzierte Insulindosen ausgelöst. Aber auch Infekte, Streß, Schwangerschaft u.a. können durch plötzliche Toleranzverschlechterung ein Koma herbeiführen.

Der Blutzucker (normal 80–120 mg%) steigt auf *Werte über 500 mg%* an, und durch Mobilisierung des Fettes entstehen reichlich Ketonkörper. Die dadurch ausgelöste Übersäuerung des Blutes bewirkt eine vermehrte Ausscheidung von Kalium und Natrium. Neben der *Säurevergiftung* kommt es also zu einem *Verlust an Glukose* und einer *Störung des Mineral- und Wasserhaushaltes.*

Meist entwickelt sich das Koma langsam über mehrere Tage. Als Vorzeichen sind Appetitlosigkeit, Übelkeit, Muskelschwäche und Müdigkeit anzusehen. Bald kommt es zu Austrocknungserscheinungen (Exsikkose): der Mund wird trocken, die Augäpfel weich.

Nach einer Phase nervöser Übererregbarkeit entwickelt sich langsam eine *Bewußtseinstrübung,* der Blutdruck sinkt ab, schließlich tritt tiefe *Bewußtlosigkeit* ein. Typisch ist dann eine tiefe und verlangsamte Atmung (Kußmaul-Atmung), mit der der Organismus durch vermehrte Abatmung der Kohlensäure (CO_2) der Blutübersäuerung zu begegnen sucht. Die Atemluft riecht stark nach *Aceton.*

Seltener kommt es zu einem hochakuten Verlauf, wobei bereits innerhalb weniger Stunden Bewußtlosigkeit eintritt. Die Voraussage des Komas ist um so schlechter, je länger die Bewußtseinstrübung bestanden hat. Die kritische Frist dürfte bei etwa 8 h liegen. Danach sind die Organschäden bereits so groß, daß der Tod unter dem Bild einer Urämie (renale Form des Komas) oder eines Kreislaufzusammenbruchs eintritt.

14.1.2 Hypoglykämie

> Wird der Insulinspiegel im Serum zu hoch, kommt es zum Absinken des Blutzuckers auf unternormale Werte. Am häufigsten geschieht dies, wenn *zuviel Insulin* durch Injektion zugeführt wird oder nach Einnahme von *zuviel Sulfonylharnstofftabletten* (Rastinon®, Diabetoral®, Euglucon® u.a.), die beim Altersdiabetes das Insulin des Inselorgans mobilisieren.

Daneben gibt es eine Reihe anderer *Ursachen:* Produktion insulinähnlicher oder -gleicher Substanzen durch Inselzelltumoren, starke Muskelarbeit, Malabsorption, Lebererkrankungen, Unterfunktion inkretorischer Drüsen, Unterernährung, Alkohol u.a.

Das Absinken des Blutzuckerspiegels kündigt sich durch eine Reihe von *Symptomen* an, die um so ausgeprägter erscheinen, je rascher der Blutzucker abfällt:

Der Patient wird unruhig, klagt über *Schwäche* und unbestimmte *Angst, Herzklopfen, Schweißausbrüche,* Hunger und Kopfschmerzen. Schließlich stellen sich *Sprachstörungen* und *Verwirrtheit* ein, die Unruhe verstärkt sich, um dann in eine von *Krämpfen* begleitete *Bewußtlosigkeit* überzugehen. Das Vollbild des *hypoglykämischen Schocks* tritt allerdings nur auf, wenn der Blutzucker auf Werte um 60 mg% absinkt. Dann handelt es sich aber stets um einen lebensbedrohlichen Zustand, der darüber hinaus – v.a. bei wiederholtem Auftreten – zu dauernden Ausfällen im Bereich des *Zentralnervensystems* führen kann. Lähmungen, fortschreitende Muskelatrophie und Intelligenzverluste werden beobachtet. Besonders gefährdet sind Kranke mit bereits ausgeprägten Gefäßveränderungen, da es im Schock zu *Gehirnblutungen* und Blutungen in anderen Organen kommen kann.

Von besonderer Bedeutung ist die eindeutige Unterscheidung der beiden großen mit Bewußtlosigkeit einhergehenden Störungen: *diabetisches Koma* und *hypoglykämischer Schock* (s.S. 180). Die sicherste Auskunft gibt natürlich die Bestimmung des Blutzuckers. Aber auch aus dem klinischen Bild lassen sich beide Zustände einigermaßen sicher voneinander abgrenzen. In Tabelle 9 sind die Hauptsymptome, die sich mit einfachen Mitteln erfassen lassen, gegenübergestellt.

Der Kranke, der zu hypoglykämischen Zuständen neigt, kennt i.allg. die Symptome des absinkenden Blutzuckerspiegels genau. Schon die ersten Zei-

Tabelle 9. Gegenüberstellung klinischer Zeichen von Koma und hypoglykämischem Schock

	Diabetisches Koma	Hypoglykämischer Schock
Atmung	Tief, pausenlos, Acetongeruch	Unauffällig, kein Acetongeruch
Puls	Klein, weich, beschleunigt	Hart, langsam, unregelmäßig
Haut	Trocken, gerötet, abgehobene Falten bleiben stehen	Feucht, blaß, normal elastisch
Augäpfel	Weich	Normal bis hart
Reflexe	Fehlen oder sind kaum vorhanden	Regelrecht bis gesteigert

chen, etwa Schweißausbrüche und plötzliches Hungergefühl, veranlassen ihn daher, Kohlenhydrate in Form von Brot, Plätzchen oder auch Traubenzucker zu sich zu nehmen. So kommt es erst gar nicht zu Schockzuständen.

14.1.3 Diabetisches Spätsyndrom

Je länger ein Diabetes besteht, um so häufiger und intensiver entwickeln sich bestimmte Veränderungen an den *Kapillaren,* die zu typischen Krankheitsbildern führen:

- *Diabetische Retinopathie:* Kapillarveränderungen in der Netzhaut können zu Blutungen führen, die das Sehvermögen beeinträchtigen und in besonders schweren Fällen zu einem Sekundärglaukom (grüner Star) führen können.
- *Diabetische Nephropathie:* Schwere, sklerosierende Veränderungen in den Kapillaren der Glomerula der Nieren führen zu Eiweißausscheidung im Urin (Albuminurie), Bluthochdruck und Ödemen. Die diabetische Nephropathie mündet bei jungen Diabetikern häufig in eine Schrumpfniere, die dann der Dialyse oder der Nierentransplantation zugeführt werden muß.
- *Diabetische Gangrän:* Meist handelt es sich nicht nur um eine Kapillarveränderung, sondern um eine Mischform derselben mit arteriosklerotischen Prozessen, die beim Diabetiker i.allg. früher einsetzen und schwerer verlaufen als beim Nichtdiabetiker. Schon geringfügige Wunden an den Zehen oder der Ferse führen zum Untergang des Gewebes. Je größer der Anteil der arteriosklerotischen Veränderungen ist (fehlende Fußpulse), um so schlechter ist die Voraussage für eine Heilung. Von praktischer Bedeutung ist weiterhin, daß Diabetiker zu Leber- und Gallenwegserkrankungen neigen. Häufig, v.a. beim Altersdiabetes, besteht eine Fettleber.

Therapie des Diabetes mellitus und seiner Komplikationen

Die möglichst vollständige Stoffwechselkompensation muß das Ziel der Behandlung sein, da nur so Spätkomplikationen verhindert werden können. Die Ersteinstellung sollte stationär erfolgen. Falls keine Ketose vorliegt und mit schneller Verschlechterung nicht zu rechnen ist, sollte der Versuch gemacht werden, die Stoffwechsellage allein durch *diätetische Maßnahmen* zu normalisieren. Gelingt dies nicht, kommt je nach Diabetestyp die Dauertherapie mit *Insulin* oder *oralen Antidiabetika* (Sulfonylharnstoff, Biguanide) zur Anwendung. Voraussetzung für die orale Therapie ist das Vorhandensein von Insulin in den B-Zellen des Pankreas, das nur der Stimulierung durch das Medikament bedarf, um in ausreichendem Maß für den Stoffwechsel zur Verfügung zu stehen.

Der *Typ-I-Diabetes* ist *immer insulinbedürftig,* da die hormonproduzierenden Inselzellen zerstört sind.

Bei gesicherter Diagnose eines *Komas* mit Hilfe der Teststreifenresultate muß unverzüglich *Normalinsulin* (16 E i.m.) gegeben werden. Gleichzeitig sollte die Flüssigkeitssubstitution mit 0,9%iger NaCl-Lösung beginnen. Dies sollte wenn möglich bereits durch den Hausarzt geschehen. Die Behandlung muß unter Dauerüberwachung auf einer Intensivstation erfolgen, wobei folgende Parameter richtungweisend sind:

- Blutzuckerbestimmung alle 2 h; *Normalwert:* 80–120 mg/dl;
- Kalium- und Natriumbestimmung alle 2 h;
- pH-Wert des Blutes, 4- bis 6stündlich;
- Plasmaketontest;
- Zentralvenendruck- und Pulmonalarteriendruckmessung.

(Der *zentrale Venendruck,* der mit Hilfe eines Hohlvenenkatheters gemessen werden kann, entspricht dem enddiastolischen Druck im *rechten* Ventrikel. Der *Pulmonalarteriendruck* ist eine Kenngröße des enddiastolischen Druckes im *linken* Ventrikel.)

Während eines *ketoazidotischen Komas* wird, unter intensivmedizinischer Überwachung, kontinuierlich Insulin i.v. (1–3 IE Insulin/h) gegeben.

Hypoglykämien entstehen durch Absinken des Blutzuckers auf unternormale Werte. Im akuten Fall muß die spezifische Therapie sofort begonnen werden, da die Gefahr zerebraler Dauerschäden besteht. Die wichtigste Sofortmaßnahme ist die Gabe von Kohlenhydraten, die – falls Schluckfähigkeit besteht – als Sirup, Obstsaft oder Zuckerlösung gegeben werden können. Besteht Bewußtlosigkeit, wird Glukose als 40%ige Lösung intravenös appliziert, bis der Blutzucker über 100 mg/dl angestiegen ist.

> Beim *diabetischen Spätsyndrom* stehen die *lokalen therapeutischen Maßnahmen* im Vordergrund: Photokoagulation der Netzhaut, Dialysebehandlung, chirurgische Behandlung der diabetischen Gangrän usw. Die optimale Einstellung der Stoffwechsellage ist entscheidend wichtig, um ein weiteres Fortschreiten der Gefäßveränderungen zu vermeiden.

14.2 Gicht (Arthritis urica)

> Die Gicht ist eine erbliche Störung des Nukleinsäurestoffwechsels (Nukleinsäuren sind wichtige Bestandteile der Zellkerne), bei der es durch Vermehrung der Harnsäure im Organismus zum Ausfallen harnsaurer Salze und deren Ablagerung in den Geweben kommt (Abb. 28).

Sie ist gekennzeichnet durch den *akuten Gichtanfall,* der sich wiederholen kann, und den nach Jahren erfolgenden Übergang in ein *chronisches Stadium,* in dem schwere, unheilbare Gelenkveränderungen auftreten können, aber auch durch Ablagerungen in Knorpel, Sehnen, Schleimbeuteln und Bindegewebe, die zu den sog. *Tophi* (Gichtknoten) führen.

Die Ursache der Vermehrung der Harnsäure im Organismus konnte bis heute noch nicht in allen Einzelheiten geklärt werden.

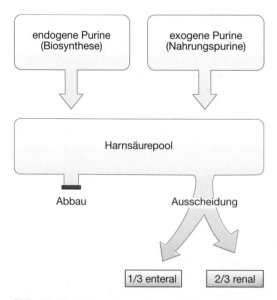

Abb. 28. Modell des Harnsäurepools. (Aus Zöllner 1991)

Wahrscheinlich spielen hier 2 vererbbare Anomalien die entscheidende Rolle:

- Störung der Harnsäureausscheidung durch Einschränkung der Sekretionsleistung der Nieren;
- vermehrte Bildung von Harnsäure durch Mangel des Enzyms Hypoxanthin-Guanin-Phosphoribosyltransferase (HGPR).

Männer erkranken etwa 20mal häufiger als Frauen. 70% der Gichtkranken haben eine *pyknische Konstitution.*
Wie bei Diabetes mellitus gilt auch hier, daß nicht alle Anlageträger erkranken. Allerdings gibt es eine große Zahl von Faktoren, die auslösend wirken können: z.b. übertriebener Fleischgenuß, beruflicher Streß, Alkoholmißbrauch, körperliche Überanstrengung und Unterkühlung.

14.2.1 Akuter Gichtanfall

Der akute Gichtanfall tritt meist aus vollem Wohlbefinden mit großer Heftigkeit auf. Er befällt fast immer nur ein Gelenk, bevorzugt das Großzehengrundgelenk und macht sich durch einen intensiven, brennenden oder bohrenden Schmerz mit hochgradiger Bewegungs- und Berührungsempfindlichkeit bemerkbar. Er kann unbehandelt Stunden bis Tage dauern. Die Haut über dem betroffenen Gelenk ist oft gespannt und dunkelrot verfärbt. Gewöhnlich besteht leichtes Fieber. Das Allgemeinbefinden kann erheblich gestört sein, v.a. sind die Kranken gereizt oder depressiv verstimmt. Kopfschmerzen und Fieber können dem Anfall Stunden bis Tage vorausgehen.
In der Mehrzahl der Fälle zeigt die Krankheit eine Tendenz zu zunehmender Anfallsfrequenz, wenn auch Fälle vorkommen, bei denen es nur zu einem Anfall während des ganzen Lebens kommt.

14.2.2 Chronische Gicht

Der Übergang in die chronische Gicht erfolgt nach Jahren. Die Intensität der Anfälle nimmt ab, häufig kommt es zu Ablagerungen von harnsauren Salzen an Händen, Füßen, Ohrmuscheln u.a. Stellen in Form von *schmerzlosen Gichtknoten* (Tophi), die erhebliche Ausmaße (bis zu Apfelgröße!) annehmen können. Befinden sich die Tophi in Gelenknähe und brechen in den Gelenkspalt ein, kann es zu schweren Destruktionen und Versteifungen des Gelenkes kommen.
Die schwerste Komplikation ist die *Gichtniere,* bei der Harnsäurekristalle im Nierenmark abgelagert werden. Es können regelrechte Tophi im Nierengewebe entstehen, die schließlich das Nephronsystem in ihrem Bereich zerstören. Häufig kommt es dann zu bakteriellen Superinfektionen und dem Krankheitsbild der *chronischen Pyelonephritis.*

Oft finden sich bei Gichtkranken Nierensteine, deren wesentlicher Bestandteil die harnsauren Salze (Urate) sind.

Therapie

Gichtanfall: Colchizin ist beim 1. Anfall das Mittel der Wahl. Es hat gleichzeitig eine diagnostische Bedeutung, da es eine spezifische Wirkung auf den Gichtanfall hat. Besteht dieser schon einige Tage, sollte man gleichzeitig *Prednisolon* geben.

Für die *Dauertherapie* stehen 2 Substanzen zur Verfügung, die den Harnsäurespiegel senken:

● *Allopurinol:* Es hemmt die Oxidation der Vorstufen zu Harnsäure, so daß diese im Serum vermehrt erscheinen und der Harnsäurespiegel abfällt.

● *Urikosurika:* Sie wirken durch Blockade des tubulären Rückresorptionsmechanismus in der Niere, die dann die Harnsäure vermehrt ausscheidet.

Ziel ist eine Senkung des Harnsäurespiegels im Plasma auf 5,6–6,0 mg/dl. Trotz dieser guten Therapiemöglichkeiten, die immerhin die Hyperurikämie sicher verhindern können, spielt eine entsprechende Diät immer noch eine wichtige Rolle. Sie sollte zellarm sein, bei Uratnierensteinen nahezu zellfrei.

15 Erkrankungen der Niere, der ableitenden Harnwege und des Geschlechtsapparates

Zu den elementaren Voraussetzungen für den Ablauf aller Lebensvorgänge gehört ein definierter Wasser- und Salzbestand des Organismus. Er ist verantwortlich für die aktuelle Reaktion des Blutes (Säuren-Basen-Gleichgewicht) und für die Aufrechterhaltung des osmotischen Druckes. Die Regulation erfolgt durch die Nieren, die als wichtige Organe für die Ausscheidung das Blut einer fortwährenden Überprüfung unterziehen (Regelkreis). Darüber hinaus werden über die Nieren die Endprodukte des Stoffwechsels (besonders die des Eiweißstoffwechsels) über körperfremde Stoffe aus dem Blut (s. Abb. 29) entfernt.

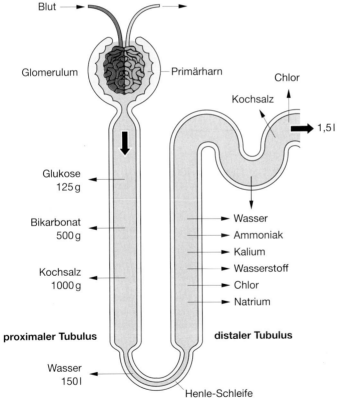

Abb. 29. Schematische Darstellung eines Nephrons und seiner Elektrolyt- und Wasserbewegung

Tabelle 10. Gegenüberstellung einiger Symptome der wichtigsten Nierenerkrankungen

Krankheit	Blutdruckerhöhung	Urinbefund	Schmerzen	Ödeme	Fieber
Glomerulonephritis:					
– Akute	Mäßig	Eiweiß: + Spezifisches Gewicht ist hoch. Zylinder Ery: ++	Druckgefühl im Rücken	+	∅
– Chronische	Erheblich	Eiweiß: + Ery: +	Keine	(+)	∅
Nephrotisches Syndrom	Meist keine	Eiweiß: ++ Ery: 0	Keine	+	∅
Senile Nephrosklerose	Mäßig bis stark	Eiweiß: + Ery: 0	Keine	Selten	∅
Pyelonephritis					
– Akute	Keine	Leuko: + Ery: (+) Bakterien: +	Schmerz in der Nierengegend	∅	++
– Chronische	Bei 50% der Patienten	Leuko: (+) Bakterien: + Eiweiß: (+)	Meist keine	Selten	∅
Nephrolithiasis	Keine	Ery: ++ Kristalle	Koliken	∅	∅

Alle Nierenfunktionen stehen über weitere Regelkreise in engen funktionellen Beziehungen zu den inkretorischen Drüsen (Nebennieren, Hypophyse). Wird auch nur eine dieser vielseitig ineinander verschränkten Funktionen gestört, kommt es zu mehr oder weniger starken Auswirkungen auf den ganzen Organismus (s. auch „Renale Hypertonie", S. 89).

In Tabelle 10 sind die Symptome der wichtigsten Nierenerkrankungen gegenübergestellt. Erläuterungen zu den Krankheiten im einzelnen s. in den entsprechenden Textabschnitten.

15.1 Nierenentzündung (Glomerulonephritis)

15.1.1 Akute Glomerulonephritis

Die Glomerulonephritiden sind eine uneinheitliche Gruppe von Nephropathien, die teils als selbständiges Krankheitsbild, teils als Begleitkrankheiten anderer Grundkrankheiten auftreten. Eine wesentliche Rolle spielen dabei 2 immunologische Vorgänge, die durch *endogene* Antigene (z.B. Tumorantigene) oder *exogene* Antigene (Streptokokken, Staphylokokken u.a.) ausgelöst werden können:

● Da diese bei Kontakt mit dem Organismus die Produktion von Antikörpern bewirken, kommt es zu Antigen-Antikörper-Immunkomplexen, die in den Glomeruli abgelagert werden, was zu einer erheblichen Schädigung derselben führt.

● Der andere wesentliche immunologische Vorgang ist die Bildung von Antikörpern gegen Bestandteile der *glomerulären Basalmembran.* Die hierdurch entstehende Glomerulonephritis ist durch das Auftreten anderer (Antibasalmembran)antikörper gekennzeichnet.

Das Auftreten der doppelseitigen Glomerulonephritis erfolgt typischerweise 1–2 Wochen nach Infektionen mit β-hämolysierenden *Streptokokken* der Gruppe A, seltener auch durch andere Erreger (Staphylokokken, Pneumokokken, Viren). Die Hauptinfektionsquellen sind der Respirationstrakt und Wurzelvereiterungen der Zähne.

Die prall mit Blut gefüllten Kapillarschlingen sind reichlich mit Leukozyten durchsetzt. Auch die Endothelzellen der Kapillaren vermehren sich und werden durch ein Ödem von der Basalmembran abgehoben. Diese selbst quillt und wird teilweise aufgesplittert. Folge dieser Veränderung ist die vermehrte Durchlässigkeit für *Eiweiß* und *Blutkörperchen,* die dann im Urin erscheinen.

Das eigentliche Krankheitsbild tritt nach einer Periode uncharakteristischer Allgemeinerscheinungen wie Inappetenz, Übelkeit, Abgeschlagenheit und Kopfschmerzen als Zweitkrankheit (s. oben) in Erscheinung: Praktisch über Nacht kommt es dann zu *Gesichtsödemen,* v.a. zu einer auffälligeren Schwellung der Augenlider. Der Urin ist oft schon in einem relativ frühen Stadium rötlichbraun verfärbt *(Blut im Urin!)* und meist bemerkt der Kranke ein *Absinken* der *täglichen Ausscheidung.*

Der Blutdruck steigt mäßig an, systolisch selten über 150 mmHg und diastolisch auf Werte um 110 mmHg. Die hierdurch bedingte größere, v.a. plötzlich einsetzende Herzbelastung führt in etwa der Hälfte aller Fälle zu einer vorübergehenden *Linksinsuffizienz* (s.S. 47), die meist nur gering in Erscheinung tritt, in schweren Fällen jedoch zum *Linksherzversagen* mit Lungenödem führen kann.

Der Urin zeigt einen typischen Befund:

- Es tritt Eiweiß auf.
- Meist finden sich – je nach Stadium der Krankheit – im Sediment verein-
  zelt bis reichlich Erythrozyten.
- Es treten hyaline und granulierte Zylinder auf (Eiweißausgüsse der Nie-
  renkanälchen; s. Abb. 30).
- Da die Urinmenge absinkt, steigt das spezifische Gewicht anfangs auf
  Werte um 1020 an.

Der Krankheitsverlauf ist recht unterschiedlich. Nicht selten ist die oben
angegebene Symptomatik nur wenig ausgeprägt. Aber gerade dann ergibt
sich die große Gefahr, daß die Krankheit nicht erkannt werden kann und das
im allgemeinen reduzierte Befinden noch der durchgemachten Ersterkran-
kung angelastet wird. Da die akute Glomerulonephritis auch bei sachgemäßer
Behandlung dazu neigt, in ein *chronisches Stadium* überzugehen, kommt der
Früherkennung eine besondere Bedeutung zu.

In seltenen Fällen treten schon sehr früh lebensbedrohliche *Komplikationen* auf:

- Der Übergang in eine *rapid-progressive Glomerulonephritis,* bei der es
  innerhalb von Tagen, Wochen oder Monaten zur ausgebildeten Niereninsuffizienz und Urämie kommen kann.
- Eine erhebliche Störung des Gleichgewichtes zwischen der Harnbereitung
  und den Rückresorptionsvorgängen in den Tubuli, die zu einer verminder-

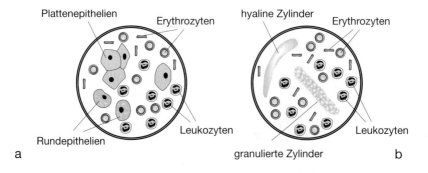

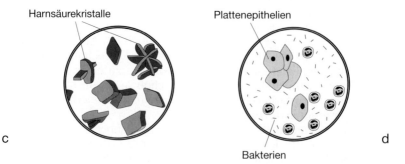

Abb. 30 a–d. Harnsedimente. **a** Zystopyelitis, **b** Glomerulonephritis, **c** übersaurer Harn,
d Zystitis mit Kolibakterien

ten Ausscheidung von Kochsalz und damit zur Zurückhaltung von Wasser führt. Die entstehende „Überwässerung" kann zu einem Lungenödem, häufiger noch zu einem bedrohlichen *Hirnödem* mit Kopfschmerzen, Erbrechen, Sehstörungen und Krämpfen führen *(Niereneklampsie)*.

15.1.2 Chronische Glomerulonephritis

Ein Teil der akuten Nierenentzündungen geht in die chronische Form über. Die entzündlichen Veränderungen an den Glomeruli heilen nicht ab und sklerosieren, wobei das betroffene Gefäßknäuel verödet und funktionslos wird. Damit fallen immer mehr harnbereitende Funktionseinheiten aus, was zu einer fortschreitenden Niereninsuffizienz führt *(sekundäre Schrumpfniere)*. Der Krankheitsprozeß kann sich über viele Jahre hinziehen, in manchen Fällen über 3 oder 4 Jahrzehnte, bis er in das Endstadium der Urämie (Vergiftung durch Anhäufung harnpflichtiger Substanzen im Organismus, s.S. 196) übergeht.

Der Krankheitsbeginn ist oft schleichend. Meist besteht allerdings schon frühzeitig eine erhebliche Blutdruckerhöhung, die zu den entsprechenden Beschwerden führt. Mäßige Ödeme fehlen fast nie. In anderen Fällen bestehen jahrelang keine Beschwerden, lediglich ein geringer Urinbefund weist auf die Chronizität hin. Eine größere Zahl der Erkrankten stirbt nicht an der Urämie, sondern an den Folgen der Hypertonie (Herzinsuffizienz, Schlaganfall u.a.).

Therapie

Eine gesicherte Therapie der Glomerulonephritis gibt es noch nicht. Bei bakteriellen Infektionen entsprechende Antibiotika. In speziellen Fällen kann ein Versuch mit Kortikosteroiden gemacht werden.

15.2 Nephrotisches Syndrom

Unter diesem Begriff faßt man eine Reihe von Symptomen zusammen, die – aus verschiedenen Ursachen entstehend – ein bestimmtes Krankheitsbild ergeben.
Als Kardinalsymptome gelten:
- die *starke Eiweißausscheidung* über den Urin (5 g in 24 h);
- die *starke Eiweißverminderung* im Blut (v.a. der Albumine);
- ein *erhöhter Fettspiegel* im Blut (Hypercholesterinämie);
- *Ödeme.*

Krankheiten oder Schädlichkeiten, die ein nephrotisches Syndrom auslösen können, sind neben *glomerulären Prozessen* (ca. 60% der Fälle) v.a. *Stoffwechselstörungen* (Diabetes u.a.) und *Kreislaufstörungen* (Herzinsuffizienz, Nierenvenenthrombose u.a.). Aber auch bestimmte Arzneistoffe (Wismut, Gold, Penicillamin u.a.) können zu diesem Symptomenkomplex führen.

Die starke Eiweißausscheidung hängt, wie bei der Glomerulonephritis, mit der erhöhten Durchlässigkeit der glomerulären Basalmembran zusammen. Die Eiweißverminderung im Blut ergibt sich durch den hierdurch bedingten Albuminverlust (weniger auch Globulinverlust). Die Ödeme entstehen ebenfalls durch den Eiweißverlust, der zum Absinken des kolloidosmotischen Druckes führt. Dadurch kommt es zum Überwiegen des hydrostatischen Druckes, wodurch mehr Flüssigkeit aus den Kapillaren in das umliegende Gewebe fließt als in die abführenden Venolen.

Die Vorgänge, die zu einem erhöhten Fettspiegel führen, sind noch nicht genügend abgeklärt.

Da das nephrotische Syndrom eine „Zweitkrankheit" ist, d.h. eine bestimmte Phase einer anderen Grundkrankheit darstellt, ist das Krankheitsbild sehr vielseitig und abhängig vom Verlauf dieser Grundkrankheit:

Die typische Symptomatik beginnt meist langsam mit wenig charakteristischen Störungen. Auch die *Ödeme* der Augenlider und der Knöchel entwickeln sich erst nach und nach. Bei einem Teil der Kranken tritt nach einer gewissen Zeit ein Hochdruck auf. Der Verlauf kann sich dann sehr unterschiedlich gestalten. Es gibt Fälle, die nach dem ersten Schub ausheilen (dies betrifft v.a. die sog. *Lipoidnephrosen,* die häufig Kinder befallen). In anderen Fällen kommt es zu wiederholten Schüben (Rezidiven), zwischen denen symptomfreie Intervalle liegen. Im ungünstigsten Falle aber stellt sich schon nach kurzer Zeit eine fortschreitende *Niereninsuffizienz* ein, die dann zu einer *Urämie* führen kann.

> **Therapie**
>
> Ausgleich des Eiweißverlustes durch Eiweißzufuhr in hochkalorischer Nahrung, Begrenzung der Fettzufuhr und Verzicht auf Kochsalzzufuhr mit den Speisen. Bei stärkeren Ödemen diuretische Therapie mit Saluretika oder Aldosteronantagonisten.

15.3 Nierenschrumpfung (Nephrosklerose)

15.3.1 Gutartige (benigne) Nephrosklerose

Besteht eine essentielle Hypertonie (s.S. 88) unbehandelt über Jahre, kann es zu einem sklerosierenden Prozeß der Gefäße in den Nierenkörperchen kommen. Die Folge ist eine Zerstörung der Nephronen. Je nach Schwere und Dauer der Hypertonie bleibt die Ausdehnung des Prozesses gering oder führt zu Nierenfunktionsstörungen, die in schweren Fällen in einer Schrumpfniere enden.

Im allgemeinen ist die Voraussage jedoch relativ günstig, sofern sich der Hochdruck beherrschen läßt.

15.3.2 Bösartige (maligne) Nephrosklerose

Diese Verlaufsform tritt ein, wenn die Gefäße der Nierenkörperchen einer *Nekrose* verfallen. Die Folge ist eine sehr schwer verlaufende *Hypertonie,* deren diastolische Werte oft weit über 120 mmHg liegen. Eine rasch fortschreitende Niereninsuffizienz kennzeichnet das Krankheitsbild.

15.3.3 Senile Nephrosklerose

Die im hohen Lebensalter auftretende Nephrosklerose ist ein Teil einer *allgemeinen Arteriosklerose,* die auch die Nierengefäßchen befallen hat und langsam zum teilweisen Untergang der Nierenkörperchen führt. Die funktionellen Ausfälle sind meist nicht sehr groß, so daß es nur zu einer leichten Einschränkung der Nierenleistung kommt. Verursacht die Arteriosklerose allerdings eine Einengung der Nierenarterie (A. renalis), kommt es zum arteriellen Hochdruck.

15.4 Nierensteinerkrankung (Nephrolithiasis)

Bei dieser in den letzten Jahrzehnten immer häufiger auftretenden Erkrankung kristallisieren bestimmte Stoffe, die beim Gesunden im Harn gelöst vorkommen, aus und wachsen durch Anlagerung zu mehr oder weniger großen Steinen (Konkremente). Sie entstehen meist in den Sammelrohren der Nierenkelche oder im Nierenbecken.

Die Ursachen sind vielseitig und noch nicht in allen Einzelheiten geklärt. Am einfachsten ist der Entstehungsmechanismus zu verstehen bei den Krankheiten, die mit einer erhöhten Bildung von Kalksalzen und harnsauren Salzen einhergehen. Bei diesen stellt der Urin eine stark übersättigte Lösung dar, unter bestimmten Umständen auch mit alkalischer Reaktion, die der Entstehung sog. Infektsteine (Magnesium-Ammonium-Phosphatsteine) den Weg ebnet, falls ein Infekt der Blase besteht. Das Steinleiden ist in diesen Fällen eine Begleitkrankheit.

Die primäre Entstehung des Leidens ist wesentlich komplexer. Neben der *Konzentration* und der *Reaktion* (Urin-pH) spielen *Abflußbehinderungen, Harnwegsinfekte* sowie kleine Reste des Epithelgewebes oder Blutgerinnsel, um die herum sich Salze kristallisieren können, eine bedeutende Rolle.

Größere Steine, die die Harnwege weder passieren noch in ihnen eingeklemmt werden können, machen kaum Beschwerden. Jedoch drohen hier sekundäre *bakterielle Infekte,* deren Chronizität zur Schrumpfniere führen kann. Oberhalb des Abflußhindernisses kann es zu einer Erweiterung des Harnleiters *(Hydroureter)* und Nierenbeckens kommen *(Hydronephrose),* die schließlich in manchen Fällen eine Druckatrophie des Nierengewebes zur Folge hat. Nicht ganz selten füllen die Konkremente das ganze Nierenbecken aus (Ausgußsteine).

Kleine Steine werden häufig in die Ureteren geschwemmt und verursachen dann, wenn sie die physiologischen Engen nicht passieren können, äußerst schmerzhafte *Koliken.* Der einseitige Schmerz strahlt oft bis ins äußere Genitale aus und hat Anfallscharakter. Häufig besteht Erbrechen, manchmal eine erhebliche Störung der Darmtätigkeit, bis zum vorübergehenden Ileus. Der Urin enthält häufig Blut (Abb. 31).

Die Leitsymptome für die Diagnose sind der häufig sichtbare *Blutabgang* beim Urinieren und die schmerzhafte *Steinkolik*. Begleitende Symptome sind Übelkeit, Erbrechen und seltener auch Subileus.

Die diagnostische Abklärung und Sicherung der Diagnose erfolgt durch *Sonographie* und *Röntgenabdomenleeraufnahme*. Die genaue Lokalisation der Konkremente stellt man am sichersten mit dem *Infusionsurogramm* fest.

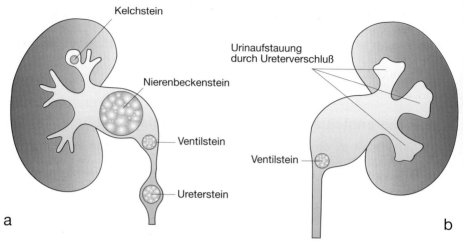

Abb. 31 a, b. Steinbildung in den ableitenden Harnwegen

> **Therapie**
>
> Die nicht schattengebenden Harnsäuresteine können durch Harn-
> säuresynthesehemmung (Allopurinol) und Einstellung des Urin-pH
> auf 6,8 beseitigt und weiterhin verhindert werden. Falls dieses nicht
> erfolgreich ist, gibt es moderne Methoden, die Konkremente *berüh-
> rungsfrei* zertrümmern können. Dieses ist möglich durch *Stoßwel-
> lenlithotripsie* (ESWL), die auch bei Nierenbeckenausgußsteinen
> und größeren Harnleitersteinen erfolgreich angewandt wird.

15.5 Entzündung des Nierenbeckens und der Nieren (Pyelonephritis)

Im Gegensatz zur Glomerulonephritis, bei der sich das Krankheitsgeschehen in den Glomeruli abspielt, entsteht die Pyelonephritis durch
direkte Bakterieneinwirkung auf das Zwischengewebe des Nierenmarks.

Sie kann jedoch sekundär auf Tubuli, Gefäße und Glomeruli übergreifen.
Häufigste Ursache ist die aufsteigende Infektion der ableitenden Harnwege.
Als Erreger kommen eine größere Anzahl verschiedener Bakterien in Frage,
v.a. jedoch solche der Koligruppe.

Oft entsteht sie im Zusammenhang mit *Abflußbehinderungen,* wie Harn-
leiter- oder auch Harnröhrenverengung, Harnwegsteinen oder Tumoren
(Prostatahypertrophie).

Begünstigt werden aufsteigende, in der Harnblase beginnende Infektionen
auch durch verschiedene Erkrankungen (Diabetes u.a.) und manche Medikamente (Analgetika-Abusus!).

15.5.1 Akute Pyelonephritis

Die Krankheit beginn in der Regel sehr plötzlich mit Schüttelfrost und hohem
Fieber. Meist klagen die Kranken über ein dumpfes Druckgefühl im Rücken,

zuweilen treten auch kolikähnliche, sehr heftige Schmerzen auf. Appetilosigkeit, Übelkeit und Erbrechen sind häufig, das Allgemeinbefinden ist erheblich gestört. Die Nierenfunktion ist meist nicht beeinträchtigt, und auch der Blutdruck bleibt fast immer unbeeinflußt.

Die aufsteigende Entzündung befällt die Schleimhaut des Nierenbeckens und das Zwischengewebe des Nierenmarks. Es kommt zu kleinen *Infiltraten* mit reichlich Leukozyten, die sich häufig zur Peripherie hin ausbreiten und gelegentlich zu *Abszessen* führen.

Entsteht die Infektion auf dem Blutweg (hämatogen), wird das Nierenbecken erst sekundär betroffen, und die Entzündung lokalisiert sich zuerst im Markbereich.

Bei sachgemäßer Behandlung heilen akute Pyelonephritiden meist ohne Folgen aus – vorausgesetzt, daß etwaige Abflußhindernisse beseitigt werden können. Bei einem Teil der Fälle erfolgt jedoch – nach mehrfachen Rückfällen – der Übergang in die chronische Form.

Therapie

Bei der akuten Pyelonephritis muß die **antibakterielle Chemotherapie** so schnell wie möglich zur Anwendung kommen, um eine weitere Ausbreitung zu verhindern. Vorher sollte eine Harnprobe entnommen werden, um die *Keimzahl* zu bestimmen und die *Antibiotikaempfindlichkeit* festzustellen. Die weitaus meisten Harnwegsinfekte werden durch E. coli ausgelöst (60%), seltener durch Proteus, Klebsiella oder Streptococcus faecalis, also durch Keime, die in der Darmflora vorkommen.

Je nach Befund kommen therapeutisch **Penizilline, Cephalosporine, Cotrimoxazol** oder **Gyrasehemmer** in Frage.

15.5.2 Chronische Pyelonephritis

Immer wieder auftretende Pyelonephritiden sind häufig schon der Ausdruck eines chronischen Verlaufs der Krankheit. Der Übergang erfolgt auf kaum merklich. Daher wird die Krankheit gelegentlich erst bemerkt, wenn schon irreparable Schäden eingetreten sind und eine Niereninsuffizienz nicht mehr aufhaltbar ist.

Die subjektiven Beschwerden sind oft nur gering: leichte Temperaturen, Müdigkeit und Blasenbeschwerden leichterer Art, an die der Kranke sich mehr oder weniger gewöhnt.

Objektiv finden sich in den meisten Fällen Bakterien und reichlich Leukozyten im Urin, ebenso ist ein leichter Eiweißbefund die Regel. Dieser Zustand kann sich über Jahre hinziehen, um dann in eine *Niereninsuffizienz* überzugehen. Hartnäckige Kopfschmerzen, immer wieder auftretendes Erbrechen und oft auch Blutdruckanstieg sind Hinweise für den Ernst der Krankheit.

Pathologisch-anatomisch handelt es sich bei der chronischen Verlaufsform nicht mehr um einfache Infiltrate, sondern um zunehmende Vernarbungsprozesse, die schließlich die Nierenkörperchen und die Gefäße miteinbeziehen. So kommt es zum Schwund des Nierengewebes (pyelonephritische Schrumpfniere).

15.6 Nierenversagen (Niereninsuffizienz)

> Unter Niereninsuffizienz versteht man den plötzlichen oder nach chronischer Niereninsuffizienz auftretenden Verlust der Fähigkeit der Niere, ihrer Funktion als Ausscheidungsorgan und Regulationsorgan in ausreichendem Maße nachzukommen.

Kann diese Funktionsstörung nicht innerhalb einer kurzen Frist behoben werden, kommt es zu einer Überschwemmung des Blutes mit harnpflichtigen Substanzen. Das hieraus resultierende Intoxikationssyndrom, das häufig den Finalzustand darstellt, nennt man Urämie.

Therapie

Die chronische Pyelonephritis entsteht durch immer wieder rezidivierende obere Harnwegsinfekte, die in der Regel durch pathologische Veränderungen des Harntraktes entstehen. Als allgemeine Therapieprinzipien gelten:

- Diureseförderung durch *reichliche Flüssigkeitszufuhr;* zur Hemmung des Keimwachstums alkalischen Urin ansäuern;
- *Antibiotika* oder *Chemotherapeutika* nach Antibiogramm;
- bei veränderten Nieren- bzw. Harnwegen; Ursachen *operativ* beseitigen (Prostataadenom, Zystozele u.a.).

15.6.1 Akute Niereninsuffizienz

Anläßlich eines erlittenen *Schocks* (Schockniere), bei bestimmten *Vergiftungen* (Schwermetalle, Tetrachlorkohlenstoff, Pilzgifte u.a.) und nicht selten auch im Zusammenhang mit *allergischen Reaktionen* auf bestimmte Arzneimittel (Sulfonamide, Röntgenkontrastmittel u.a.) kann es zu einem akuten Funktionsausfall der Nieren kommen. Dabei werden mehrere Phasen durchlaufen:

- In der *oligo- bis anurischen Phase* sinkt das Urinvolumen immer mehr ab, und die Harnvergiftung (Urämie) manifestiert sich mit typischen Veränderungen im Elektrolythaushalt: Übersäuerung des Blutes, Hyperkaliämie u.a., sowie Blutungsneigung, Erbrechen, Benommenheit, Neigung zu Infektionen, Perikarditis u.a. In dieser Phase, die etwa 6 Wochen andauern kann, können schon die schwersten renalen Schädigungen auftreten (Rindennekrose), die irreversibel sind.
- In der folgenden *polyurischen Phase* nimmt das Urinvolumen wieder langsam zu und kann dann 10–15 l/24 h und mehr betragen. Dadurch kommt es erneut zu Imbalancen des Elektrolyt- und Wasserhaushaltes. Diese Phase dauert etwa 1–2 Wochen.
- Die dann beginnende *Restitutionsphase* führt in den meisten Fällen zu einer allmählichen Erholung der Nierenfunktion und damit zur Wiederherstellung der Fähigkeit, den Salz-, Wasser- und Säure-Basen-Haushalt zu regulieren.

15.6.2 Chronische Niereninsuffizienz

Nierenerkrankungen, die nicht im akuten Stadium zur Ausheilung kommen, gehen früher oder später in eine chronische Niereninsuffizienz über. Die Nie-

Therapie

Beim akuten Nierenversagen gelingt es nicht, die Spontanheilung der Nieren zu beschleunigen. Kausale Therapiemöglichkeiten gibt es z.Z. noch nicht.

Es kommt darauf an, den u.U. wochenlang andauernden Zustand der Insuffizienz der Nieren zu überbrücken. Wesentliche Voraussetzung dafür ist die *Bilanzierung des Flüssigkeits-Elektrolyt-Haushaltes* und die Verhinderung der urämischen Intoxikation sowie der damit verbundenen Komplikationen.

Bei drohenden urämischen Komplikationen muß die Indikationsstellung zur *Dialyse* frühzeitig erfolgen.

Die folgenden Laborwerte stellen eine absolute Indikation zur Dialyse dar.

- Harnstoff im Serum >150 mg/100 ml,
- Kreatinin im Serum >6–8 mg/100 ml.

Bei der *extrakorporalen Hämodialyse* werden gelöste Stoffe, auf dem Wege der Diffusion durch eine halbdurchlässige Zellophanmembran, zwischen dem Blut und einer Spüllösung *(Dialysat)* ausgetauscht.

So gelingt es, die harnpflichtigen Substanzen für eine gewisse Zeit aus dem Blut zu eliminieren.

renfunktion wird zunehmend eingeschränkt, da immer mehr funktionsfähige Nephronen ausfallen.

Im Frühstadium ist die glomeruläre Filtration nur gering eingeschränkt, mit fast normalen Retentionswerten im Serum (kompensierte Retention), die allerdings meist kontinuierlich ansteigen, um dann schließlich in eine terminale Niereninsuffizienz mit Urämie überzugehen. Je mehr Nephronen in diesem Spätstadium ausgefallen sind, um so mehr Störungen fast aller Organe treten auf und bestimmen das Beschwerdebild mit:

- Herzrhythmusstörungen, Perikarditis, Kardiomyopathie;
- interstitiellem Lungenödem;
- Osteopathie (Knochenschmerzen, Deformierungen, Spontanfrakturen);
- endokrinen Störungen (Gynäkomastie, Amenorrhö, Impotenz);
- Gastroenteropathie (Diarrhö, Erbrechen);
- Pruritus.

Bei chronischen Nierenleiden (Nephropathien) ist der Untergang des Parenchyms dadurch charakterisiert, daß die einzelnen Nephronen vollständig destruiert werden, während die noch nicht betroffenen Restnephronen noch vollständig intakt sind und ihren Funktionen weitgehend nachkommen können. Eine Halbierung der glomerulären Filtrationsrate hat eine Verdoppelung der Substanzen zur Folge, die auf ihrem Weg durch das tubuläre System nicht modifiziert werden.

Die Erhöhung der harnpflichtigen Substanzen im Serum hält sich durch angepaßte Ausscheidung jedoch längere Zeit in Grenzen. Der kritische Anstieg erfolgt, wenn der Verlust an Nephronen etwa 40% beträgt. Damit ist die *Niereninsuffizienz dekompensiert.*

Im urämischen Finalstadium werden die Kranken zunehmend apathischer und verwirrt. Häufiges Erbrechen und ein typischer, urinöser Atemgeruch weisen auf das bevorstehende urämische Koma hin.

Therapie

Ziel der Behandlung ist, die Kompensation so lange wie möglich zu erhalten. Dementsprechend kann die Therapie nur symptomatisch sein, d.h. nach Möglichkeit sind alle Faktoren auszuschalten, die zu einer weiteren Progression der Niereninsuffizienz beitragen können. Besonders wichtig ist die Behandlung der arteriellen Hypertonie, etwa durch *ACE-Hemmer,* die z.Z. das Mittel der Wahl darstellen.

Die *Diät* soll nur so viel Eiweiß enthalten, wie für den Bau- und Betriebstoffwechsel unbedingt notwendig ist (0,6 g/kg Körpergewicht). Der Patient soll reichlich *trinken,* jedoch nicht mehr als 3 l täglich, da größere Flüssigkeitsmengen nicht zu einer Mehrausscheidung harnpflichtiger Substanzen führen.

Kochsalzeinschränkung nur bei Vorliegen von Ödemen und Hochdruck, aber sorgfältige Bilanzierung von Kalium. Bei Anreicherung von Kalium sind Kationenaustauscher angezeigt (Resonium A). Kaliumverlust läßt sich in der Regel durch kaliumreiches Obst ausgleichen (Bananen, Trockenfrüchte). Tritt ein urämisches Zustandsbild ein, ergibt sich die Indikation für die *Dialysebehandlung* oder eine *Nierentransplantation.*

In vielen Fällen gelingt es dann, einen hohen Prozentsatz der Patienten jahrelang weitgehend beschwerdefrei am Leben zu erhalten.

15.7 Nierentuberkulose

Es handelt sich in der Regel um eine Streuung der Tuberkelbakterien auf dem Blutwege, deren Ausgangspunkt ein tuberkulöser Prozeß der Lunge ist.

Die Bakterien setzen sich, meist einseitig, in der *Nierenrinde* fest und bilden dort kleine Tuberkeln. Nicht selten heilen diese aus, ohne daß es zu weiterem Schaden kommt. In vielen Fällen aber streuen die Herde in das *Nierenmark* und rufen dort *verkäsende* Einschmelzungen hervor, die das Nierengewebe zerstören. Selten füllen sie dann die ganze Nierenkapsel aus, so daß der Urin durch die verstopften Ureteren nicht mehr abfließen kann und der Eindickung unterliegt (Knittniere). Bei jüngeren Patienten besteht dann eine Indikation zur Entfernung der kranken Niere (Nephrektomie).

Die Nierentuberkulose wird häufig erst spät erkannt, da die Symptomatik meist spärlich ist. Kaum bemerkbare Blutbeimischungen im Urin, Müdigkeit und leichte Gewichtsabnahme werden in vielen Fällen nicht als Krankheit erkannt. Erst wenn eine hartnäckige Blasenentzündung mit häufigem, brennendem Wasserlassen dazukommt und anzeigt, daß die Entzündung die ableitenden Harnwege in ihrer ganzen Ausdehnung betrifft, wird der Urologe aufgesucht.

Diagnostisch beweisend ist das Vorkommen von Tuberkelbakterien im Urin. Seit der Einführung der wirksamen tuberkulostatischen Therapie ist die Voraussage wesentlich günstiger geworden.

15.8 Nierentumoren

Bösartige (maligne) Nierentumoren

Der weitaus häufigste Nierentumor ist das *Nierenzellkarzinom.* Die jährliche Inzidenz beträgt 8 Fälle/100 000 Einwohner. Männer erkranken etwa doppelt so häufig wie Frauen. Der Tumor wächst zuerst lokal *expansiv* und bricht dann in das Nierenbecken oder die Nierenkapsel ein. Die Ausbreitung erfolgt vorzugsweise über die venösen Blutgefäße; die primäre Lymphknotenstation liegt im Bereich der Nierenhilus. Fernmetastasen entstehen u.a. in der Lunge, der Leber und den Knochen, weniger in der Nebenniere und im Gehirn.

Schon relativ früh findet man Blut im Urin, manchmal treten höhere Temperaturen auf. Gewichtsverlust und Flankenschmerz sowie nicht selten ein palpabler Tumor gelten ebenfalls als initiale Symptome.

Die Häufigkeit der Erkrankung nimmt mit zunehmendem Alter zu und erreicht um das 70. Lebensjahr ihren Gipfel.

Das Urothelkarzinom ist der zweithäufigste bösartige Tumor im Bereich des oberen Urogenitaltraktes. Im Gegensatz zum Nierenzellkarzinom, dessen Zellen vom proximalen Tubulus ausgehen, entstehen seine Zellen aus den Epithelzellen des Nierenbeckens und des Harnleiters. Befallen werden v.a. Patienten, die in der Gummi- und Lederindustrie arbeiten oder beruflich der Einwirkung von Anilinfarben dauernd ausgesetzt sind. Der Erkrankungsgipfel liegt zwischen dem 50. und 60. Lebensjahr. In 75% der Fälle ist das initiale Symptom eine Makrohämaturie. Eine Metastasierung erfolgt in der Regel in die regionalen Lymphknoten.

Therapie

Für die beiden bösartigen Tumoren gilt, daß die einzige Überlebenschance in der radikalen Entfernung von Niere und Harnleiter der betroffenen Seite liegt. Die Möglichkeit einer Heilung hängt vom Stadium des Tumors ab. Die Wirkung der Strahlentherapie und die Chemotherapie sind eher unsicher.

Gutartige (benigne) Nierentumoren

Dazu gehören *Angiomyolipome, Lipome* und *Leiomyome.* Sie metastasieren nicht und wachsen nur selten extensiv.

15.9 Erkrankungen der Harnblase

15.9.1 Blasenentzündung (Zystitis)

Die Blasenentzündung ist ein weitverbreitetes Leiden, das bei Frauen durch die kurze Harnröhre begünstigt wird. Sie kommt isoliert vor, löst aber auch häufig Infektionen aus, die weiter aufsteigen und schließlich die gesamten Harnwege und die Nieren befallen. Mit zunehmendem Alter wird die Zystitis auch bei Männern häufiger. Die Ursache ist eine Vergrößerung der Prostata (Prostatahypertrophie), die häufiger schon um das 50. Lebensjahr beginnt. Sie kann die Harnröhre so weit einengen, daß die Blase nicht mehr vollständig entleert werden kann. Der Restharn bildet dann einen guten Nährboden für infektiöse Keime (s.S. 200), die dann häufig auch weiter aufsteigen.

Blasenstörungen ohne Bakterienbefund und Leukozyten gehen i.allg. auf eine *Reizblase* zurück, deren Symptomatik ähnlich einer Entzündung sein kann. Diagnostische Abklärung ist jedoch unbedingt erforderlich.

Therapie

Reichliche Flüssigkeitszufuhr zur Erhöhung der Diurese. Ansäuerung des Harns, falls dieser *alkalisch* reagiert, zur Hemmung der Keimentwicklung und Verhinderung der Steinbildung.
Energische *antibiotische Behandlung* über 3–10 Tage:
- Bei alleinigem Befall der Harnblase genügt eine hochdosierte Einmalgabe von *Cotrimoxazol.*
- Bei rezidivierenden Infektionen (z.B. Prostatitis) sollte die Therapie (nach Antibiogramm) 4 Wochen beibehalten werden.

15.9.2 Harnblasentumoren

Das häufigste Malignom der Harnblase ist das *Urothelkarzinom.* Es ist heute unbestritten, daß die Einwirkung bestimmter Schädlichkeiten (chronische Harnwegsinfekte, chronischer Nikotinabusus, aromatische Amine u.a.) Einfluß auf die Inzidenz des Blasenkarzinoms hat. In seinem Anfangsstadium wächst es papillär und nichtinfiltrativ und ist in diesem Stadium nicht in der Lage, Metastasen zu induzieren. Erst wenn die unter dem Epithel wachsende Bindegewebsschicht (Lamina propria) durchbrochen ist, muß mit Lymphknoten- und Fernmetastasen gerechnet werden. Ist die unter dem Bindegewebe liegende Muskelschicht bereits betroffen, beträgt die Metastasierungsrate schon etwa 50%.

Therapie

Die meisten Urothelkarzinome machen sich im Anfangsstadium durch eine schmerzlose Hämaturie bemerkbar. Bereits in diesem Stadium sollte eine urologische Intervention angestrebt werden, die im positiven Falle die weitere Ausbreitung des Tumors verhindern oder verzögern kann.
Oberflächliche und gut differenzierte Karzinome können noch transurethral entfernt werden. Ist der Tumor bereits in die Muskelschicht der Blase eingewachsen, kommt nur noch die radikale Entfernung der Blase, mit der Vorsteherdrüse (Prostata) und den anliegenden Bläschendrüsen in Frage. Die Harnableitung wird dann durch die Anlage eines Ileum conduit durchgeführt.

15.10 Prostataerkrankungen

15.10.1 Prostatahypertrophie (Prostatawucherungen)

Die Prostatahypertrophie gehört insofern mittelbar zu den Erkrankungen der ableitenden Harnwege, als sie sekundär zu Blasenveränderungen und aufsteigenden Infekten führen kann.

Sie liegt, vom Damm her gesehen, vor der Harnblase und umgibt die Harnröhre. Ihrer Funktion nach gehört sie zu den *männlichen Geschlechtsdrüsen*
und steht dementsprechend auch in einer bestimmten Abhängigkeit von der Produktion der männlichen *Geschlechtshormone* (Androgene). Ihre Funktionstüchtigkeit läßt nach, wenn mit zunehmendem Alter der Hormonspiegel absinkt.
Die Folge ist eine gutartige Wucherung der um den Blasenhals gelegenen para-
urethralen Drüsenanteile, die dann die Harnröhre einengen können.

Bei etwa 80% aller Männer über dem 70. Lebensjahr ist die Prostatahypertrophie nachweisbar, in etwa der Hälfte der Fälle jedoch ohne stärkere
Beschwerden.

Die Verlängerung gehört ihrem Wesen nach zu den Rückbildungsstörun-
gen, die sich aus der Verschiebung der geschlechtsbestimmenden Faktoren
ergeben: Die Drüse besteht aus 3 Teilen, die entwicklungsgeschichtlich verschiedenen Ursprungs sind. Der kleinste Teil entstammt einer weiblichen
Anlage (paraurethrale Drüsen), ein weiterer Teil enthält beide Anlagen und
der dritte ist rein männlichen Ursprungs (Außendrüse). Beim Nachlassen der
Produktion der männlichen Hormone kommt es nun zum relativen Überwiegen der weiblichen Hormone, die dafür verantwortlich sind, daß der weibliche Drüsenanteil zu wuchern beginnt.

Im Hinblick auf die sich entwickelnde *Blasenstörung* lassen sich *3 Stadien* unterscheiden:

- **Frühstadium:** Ist die Einengung der Harnröhre noch nicht sehr weit fortgeschritten, hat die Blase noch genügend Kraft, den Urin auszupressen. Die Kranken
  klagen über häufigeren Harndrang, v.a. nachts, und es bestehen leichte Schwierigkeiten, den Urin abzulassen.
- **Hauptstadium:** Die Blase kann nicht mehr vollständig entleert werden. Es bleibt
  jedesmal ein Rest zurück (Restharn). Dieser Zustand kann jahrelang anhalten,
  ohne daß die Patienten besonders irritiert werden. Tritt allerdings eine Infektion
  hinzu, kommt es zu unangenehmen, oft schweren *Blasenentzündungen.*
- **Spätstadium:** Nimmt der Restharn zu, kommt es zur Überdehnung der Harnblase
  und schließlich zur völligen *Harnverhaltung.* Damit erhöht sich die Gefahr der
  Infektion erheblich. Die folgenschwerste Komplikation, die bei längerer Harnverhaltung auftreten kann, ist die *Rückstauung* in die Ureteren und in die Nieren. Es
  entwickelt sich, falls nicht Abhilfe geschaffen wird, eine *Azotämie,* die dann zur
  Urämie führen kann.

In dem letzten Stadium leiden die Patienten meist erheblich. Sie klagen über
Harnträufeln, Blasenschmerzen und fühlen sich wegen der ansteigenden
Azotämie krank. Die sich entwickelnde *Balkenblase* (Hypertrophie der Bla-
senmuskulatur) erschwert eine ausreichende Entleerung immer mehr und
erzwingt dadurch, besonders bei inoperablen und sehr alten Kranken, eine
Dauerkatheterbehandlung.

15.10.2 Prostatakarzinom

Das typische Prostatakarzinom ist in den weitaus meisten Fällen ein Adeno-
karzinom. Es ist tastbar und sonographisch darstellbar. Solange es lokal
begrenzt ist, bietet es meist keine klinische Symptomatik. Die einzig sichere
Methode der Früherkennung ist daher die rektale digitale Untersuchung, die
besonders dringlich ist, da das Prostatakarzinom nur im Frühstadium kurativ
behandelt werden kann.

Therapie

Prostatahypertrophie. Im frühen Krankheitsstadium kann die Blase noch vollständig entleert werden. Zu diesem Zeitpunkt kann ein Versuch zur Tonisierung der Blase mit entsprechenden Medikamenten gerechtfertigt sein. Im Hauptstadium bleibt ein **Restharn,** der häufig Anlaß für rezidivierende Infektionen wird. Um größeren Schaden zu vermeiden, sollte dann die chirurgische Intervention in Erwägung gezogen werden. Die sicherste Methode ist die offene **Prostatektomie,** bei der das Adenom restlos entfernt werden kann. Kleinere Adenome können auch elektrisch durch die Harnröhre entfernt werden (Elektroresektion), besonders, wenn die Eröffnung der Bauchhöhle ein größeres Risiko (Herz, Kreislauf) bedeutet.

Das geringste Risiko liegt heute in der **kryochirurgischen** Behandlung, bei der eine Kältesonde durch die Harnröhre eingeführt wird, die im Bereich des Adenoms eine Temperatur von −196 °C für ca. 3 min erzeugt. Dabei kommt es zu einer Eisbildung in den Adenomzellen, die dann absterben: die Harnröhre wird wieder durchgängig. Neue Adenombildungen können danach jederzeit erneut behandelt werden. Die Nachbehandlung erfordert aufmerksame Pflege und zieht sich oft über eine längere Zeit hin.

Bei nichtoperablen Patienten gibt es die Möglichkeit der Implantation einer **endoluminalen** Prothese (Abb. 32).

Prostatakarzinom. Solange das Prostatakarzinom noch lokal begrenzt ist, kann die operative Entfernung der Prostata und der anliegenden Samenblasen sowie auch der zugeordneten Lymphknoten mit einer 5-Jahresüberlebensrate von 84% als ein gutes Ergebnis gewertet werden.

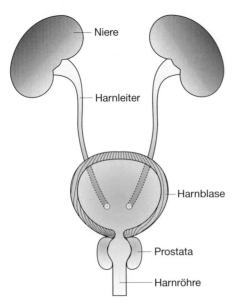

Niere

Harnleiter

Harnblase

Prostata

Harnröhre

Abb. 32. Lage der Prostata (schematisch)

15.11 Erkrankungen der Geschlechtsdrüsen

Die Festlegung des Geschlechtes erfolgt bereits bei der Befruchtung. Trotz dieser Determination bedarf es aber einer bestimmten Steuerung durch hormonale Einwirkung, um die richtige Entfaltung der typischen Geschlechtsmerkmale herbeizuführen. Diese, der festgelegten Anlage übergeordnete Steuerung dauert das ganze Leben an. Sie bestimmt die Pubertät, die Zeit der Fortpflanzungsfähigkeit und das Rückbildungsgeschehen (Klimakterium), das mit dem Erlöschen aller geschlechtlichen Funktionen endet.

Störungen können schon in der embryonalen Entwicklungsphase, aber auch in allen späteren Entwicklungsstadien das geschlechtstypische Bild umgestalten, sowohl zum weiblichen als auch zum männlichen Typ hin. Hier spielt die eigentliche Geschlechtsdetermination nur eine untergeordnete Rolle. So kann es zu einer Feminisierung des Mannes oder zu einer Maskulinisierung der Frau kommen. Dabei ändern sich nicht nur die äußeren Geschlechtsmerkmale, sondern bis zu einem gewissen Grade auch die psychischen. In diesen Fällen tritt eine Art Doppelgeschlechtlichkeit auf, die u.U. zu starker psychischer Belastung führen kann *(Pseudohermaphroditismus)*.

Die echte *Intersexualität (Hermaphroditismus verus)* ist außerordentlich selten. Bei ihr entwickeln sich Hoden und Eierstöcke nebeneinander in einem Organismus. Entsprechend bestehen auch die äußeren Geschlechtsmerkmale beider Geschlechter nebeneinander.

Da weibliche Hormone (Östrogene) und männliche Hormone (Androgene) von beiden Geschlechtern – allerdings in verschiedenen Mengenverhältnissen – produziert werden, ergibt sich, daß bei Nachlassen oder Einstellung der Produktion der weiblichen Hormone bei der Frau nach den Wechseljahren die männlichen Hormone relativ überwiegen. Häufig tritt daher in diesen Jahren eine mehr oder weniger ausgeprägte Maskulinisierung mit leichtem Bartwuchs, tieferer Stimme und manchen anderen männlichen Merkmalen ein. Umgekehrt kann es bei Männern nach dieser Zeit, die allerdings meist wesentlich später eintritt, zu einer Verweiblichung mit Entwicklung von Ansätzen einer weiblichen Brust, höherer Stimmlage und Nachlassen des Bartwuchses kommen. Unter dem relativen Überwiegen weiblicher Hormone wird auch die Entwicklung von Prostata-Adenomen gefördert (s.S. 198f.).

Auch die Geschlechtsdrüsen unterliegen der Steuerung des Systems von Zwischenhirn und Hypophyse. Enge Beziehungen bestehen zur Nebennierenrinde, die ja ebenfalls androgene Hormone herstellt. Erkrankungen dieser Organe müssen sich also zwangsläufig auch auf die Geschlechtsdrüsen und damit meist auch auf die Geschlechtsorgane auswirken.

15.11.1 Hodenerkrankungen

Hodeninsuffizienz (Hypogonadismus)

Angeboren oder erworben, durch Verletzung, Operation (Kastration) oder entzündliche Erkrankungen (z.B. Hodenentzündung bei Mumps) kann es zu totalem Ausfall oder mehr oder weniger starker Einschränkung der exkretorischen und/oder inkretorischen Hodenfunktion kommen.

Man spricht von primärem Hypogonadismus, wenn die Hoden direkt geschädigt sind, von sekundärem Hypogonadismus, wenn die hormonale Steuerung durch das Hypophysen-Zwischenhirn-System gestört ist und die Gonadotropinbildung fehlt.
In beiden Fällen entsteht ein Androgenmangel, der durch die Nebennierenrinden nicht ausgleichbar ist.

Symptome

Je nachdem, ob die Insuffizienz vor der Pubertät oder erst im Erwachsenenalter auftritt, ergeben sich charakteristische Veränderungen und Ausfälle, die sich – besonders im Wachstumsalter – in typischer Weise auf den ganzen Körperbau auswirken.

So entsteht ein vermehrter Fettansatz an den Hüften und am Bauch, die Haut wird dünn und zart; es besteht lebenslang eine hohe Stimmlage wegen des knabenhaft bleibenden Kehlkopfes. Arme und Beine werden besonders lang und machen den Eindruck einer falschen Proportionierung. Meist ist das Kopfhaar fein und besonders dicht, der Bartwuchs ist gering, eher flaumartig; die Schambehaarung fehlt oder ist spärlich. Das Glied bleibt klein und kindlich, ebenso die Hoden, die kaum tastbar sind.

Tritt die Insuffizienz erst im Erwachsenenalter auf, sind die Veränderungen geringer. Schambehaarung und äußere Genitale bleiben, abgesehen von einer Verkleinerung der Hoden, normal. Der Bartwuchs wird langsamer, lediglich die Haut verändert sich wie bei der vorpuberalen Insuffizienz. Die Prostata atrophiert.

Eine besondere Form der (primären) Hodeninsuffizienz ist das sog. *Klinefelter-Syndrom,* das gleichzeitig die häufigste Form der Hodenfunktionsstörung ist. Es handelt sich hier um eine Anomalie der Chromosomenformel, die bei Männern normalerweise XY (= geschlechtsbestimmende Chromosomen) aufweist (bei Frauen XX) und bei den Kranken 2 weibliche und 1 männliches Chromosom, also XXY, zeigt.

Bei ihnen ist das Genitale meist entwickelt, jedoch ist eine Hodenatrophie infolge degenerativer Veränderungen im Hoden festzustellen. Häufig besteht eine weibliche Entwicklung der Brüste (Gynäkomastie) und eine vermehrte Ausschüttung des auf die Geschlechtsdrüsen wirkenden Hypophysenhormons (Gonadotropin).

Therapie

Je nach Ursache und Ausprägung des Krankheitsbildes besteht eine mehr oder minder ausgeprägte Testosteronbedürftigkeit bei der primären Hodeninsuffizienz. Wenn die Dichte der Spermien nicht unter 10–15 Mio./ml beträgt, kann der Versuch mit FSH (Prolan A®) gemacht werden, eine bestehende Subfertilität zu beheben. Auch die sekundäre Hodeninsuffizienz bedarf der Testosteronzufuhr. Zur Stimulierung der Spermiogenese muß jedoch, neben dem FSH, auch ein Hormon gegeben werden, das die interstitiellen Zeilen der Hoden stimuliert (ICSH).

Hypergonadismus

Überfunktionszustände der Hoden gehören zu den Seltenheiten und sind in der Regel auf Tumoren zurückzuführen.

Therapie

Die Therapie besteht hier in der möglichst frühzeitigen Entfernung der tumorösen Neubildungen bzw. des befallenen Hodens.

15.11.2 Einführung in die Gynäkologie

Die Natur hat die Hauptlasten der Fortpflanzung der Frau aufgebürdet. Während der Zeit des fortpflanzungsfähigen Alters treten regelmäßige Veränderungen auf, die monatlich wiederkehren und jeweils eine Schwangerschaft ermöglichen. Die Steuerung der zyklischen Veränderungen im Organismus der geschlechtsreifen Frau erfolgt vom Vorderlappen der *Hypophyse* (Hirnanhangdrüse) und den *Eierstockzellen.* Die Sexualfunktionen sind, wie alle vegetativen Funktionen, dem Zwischenhirn unterworfen.

Während dieser Zeit wächst in jedem Monat ein Eibläschen heran, das aus dem Vorrat der *Eifollikel* stammt. Wenn es einen bestimmten Grad der Reife erlangt hat, schickt es ein befruchtungsfähiges Ei auf den Weg. Die *Ovulation* fällt etwa in die Mitte zwischen zwei Menstruationen. Wird das Ei auf seinem Weg durch die Tube vom *Spermium* befruchtet, bleibt die nächste Periodenblutung aus. Im Normalfall hält dieser Zustand dann während der Dauer der Schwangerschaft an. Wird das Ei nicht befruchtet, bildet sich die aus dem geplatzten Eifollikel enstandene, sehr wirksame *Korpusluteumdrüse* wieder zurück. Im Falle einer eingetretenen Schwangerschaft produziert sie das Hormon *Progesteron,* das als Vorbereitungs- und Erhaltungshormon für die Schwangerschaft gilt. Die Reifung eines neuen Eifollikels beginnt mit der Rückbildung des Corpus luteum.

Die Gebärmutterschleimhaut, die sich vom Follikelsprung bis zur Menstruation in der Sekretionsphase befindet, wird abgestoßen und hinterläßt nur eine dünne Basalschicht für den Wiederaufbau des *Endometriums.* Die Abstoßung führt zu den monatlichen Blutungen, der *Menstruation.*
Man unterscheidet die folgenden Formen der Menstruation:

- Eumenorrhö: regelrechte menstruelle Blutung;
- Amenorrhö: fehlende menstruelle Blutung;
- Hypermenorrhöen: zu starke menstruelle Blutungen;
- Polymenorrhöen: zu häufige menstruelle Blutungen;
- Oligomenorrhöen: zu seltene menstruelle Blutungen;
- Dysmenorrhöen: mit Schmerzen auftretende menstruelle Blutungen.

Während der Ausfall der männlichen Keimdrüsen charakteristische Veränderungen im Habitus des Betroffenen zur Folge hat, treten solche bei Insuffizienz oder Ausfall der weiblichen Keimdrüsen (Ovarien) wesentlich weniger in Erscheinung. Allerdings gilt auch hier, daß die Insuffizienz um so mehr eine allgemeine Umformung herbeiführen kann, je früher sie einsetzt. Das gilt v.a. für ein angeborenes Leiden, das durch eine *Chromosomenanomalie* (X0 statt XX) zu einer Bildungsstörung der Eierstöcke führt, der *Gonadendysgenesie.*

Frauen, die an der Gonadendysgenesie (Ullrich-Turner-Syndrom) leiden, bleiben minderwüchsig, haben häufig besonders niedrig angesetzte Ohren und eine auffallend tiefe Nackenhaargrenze. Nicht selten bestehen auch noch andere Mißbildungen. Die Genitalienentwicklung kann normal sein, bleibt aber häufig infantil.

Späterer Ausfall der Keimdrüsen, etwa durch Operation oder Strahlentherapie, kann – falls er in der Zeit der Geschlechtsreife stattfindet – zu beträchtlichen Störungen führen. Die plötzliche Enthemmung des Hypophysen-Zwischenhirn-Systems wirkt sich häufig auf die Nebenniere und die Schilddrüse im Sinne einer Aktivierung aus. Eine allgemeine Minderung der Leistungsfähigkeit und die abrupte Konfrontation mit dem Gedanken, die Fortpflanzungsfähigkeit zu früh eingebüßt zu haben, führen nicht selten zu depressiven Verstimmungen.

Die *Wechseljahre (Klimakterium)* dagegen sind keine Krankheit. Sie sind ein normaler Prozeß, der ohne wesentliche Beschwerden verlaufen muß. Zwar kommt es auch zu einer endokrinen Enthemmung des Zwischenhirns und damit zu einer Störung vegetativer Regelkreise – die sich im wesentlichen im Sinne einer Hypersympathikotonie (Hitzewallungen, Schweißausbrüche usw.) auswirken –, aber es fehlen in der Regel ausgeprägte psychosomatische Fehlreaktionen. Bestimmte Veränderungen, die durch den Ausfall der Östrogene und das hieraus resultierende relative Überwiegen der Androgene entstehen (Bartwuchs, tiefere Stimmlage u.a.) machen ja keine Beschwerden, es sei denn psychischer Art, was keineswegs unterschätzt werden soll, aber auch nicht überbewertet werden darf. Für nervöse und hormonal labile Frauen bedeutet das Klimakterium allerdings oft eine erhebliche Störung des Befindens; sie bedürfen meist ärztlicher Hilfe. Hormonale Umstellungen, Blutdruck- und Stoffwechselveränderungen, Aufhören der Menses und damit der Empfängnisfähigkeit, sind normale Wandlungen, die nicht als „Alterserscheinungen" zu deuten sind.

Besonders ist auch der häufig geäußerte Unmut über das gleichzeitige Erlöschen des Sexualtriebes eine psychische Fehlleistung. In der Tat muß dieser, im Rahmen einer normalen Partnerschaft, nach den Wechseljahren keineswegs erlöschen. Im Gegenteil, oft erscheint die Unmöglichkeit einer Schwangerschaft geradezu als Erlösung von einem jahrzehntelangen Druck, der sich auf die Partnerschaft ungünstig ausgewirkt hat.

15.12 Biologie der Scheide

Das in den *Plattenepithelien* der Scheidenhaut enthaltene *Glykogen* wird durch fermentative Wirkung in Zucker, Maltose und Dextrose umgebildet und der Zucker zu *Milchsäure* vergoren (pH = 4). Ohne das saure Milieu, das die Voraussetzung für das Vorhandensein der *Döderlein-Bazillen* ist, könnte die normale Scheidenflora den wichtigen Schutz der Scheide wohl kaum übernehmen. So wird erreicht, daß in der Scheide eine Selbstreinigung stattfinden kann, die einen wichtigen Schutz für die höheren Abschnitte des Genitale und der Bauchhöhle darstellt.

Ein zu starker Flüssigkeitsabfluß aus der Scheide wird als *Ausfluß* bezeichnet. Meist besteht dann in der gewebsschwachen Scheidenhaut ein Glykogenmangel, wodurch den Döderlein-Bazillen das Material für die Milchsäureproduktion fehlt.

Normalerweise sondern die Drüsen des *Gebärmutterhalskanales* ein schwach alkalisch reagierendes, schleimig-zähes *Sekret* ab, das in der Scheide neutralisiert wird.

Bei Frauen, die geboren haben, findet sich meist ein etwas verstärkter zervikaler Fluor, den aber der Chemismus der Scheide noch ausgleichen kann.

Nicht selten wird die Scheidenbiologie durch Einwirkungen von außen gestört. Pathogene Keime, die in die Scheide gelangen, haben häufig eine größere Invasionskraft, als die normale Verteidigungsfähigkeit der Scheidenflora abwehren kann.

15.12.1 Entzündung der äußeren Geschlechtsteile (Pruritus vulvae)

Hier kommen hauptsächlich die gewöhnlichen Wundinfektionskeime, *Staphylokokken* oder *Streptokokken,* in Betracht.

Ausgedehnte Entzündungen der Vulva treten bei *Diabetes mellitus* auf, wobei es meist zu stärkerem Juckreiz und Brennen, seltener auch zu einem Gefühl der Schwellung und Schmerzen oder auch zu Flüssigkeitsausscheidung kommt. Das Urinieren ist schmerzhaft.

Die Entzündungen dehnen sich häufig auf die äußeren Geschlechtsteile aus, wobei die großen Schamlippen, die kleinen Labien und die Klitoris betroffen sind.

Neben den gewöhnlichen Wundinfektionskeimen spielen *Verunreinigungen* durch mangelhafte Hygiene eine Rolle. Auch chemische Reize durch Waschung mit Waschmitteln, mechanische Reize durch übertriebene sexuelle Betätigungen, Deflorationstraumen, Abwaschungen mit Desinfektionsmitteln (z.B. Lysol, Sagrotan) kommen in Betracht, ebenfalls Überempfindlichkeit gegen eine Reihe von Medikamenten (Brom, Arsen, Antipyrin, Sulfonamide u.a.).

Follikelhormonmangel, Hyperprolanämie und Hyper- und Hypothyreoidismus, Blutkrankheiten (Leukämie, Lymphogranulomatose, perniziöse Anämie u.a. Avitaminosen) und schließlich psychoneurotische Ursachen können hier auslösend wirken.

Die häufigste Ursache für das Symptom des *Pruritus vulvae* dürfte in dem Gewebe selbst zu suchen sein, meist bei klimakterischen Schrumpfungsvorgängen der Vulva, die auf einem Follikelhormonmangel beruhen können. Selten vermißt man, bei sorgfältiger Untersuchung, Schrumpfungserscheinungen mit deutlichen Rückbildungsvorgängen im Gewebe und Zeichen einer *Leukoplakia vulvae,* die allerdings meist nur angedeutet sind.

Der zervikale Fluor

Normalerweise sondern die Drüsen des Zervixkanals ein alkalisch reagierendes, zähes Sekret ab, das in dem sauren Milieu der Scheide neutralisiert wird.

Narbige Verzerrungen, Risse oder Ausstülpungen, durch die der normale Abschluß der Zervixhöhle vom äußeren Muttermund zur Scheide hin mehr oder weniger aufgehoben ist, sind eine häufige Ursache für die Hypersekretion des Halskanals.

Da bei fast jeder Geburt der äußere Muttermund leicht einreißt, ist der etwas verstärkte zervikale Ausfluß, den der Scheidenchemismus noch auszugleichen in der Lage ist, ohne Bedeutung.

Lang andauernde Hypersekretion und Entzündung der zervikalen Schleimdrüsen ist eine Gewebsveränderung der *Portio vaginalis uteri,* die in der Umgebung des äußeren Muttermundes als *Erosion* bezeichnet. wird, meist aber eine *Ektopie* des Zervixepithels ist.

Pruritus, Leukoplakie, Kraurosis

Ein lästiges Juckgefühl der äußeren Geschlechtsteile und ihrer Umgebung tritt häufig im Klimakterium und im Senium, seltener auch in der Zeit der Geschlechtsreife auf. Die Beschwerden können trotz aller therapeutischen Bemühungen nahezu unerträglich werden und die Patientin zur Verzweiflung bringen. Die Nachtruhe wird dadurch erheblich gestört, und manche Patientin bekommt Selbstmordgedanken. Wenn man sorgfältig untersucht, sind die Zeichen einer *Leukoplakie* nicht zu übersehen: Die kleinen Schamlippen sind starr und atrophisch, man findet in der *Klitorisgegend* und an der hinteren *Kommissur* des *Introitus,* manchmal auch in der Haut des Dammes, trockene, weißlich-graue bis weißrote Bezirke.

Als eine Steigerung der Gewebsveränderungen ist ein krankhafter Zustand der Vulva anzusehen, den man als *Kraurosis vulvae* bezeichnet. Sie tritt hauptsächlich in der Menopause auf und im Senium, seltener auch im Klimakterium. Auf dem Boden einer *Leukoplakie* bzw. einer *Kraurosis vulvae* entwickeln sich häufig Karzinome.

15.13 Ovarialinsuffizienz

Eine Funktionsschwäche der Eierstöcke *(Ovarialinsuffizienz)* tritt vornehmlich in den Entwicklungsjahren und im Klimakterium auf, kann aber in allen Zeiten der Geschlechtstätigkeit beobachtet werden. Eine große Anzahl verschiedener Symptome weist auf die Ovarialinsuffizienz hin:
- verspätetes Eintreten der Menarche;
- völlige Follikelruhe und Amenorrhö;
- Follikelreifung vorhanden, aber dauernd oder zeitweise unterschwellig, was zum Ausbleiben der Periodenblutung führen kann;
- die normale, zweiphasige Follikelreifung und Ovulation treten zu häufig oder zu selten auf, was zu häufige oder zu seltene Periodenblutungen hervorruft;
- der Zyklus kann *anovulatorisch* und *monophasisch* ablaufen, dann bleibt die *Korpusluteumphase* aus, wodurch Follikelabbruchsblutungen entstehen;
- falls das Platzen des Follikels nicht rechtzeitig erfolgt und die Ovulation ausbleibt, kann es zu verstärkten und verlängerten Blutungen kommen;
- mangelhafte hormonale Beeinflussung des Scheidenepithels kann zu Ausflußbeschwerden führen;
- Kohabitationsbeschwerden durch mangelnde Elastizität des Gewebes;
- länger andauernde Sterilitäten;
- Häufung der Aborte und Frühgeburten infolge der Hypoplasie des Uterus;
- Wehenschwäche unter der Geburt;
- Rückenschmerzen im Beckenbindegewebe durch Spasmen und Rigidität.

Juvenile Blutungen

Zu starke und zu häufige Menstruationsblutungen in den Entwicklungsjahren bezeichnet man als „juvenile Blutungen". Den Hyper- und Polymenorrhöen liegt in der Regel eine Ovarialinsuffizienz zugrunde sowie auch häufig eine Hypoplasie des Uterus.

Eine sichere Diagnose der juvenilen Blutungen kann durch die feingewebliche Untersuchung des durch Ausschabung gewonnenen Uterusgewebes erfolgen. Vorher sollte durch eine rektale gynäkologische Untersuchung festgestellt werden, ob Ovarialtumoren oder genitale Entzündungen vorhanden sind und die Gebärmutterblutungen erklären.

Therapie

Eine bestehende Blutung muß sofort symptomatisch bekämpft werden, und die bereits vorhandene sekundäre Anämie bedarf der sofortigen Behandlung mit **Blutersatzpräparaten** oder sogar mit **Bluttransfusionen.**

Klimakterische Blutungen

Unregelmäßige monatliche Blutungen in höherem Alter sind die unmittelbare Folge von Funktionsstörungen in den Wechseljahren, die eine Follikelreifungsschwäche bedingen; sie werden auch als „klimakterische Blutungen" bezeichnet.

Es handelt sich hier zunächst nur um einen klinischen Begriff, der sich aus dem Alter der Patientin und ihren Angaben ergibt: Meist werden verstärkte oder verlängerte oder auch zu häufige Regelblutungen angegeben.

Eine endgültige Diagnose ergibt sich erst durch die Austastung und Ausschabung der Gebärmutter und die gewonnene Schleimhaut, die man nun einer histologischen Untersuchung unterziehen kann.

Differentialdiagnostisch kommen alle Gewebsveränderungen des Genitale in Betracht, die zu Blutungen führen und menorrhagische Blutungen verursachen oder vortäuschen.

Auszuschließen sind zunächst Blutungen durch **Myome,** Erosionen und Zervixpolypen.

Differentialdiagnostisch von besonderer Wichtigkeit ist das **Karzinom** des Gebärmutterhalses, da es das klimakterische Alter bevorzugt und häufig, oft über längere Zeit, das Bestehen einer gutartigen Blutungsquelle angenommen wird.

Die klimakterischen Blutungen sind Funktionsstörungen in den alternden Eierstöcken.

Folgende Möglichkeiten konnten durch histologische Untersuchungen der Gebärmutterschleimhaut in den verschiedenen Zyklusphasen verifiziert werden:

- Störung der **Follikelhormonphase** im **Regenerationsstadium,** die während der Menstruation entstandene Wundfläche des Endometriums regeneriert mangelhaft oder unregelmäßig.
- Im **Proliferationsstadium** hat die Follikelreifungsschwäche zur Folge, daß das Endometrium wuchert, woraus sich Stärke und Tempoanomalien der Menstruationsblutung ergeben.
- Im **Sekretionsstadium** kann die Schleimhaut, in Abhängigkeit von der Funktion des Corpus luteum, zu geringe oder zu starke Zeichen der für die Sekretionsphase typischen Veränderungen aufweisen.

● Im **Zerfallstadium** erfolgt die Abstoßung der hoch aufgebauten prämenstruellen Schleimhaut ungleichmäßig und verzögert. Die *Periodenblutung* wird dadurch verlängert oder verstärkt.

15.14 Geschwülste der Eierstöcke (Ovarialkarzinome)

Etwa 4% aller gynäkologischen Erkrankungen betreffen Geschwülste an den Eierstöcken. Neben den echten **Blastomen** handelt es sich meist um zystische Gebilde, die den Eierstock oft erheblich vergrößern, ohne jedoch eigenständig proliferierende Gewebselemente zu enthalten. Neben multiplen **Retentionszysten** der Eifollikel kann es zum **Hydrops** der **Graaf-Follikel, Korpusluteumzysten, Tuboovarialzysten** oder **Schokoladenzysten** (Endometriose) kommen.

15.14.1 Echte Blastome

Neben einer Reihe *gutartiger* epithelialer Geschwülste (Cystoma serosum, Brenner-Tumor u.a.) spielen *bösartige* epitheliale Geschwülste eine Rolle:

● primäre Eierstockkarzinome;
● sekundäre Eierstockkarzinome;
● metastatische Eierstockkarzinome;
● Seminome (Disgerminome);
● bindegewebige, desmoidale Geschwülste, die *gutartig* oder *bösartig* sein können (gutartig; Myome, Fibrome, Osteome, Chondrome; bösartig: Sarkome und Endotheliome).

15.14.2 Zysten

Bläschenförmige Gebilde, die den Eierstock geschwulstartig vergrößern, sind keine echten Blastome, sondern **Retentionszysten,** die durch Vermehrung ihres flüssigen Inhaltes die abnorme Größe annehmen.

Auch die bindegewebigen Eierstockgeschwülste sind als **Demoide** gutartig und als **Teratome** bösartig:

Während die Dermoidzysten meist gutartig und sehr langsam wachsen, unterscheiden sich von diesen die sehr bösartigen embryonalen Tumoren, die als **Teratome** bezeichnet werden. In diesen sind die Derivate der drei Keimblätter miteinander vermischt und nicht ausgereift. Sie wachsen sehr schnell und haben eine starke Neigung zur **Metastasenbildung.**

15.15 Geschwülste der äußeren Geschlechtsteile

15.15.1 Bösartige Geschwülste (Karzinome)

Die Karzinome der äußeren Geschlechtsteile befallen bevorzugt ältere Frauen. Sie nehmen vorwiegend ihren Ausgang von der **Klitoris,** von der **Harnröhrenmündung,** von den **kleinen Schamlippen** oder einer **Bartholini-Drüse.** Nicht selten wachsen sie auf dem Boden einer **Leukoplakie** oder einer **Kraurosis vulvae,** die hauptsächlich in der **Menopause** oder im Senium vorkommen. Regelmäßige Kontrollen sind daher dringend angezeigt. Die kleinen Schamlippen werden starr und atrophisch, es bilden sich kleinere und größere, trockene, weißlich-graue und weißlich-rote oder flächenhaft trockene Bezirke an der Innenfläche der kleinen Labien, seltener auch in der Haut des Dammes und der großen Labien. Meist wird der Prozeß nur wenig beachtet, und erst ein starkes Jucken oder auch die Anschwellung der inguinalen Lymphknoten führt die Frauen zum Arzt.

15.15.2 Gutartige Geschwülste der Scheide

Scheidenzysten kommen häufig in der seitlichen *Vaginalwand* vor. Sie sind meist ein zufälliger und gleichgültiger Nebenbefund bei der gynäkologischen Untersuchung. Nur wenn sie einen größeren Umfang annehmen, können sie Spannungsschmerzen hervorrufen oder auch kohabitationsbehindernd sein.

15.16 Geschwülste der Gebärmutter

15.16.1 Bösartige Geschwülste (Karzinome, Sarkome, Chorionepitheliome)

Im Jahre 1936 starben in Deutschland 11 500 Frauen an einem Karzinom der Geschlechtsorgane. Davon entfielen etwa 9000 Todesfälle auf ein Karzinom der Gebärmutter (Abb. 32.2 a–e).

Zweckmäßigerweise werden die Gebärmutterkarzinome in zwei Gruppen eingeteilt, die sich im klinischen Verlauf und ihrer Heilbarkeit erheblich voneinander unterscheiden, die Gebärmutterhalskarzinome *(Zervixkarzinome)* und die Gebärmutterkörperkarzinome *(Korpuskarzinome)*.

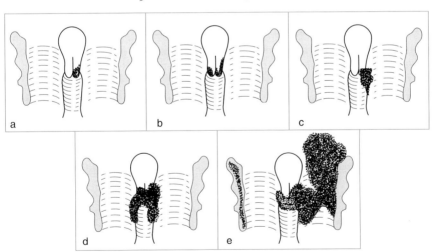

Abb. 32.2 a–e. Stadien und Heilungsaussichten des Gebärmutterkrebses. **a** Gruppe 0: Frühstadium – Heilungsaussichten bei 100%. **b** Gruppe 1: Fortgeschrittenes Stadium, das Karzinom ist auf den Uterus beschränkt – Heilungsaussichten bei 75%. **c** Gruppe 2: Das Karzinom greift auf die Zervix über – Heilungsaussichten bei 47%. **d** Gruppe 3: Das Karzinom greift auf die Ovarien über – Heilungsaussichten bei 23%. **e** Gruppe 4: Das Karzinom metastasiert in den Gesamtbereich des kleinen Beckens – Heilungsaussichten 0–2%

Gebärmutterhalskarzinome

Histologisch handelt es sich bei den *Portiokarzinomen* meist um Plattenepithelkarzinome und bei den *Zervixhöhlenkarzinomen* vorwiegend um Drüsenkarzinome. Während das Portiokarzinom meist schon frühzeitig erkennbar ist, wird das Zervixhöhlenkarzinom oft erst erkannt, wenn es zu Blutabgängen aus dem in Zerfall begriffenen Tumor kommt.

Gebärmutterkörperkarzinome

Das *Sarkom* der Gebärmutter kommt in jedem Lebensalter vor, ist aber etwa 50mal seltener als das *Karzinom.*

Es kann in der *Uterusschleimhaut,* in der *Uteruswand* oder innerhalb eines *Gebärmuttermyoms* wachsen.

Eine äußerst bösartige, aber charakteristische Form ist das *traubenförmige Sarkom,* welches in der *Zervixschleimhaut* wächst und auch schon im Kindesalter vorkommt. Zwischen dem *Myom-* und *Sarkomgewebe* besteht eine enge Verwandtschaft, da beide bindegewebige Wucherungen sind. So kann ein Myom dem Sarkom klinisch nahekommen. Selbst histologisch kann manchmal nicht sicher entschieden werden, ob es sich um Myomgewebe oder Sarkomgewebe handelt.

Entwicklungszeichen eines Sarkoms im Myom:
- Schnelles Wachstum der Geschwulst;
- unregelmäßige Blutungen, die keinen Zyklus erkennen lassen;
- stärkere Beschwerden;
- Aszites;
- fortschreitende Kachexie;
- Größerwerden der Geschwulst in der Menopause.

Alle Eigenschaften der *Malignität* (Bösartigkeit) weist das Gewebe des malignen *Chorionepithelioms* auf, das sich im mütterlichen Organismus aus fetalen Zellen bildet. Der primäre, im Uterus sitzende Tumor führt zu unregelmäßigen Blutungen und deutlicher Vergrößerung der Gebärmutter. Die *Metastasen* finden sich hauptsächlich in der Lunge und im Gehirn.

15.16.2 Endometriose

Gutartige Wucherungen von Uterusschleimhautgewebe, die im Genitale selbst, in der Nachbarschaft desselben oder auch in genitalfernen Körperteilen und Organen der Frau vorkommen, fallen unter den Begriff der *Endometriose.* Je nach dem Fundort lassen sich folgende Gruppen unterscheiden:
- Endometriosis genitalis interna;
- Endometriosis genitalis externa;
- Endometriosis extragenitalis.

Die Gruppe der Endometriosis extragenitalis umfaßt alle Fälle, die mit dem Genitale topographisch keinen Zusammenhang haben.

15.16.3 Gutartige Geschwülste (Myome)

Die Muskelgeschwülste des Uterus, die *Myome,* sind die häufigsten gutartigen Neubildungen der Gebärmutter. Ihr Wachstum ist an die Eierstockfunktion gebunden. Sie schrumpfen, sobald die innersekretorische Tätigkeit der

Eierstöcke aufhört, wie auch der Uterus beim Nachlassen der Ovarialfunktion atrophisch wird.

Myome bestehen aus glatter Muskulatur und Bindegewebe. Der *Uterus myomatosus* kann eine erhebliche Größe annehmen und den Bauchraum fast vollständig ausfüllen. Zu den bösartigen Geschwülsten steht das Myomwachstum in enger Verwandtschaft: Im Durchschnitt kommen auf 100 Myome 2,1 Korpuskarzinome.

Myomblutungen sind zunächst verstärkte und verlängerte menstruelle Blutungen. Die von Myomknoten durchsetzte, hyperplastische Gebärmutterwand verliert an Kontraktionskraft und kann sich nicht mehr genügend zusammenziehen. Wenn die Blutungen so stark und so häufig werden, daß ein Zyklus nicht mehr feststellbar ist, nimmt die Anämie allmählich immer mehr zu.

Herzklopfen, Schwindel und Kopfschmerzen stellen sich allmählich ein, und die Hautfarbe wird blaß. Schließlich kann es zu hochgradigen Anämien kommen, bis auf etwa 20% Hämoglobingehalt, und damit zu akuter Lebensgefahr.

In der *Schwangerschaft* können große Myome so viel Platz beanspruchen, daß kaum genügend Raum für eine Gravidität übrig bleibt. Andererseits können erhebliche Schwierigkeiten auftreten, wenn differentialdiagnostisch zwischen einer Schwangerschaft und einem Myom eine Unterscheidung zu treffen ist. Man findet bei ca. 0,5% aller Schwangerschaften Myome, was in einem Drittel der Fälle allerdings zu Fehlgeburten führt. Häufig jedoch geht die Schwangerschaft im myomatösen Uterus ungestört zu Ende. Wenn Geburtsstörungen zu erwarten sind, kann das Kind ausgetragen und der *Kaiserschnitt* angewandt werden.

15.16.4 Parametropathia spastica

Es handelt sich hier um *spastische Muskelkontraktionen* im Unterleib, vor allem der glatten Muskulatur. Kreuzschmerzen und erhebliche Darmbeschwerden sind der typische schmerzhafte Symptomenkomplex. Für die Entstehung der unangenehmen spastischen Zustände in der glatten Muskulatur des *Parametriums* kommen in erster Linie lokale, vom Genitale ausgehende Reize in Betracht, die von chronischen Entzündungen der Scheide, der Portio vaginalis oder des Corpus uteri unterhalten werden.

Häufig ergibt sich bei der Untersuchung, daß es sich um rein affektiv bedingte Zustandsänderungen handelt, die sich aus der Angst ergeben, von einer schweren Unterleibeserkrankung befallen zu sein.

15.16.5 Gebärmutterpolypen

Die *Polypen* der Gebärmutter sind lokale *Schleimhauthyperplasien,* die den echten Tumoren sehr nahe stehen. Man unterscheidet zwischen Korpus- und Zervixpolypen.

Korpuspolypen

Die Korpuspolypen stammen von der Basalis des Endometriums und haben die Tendenz, sich immer mehr von der Umgebung abzuheben. Sie drängen sich allmählich in Richtung der Uterushöhle und sind schließlich nur noch durch einen Stiel mit dem Ausgangspunkt verbunden.

Zervixpolypen

Die Zervixpolypen sind häufiger als die Korpuspolypen. Sie gehen von der Zervixschleimhaut aus und können im Muttermund als hochrote Gebilde sichtbar werden oder an ihrem Stiel aus dem Muttermund heraushängen. Sie können als weitgehend symptomlose Nebenbefunde festgestellt werden. Gelegentlich allerdings können sie auch *menorrhagische Blutungen* und Ausfluß hervorrufen. Da in diesen Fällen immer der Verdacht auf ein *Karzinom* besteht, sollte die Inspektion der Portio vaginalis im Spekulum ausgeführt werden.

15.17 Hormonbildende Geschwülste

15.17.1 Arrhenoblastome

Arrhenoblastome bewirken eine Vermännlichung der Frau, da sie aus männlich angelegtem Keimepithel entstehen: Die Periode hört auf, die Stimme wird tiefer, es entsteht Bartwuchs, Gestalt und Gesichtsausdruck vermännlichen, und die Brüste schrumpfen.

Obwohl die Arrhenoblastome histologisch bösartig sind, ist die Prognose dieser Geschwülste verhältnismäßig günstig. Nach Entfernung der Geschwulst tritt wieder eine vollständige Verweiblichung ein, falls rechtzeitig operiert wird.

15.17.2 Granulosazelltumoren

Die *Granulosazelltumoren* entstehen aus Vorstufen der Eifollikelzellen. Da sie hormonal wie Follikelepithel wirken, bilden sie einen gewissen Gegensatz zu den Vermännlichungstumoren und wirken bei den Trägerinnen, die sich noch nicht im geschlechtsreifen Alter befinden, wie eine Frühreife.

Nicht selten bilden sich noch viele Jahre nach der operativen Entfernung Sekundärtumoren aus, die dann meist sehr bösartig sind.

15.18 Entzündungen der Adnexe

Die *Adnexentzündungen* werden meist von Keimen hervorgerufen, die durch Scheide, Uterus und Eileiter aufwärts steigen, um sich in der Tubenschleimhaut anzusiedeln. Von dort aus dringen sie durch die abdominalen Tubenostien, befallen das Beckenperitoneum und ziehen die Eierstöcke mit in den Entzündungsbereich hinein. Meist erkranken dann beide Seiten gleichzeitig.

Bei einer akuten Entzündung der Adnexe senkt sich der Eiter oft in die tiefste Stelle der Bauchhöhle, das Cavum Douglasi (Douglas-Raum), hinein und wird dort abgekapselt. So entsteht ein *Douglas-Abszeß*, der vom hinteren Scheidengewölbe aus gut zu tasten ist.

Die Erreger der aszendierten Adnexentzündungen sind Streptokokken und Staphylokokken, häufig auch Gonokokken.

16 Erkrankungen der Drüsen mit innerer Sekretion

16.1 Erkrankungen des Hypophysenvorderlappens

Die Drüsen mit innerer Sekretion (= inkretorische Drüsen) bilden ein System, das über eine Reihe von *Regelkreisen* regulierend in die Lebensvorgänge eingreift. Treten Störungen an einem Faktor dieses Systems auf, wirken sie sich dementsprechend nicht nur am betroffenen Organ aus, sondern ziehen eine Reihe anderer Störungen nach sich, die den ganzen Organismus betreffen. Die Sekrete der Drüsen werden dauernd gebildet *(Hormone)*, ihre Freigabe (Sekretion) in den Kreislauf erfolgt aber streng nach den jeweiligen Bedürfnissen des Organismus.

Eine Sonderstellung in diesem System nimmt die *Hypophyse* (Hirnanhangdrüse) ein, die in enger funktioneller Beziehung zum *Zwischenhirn* (Hypothalamus) steht und Wirkstoffe produziert, die teilweise direkt auf die Körpergewebe einwirken (*Wachstumshormon* u.a.) und teilweise die *Hormonproduktion* anderer inkretorischer Drüsen anregen *(Schilddrüse, Nebennierenrinde, Geschlechtsdrüsen)* – letztere werden in Kapitel 15.11, S. 201ff., bei den Krankheiten des Geschlechtsapparates, behandelt.

Aus dieser Funktion ergibt sich, daß eine Erkrankung dieses Organs, je nachdem ob sie mit vermehrter oder verminderter Wirkstoffproduktion einhergeht, die Tätigkeit bestimmter Drüsen zu stark anregt oder aber so weit drosselt, daß es zu *Ausfallerscheinungen* kommt. In beiden Fällen ergeben sich bestimmte Krankheitsbilder, deren verschiedener Verlauf wesentlich vom Alter bzw. vom *körperlichen Entwicklungszustand* des Kranken abhängig ist.

Wegen dieser ununterbrochenen Wechselwirkungen ist es oft nicht leicht zu entscheiden, ob eine Störung primär seitens der Hypophyse oder primär seitens einer der inkretorischen Drüsen vorliegt, die von der Hypophyse beeinflußt werden. Jedenfalls darf man bei Erkrankungen einer dieser Drüsen diese enge Wechselbeziehung nicht aus den Augen verlieren, da bestimmte therapeutische Maßnahmen eben dadurch, daß sie u.U. Regelkreise unterbrechen, den gegenteiligen Effekt erzielen können, der therapeutisch beabsichtigt ist.

Die Hypophyse besteht aus drei Teilen *(Vorder-, Mittel-* und *Hinterlappen)*, die jeweils andere Aufgaben zu erfüllen haben.

16.1.1 Hypophysenvorderlappeninsuffizienz

Tumoren, entzündliche Veränderungen, Verletzungen sowie auch die seltenen Nekrosen im Bereich des Vorderlappens nach Geburten *(Sheehan-Syndrom)*, können, falls mehr als 75% des Gewebes zerstört sind, zu bestimmten Ausfallserscheinungen führen.

Meist ist die *Schilddrüse* frühzeitig im Sinne einer Unterfunktion betroffen: Die Kranken zeigen eine psychische Verlangsamung, trockene Haut und struppiges, glanzloses Kopfhaar bei reduzierter Bart-, Achsel- und Schambehaarung. Das Gesicht wird ausdrucksarm, die Haut dünn und trocken.

Bald kommt es auch zu Auswirkungen an den Geschlechtsdrüsen, die atrophieren und die Hormonproduktion weitgehend einstellen. Potenzstörungen beim Mann und Menstruationsstörungen bei der Frau sind die Folge.

Relativ spät erst treten Zeichen einer Nebennierenrindeninsuffizienz auf. Unter bestimmten auslösenden Faktoren (Infekte, Operationen, Elektrolytverschiebungen u.a.) kann sich aus der chronisch verlaufenden Vorderlappeninsuffizienz ein akuter, schwer verlaufender Zustand entwickeln, der durch einen plötzlichen Ausfall der Nebennierenrinden- und Schilddrüsenfunktion gekennzeichnet ist. Hypoglykämie und Blutdruckabfall mit drohender Schocksymptomatik bestimmen die Gefährlichkeit des Geschehens, das ein sofortiges therapeutisches Eingreifen erforderlich macht. Bei Ausfall des *Wachstumshormons* durch Geburtstrauma (ca. 50% der Fälle), Zwischenhirnerkrankungen oder auch durch einen genetischen Faktor kommt es zum *hypophysären Zwergwuchs.*

Die betroffenen Kinder erreichen etwa eine Größe von 110–140 cm, haben einen relativ großen Kopf mit puppenhaftem Gesicht und unverhältnismäßig kleine Hände und Füße. Die Haut ist trocken und zeigt frühzeitig eine feine Fältelung. Die Intelligenz ist normal entwickelt. Die Ausbildung der Geschlechtsdrüsen bleibt kindlich.

> **Therapie**
>
> Die Therapie der Hypophysenvorderlappeninsuffizienz besteht in der Dauersubstitution (Ersatzbehandlung) der fehlenden Hormone der peripheren endokrinen Drüsen (Nebennierenrindenhormone, Androgene bzw. Östrogene).
> Beim Zwergwuchs, der etwa um das 3. Lebensjahr erst entdeckt werden kann, besteht die Behandlung in der fortlaufenden Gabe des Wachstumshormons (Crescormon®, Grorm® u.a.) unter laufender Kontrolle von Körpergröße, Gewicht, Zustand der Epiphysenfugen der Hand. Solange Knochenwachstum noch möglich ist (offene) Epiphysenfugen), kann behandelt werden.

16.1.2 Akromegalie

Ursache dieser Erkrankung ist eine *Überfunktion* bestimmter Zellen des Hypophysenvorderlappens, meist durch tumoröse Neubildung bedingt *(eosinophiles Adenom).*

Beginnt die Erkrankung im Erwachsenenalter, stellt sich eine auffällige Vergrößerung der Hände und Füße, der Nase und des Kinns, häufig auch der Zunge und der Lippen ein *(Akren = Spitzen),* als sichtbare Zeichen einer Überproduktion von Wachstumshormon.

Meist kommen die typischen Zeichen eines Hypophysentumors dazu:
- *Sehstörungen* durch Druck auf die Sehnervenkreuzung,
- *Kopfschmerzen* und röntgenologisch nachweisbare *Knochenveränderungen im Schädel* (Erweiterung der knöchernen Sella, in der die Hypophyse eingebettet liegt).
- In etwa 20% der Fälle besteht ein schlecht einstellbarer Diabetes.

Wird im Wachstumsalter – meist ebenfalls durch einen Tumor bedingt – zuviel Wachstumshormon produziert, entsteht der *hypophysäre Riesenwuchs.* Während die Knochenreifung verzögert ist, kommt es andererseits zu einem *beschleunigten Längenwachstum.* Auch in diesen Fällen besteht oft ein Diabetes mellitus.

Je nach Ausdehnung des Tumors können weitere, von der Aktivität des Hypophysenvorderlappens abhängige Störungen auftreten. Wegen der Regelschaltung der inkretorischen Drüsen mit der Hypophyse kann das Bild wechselnd sein. So besteht häufig anfangs eine Überfunktion der Schilddrüse, die dann später in eine Unterfunktion übergeht.

Therapie

Sehstörungen sind eine unbedingte Anzeige zur Operation, die in der teilweisen (selten auch totalen) *Hypophysektomie* besteht. Auch die Vereisung des Tumors mit flüssigem Stickstoff *(Kryochirurgie)* hat sich bewährt, ebenso die Gabe von Dopamin-Agonisten (Bromocriptin, z.b. Pravidel®).
Wenn keine Sehstörungen bestehen, kann die Pendelbestrahlung als Hochvolttherapie (Kobalt, Betatron) erfolgreich angewandt werden, da die Tumoren strahlenempfindlich sind. Als etwas unsicher wird die Implantation von *Radionukliden* (z.b. radioaktives Gold, [198]Au) beurteilt, deren Wirkungsbreite nicht sicher abgrenzbar ist. Als Komplikationen treten hier gelegentlich Fisteln, Abszesse oder Meningitiden auf.

16.1.3 Dystrophia adiposogenitalis (Fröhlich-Syndrom)

Diese Erkrankung ist gekennzeichnet durch Unterentwicklung der Geschlechtsorgane und einen auffallenden Fettansatz am Becken und den Oberschenkeln.

Beginnt die Krankheit nach der Pubertät, atrophieren die Genitalien, die Schambehaarung fällt aus, Potenz und Geschlechtstrieb erlöschen. Bei Frauen hört die Menstruation auf. Tritt die Störung schon im Kindesalter auf, kann der körperliche und geistige *Infantilismus* (kindliche Entwicklungsstufe) bestehenbleiben. Ursächlich liegt hier eine Erkrankung des Zwischenhirns mit Beteiligung des Hypophysenvorderlappens vor (*Hypothalamustumoren, Atrophie* u.a.). Dementsprechend kann es von Fall zu Fall zu weiteren Ausfallserscheinungen seitens der Hyophyse kommen (Störungen der Funktion von Schilddrüse u.a.). Die Krankheit ist relativ selten.

16.2 Hypophysäres Cushing-Syndrom

Streng genommen handelt es sich bei dieser Erkrankung um eine beidseitige Vermehrung des Nebennierenrindengewebes, die allerdings in den meisten Fällen vom Zwischenhirn, seltener von bestimmten Hypophysentumoren ausgelöst wird. Wegen der engen Wechselbeziehung zwischen Nebennierenrinde und Hypophysenvorderlappen läßt sie sich auch an dieser Stelle einordnen.

Durch die Vermehrung des Nebennierenrindengewebes *(Hyperplasie)* erfolgt eine Überproduktion bestimmter Hormone *(Glukokortikoide),* die eine Störung der inkretorischen Regelkette auslöst. Die Krankheit geht mit einer auffallenden Veränderung körperlicher Merkmale einher: Das Gesicht wird ausdrucksarm, bläulich-rot und rund („Vollmondgesicht"). Hals-, Schulter- und Bauchdeckenpartie zeigen einen starken *Fettansatz,* während die Extremitäten eher grazil bleiben. Bei Frauen findet man häufig eine *vermehrte Körper-*

behaarung. Dazu kommen Störungen im *Sexualbereich,* Nachlassen der körperlichen Leistungsfähigkeit und meist ein deutlicher *Bluthochdruck.* Fast obligat treten an den fettreichen Stellen **blaurote** Streifen (Striae) auf. Es muß erwähnt werden, daß auch Tumoren der Nebenniere, der Eierstöcke und gelegentlich auch die Bauchspeicheldrüse eine ähnliche Symptomatik auslösen können. Das gleiche gilt für die Langzeittherapie mit Kortikosteroiden.

Therapie

Bei Hypophysentumoren ist in leichten Fällen ein Versuch mit Bestrahlungstherapie angezeigt. Bei schwer und fortschreitend verlaufenden Fällen sollte die **Hypophysektomie** durchgeführt werden. Nebennierentumoren sollten ebenfalls bald der chirurgischen Behandlung zugehört werden.

Falls danach die Hormonproduktion der verbleibenden Nebenniere nicht ausreicht, muß eine Substitutionstherapie eingeleitet werden. Das gilt auch für die totale **Adrenalektomie,** bei der alle in der Nebennierenrinde hergestellten Hormone ersetzt werden müssen. Sie ist das Mittel der Wahl bei starker Vermehrung des Rindengewebes.

16.3 Diabetes insipidus

Gelangt nicht genügend *antidiuretisches Hormon* (ADH) aus dem Hypophysenhinterlappen in die Blutbahn, dann ist die Niere nicht mehr in der Lage, das bei der Harnbereitung anfallende, überschüssige Wasser wieder in den Kreislauf zurückzuresorbieren. Es entsteht das Krankheitsbild des *Diabetes insipidus.*

In den meisten Fällen geht diese Störung der Hypophyse auf *Tumoren, Entzündungen* oder *traumatische Schäden* zurück, wenngleich auch vereinzelt Fälle beobachtet werden, die in einem noch nicht näher definierten Erbgang gehäuft in Familien vorkommen. Die Kranken leiden unter dauerndem Durst und haben eine erhöhte Harnausscheidung (bis zu 20 l/24 h). Meist haben sie eine trockene Haut und klagen über trockene Schleimhäute.

Der Mangel an antidiuretischem Hormon macht an sich keine weiteren Ausfallserscheinungen. Es muß jedoch bedacht werden, daß bei der symptomatischen Form nicht selten ein Tumor das Leiden bedingt.

Therapie

Die kausale Therapie besteht in der Beseitigung des Grundleidens (Tumor oder Entzündung usw.), soweit ein solches feststellbar ist. Eine symptomatische Therapie besteht in der intranasalen Applikation des Vasopressinderivates **Minirin®**.

16.4 Nebennierenrindeninsuffizienz

16.4.1 Morbus Addison

Eine Schädigung der Nebennierenrinde durch **Tuberkulose** (in ca. 50% der Fälle), **Tumoren** mit doppelseitiger Metastasierung und in manchen Fällen wahrscheinlich auch durch **autoimmunologische Prozesse** führt zu einem chronischen Mangel an Nebennierenrindenhormonen. Entsprechend sind die Ausfallserscheinungen.

In der Nebennierenrinde werden verschiedene *Hormone* gebildet, die man in 3 Gruppen einteilen kann:

- *Glukokortikoide:* Diese Hormone haben vorwiegend Stoffwechselwirkungen. Sie wirken indirekt insulinantagonistisch, indem sie eine vermehrte Glukoseproduktion in der Leber und eine Zuckerneubildung aus Eiweiß bewirken. Dadurch steigt der Blutzucker an, der Eiweißhaushalt wird negativ beeinflußt (eiweißkataboler Effekt). Weiterhin hemmen sie das zelluläre Abwehrsystem und die Antikörperbildung.

- *Mineralokortikoide:* Sie sind für die Regulierung des Elektrolyt-Wasser-Haushaltes verantwortlich; Natrium wird zurückgehalten, die Kaliumausscheidung gefördert.

- *Sexualsteroide* (überwiegend Androgene): Ihre Aufgabe ist es, die Eiweißsynthese anzuregen. Auch die Ausbildung der sekundären Geschlechtsmerkmale wird durch diese Hormone gefördert.

Die Erkrankung beginnt mit zunehmender Erschöpfung und Schwäche, Appetitlosigkeit und Gewichtsverlust. Häufig treten Magen- und Darmstörungen auf. Typisch ist eine *Überpigmentierung der Haut,* die sich in bräunlichen Flecken, besonders an den dem Sonnenlicht ausgesetzten Stellen, in den Handlinien, der Achselhöhle und in der Mundhöhle bemerkbar macht.

Das fortschreitende Krankheitsbild zeigt ein *asthenisches Syndrom:* Der Blutdruck sinkt ab, die Muskulatur wird deutlich schwächer, ein großer Teil der Kranken leidet unter Salzsäuremangel des Magens. Früher verlief die Krankheit immer tödlich. Seit der Einführung der Therapie mit Nebennierenrindenhormonen ist die Prognose bedeutend besser geworden, wenngleich hinzukommende Erkrankungen, Unfälle oder operative Eingriffe auch weiterhin eine Gefährdung bedeuten.

Therapie

Die Behandlung besteht in einer dauernden Zuführung von Glukokortikoiden und Mineralkortikoiden. Um eine Unter- bzw. Überdosierung zu vermeiden, müssen Blutdruck, Blutzucker sowie Natrium und Kalium im Serum laufend kontrolliert werden. Plötzliche Erkrankungen oder Operationen erfordern eine höhere Dosierung. Der Kranke soll einen Ausweis bei sich führen, mit Angaben über Dosierung und Verhalten bei Notfällen.

16.4.2 Addison-Krise

Bei der Addison-Krise handelt es sich um eine akute Nebennierenrindeninsuffizienz. Sie ist eine plötzliche, lebensbedrohliche Komplikation einer schon vorhandenen Nebennierenerkrankung. Es kommt zu einem Stoffwechsel- und Kreislaufversagen.

16.5 Adrenogenitales Syndrom

Angeborene Form

Überproduktion von androgenen Nebennierenrindenhormonen führt bei Mädchen zu einer Vermännlichung der äußeren Geschlechtsorgane, bei Knaben zu einer vorzeitigen Geschlechtsreife (Pseudopubertas praecox). Die Größenentwicklung ist bei beiden Geschlechtern zunächst beschleunigt, bleibt aber dann vorzeitig aus. Die Kranken erreichen selten eine Körpergröße über 155 cm. Die Krankheit hat einen erblichen Faktor.

Dem Leiden liegt eine angeborene *Regelkreisstörung* zugrunde: Ein Enzymdefekt verhindert die ausreichende Bildung von Kortisol. Die Hypophyse antwortet auf diesen Mangel mit vermehrter Ausschüttung von adrenokortikotropem Hormon (ACTH), das die Nebennierenrinde stimuliert. Dadurch entsteht eine Vermehrung des Rindengewebes (Hyperplasie) mit erhöhter Androgenproduktion. Der sich bildende Überschuß an Androgenen hemmt nun seinerseits wieder die Ausschüttung der Hormone aus dem Hypophysenvorderlappen, die stimulierend auf die Geschlechtsorgane wirken. So wird die normale Pubertätsentwicklung gestört (s. Abb. 34).

Erworbene Form

Sie wird durch Tumoren der Nebennierenrinde, die vermehrt androgene Wirkstoffe produzieren, hervorgerufen.

Bei ausgewachsenen Frauen wird gelegentlich eine gesteigerte Androgenbildung beobachtet, die auf eine Hyperplasie der Nebennieren zurückzu-

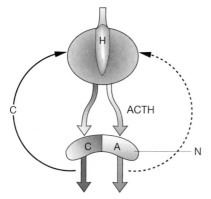

a Normalzustand. Kortisolspiegel und ACTH-Ausschüttung sind abgestimmt

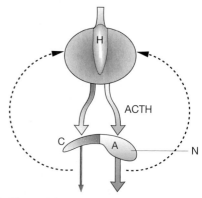

b Zustand beim adrenogenitalen Syndrom. Synthesestörung von Kortisol. Vermehrte ACTH- und Androgenausschüttung

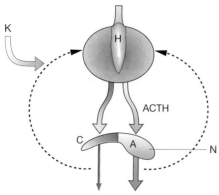

c Behandlung mit Kortikosteroiden, Normalisierung des Regelsystems

Abb. 34 a–c. Regelsystem Hypophyse-Nebennierenrinde. *H* Hypophyse, *N* Nebennierenrinde, ACTH adrenokortikotropes Hormon, *C* Kortisol, *A* Androgene, *K* Kortikosteroide

führen ist. Meist zeigt sie sich nur in einer mehr oder weniger deutlichen Vermehrung der Körperbehaarung und in Menstruationsstörungen.

Therapie

- Beim angeborenen adrenogenitalen Syndrom muß frühzeitig eine Dauerbehandlung mit *Hydrokortison* begonnen werden, um eine weitgehend normale körperliche Entwicklung zu erreichen. Hierdurch wird die ACTH-Abgabe gehemmt und damit die überschießende Androgenbildung unterbunden.
- Bei Tumoren (meist Karzinome) kommt nur die *operative Entfernung* in Betracht.
- Nebennierenrindenhyperplasien sind entweder nicht behandlungsbedürftig oder in schweren Fällen der Behandlung mit *synthetischen Kortikosteroiden* zuzuführen.

16.6 Erkrankungen des Nebennierenmarks (Phäochromozytom)

Es handelt sich um einen Tumor, der aus Zellen des Nebennierenmarks besteht und der sowohl in der Nebenniere selbst (ca. 90%) vorkommt als auch in den Geflechten des Sympathikus (Paraganglion) im Brust- oder Bauchraum.

Da das Nebennierenmark Teil des *adrenosympathischen Systems* ist, findet so eine erhöhte Katecholaminproduktion (Adrenalin, Noradrenalin) statt, die entweder zu einem Dauerhochdruck führt oder zu einem Zustand krisenhafter Blutdruckschwankungen, bei denen systolische Werte von 300 mmHg vorkommen können.

Ohne erkennbare Ursachen, manchmal auch durch Geringfügigkeiten ausgelöst (z.b. Lageveränderungen, Rauchen, leichte körperliche Belastungen), steigt der Blutdruck – sowohl systolisch als auch diastolisch – erheblich an. Die Kranken empfinden ein unangenehmes Herzklopfen, Pulsbeschleunigung, Beklemmungsgefühl, Kopfschmerzen und häufig auch Schmerzen in der Herzgegend.

Meist dauern die Krisen einige Minuten, gelegentlich aber auch Stunden, selten Tage. In schweren Fällen kann es zu *akutem Versagen* des *linken Herzens* oder auch zu *Gehirnblutungen* kommen. Bei prädisponierten Kranken können Herzinfarkte ausgelöst werden.

Therapie

Die kausale Therapie liegt in der *totalen operativen Entfernung* des Tumors (Adenom oder Karzinom). Falls der Tumor nicht auffindbar ist oder der Allgemeinzustand des Patienten eine Operation nicht zuläßt, kommt eine *medikamentöse Therapie* in Frage:
- Blutdruckkrisen lassen sich am besten mit *Phentolamin (Regitin®)* beherrschen.
- Für die Dauertherpie eignet sich der α-Rezeptorenblocker *Dibenzyran®*, mit dem sowohl Dauerhochdruck als auch Hochdruckkrisen effekt behandelt werden können.

16.7 Erkrankungen der Schilddrüse

Die Hormone der Schilddrüse haben die Aufgabe, den normalen Stoffwechsel aufrechtzuerhalten. Weiterhin kommt ihnen eine Funktion bei der körperlichen und geistigen Entwicklung zu.

Die Hormonausschüttung unterliegt einem *Regelmechanismus* mit differenzierter Wechselwirkung zwischen der Schilddrüse und dem Hypophysen-Zwischenhirn-System:

Die Hypophyse regt über ein stimulierendes Hormon (TSH) die Produktion der Schilddrüsenhormone (Thyroxin und Trijodthyronin) an und fördert damit gleichzeitig das Wachstum der Schilddrüse. Die im Blut kreisenden Schilddrüsenhormone sind die Steuergrößen des Regelkreises und bremsen nun wieder die Hormonproduktion des Hypophysenvorderlappens, womit der Regelkreis geschlossen ist.

16.7.1 Hyperthyreose (Schilddrüsenüberfunktion)

Ihrer Entstehung nach muß man die Schilddrüsenüberfunktion wohl in den größeren Rahmen der *Erkrankungen des Immunsystems* einordnen. Sie ist außerordentlich häufig und stellt dementsprechend kein einheitliches Krankheitsbild dar. Fast alle Übergänge von leichten Überfunktionen, die sich noch leistungssteigernd auswirken und keinen Krankheitswert haben, bis zu schweren Krankheitsbildern mit Herzrhythmusstörungen, Blutdruckerhöhungen und Kachexie werden beobachtet.

> Ursächlich handelt es sich um eine Überproduktion von Schilddrüsenhormon infolge Störung im Regelsystem.

Bei Jodmangel oder Jodfehlverwertungen wie auch bei plötzlichen endokrinen Störungen kann ein Defizit an Schildderüsenhormon entstehen, das nun zu einer Steigerung der Thyreotropinsekretion führt und damit zu einer Vergrößerung der Schilddrüse *(Struma).* Hier versucht der Organismus, den absoluten Hormonmangel durch die Schaffung von mehr Drüsengewebe kompensatorisch auszugleichen. Eine solche Struma hat keinen Krankheitswert, da sie eine normale Stoffwechselsituation garantiert *(euthyreote Struma).*

Liegt dagegen eine regellose *Überproduktion* vor, tritt bei den meisten Patienten ebenfalls eine Struma auf, die entweder *diffus* und *weich* oder *knotig-hart* sein kann und deren Ausdehnung gelegentlich bis hinter das Brustbein reichen kann. Dabei kann es zu Einflußstauung und einer gefährlichen Druckschädigung der Luftröhre (Tracheomalazie) kommen.

Symptome

Bei etwa 40% der Hyperthyreosen tritt eine Reihe von typischen Augensymptomen auf, die man unter dem Begriff der *endokrinen Ophthalmopathie* zusammenfaßt: hervortretende Augäpfel *(Exophthalmus),* Augenmuskellähmungen, Tränenfluß, Lidschwellung und Ödeme um die Augen. Man nimmt heute an, daß es sich hierbei um einen *Autoimmunprozeß* handelt, dessen Antigene allerdings noch nicht gefunden werden konnten. Eine spezielle Therapie ist daher noch nicht durchführbar.

Gewöhnlich haben die Kranken einen gesteigerten Appetit und verlieren dennoch, wegen des erhöhten Grundumsatzes, an Gewicht.

Unruhe und Gereiztheit, vermehrtes Schwitzen, Schlafstörungen, häufige Durchfälle, Haarausfall und bei Frauen Menstruationsstörungen gehören weiter zu den Symptomen der leichten bis mittelschweren Hyperthyreose. Das schwere Krankheitsbild ist dann durch eine Reihe zusätzlicher Symptome gekennzeichnet, die als wesentlich ernster zu werten sind: Meist besteht eine auch im Schlaf nicht nachlassende *Tachykardie* von 100 und mehr Schlägen pro Minute, was eine schwere Dauerbelastung des Herzens darstellt. So tritt auch – besonders bei älteren Menschen – nicht selten nach einer längeren Zeit *Vorhofflimmern* mit absoluter *Arrhythmie* als Zeichen einer *Herzinsuffizienz* auf.

Auch im Energiehaushalt kommt es zu stärkeren Störungen mit Muskelschwund und Kraftlosigkeit und schließlich zu regelrechten Kachexien. Typisch für alle Hyperthyreosen ist ein feinschlägiger Fingertremor, eine zarte, warme und feuchte Haut sowie eine Blutdruckerhöhung mit normalen diastolischen Werten.

Therapie

s. 16.7.2 („Thyreotoxische Krise").

16.7.2 Thyreotoxische Krise

Die thyreotoxische Krise ist eine lebensbedrohliche Verlaufsform der diffusen Hyperthyreose, die manchmal nach extrem eingreifendem Streß, nach plötzlichem Absetzen der medikamentösen Therapie oder nach Radiojodbehandlung auftreten kann. Auch jodhaltige Röntgenkontrastmittel können (in seltenen Fällen) eine derartige Krise auslösen.

Symptome

Typisch für diesen gefährlichen Verlauf ist eine plötzliche, hochgradige Schwäche bei starker Dauererregung. Unbehandelt treten bald Bewußtseinstrübungen auf, hohes Fieber, Durchfälle und Erbrechen. Der Übergang in ein tiefes *Koma* leitet oft den letalen Ausgang ein. Auch bei rechtzeitig einsetzender Therapie übersteht etwa ein Drittel der Kranken die Krise nicht.

Therapie

Während der akuten Phase der Stoffwechseldekompensation kommen nur Medikamente in Frage, die die Hormonsynthese in der Schilddrüse hemmen *(Perchlorate, Thioharnstoffderivate).*
Wenn die Stoffwechselsituation sich normalisiert hat, ergeben sich grundsätzlich 3 Therapiemöglichkeiten:

- *Langzeitbehandlung* mit den oben genannten Hormonsynthesehemmern *(Thyreostatika)* über 6–12 Monate, Carbimazol.
- *Einmalige oder fraktionierte Applikation* von Radiojod, v.a. bei der mäßigen, diffusen Struma Therapie der Wahl.
- *Subtotale Resektion der Schilddrüse:* Sie ist allerdings in mancher Beziehung nicht risikofrei: relativ hoher Prozentsatz von Rückfällen, Schädigung des N. recurrens mit nachfolgender Stimmbandlähmung, Übergang in eine Hypothyreose (10–20%), Tetanie durch Beschädigung (oder versehentliche Entfernung) der Nebenschilddrüsen.

16.7.3 Hypothyreose (Schilddrüsenunterfunktion)

Das Krankheitsbild wird durch den Mangel oder das Fehlen von Schilddrüsenhormon bestimmt. Ursächlich kann die Hormonbildungsstörung von der Schilddrüse selbst ausgehen oder aber durch einen Ausfall des Hypophysenvorderlappens bedingt sein. Sie kann angeboren oder erworben sein.

Angeborene Hypothyreose (Kretinismus)

Die schon während der Embryonalzeit beginnende Schilddrüseninsuffizienz ist in der Regel an Kropfendemiegebiete gebunden; zusätzlich scheint sie mit genetischen Faktoren zusammenzuhängen. Die schon vor der Geburt entstandenen Entwicklungsstörungen des Skeletts und des Nervensystems sind nicht mehr korrigierbar.

Symptome
Die Kranken bleiben klein und zeigen deutliche Fehlproportionen. Auch die Zahnentwicklung bleibt zurück.

Häufig besteht Schwachsinn, manchmal bis zur ausgeprägten Idiotie, nicht selten Taubheit oder Schwerhörigkeit.

Bei frühzeitig einsetzender Therapie mit Schilddrüsenhormonen können weitere Ausfälle vermieden werden. Eine Rückbildung der embryonal erworbenen Schäden gelingt jedoch nicht.

Auch die in endemischen Kropfgebieten übliche Behandlung der Mutter mit physiologischen Joddosen (Vollsalz) kann die gefürchteten Schäden nicht sicher verhindern, da – neben dem Jodmangel – auch genetische Faktoren eine Rolle spielen.

Therapie
Schon in den ersten Lebenstagen Einsatz von Schilddrüsenhormon.

Erworbene Hypothyreose (Myxödem)

Entzündungen der Schilddrüse (Thyreoiditis), Schilddrüsenoperationen, Bestrahlungen, extremer Jodmangel und – sekundär – totale oder partielle Hypophysenvorderlappeninsuffizienz können schon in früher Kindheit zu dieser Erkrankung führen, deren höchster Schweregrad das Myxödem ist.

Symptome
Auch hier treten Entwicklungsstörungen am Skelett und Zentralnervensystem auf, die aber meist weniger ausgeprägt sind. Im Vordergrund des Krankheitsbildes steht dann Trägheit und Benommenheit, Appetitlosigkeit und eine auffallend trockene Haut. In diesen Fällen können die entstandenen Schäden jedoch weitgehend zurückgebildet werden, falls die Therapie rechtzeitig einsetzt.

Beim Erwachsenen kann es aus den gleichen Gründen zur Hypothyreose kommen.

Die Kranken klagen über andauernde Müdigkeit und Antriebsarmut. Auffallend ist eine allgemeine Verlangsamung. Manchmal kommt es zu depressiven Zuständen, häufig läßt das Gedächtnis nach. Das schüttere Haar fällt aus, die Haut ist blaß und trocken, Schweiß- und Talgsekretion lassen nach. Dazu kommen eine chronische Verstopfung, erhöhte Kälteempfindlichkeit und fortschreitende Muskelschwäche. *Alle vitalen Funktionen lassen nach.* In schweren Fällen gibt das *Myxödem* der Krankheit das typische Gepräge: Eine schleimige Substanz *(Mukopolysaccharid)* wird unter der Haut, bevorzugt an den Unterschenkeln, auf Hand- und Fußrücken und in den Schlüsselbeingruben eingelagert und gibt der Haut ein charakteristisches, *teigiges* Aussehen.

Bei längerdauernder Krankheit kann es zur Herzinsuffizienz kommen *(Myxödemherz),* wodurch auch seitens des Herzens Ödeme eingelagert werden können. Die häufig auftretende Gewichtszunahme ist daher meist nicht durch Eiweißanbau entstanden, sondern in der Regel auf vermehrte Wasserretention zurückzuführen. Der Eiweißaufbau ist vielmehr durch den herabgesetzten Stoffwechsel gestört.

Wird eine schwere Hypothyreose über Jahre nicht behandelt, kann sich ein *lebensbedrohliches Zustandsbild* entwickeln:
● Blutdruck und Körpertemperatur sinken ab;
● Atmung und Herzfrequenz verlangsamen immer mehr;
● zunehmende Bewußtseinsstörungen führen schließlich in ein tiefes Koma (hypothyreotes Koma).

Therapie
Die Behandlung besteht in lebenslanger Substitution mit Schilddrüsenpräparaten. Patienten im Myxödemkoma gehören in die Intensivbehandlung.

16.7.4 Thyreoiditis

Die Entzündung der Schilddrüse ist ihrer Entstehung nach noch keineswegs eindeutig abgeklärt. Sie tritt meist im Gefolge von Infektionskrankheiten auf und entwickelt sich innerhalb weniger Tage.

Während Funktionsstörungen der Schilddrüse kaum auftreten, klagen die Patienten über Schmerzen, die oft in die Ohren ausstrahlen. Die Drüse selbst ist druckempfindlich, häufig besteht Fieber.

Die seltenen Fälle einer akut *eitrigen Thyreoiditis* sind meist auf Verschleppung septischer Metastasen zurückzuführen.

Eine subakute, nichteitrige Form, die auch ohne Behandlung zu völligen Remissionen neigt, scheint durch ein bisher noch nicht nachgewiesenes Virus hervorgerufen zu werden.

Eine chronische Form (Thyreoiditis Hashimoto), bei der zirkulierende Antikörper gegen Thyreoglobulin nachgewiesen werden können, dürfte zu den Autoimmunkrankheiten gehören. Im Verlauf dieser chronischen Entzündung kommt es fast immer zu einer fortschreitenden Zerstörung von Schilddrüsengewebe und damit zu einer mehr oder weniger ausgeprägten Hypothyreose.

16.7.5 Bösartige Tumoren der Schilddrüse (maligne Strumen)

Die Karzinome der Schilddrüse machen etwa 0,5% aller Karzinomerkrankungen aus. Der Grad ihrer Bösartigkeit ist allerdings sehr unterschiedlich. Ein großer Teil ist nur wenig entdifferenziert. Diese meist einknotig wachsenden

Therapie der Thyreoiditis

● Die akuten, meist viralen Entzündungen reagieren oft gut auf *Kortikosteroide.* Vorsichtshalber sollten auch *Breitbandantibiotika* eingesetzt werden.
● Bei der eitrigen Form wird das nach Bestimmung des Erregers und Testung wirksamste *Antibiotikum* gegeben.
● Die Hashimoto-Thyreoiditis bedarf häufig der *Substitution von Schilddrüsenhormon.* Eine spezielle Therapie gibt es z.Z. noch nicht. Der Einsatz immunsuppressiver Zellhemmer ist hier zu risikobelastet.

Adenokarzinome metastasieren erst relativ spät und ergeben, bei rechtzeitiger und totaler Entfernung der Schilddrüse, in über 80% eine 5-Jahresheilung.

Die undifferenzierten Karzinome (oder Sarkome) dagegen nehmen oft einen sehr schnellen Verlauf, wobei es zu ausgedehnten Absiedlungen in den Knochen und der Lunge kommen kann. Die Kranken haben meist heftige lokale Schmerzen und verfallen schnell.

Die Früherkennung spielt hier eine besondere Rolle: jeder *derbe,* anfangs *schmerzlose* Knoten, der *schnelles Wachstum* zeigt, ist hochgradig verdächtig, ebenso eine schon vorhandene Struma, die plötzlich schluckunverschieblich wird. Die heute sehr guten diagnostischen Möglichkeiten können hier wesentlich dazu beitragen, spezifische Behandlungsmethoden rechtzeitig anzuwenden und damit echte Heilungen zu erzielen.

Therapie maligner Strumen

Falls irgend möglich, sollte die totale Schilddrüsenexstirpation durchgeführt werden. Nur im Falle der Nichtoperabilität kommt die Hochvolttherapie in Frage. Die Radiojodtherapie hat nur ein begrenztes Feld. Man wird sie v.a. anwenden, wenn einerseits die Operation ein zu großes Risiko darstellt, andererseits aber jodspeichernde, differenzierte Adenokarzinome vorliegen.

16.8 Erkrankungen der Nebenschilddrüsen (Epithelkörperchen)

Die Epithelkörperchen produzieren das Parathormon, das den Anstieg des Kalziums im Plasma und den Abfall der Phosphate im Plasma stimuliert. Sie sorgen als Regelorgan für die notwendige Konstanz des Blutkalziumspiegels, ohne den die physiologische Funktion des Nervensystems nicht gesichert ist. Gleichzeitig vermindern sie den Phosphatgehalt im Blut. Die Sekretion des Parathormons unterliegt nicht der Steuerung durch die Hypophyse, sondern reagiert direkt auf die Höhe der Kalziumkonzentration im Plasma. Von der Schilddrüse wird ein Hormon gebildet (Kalzitonin), das den Plasmakalziumspiegel flüchtig senken und so antagonistisch in den Regelkreis eingreifen kann. Es schützt den Knochen vor Entkalkung und sorgt für vermehrte Kalzium- und Phosphatausscheidung.

16.8.1 Unterfunktion der Epithelkörperchen (Hypoparathyreoidismus)

Bei 0,2–1% der Schilddrüsenoperationen kommt es zur versehentlichen Mitentfernung der Epithelkörperchen oder zu ihrer Beschädigung. Die in der Folge eintretende Kalziumstoffwechselstörung ist gekennzeichnet durch eine gesteigerte neuromuskuläre Erregbarkeit (Tetanie). Der Kalziumspiegel im Serum sinkt auf Werte unter 9 mg% ab (normal: 9–11 mg%).

Die typische Manifestation dieser gesteigerten Erregbarkeit ist der *tetanische Anfall:* Die Kranken fühlen sich unwohl und klagen über Kribbeln an Händen und Füßen. Wie „Ameisenhaufen" breitet sich dieses Gefühl weiter aus. Bald kommt es zum muskulären Krampf, der sehr schmerzhaft ist und sich über den ganzen Körper ausbreiten kann. Die Hände verkrampfen sich in sehr typischer Weise, indem der gestreckte Daumen den gestreckten Fingern gegenübersteht („Geburtshelferstellung"). Die Arme werden in Beugestellung an den Brustkorb gezogen, die Füße krampfen meist in Streckstellung. Auch die Gesichtsmuskulatur kann ergriffen werden (Karpfenmaulbildung). Gefährlich kann ein Krampf der Kehlkopfmuskulatur werden, der die Atmung erheblich behindert. Mitunter treten leichte Schmerzen in der Herzgegend auf (Pseudoangina pectoris). *Das Bewußtsein bleibt erhalten.*

Bei vegetativ labilen Patienten kann es auch bei normalem Blutkalziumspiegel zu einer Steigerung der neuromuskulären Erregbarkeit kommen, die zu tetanischen Anfällen führen kann. Schon eine über mehrere Minuten forcierte Atmung kann einen Anfall auslösen (Hyperventilationstetanie).

Vermutlich spielt bei der Hyperventilationstetanie die vermehrte Abrauchung der Kohlensäure eine Rolle, da sie zu einer Verschiebung des pH-Wertes des Blutes führt, was wiederum eine erhöhte Krampfbereitschaft zur Folge hat. Zweifellos spielt aber auch das Zusammentreffen einer konstitutionellen Neigung zu tetanischen Anfällen mit emotionellen Faktoren in diesem Geschehen mit.

Therapie

- Im *tetanischen Anfall* beendet eine i.v.-Injektion (langsam, am liegenden Patienten) von 40 ml einer 10%igen Kalziumglukonatlösung den Zustand erhöhter Krampfbereitschaft für etwa 8 h. Bei erneutem und häufigerem Auftreten der Anfälle sollten Kalziuminfusionen gegeben werden.
- Bei *chronischem Hypoparathyreoidismus* hat sich (unter laufender Kontrolle des Blutkalziumspiegels) die Behandlung mit Vitamin D3 oder mit Dihydrotachysterol (A.T.10®) bewährt.

16.8.2 Überfunktion der Epithelkörperchen (Hyperparathyreoidismus)

In den meisten Fällen entsteht diese Stoffwechselstörung durch gutartige Tumoren der Epithelkörperchen, selten können auch Karzinome das Krankheitsbild auslösen.

Die vermehrte Produktion von Parathormon führt zu einem erhöhten Kalziumspiegel im Blut und damit auch zu erhöhter Kalziumausscheidung durch den Urin. Gleichzeitig werden die Phosphate nur noch mangelhaft zurückresorbiert und treten vermehrt im Urin auf. Die Anreicherung der beiden Substanzen im Harn disponiert in besonderer Weise zur *Nierensteinbildung* (Kalziumphosphatsteine, s.S. 191). Oft kommt es durch diese Komplikation zu *Pyelonephritiden* – mit der Gefahr der Niereninsuffizienz.

Ein besonders bedrohliches Krankheitsbild stellt die *akute hyperkalzämische Krise* dar, die über eine vermehrte Wasserausscheidung zu Austrocknungserscheinungen und späterer *Anurie* schließlich zur Niereninsuffizienz, Ileus und Bewußtseinstrübung bis zum *Koma* führen kann.

Sehr schwere Veränderungen können sich auch am Skelettsystem abspielen *(Ostitis fibrosa generalisata)*: Durch die intensive Einwirkung des vermehrt auftretenden Parathormons werden die Knochen entkalkt und die verlorengegangene Substanz durch Bindegewebe ersetzt. Es entstehen tumoröszystische Gebilde und eine ausgedehnte Knochenmineralisationsstörung mit *Osteoporose*. In sehr ausgeprägten Fällen (heute selten geworden, da bei rechtzeitiger Therapie vermeidbar) kann es zu schmerzhaften Verbiegungen auch der großen Knochen, die besonderer Belastung ausgesetzt sind, kommen (Becken, Beine, Wirbelsäule).

Da die neuromuskuläre Erregbarkeit herabgesetzt ist, werden die Impulse nur unterschwellig an die Muskulatur weitergegeben, was eine zunehmende Schwäche der Muskeln zur Folge hat. Die Kranken sind antriebslos und müde, leiden unter Appetitlosigkeit und häufigem Brechreiz. Manchmal kommt es zu erheblichen psychischen Veränderungen.

Therapie

Die Methode der Wahl ist die chirurgische Entfernung der Epithelkörperchen-Adenome.

Bei drohender hyperkalzämischer Krise kommt es entscheidend auf eine schnelle Senkung des Serumkalziums an. Diese erreicht man am ehesten durch Steigerung der Diurese und Hemmung der Kalziumrückresorption in den Nierentubuli. Infusionen mit 0,9%iger Kochsalzlösung sind hier besonders geeignet, da sie beide Bedingungen erfüllen.

Erkrankungen
des Bewegungsapparates

Vorbemerkungen

Erkrankungen des Bewegungsapparates können durch Keimfehler, Schädigung der Frucht, Infektion, Überbeanspruchung oder Inaktivität, Stoffwechselstörungen und degenerativen Abbau entstehen. Es ist von Bedeutung, daß überstandene Krankheit nicht immer gleichzusetzen ist mit der vollständigen Wiederherstellung der Funktion. Nicht selten bleiben *Fehlbildungen* oder es entsteht *Fehlwuchs*, falls die Erkrankten noch in den Wachstumsjahren sind. Das aber bedeutet praktisch, daß die Leistungsfähigkeit oft während des ganzen Lebens herabgesetzt ist. Dazu kommt, daß sehr ausgeprägte Fehlbildungen des Skeletts zu einer mehr oder weniger starken Beeinträchtigung der inneren Organe führen können. In schweren Fällen kann es so zu Folgekrankheiten kommen, die das Leben des Kranken u.U. erheblich verkürzen (Auswirkungen auf das Herz bei Brustkorbdeformitäten u.a.).

Neben den *Formstörungen* (Fehlbildung, Fehlwuchs) kann es zu *Funktionsstörungen* kommen, die sich in Bewegungseinschränkungen der Gelenke (Kontraktur), Lähmungen, Gangstörungen (durch Längendifferenzen der Beine, Versteifungen, Verrenkungen) äußern.

17 Krankheiten der Knochen

17.1 Osteoporose (Knochenschwund)

Überschreitet der Knochenabbau die Knochenneubildung, kommt es zu einer Herabsetzung des Mineralisationsgrades (Entkalkung) im Knochen. Dieser für das fortgeschrittene Alter typische Abbauprozeß kann unter der Einwirkung bestimmter Faktoren nicht nur beschleunigt, sondern auch relativ zu frühzeitig ausgelöst werden.

Unterernährung, chronische Verdauungsinsuffizienz und v.a. manche Krankheiten der **Drüsen mit innerer Sekretion** können zu diesem Krankheitsbild führen. Da der Knochenabbau besonders in Abhängigkeit von den Sexualhormonen vor sich geht – und zwar hemmen diese den Abbau – ist verständlich, daß ein Mangel an Östrogenen und Androgenen, wie er normalerweise im Alter auftritt, bei jüngeren Menschen vermehrten Knochenschwund zur Folge hat.

Auch eine langdauernde Therapie mit Glukokortikoiden, wie sie bei manchen Krankheiten (Asthma bronchiale, chronische Polyarthritis u.a.) notwendig werden kann, führt u.U. zu einer Osteoporose, da diese Hormone sowohl den Knochenabbau steigern als auch den Knochenanbau hemmen (katabole Wirkung).

Eine generalisierte Osteoporose leichteren Grades macht meist wenig Beschwerden. Entsteht sie jedoch sekundär, d.h. etwa als Folge einer Hormonstörung, schreitet die Entkalkung oft so schnell fort, daß heftige Schmerzen auftreten. Häufig ist die Wirbelsäule betroffen, was zu mehr oder weniger ausgeprägter Buckelbildung **(Kyphose)** und bei Belastung zu Kompressionsbrüchen der Wirbelkörper führen kann. Die Schmerzen sind entweder diffus, wegen der auftretenden Muskelverspannungen oft nur schwer lokalisierbar, sie können aber auch streng auf den betroffenen Bezirk beschränkt bleiben.

Ist das Extremitätenskelett mitbetroffen, entsteht ebenfalls eine erhöhte Knochenbrüchigkeit (z.B. **Schenkelhalsbrüche** alter Menschen).

Therapie

● Leichtere Osteoporosen, die in höherem Alter regelmäßig auftreten, sind meist nicht behandlungsbedürftig. Gelegentlich auftretenden Schmerzen kann man mit antirheumatischen Mitteln (Amuno®, Voltaren® u.a.) gut entgegenwirken.

- Bei den sekundär auftretenden Osteoporosen kommt es nach erfolgreich bekämpfter Grundkrankheit (Morbus Cushing, Gonadeninsuffizienz, Diabetes mellitus, Mangel- oder Fehlernährung u.a.) zur Normalisierung des Knochenumbaus. Unterstützend wirken Kalziumgaben, Natriumfluorid, Vitamin D und – unter Berücksichtigung der Gegenindikationen – auch Anabolika (Primobolan®, Dianabol® u.a.).
- Krankengymnastische Übungen, Bäder und Massagen zur Vermeidung von Komplikationen sowie die Sicherung einer ausreichenden Eiweiß- und Kalziumzufuhr durch die Nahrung (Milchprodukte) sollten selbstverständliche Begleitmaßnahmen sein.

17.2 Osteomalazie (Knochenerweichung)

Mangel an Vitamin D, tubuläre Funktionsstörungen der Nieren (meist genetisch bedingt), Resektion der Nebenschilddrüsen, aber auch Leberzirrhosen und manche in den Vitamin-D-Stoffwechsel eingreifende Medikamente (Phenylhydantoin) können dazu führen, daß es zu einer mangelhaften Verkalkung neugebildeten Knochens kommt, während der Abbau der alten, verkalkten Knochen normal verläuft.

Die Knochen verlieren an Festigkeit, werden weich und biegsam. Die Kranken leiden unter einer allgemeinen Muskelschwäche und klagen über anhaltende Glieder- und Rückenschmerzen. In schweren Fällen treten *Verformungen* der *Wirbelsäule,* des *Beckens* und der Extremitätenknochen auf.

Die im frühen Kindesalter auftretende *Rachitis,* die stets auf einen Mangel an Vitamin D zurückzuführen ist, hinterläßt meist mehr oder weniger starke Knochenveränderungen, da sie noch das wachsende Knochengerüst betrifft. Hier ist der Einbau von Kalzium und Phosphor ebenfalls gestört, was aber bei Kindern v.a. auch zur Beeinträchtigung des Wachstums innerhalb der Wachstumszonen des Knochens führt.

Die langen Röhrenknochen werden weich, verformbar, und auch die Schädelknochen, das Becken und die Rippen erleiden meist typische Veränderungen (Viereckschädel, platt-rachitisches Becken, „rachitischer Rosenkranz" an den Knorpel-Knochen-Grenzen der Rippen u.a.).

Therapie

Medikamentös kommt bei den Vitamin-D-Mangelzuständen eine Therapie mit Vitamin D_3 und Kalzium in Frage.
Manche Formen, v.a. die durch tubuläre Nierenfunktionsstörungen hervorgerufenen, reagieren gut auf eine kombinierte Phosphat-Vitamin-D-Therapie.
Als ergänzende Maßnahmen sollten physikalische und krankengymnastische Behandlungen durchgeführt werden.

17.3 Osteopathia deformans (Morbus Paget)

Morbus Paget ist eine chronische, langsam fortschreitende Knochenerkrankung unbekannter Ursache, die das männliche Geschlecht bevorzugt und selten vor dem 40. Lebensjahr auftritt. Der Prozeß kann auf einen Knochen beschränkt bleiben, aber auch gleichzeitig mehrere befallen.

Das Wesen der Erkrankung liegt darin, daß ein erheblicher *Umbau der Knochensubstanz* stattfindet. Die befallenen Knochen werden, nach erfolgtem Abbau zuerst unvollständig, d.h. ohne Kalkeinbau, ergänzt. Dadurch wird der Knochen weich und biegsam. Besonders an Stellen stärkerer Beanspruchung ergeben sich Verbiegungen, aber auch Verdickungen. Später verkalkt der neugebildete Knochen und konsolidiert die Verformungen. Es ist bemerkenswert, daß die Ab- und Anbauvorgänge in den befallenen Knochen etwa um das *10fache* gesteigert sind. Insgesamt werden sie schließlich verplumpt und verdickt, ohne aber dadurch an Belastungsfähigkeit zu gewinnen; sie *verlieren* sogar erheblich an *Stabilität.* Die Kranken klagen über ziehende Schmerzen, denen häufig kein Krankheitswert zugemessen wird. Oft suchen sie den Arzt erst auf, wenn Verformungen aufgetreten sind oder ein Knochenbruch „ohne Anlaß" sie dazu zwingt.

Der gestörte Mineralhaushalt kann nach längerer Krankheitsdauer Nierenkonkremente provozieren. Die schwerste, leider nicht ganz seltene Komplikation besteht in der Bildung von *Knochensarkomen.*

Therapie

Unter Kalzitonin verringert sich die Zahl der den Knochen abbauenden Zellen, u.U. bis zur Normalisierung. Es bedarf jedoch einer Dauertherapie, da nach Absetzen des Kalzitonins gewöhnlich ein Rezidiv auftritt. Neuerdings erprobt man eine Therapie mit dem Zytostatikum *Mithramycin,* das zwar einige Wirkung zeigt, aber eine hochtoxische Substanz ist.

17.4 Chondrodystrophie

Bei dieser dominant vererbbaren, etwa im 3. Fetalmonat einsetzenden *Störung* der *Knorpelbildung* des Skeletts entsteht der *disproportionierte Zwergwuchs.* Bei annähernd normalem Rumpf bleiben die Extremitäten wesentlich zu kurz. Der relativ zu große Kopf zeigt meist vergröberte Gesichtszüge, die durch die eingezogene Nasenwurzel noch unterstrichen werden. Intelligenz und endokrine Funktionen sind normal.

17.5 Knochentuberkulose

Im Generalisationsstadium der Tuberkulose kann es über eine Streuung auf dem Blutwege zu einer Aussaat in die Knochen kommen. Am häufigsten wird die Wirbelsäule betroffen, aber auch die Extremitätenknochen können befallen werden, wobei es nicht selten zu einer Beteiligung der Gelenke kommt.

Der Prozeß schreitet i.allg. sehr langsam fort. Nach einer längeren Phase des Abbaus der Knochensubstanz entstehen lokale Nekrosen, die Knochenteile herauslösen (Sequestrierung) und Abszesse bilden. Der Durchbruch tuberkulöser Knochenabszesse in die umgebenden Weichteile (Senkungsabszesse) ist die häufigste Komplikation.

Die Beschwerden bleiben lange Zeit uncharakteristisch. Vor allem bei Befall der Wirbelsäule *(Spondylitis tuberculosa)* treten wechselnde Schmerzen auf, die – je nach Lokalisation der Erkrankung – als Rheumatismus oder Nervenschmerzen harmlosen Ursprungs fehlgedeutet werden. Das Allgemeinbefinden ist meist nicht wesentlich gestört. Kinder zeigen allerdings häufig Frühsymptome, die auf das Leiden hinweisen: Sie weigern sich zu laufen und schreien bei bestimmten Bewegungen (v.a. auch nachts) plötzlich auf.

Therapie

- Die Behandlung erfordert vom Arzt und dem Kranken große Geduld. Häufig sind orthopädische Maßnahmen erforderlich, etwa eine über längere Zeit *ununterbrochene Ruhigstellung (Immobilisation)* der befallenen Partien.
- Von entscheidender Bedeutung ist die Behandlung mit tuberkulostatischen Medikamenten, da sie die Krankheitsdauer erheblich verkürzen. Bewährt hat sich die Kombination von *Streptomycin* und *Isoniacid.*

17.6 Hämatogene Osteomyelitis (Knochenmarkentzündung)

Gelangen Erreger auf dem Blutwege in den Knochen, kommt es zu einer akuten Entzündung der befallenen Schichten. Siedeln sich Keime in der Knochenhaut (Periost) ab, bilden sich Abszesse, die die Knochenhaut abheben und gelegentlich nach außen durchbrechen.

Bei Befall des Knochenmarks entsteht die eigentliche *Osteomyelitis* im engeren Sinne. Meist bilden sich sehr schnell Abszesse im Mark, die die eingeschlossenen Knochenbälkchen auflösen und so zu Höhlenbildungen führen, die durch Knochenneubildung regelrecht eingeschalt werden. Häufig befinden sich in diesen abgelöste Knochenteile (Sequester), eingebettet in Eiter („Totenlade").

Der Krankheitsverlauf ist meist sehr heftig, *Schmerzen,* höheres *Fieber* und starkes Krankheitsgefühl fehlen fast nie.

Gelingt es nicht, den akuten Prozeß zur Abheilung zu bringen, entsteht die **chronische Knochenmarkentzündung,** die u.U. über Jahrzehnte verläuft und alle Folgen chronischer Herdbildung nach sich ziehen kann. Häufig wird auch der befallene Knochen deformiert.

Therapie

Falls eine konsequente antibiotische Behandlung nicht zum Ziele führt, gehört der Kranke in chirurgische Behandlung.

17.7 Knochengeschwülste und geschwulstähnliche Gewebsmißbildungen

Geschwülste und geschwulstähnliche Neubildungen sind am Knochen relativ häufig. Gallertige, von einer Bindegewebskapsel umgebene Gebilde (Ganglien) finden sich in der Nähe von Gelenken, Sehnen- und Nervenscheiden. Sie sind harmloser Natur und machen meist nur wenig Beschwerden. Falls sie in der Nähe von Nerven liegen, lösen sie neuralgische Schmerzen bei bestimmten Bewegungen aus. Zu Druckbeschwerden kommt es, wenn Sehnen darüberziehen.

Besonders bei Jugendlichen sind **Knochenzysten** nicht selten. Sie bereiten meist keine Schmerzen und werden oft erst entdeckt, wenn sie zu Spontanfrakturen geführt haben. Gutartige Tumoren können von der Knochensubstanz, vom Knorpel oder vom Bindegewebe ausgehen. Da sie sehr langsam wachsen, machen sie kaum Beschwerden.

Die bösartigen Geschwülste, die ebenfalls von allen Gewebearten ausgehen können, die den Knochen aufbauen, wachsen in der Regel wesentlich schneller und sind meist schon frühzeitig mehr oder weniger schmerzhaft. Auch treten bald die typischen Allgemeinsymptome auf, wie Gewichtsabnahme, Blutarmut, Krankheitsgefühl usw.

Tumoren, die vom knochenbildenden Gewebe ausgehen **(osteogene Sarkome),** bevorzugen das jugendliche Alter (10–20 Jahre) und können außerordentlich bösartig sein. Sie zerstören sehr schnell den befallenen Knochen. Andere Sarkome zeigen eine ziemlich ausgeprägte Gewebsreife und bilden fast regelrecht aufgebaute Knochenstrukturen (osteoplastische Sarkome).

Sekundäre Tumoren **(Skelettmetastasen)** können praktisch von allen bösartigen Tumoren anderer Organe ausgehen. Am häufigsten metastasieren

Geschwülste der *Prostata-, Mamma-, Nieren-, Bronchial-, Schilddrüsen-*
und *Genitaltumoren* in das Skelettsystem.

Therapie

● Gutartige Tumoren und geschwulstartige Neubildungen am
Knochen werden operativ entfernt, falls sie Beschwerden verursachen.

● Bei den bösartigen Neubildungen kommen, je nach Typ, Ausdehnung, Lokalisation und Klärung der Frage nach bereits
erfolgter Bildung von regionären Metastasen eine zytostatische
Therapie, radiologische Behandlung oder ausgedehnte chirurgische Eingriffe in Frage.

18 Krankheiten der Gelenke (Arthritiden)

18.1 Entzündliche Gelenkerkrankungen (Arthritiden)

Gelenkentzündungen können durch direkte Einwirkung bestimmter Bakterien oder durch Immunreaktionen, die z.T. durch exogene Infektionen hervorgerufen werden, aber auch als Autoimmunprozesse ablaufen können, entstehen.

Die entzündlichen Vorgänge spielen sich im wesentlichen an der Gelenkinnenhaut ab und greifen erst sekundär auf den Gelenkknorpel über. In der Gelenkhöhle sammelt sich häufig Flüssigkeit an *(entzündliches Exsudat),* die einen guten Nährboden für die Vermehrung der Krankheitserreger darstellt, falls die Entzündung durch direkten Bakterienbefall entstanden ist.

18.1.1 Arthritiden durch direkte Bakterieneinwirkung

Arthritis gonorrhoica

Die durch *Gonokokken* hervorgerufene Gelenkentzündung tritt einige Wochen nach der Infektion auf und befällt häufig mehrere Gelenke. Die Schmerzen sind meist nicht so stark wie bei anderen Arthritiden. Mäßige Temperaturerhöhungen und Bewegungseinschränkung durch den Gelenkerguß kennzeichnen den Verlauf. In schweren Fällen kann es zur Vereiterung der befallenen Gelenke kommen. Bei rechtzeitiger antibiotischer Behandlung heilen die Entzündungen ohne bleibende Schäden aus.

Langdauernde Eiterungen können jedoch zu *Zerstörungen des Gelenks* und damit zu Versteifungen führen.

Tuberkulöse Arthritis

Sie entsteht meist fortgeleitet von einer *Knochentuberkulose* oder durch *Streuung über den Blutweg.*

Der Beginn ist schleichend. Oft entwickelt sich nur ein *Gelenkkapselerguß* mit mäßiger Funktionsstörung und leichter Schmerzhaftigkeit. Ist der Gelenkknorpel betroffen, kommt es zu *Zerstörungen des Gelenks,* die frühzeitig zu stärkeren Bewegungseinschränkungen und heftigen Schmerzen führen können.

Eine andere Form der Kapseltuberkulose zeigt eine überschießende Bildung entzündlichen Granulationsgewebes, das schließlich den ganzen Gelenkraum ausfüllen kann. So kommt es zu Bewegungseinschränkung bei geringer Schmerzhaftigkeit.

Bei der schwersten Form vereitert das Gelenk sehr schnell. *Abszesse, Fistelbildungen* und ausgedehnte *Knochenzerstörung* kennzeichnen das Bild.

Therapie

Neben der Behandlung des Grundleidens mit Tuberkulostatika werden in vielen Fällen chirurgische und orthopädische Maßnahmen erforderlich.

Septisch-eitrige Arthritis

Der septische Einbruch von Bakterien (Staphylokokken, Streptokokken, Pneumokokken u.a.) in die Blutbahn kann dazu führen, daß ein oder auch mehrere Gelenke direkt befallen werden. Je nach Erreger und Ausdehnung der Infektion können schwere Knorpel- und Knochenschäden entstehen, die oft einen Dauerschaden hinterlassen.

Die Kranken haben heftige Schmerzen; die Haut über dem befallenen Gelenk ist gerötet und zeigt eine diffuse Schwellung. Die Beweglichkeit ist schon früh erheblich eingeschränkt.

Therapie

Im akuten Stadium Ruhigstellung; nach der Entzündungsphase hat die Hauptsorge der Verhinderung von Gelenkversteifungen (Ankylosen) zu dienen. Intensive physikalische Therapie ist daher erforderlich. Medikamentös kommt es wesentlich auf eine gezielte, frühzeitig einsetzende Antibiotikabehandlung (kultureller Nachweis, Antibiogramm) an.

18.1.2 Rheumatisches Fieber (Polyarthritis rheumatica)

Nach einer durch bestimmte *Streptokokkenarten* (meist β-hämolysierende Streptokokken der Gruppe ,A) hervorgerufenen Infektion (häufig *Angina tonsillaris*) kann es zu einer abnormen Sensibilisierung gegen die Streptokokkenantigene und damit zu einer *hyperergischen Reaktion* kommen, die zu entzündlichen Veränderungen in den Gelenken führt (auch *Endokarditis,* s.S. 64).

Nach der heutigen Lehrmeinung umfaßt die Bezeichnung „Rheumatismus" eine Reihe miteinander verflochtener Krankheitsgruppen, die recht verschiedene Reaktionen auf unterschiedliche Schädlichkeiten darstellen. Es handelt sich also hier um keine wissenschaftliche Diagnose, sondern um die Bezeichnung einer bestimmten Symptomatologie, die durch ziehende Schmerzen, Steifigkeit und u.U. Deformierungen in den Gelenken gekennzeichnet ist. Das eigentliche rheumatische Geschehen zeigt immer bestimmte immunologische Reaktionen, die auf eine Entzündung hinweisen. Beim rheumatischen Fieber ist die Beteiligung der Gelenke zwar relativ häufig, aber keineswegs die gefährlichste Manifestation. Weit folgenschwerer ist die Beteiligung der Herzinnenhaut, die in vielen Fällen zu Herzklappenfehlern führt.

Am Ort der Entzündung erfolgt eine *Exsudation* (Absonderung) fibrinhaltiger Substanzen, die zur Verquellung und Degeneration des Zwischengewebes führt. Erst im Resorptionsstadium, also eigentlich bereits in der Heilungsphase, kommt es zur Bildung kleiner Granulome (Aschoff-Knötchen), die nach 4–6 Monaten unter Narbenbildung abheilen.

Die Intensität der Polyarthritis kann sehr unterschiedlich sein. Sie reicht von mäßigen Schmerzen in den befallenen Gelenken bis zu völliger *Bewegungsunfähigkeit* mit starker Schwellung des Gelenks. Meist sind die gelenknahen Muskeln und Sehnen mitbetroffen. Die durch Schmerzen erzwungene Ruhigstellung führt nicht selten zu erheblicher *Inaktivitätsatrophie* bestimmter Muskelgruppen.

Die Krankheit beginnt fast immer stürmisch, mit hohem Fieber und stärkeren Allgemeinbeschwerden. Der Verlauf ist sehr unterschiedlich. Meist besteht eine ausgeprägte Neigung zu Rückfällen. Die Voraussage ist wesentlich davon abhängig, welche Organe betroffen werden: Die Entzündungserscheinungen an der Herzinnenhaut hinterlassen nicht selten Vernarbungen an den Klappen und führen damit zu den gefürchteten *Herzfehlern.*

Die Gelenkerscheinungen klingen in der Regel ab, ohne bleibende Schäden zu hinterlassen.

Chorea minor

Bei Kindern kann es zu einer Mitbeteiligung bestimmter motorischer Zentren des Gehirns kommen *(Chorea minor),* die aber meist nach einigen Monaten wieder abklingt.

Bei der Chorea minor treten ungewollte, sinnlose, oft zuckende oder schleudernde Bewegungen der gesamten willkürlichen Muskulatur auf, besonders auffällig im Gesicht (Grimassen) und an den Armen. Die Kranken können die Bewegungen nicht unterdrücken. Sie steigern sich bei Erregung und hören nur im Schlaf ganz auf. Während der Krankheit besteht eine erhöhte Reizbarkeit und eine labile Stimmungslage.

Therapie

Bis zum Abklingen der Entzündung absolute Bettruhe. Um die entzündeten Gelenke Alkoholumschläge.

Laufende Überwachung des Herzbefundes, besonders im Stadium der langsamen Wiederbelastung.

So früh wie möglich intensive Penizillinbehandlung. Besonders schwere Fälle und solche mit Herzbeteiligung bedürfen einer Kortikosteroidtherapie über einen Zeitraum von wenigstens 6 Wochen; danach Salizylate oder andere nichtsteroidale Antiphlogistika (Indometacin u.a.).

Nach abgeklungener Erkrankung sollte eine Sanierung der möglichen Ausgangsherde, unter Penizillinschutz, vorgenommen werden (Tonsillen, Nasennebenhöhlen, Zähne usw.). Weiterhin kommt eine vorbeugende Penizillintherapie (Prophylaxe) von einer Dauer von mindestens 5 Jahren in Frage.

18.1.3 Rheumatoide Arthritis (chronische Polyarthritis)

Die rheumatoide Arthritis ist eine chronische, in Schüben verlaufende Entzündung der Gelenke, die zu erheblichen Destruktionen und Versteifungen führt.

Die Ursache der Entzündungsvorgänge, die den ganzen Bindegewebsapparat des befallenen Gelenks und der Umgebung betreffen können, ist noch nicht mit letzter Sicherheit abgeklärt. Vieles deutet jedoch darauf hin, daß bestimmte *Immunreaktionen* eine wesentliche Rolle spielen. So fehlt häufig der Nachweis von Streptokokkenantikörpern, während der *Rheumafaktor* immer nachweisbar ist.

Frauen erkranken wesentlich häufiger mit einem Erkrankungsgipfel zwischen dem 45. und dem 55. Lebensjahr.

Der Krankheitsbeginn ist uncharakteristisch: Abgeschlagenheit, Appetitlosigkeit und Gewichtsverlust sowie gelegentlich auftretendes leichtes Fieber. Gelenkbeschwerden stellen sich erst langsam ein und bleiben u.U. längere Zeit wenig auffällig. In der Regel sind die *kleinen* und *mittleren Gelenke* zuerst, und zwar meist **symmetrisch** betroffen. Schon frühzeitig findet man die Fingergrund- und Fingermittelgelenke leicht verdickt und druckschmerzhaft; aber auch große Gelenke können, wenn auch weniger häufig, schon in diesem Stadium mitbeteiligt sein (Abb. 34).

Da die Krankheit in Schüben verläuft, zwischen denen verschieden lange Ruhepausen liegen, ergeben sich vielgestaltige Krankheitsbilder.

Praktisch kommen alle Deformierungen vor: *fixierte Beuge-* und *Streckstellungen, Verbiegungen, Knochen-* und *Muskelatrophie* sowie knotige Auftreibungen *(Rheumaknoten)* ergeben schließlich ein Bild schwerer Ver-

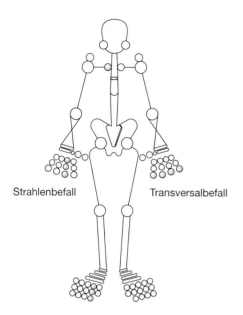

Strahlenbefall Transversalbefall

Abb. 34. Befallsmuster der chronischen Polyarthritis (individuell
unterschiedliche Ausbreitung).
(Nach Zöllner 1991)

krüppelung. In den meisten Fällen erstreckt sich die Krankheitsdauer über Jahrzehnte. Psychisch zeichnen sich die Kranken oft durch große Geduld und Leidensfähigkeit aus. Therapieresistente Fälle sind auch heute noch nicht ganz selten. Die schwer geplagten Kranken magern immer mehr ab und enden häufig in extremem körperlichem Verfall.

Therapie

Die Behandlung dieses schweren Leidens ist aufwendig und stets von erheblichen Nebenwirkungen bedroht.
Die Grundlage ist eine Langzeittherapie, die einen dämpfenden Einfluß auf die Entzündungsvorgänge hat. Hier kommen verschiedene Medikamente in Frage (Goldsalze, Resochin®, D-Penicillamin, Immunsuppressiva), die aber keinen sofortigen analgetischen Effekt haben. Daher kommt man in den meisten Fällen nicht ohne die Antirheumatika der Pyrazolonreihe, Salizylate oder Acrylessigsäurederivate aus, die laufend zusätzlich gegeben werden müssen.
In schweren Fällen, v.a. beim akuten Schub, sind die Kortikosteroide am wirksamsten. Ihr Einsatz ist jedoch wegen der erheblichen Nebenwirkungsgefahr begrenzt.
Während des akuten Schubes ist unbedingte Bettruhe einzuhalten. Die entzündeten Gelenke werden in der funktionell besten Stellung ruhiggestellt (evtl. Schienung). Alle Gelenke müssen täglich vorsichtig durchbewegt werden, sobald das akute Stadium so weit abgeklungen ist, daß die Ruhigstellung nicht mehr erforderlich ist.

18.1.4 Spondylitis ankylosans (Morbus Bechterew)

> Die Bechterew-Krankheit ist ein chronisch entzündliches Leiden des Knochengelenksystems mit Befall der Wirbelsäule. Bevorzugt betroffen sind die Darmbein-Kreuzbein-Gelenke, die kleinen Wirbelgelenke und der gesamte Bandapparat der Wirbelsäule.

Die entzündeten Gelenke haben im fortgeschrittenen Stadium eine Tendenz zur *Verknöcherung,* was schließlich zur knöchernen Versteifung der befallenen Abschnitte der Wirbelsäule führt. Es erkranken vorwiegend Männer in jüngerem Lebensalter. Familiäre Häufung weist auf erbliche Faktoren hin, die möglicherweise disponierend wirken (Assoziation mit HLA-B27).

Im Frühstadium der Krankheit klagen die Patienten über Muskelschmerzen, v.a. im Bereich der Lendenwirbelsäule, Spontanschmerzen am Fersenbein und dem Sitzbeinhöcker, gelegentlich auch schon über eine gewisse Bewegungseinschränkung. Meist schreitet das Leiden von unten nach oben fort, wobei die Fixierung der betroffenen Abschnitte der Wirbelsäule nicht in den physiologischen Krümmungen (Lordose und Kyphose) erfolgt, sondern in übertriebenen Krümmungen. Die seitlichen Bewegungen werden schmerzhaft, und die *Atembewegungen* werden stark *eingeschränkt.* Daraus resultiert eine sehr typische Haltung: Es bildet sich ein Rundrücken, der Hals wird in kompensatorischer Überlordosierung nach vorne gestreckt, und die erzwungene Bauchatmung läßt den Bauch auffällig hervortreten. Da die Krankheit in Schüben verläuft und nach jedem Schub zum Stillstand kommen kann, läßt sich eine einheitliche Voraussage nicht machen. In schwersten Fällen, die auf die bis jetzt zur Verfügung stehende Therapie nicht ansprechen, kommt es schließlich zu einer *totalen Verknöcherung* und *vollständigen Versteifung* der Wirbelsäule und meist auch noch der rumpfnahen Gelenke. Je früher das Leiden erkannt wird, um so eher kann eine sachgemäße Behandlung den Prozeß aufhalten oder wenigstens hinauszögern. Als Komplikation können Entzündungen der Regenbogenhaut auftreten.

Therapie

Ein wesentliches Moment der Behandlung ist die Aufklärung des Patienten über sein Leiden und die damit verbundene Forderung zur aktiven Zusammenarbeit mit dem Arzt und seinen Helfern.

Da jede Ruhigstellung der Wirbelsäule der Versteifung Vorschub leistet, sind *häufige Bewegungsübungen* besonders wichtig. Sportarten wie Schwimmen, Skilanglauf und Waldlauf sowie Ballspiel (v.a. Volley- oder Korbball) sind gut geeignet. In schweren Fällen sollten wenigstens mehrmals täglich Bewegungsübungen konsequent durchgeführt werden.

Medikamentös kommen alle entzündungshemmenden Mittel in Betracht. Am ehesten scheinen sich für die Langzeittherapie nichtsteroidale Antirheumatika zu eignen. Im akuten Schub und bei schweren Augenkomplikationen kann manchmal auf Kortikosteroide (Stoßtherapie) nicht verzichtet werden. Bei den schwersten Verlaufsformen ist der Versuch mit Immunsuppressiva angezeigt.

18.2 Degenerative Gelenkerkrankungen

Die degenerativen Veränderungen der Gelenke entstehen nicht durch Entzündungen, sondern durch eine Reihe von Faktoren, die z.T. anlagebedingt sind (angeborene Minderwertigkeit der Gelenkknorpel), z.T. aber auch während des Lebens erworben werden (mechanische Überbelastung des Knorpels durch Schwerarbeit, Übergewicht, Sport usw.). Dazu kommen hormonale Einflüsse, nervale Störungen und Alterungsvorgänge.

Eine besondere Bedeutung gewinnen die degenerativen Gelenkerkrankungen im Zusammenhang mit den physiologischen Alterungsvorgängen. Im höheren Alter treten schon im Normalfall Abbauerscheinungen auf, die sich v.a. durch einen *Substanzverlust des Knochens* (besonders der Wirbelsäule) bemerkbar machen *(Osteoporose)*. Krankheitswert bekommen diese Veränderungen erst, wenn sie relativ zu früh auftreten *(präsenile Osteoporose)* oder so stark werden, daß es zu Spontanbrüchen der Wirbelkörper und damit zu Buckelbildung kommt. Allerdings können auch schon leichtere Osteoporosen zu erheblichen Schmerzen führen, besonders dann, wenn sie mit degenerativen Gelenkveränderungen an der Wirbelsäule vergesellschaftet sind.

18.2.1 Arthrosis deformans (Abb. 35)

Hierbei handelt es sich um die degenerativen Veränderungen der Gelenke der Extremitäten. Knie und Hüftgelenk werden am häufigsten betroffen; aber auch die mittleren und kleinen Gelenke können befallen sein.

Die Gelenke zeigen im fortgeschrittenen Zustand typische Fehlformen, die durch degenerative Veränderungen des Gelenkknorpels entstanden sind. Der Gelenkspalt *verschmälert* sich, und an den Gelenkflächenrändern bilden sich knöcherne *Wülste* und spornartige *Zacken*. Die Gelenkfunktion ist herabgesetzt.

Meist besteht ein Schmerz, der in der Ruhe kaum wahrgenommen wird, sich aber bei Bewegung deutlich verstärkt. Er läßt in der Regel wieder nach, wenn die das Gelenk bewegenden Muskeln die Gelenkfläche in eine ge-

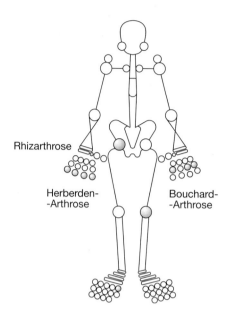

Rhizarthrose

Herberden-
-Arthrose

Bouchard-
-Arthrose

Abb. 35. Befallsmuster der Arthrosen.
(Nach Zöllner 1991)

wisse Schonstellung gebracht haben. So kommt es, daß ein *Anlaufschmerz*
entsteht, der bei Durchhalten der Bewegungen wieder verschwindet.

Therapie

Schmerzlose Arthrosen bedürfen keiner Behandlung, soweit sie
nicht die statisch besonders belasteten Gelenke betreffen. Bei diesen ist ärztliche Überwachung (Arbeitsplatzwechsel, Gewichtsre-
duktion, Einlagen usw.) allerdings wichtig, da u.U. weitere Schäden
vermieden werden können.
Schmerzhafte Arthrosen bedürfen immer wieder der Therapie mit
entzündungshemmenden und schmerzlindernden Mitteln (Salizylate, Pyrazolidine, Indometacin u.a.).
In bestimmten Fällen kann die Injektion einer Kristallsuspension
eines Kortikosteroidpräparates in das betroffene Gelenk den häufig
vorhandenen lokalen Entzündungsprozeß günstig beeinflussen.
Aktive krankengymnastische Übungen, Massagen und Wärmeauf-
lagen (Fango, Moor, Heublumen), Bewegungsbad und Kurzwellen-
behandlung lösen die oft schmerzhaften Muskelverspannungen.
Einen stark entzündungshemmenden Effekt hat auch die Röntgen-
reizbestrahlung.

18.2.2 Chondrose, Osteochondrose, Spondylose, Spondylarthrose

Bei diesen Erkrankungen handelt es sich um degenerative Erkrankungen der Wirbelsäule.

Formveränderungen des ausgewachsenen Wirbels

Die altersbedingte Verarmung an Flüssigkeit führt ganz allgemein zu einer Erschlaffung der Gewebe. Auch die Bandscheibe (Discus intervertebralis) wird hiervon betroffen und erleidet einen Elastizitätsverlust. Sie wird schließlich zu einem trockenen, spröden Gewebe, das den Anforderungen, Puffer und Schutzorgan für die Wirbel und die zwischen ihnen liegenden und seitlich austretenden Gefäße und Nerven zu sein, nicht mehr genügt. Dies gilt zunächst nur für außergewöhnliche Belastungen, die ja im Alter zu den Seltenheiten gehören. Unter bestimmten Umständen kann es jedoch schon in jüngeren Jahren zu einem Verschleiß der Bandscheibe kommen *(Chondrose)*, wobei eine chronische Überlastung der Wirbelsäule, Fehlhaltungen, evtl. auch Unfälle, eine maßgebende Rolle spielen. Durch den Substanzverlust der Bandscheibe verkleinert sich der Zwischenraum zwischen den Wirbelkörpern, und schließlich gleiten diese bei Belastung aufeinander, war zur Zerstörung der knorpeligen Abschlußplatten der Wirbelkörper führt *(Osteochondrose)*.

Eine derartige Degeneration der Bandscheibe kann zu einer Lockerung des ganzen Bewegungssegmentes mit deutlichen Wirbelverschiebungen führen, die wiederum Folgeerscheinungen haben: Die Muskulatur wird ständig veranlaßt, Haltungskorrekturen vorzunehmen, die einen dauernden Reiz auf den Bandapparat und die Gelenkkapseln ausüben. Das Resultat ist ein im Segment lokalisierter Rückenschmerz. Im weiteren Verlauf dieser Gefügestörung kann es zur reaktiven Bildung von Knochenzacken und Knochenwülsten kommen, die dicht unterhalb der Randleisten der Wirbelkörper wachsen *(Spondylose)*.

Da die Bandscheibe bei diesen degenerativen Vorgängen, die sich im ganzen Gelenk abspielen, nicht mehr fest verankert ist, kann es zu einer Herausdrängung von Teilen des *Diskus* aus dem Zwischenwirbelraum – meist nach hinten-seitlich – kommen, was zu Druck auf die segmentalen Nervenwurzeln führt und zu erheblichen Schmerzen Anlaß gibt. Ein solcher *Bandscheibenvorfall (Prolapsus disci)* wird meist durch eine plötzliche und übermäßige Belastung ausgelöst, allerdings in der Regel nur dann, wenn bereits die oben beschriebenen degenerativen Veränderungen wenigstens teilweise eingetreten sind (Abb. 36 und 37).

Unter *Spondylarthrose* versteht man den degenerativen Umbau der Zwischenwirbelgelenke. Er findet regelmäßig im höheren Alter statt und verläuft meist ohne stärkere Beschwerden, falls keine abnorme Beanspruchung die veränderte Statik der Bewegungseinheiten stört. Eine solche Störung kann jedoch u.U. schon durch eine unbedeutende „falsche" Bewegung aus-

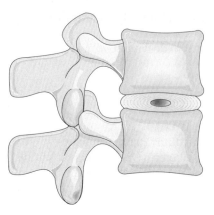 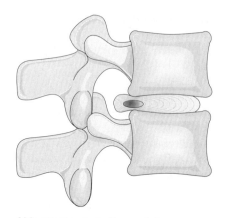

Abb. 36. Normale Lage der Bandscheibe zwischen 2 Wirbelkörpern

Abb. 37. Bandscheibenvorfall: Der Gallertkern der Bandscheibe ist teilweise aus dem Raum zwischen den Wirbelkörpern herausgetreten

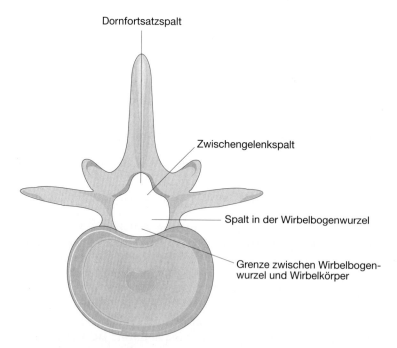

Dornfortsatzspalt

Zwischengelenkspalt

Spalt in der Wirbelbogenwurzel

Grenze zwischen Wirbelbogen- wurzel und Wirbelkörper

Abb. 38. Lendenwirbelkörper von oben gesehen (schematisch) mit der Darstellung der Wirbelbogenfugen

gelöst werden. Die Folgen sind entweder ein reflektorischer *Muskelhartspann* (Hexenschuß, Schiefhals) oder *Nervenwurzelreizungen* (Ischias u.a.; Abb. 38).

Störungen des heranwachsenden Wirbels

Neben den Formveränderungen, die der ausgewachsene Wirbel erleiden kann, gibt es noch eine Reihe von Störungen des heranwachsenden Wirbels, die zu charakteristischen Fehlbildungen mit Schmerzen und Funktionsstörungen führen können. Da sich der Wirbel aus verschiedenen Einzelteilen zusammensetzt und jedes Teil seinen eigenen Entwicklungsgang durchmacht, kann es bei Entwicklungsstörungen einzelner Teile zu Gefügeänderungen kommen, die sich auf die ganze Wirbelsäule auswirken:

- Nicht voll ausgebildete Wirbel *(Halbwirbel)* etwa führen fast immer zu abnormer Verbiegung der Wirbelsäule nach hinten *(Kyphose)* oder nach einer Seite *(Skoliose)*.
- Sind die Bandscheiben nicht voll ausentwickelt, treten *Blockbildungen* zwischen den betroffenen Wirbeln auf. Auch die Wirbelbogenteile sind manchmal nicht voll ausgebildet, so daß *Spaltbildungen* resultieren.
- *Dornfortsatzspalten* (Spina bifida), die für die Statik der Wirbelsäule ohne Bedeutung sind, können – falls sie bestimmte Ausmaße haben – durchgängig für Teile der nervösen Substanz und ihrer Häute werden, was zu erheblichen Störungen der Nerven führen kann.
- Finden sich beidseitig seitliche Wirbelbogenfugen, was v.a. im Bereich der Lendenwirbelsäule vorkommt, können die mißgebildeten Wirbel nach vorne gleiten *(Spondylolisthesis)* und mit ihnen praktisch die auf sie gestützte Wirbelsäule. Eine derartige Hemmungsmißbildung beansprucht den Bandapparat der Wirbelsäule in unphysiologischer Weise und prädisponiert so zu *Bandscheibenvorfällen* (Abb. 39 und 40).

Therapie

Degenerative Veränderungen an der Wirbelsäule haben nur dann Krankheitswert, wenn sie andauernd oder häufig Beschwerden machen. Eine Therapie, die Abbauprozesse rückgängig macht, ist nicht bekannt. Man wird sich also darauf beschränken müssen, Schmerzen zu beseitigen oder zu lindern und die Beweglichkeit wieder herzustellen.

Medikamentös kommen hier neben den antirheumatischen Mitteln besonders die muskelentspannenden (Paraflex u.a.) in Frage. Wichtig ist die Ausschaltung auslösender Faktoren bei den disponierten Patienten (z.B. einseitige Berufsarbeit, häufige Kälteeinwirkung, Übergewicht).

Im akuten Stadium vermag die *physikalische Therapie* Gutes zu leisten: Wärme in jeder Form, Mikrowellenbestrahlungen und diadynamische Ströme, Massage und Unterwasserstrahlmassage sowie Krankengymnastik und evtl. Extensionsbehandlung (nur nach vorheriger Röntgenaufnahme des betroffenen Wirbelsäulenabschnittes!).

Ebenso kann auch die *chiropraktische Redressionsbehandlung* häufig zu schneller Besserung führen. Sie sollte aber nur von einem auf diesem Gebiet erfahrenen Arzt durchgeführt werden.

Bei Bandscheibenvorfall (Diskushernie) besteht bei Kompression des Rückenmarks die Indikation zur *sofortigen Operation.*

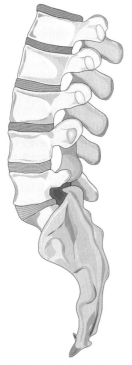

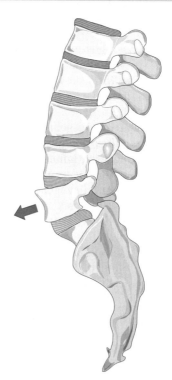

Abb. 39. Normale Lage der unteren Lendenwirbel

Abb. 40. Spondylolithesis (Wirbelgleiten)

18.2.3 Periarthropathien

Degenerative Veränderungen des Bindegewebes im Gelenkbereich werden als Periarthropathien bezeichnet. Betroffen werden Sehnen und Sehnenscheiden, Schleimbeutel, Bänder und die Ansatzstellen der Muskeln.

Die mit Druck- oder Belastungsschmerz einhergehenden Veränderungen sind in der Regel auf Überbeanspruchung oder mechanische Schädigung zurückzuführen. Kälte und Nässe begünstigen die Erkrankungen. Bei der *Periarthritis humeroscapularis* entwickelt sich nach Überanstrengung oder Verletzungen eine Nekrose der Sehne des Obergrätenmuskels (M. supraspinatus) des Schultergelenks mit nachfolgender *Einlagerung von Kalksalzen.*

Dieses äußerst schmerzhafte Krankheitsgeschehen kann zu erheblicher Funktionseinschränkung des Schultergelenks führen. Narbige Verwachsungen und Schrumpfungen des Gewebes im Gelenkbereich können u.U. das Gelenk fast vollständig blockieren.

Ähnliche Veränderungen finden sich nach einseitiger Überlastung an den Knochenhöckern des Oberarmknochens, an denen eine Reihe kräftiger Unterarmmuskeln ihren Ursprung hat. Kleine Sehneneinrisse und Aufrauhung der Knochenstruktur mit schmerzhaften Reizungen der Knochenhaut machen v.a. die Drehbewegung der Hand fast unmöglich. Der Epicondylus radialis ist häufiger betroffen (Tennisellenbogen), die Veränderungen können aber auch am ulnaren Höcker vorkommen (Werferellenbogen). Man spricht in beiden Fällen von einer *Epikondylitis.*

Therapie

Bei der Periarthritis im akuten Stadium ist *Ruhigstellung* erforderlich. Bis zum Abklingen der Schmerzen Eisbeutel (oder kalte Wickel), danach *Wärmetherapie* (Packungen, Rotlicht, Mikrowellen). Frühzeitig *vorsichtige Krankengymnastik.*
Falls die Schmerzen so nicht beseitigt werden können, sollte eine *Röntgenreiztherapie* versucht werden, die oft gute Ergebnisse zeigt.
Die Epikondylitis spricht meist gut auf lokale *Kortikosteroidinjektionen* an. Auch hier kann die Röntgenreiztherapie versucht werden.

19 Kollagenosen

Unter diesem Begriff faßt man eine Reihe nichtinfektiöser, wahrscheinlich immunologisch bedingter Systemerkrankungen zusammen. Gemeinsam ist ihnen der Vorgang der abakteriellen Entzündung mit Fibrinoidablagerungen und das Vorkommen besonderer immunbiologischer Phänomene.

19.1 Systemischer Lupus erythematodes

Bei dieser in Schüben verlaufenden Krankheit treten Autoantikörper gegen die verschiedenen Zellbestandteile, gegen das Zytoplasma und die Membran von Zellen, besonders auch gegen die Desoxyribonukleinsäure (DNS), auf. Dadurch entstehen *Immunkomplexe,* die im Kreislauf zirkulieren und sich in die Gefäßwände einlagern. Die dadurch ausgelöste Gefäßentzündung führt dann – je nach Lokalisation und Verlaufsform – zu charakteristischen Veränderungen der Haut oder auch der betroffenen Organe.

Die Krankheit beginnt mit abnormer Müdigkeit, Fieber und Gewichtsverlust. Bei einem großen Teil der Patienten bildet sich schon früh eine *Arthritis* aus, mit Deformierungen der Fingergelenke.

Die häufigste Hauterscheinung ist das akute *Gesichtserythem* (Schmetterlingserythem), das sich aus kleinen runden, leicht erhabenen Flecken entwickelt, die durch erweiterte Kapillaren rötlich erscheinen. Sie vergrößern sich langsam und fließen zu einem Gebilde zusammen, das die Form eines Schmetterlings hat, wobei die Nase den Körper des „Schmetterlings" darstellt.

Fast die Hälfte aller Patienten leidet an Entzündungen der großen Arterien, die zu Gangrän der Finger, intestinalen Gefäßverschlüssen und Myokardinfarkt führen können. Bei Herzbeteiligung steht die *Perikarditis* (40%) zahlenmäßig an erster Stelle; auch *Myokarditiden* sind nicht selten. Bei einem hohen Prozentsatz kommt es zu einer *Nierenbeteiligung* (50%), deren Ausgang eher dubios ist.

Depressionen und schizophrenieähnliche Zustände sind nicht selten. Apoplektische Insulte, epileptische Anfälle und andere Erscheinungen seitens des ZNS kommen – je nach Lokalisation des Prozesses – ebenfalls vor. Sie haben eine schlechte Prognose.

Die Krankheit kann über viele Jahre chronisch verlaufen, wobei aktive Krankheitsschübe mit spontanen Remissionen abwechseln. Sie kann aber auch durch hochakute Prozesse, etwa eine diffuse, proliferierende Form der *Glomerulonephritis,* innerhalb kurzer Zeit tödlich enden.

Genetische Faktoren gelten als gesichert und scheinen durch familiär gehäuftes Vorkommen belegt zu sein.

Ausgelöst wird die Krankheit durch bestimmte Kofaktoren, etwa Umwelteinflüsse chemischer oder physikalischer Art, wobei bestimmte Medikamente (Antikonzeptiva, Tetrazykline, Griseofulvin u.a.) sicher eine Rolle spielen.

Therapie

Je nach Aktivität der Krankheit ist die Therapie zu variieren: je aktiver der Prozeß ist, desto aggressiver muß die Behandlung sein.

- Falls Hinweise auf eine Lungen- oder Nierenbeteiligung fehlen, kommen gegen die Gelenkbeschwerden nichtsteroidale Antiphlogistika (Azetylsalizylsäure, Indometacin, Diclofenac u.a.) in Frage. Zusätzlich sollten *Chloroquin*-Derivate gegeben werden.
- Wenn innere Organe beteiligt sind, müssen darüber hinaus *Kortikosteroide* in mittleren Dosen und *Azathioprin* (Immunsuppression!) eingesetzt werden.
- Bei somatogenen Depressionen muß eine intensive Therapie mit *Antidepressiva* erfolgen, da stets die Gefahr des *Suizids* droht.

19.2 Panarteriitis nodosa (Periarteriitis nodosa)

Auch bei dieser Erkrankung handelt es sich mit großer Wahrscheinlichkeit um ein immunologisches Krankheitsgeschehen *(Immunkomplexvaskulitis).* Je nach Lokalisation der betroffenen Arterien variiert das klinische Bild sehr stark, wobei der meist progrediente Verlauf die Prognose wesentlich mitbestimmt. Sie ist nach wie vor sehr ernst.

Die Krankheit beginnt mit Fieber und allgemeinen Krankheitserscheinungen, die ganz wesentlich die *Intimawucherung* der Gefäße und die dadurch bedingte Mangeldurchblutung zur Ursache haben.

Betroffen sind v.a. Nieren (80%), Herz (70%), Leber (65%) und der Magen-Darm-Trakt (50%). Etwa 75% der Kranken leiden unter Muskel- und Gelenkschmerzen.

Die Diagnose wird durch *Muskelbiopsie* gestellt und hat eine Trefferquote von etwa 50%. Das Hepatitis-B-Antigen ist bei etwa 30% der Erkrankten nachweisbar.

Therapie

Hohe Kortikosteroiddosen im akuten Krankheitsstadium. Gleichzeitig, auch bei mittelschweren Verlaufsformen Immunsuppressiva (Cyclophosphamid). Bei drohender Organbeteiligung kommt auch eine *Plasmapherese* in Frage (nach Blutentnahme wird das Patientenplasma durch ein Fremdplasma ersetzt und mit den körpereigenen Erythrozyten des Patienten reinfundiert).

19.3 Sklerodermie

Sklerodermie ist eine Erkrankung des kollagenen Bindegewebes mit besonderer Bevorzugung der Haut. Bei der generalisierten Form kann es jedoch auch zum Befall verschiedener Organe und damit zu einem jeweils für die Organmanifestation typischen, meist bösartigen Verlauf kommen.

Der eigentlichen Symptomatik gehen oft uncharakteristische Krankheitszeichen wie Schwäche, Gewichtsabnahme, wechselndes Fieber und Gelenkbeschwerden voraus. Bei der Hälfte aller Krankheitsfälle kommt es dann zu *Durchblutungsstörungen der Finger.* Im weiteren Verlauf schwellen die befallenen Hautstellen teigig an, verlieren ihr Faltenrelief und werden schließlich *bretthart.* Durch diese Hautveränderung versteifen die Finger *(Sklerodaktylie).*

Muskeln und z.T. auch Knochen der betroffenen Gliedmaßen werden atrophisch. Später werden oft auch das Gesicht, Hals und Nacken mitbetroffen, seltener auch der Rumpf und die unteren Extremitäten. Im Spätstadium verwächst die geschädigte Haut mit dem darunterliegenden Gewebe. Sie nimmt eine *gelblichweiße* Farbe an, wird mattglänzend und grenzt sich gegen die gesunde Haut durch einen bräunlichen Rand ab. Das Gesicht nimmt einen maskenhaften Ausdruck an, die Lippen werden dünner, die Nase spitz, und die Augenlider können nicht mehr ganz geschlossen werden.

Auch die Sklerodermie kann – ähnlich den anderen Kollagenkrankheiten – *Organmanifestationen* zeigen: Besonders häufig sind die Verdauungsorgane betroffen, wobei es durch Einlagerung von Bindegewebe in die Muskulatur zu Wandstarre und hieraus resultierenden Funktionsstörungen kommt.

Seltener ist das Lungengewebe betroffen und in einigen Fällen der *Herzmuskel.* Auch die Nierenbeteiligung ist nicht sehr häufig; allerdings handelt es sich bei dieser wohl um die gefährlichste Organmanifestation. Sie führt in der Regel über eine Hypertonie zur *Niereninsuffizienz* und *Urämie.*

Auch bei der Sklerodermie wechseln akute Schübe mit u.U. über Jahre verlaufenden inaktiven Phasen ab.

Therapie

Die Behandlung kann nur symptomatisch sein, da eine sicher wirksame Therapie bisher nicht bekannt ist. Gegen einzelne Symptome werden folgende Medikamente empfohlen:

- *Salizylate* gegen Schmerzen und als Thrombozytenaggregationshemmer.
- *Nifedipin* zur Förderung der Durchblutung.
- *Kortikosteroide* bei Vaskulitis, Myositis und Lungenfibrose (sonst kontraindiziert!).
- Bei lebensbedrohlichen Zuständen *Immunsuppressiva* und Zytostatika.

19.4 Dermatomyositis

Bei dieser Erkrankung ist v.a. die Skelettmuskulatur betroffen. Meist treten jedoch auch Hautsymptome auf, die teils nur in diffuser Rötung, teils aber auch in der Sklerodermie (s. 19.3) ähnlichen Bildern zu finden sind.

Die Krankheit kann hochakut beginnen (besonders bei Kindern) oder schleichend einsetzen. Die Muskulatur schwillt plötzlich und fühlt sich hart an. Schon zu Beginn besteht eine starke Druckempfindlichkeit, später schmerzt jede Bewegung, v.a. die passive Verlängerung der Muskeln. Dies gilt vorwiegend für die akut einsetzenden Fälle.

Die Beschwerden bei schleichender Entwicklung können zunächst gering sein, d.h. ohne stärkere Schmerzen. Aber beiden Verlaufsformen ist die *zunehmende Muskelschwäche* gemeinsam, die im Schultergürtel beginnt und sich nach unten ausbreitet. Nach jahrelanger Dauer kann es zu Kalkablagerungen in den Muskeln, Sehnen und unter der Haut kommen.

Als *Ursache* dieser Erkrankung vermutet man einen *autoimmunologischen* Prozeß. Dafür spricht die Beobachtung, daß ein größerer Teil der Erkrankten (etwa jeder fünfte) ein Karzinom hat oder ein solches bekommt und daß die Entfernung des Malignoms häufig zu einer Besserung der Muskel- und Hautsymptome führt. In diesen Fällen liegt die Annahme nahe, daß der Krankheitsvorgang mit einer hyperergischen Reaktion auf die Tumorzellen zumindest etwas zu tun hat.

Die Diagnose wird durch die entstandene Erhöhung bestimmter Enzyme im Serum (Kreatinphosphokinase, Transaminasen, LDH und Aldolase) sowie auch durch Muskelbiopsie gesichert.

Die Prognose ist wesentlich abhängig vom Vorhandensein eines Malignoms. Ohne dieses beträgt die 5-Jahresüberlebensrate ca. 80%.

Therapie

Kortikosteroide in Kombination mit Azathioprin.

20 Neurogene Erkrankungen mit Auswirkungen auf den Bewegungsapparat

20.1 Frühkindliche Hirnschäden (spastische Lähmung)

Schädigungen, die während der Embryonalzeit, während der Geburtsperiode oder im Kleinkindesalter das Gehirn treffen, werden unter dem Begriff „frühkindliche Hirnschädigungen" zusammengefaßt.

Je nach Ausmaß und Lokalisation treten Defekte auf, die zu unterschiedlichsten Krankheitsbildern führen. Als Ursachen kommen infektiöse, traumatische, toxische und strahlenbedingte Schäden sowie auch mangelnde Sauerstoffversorgung des empfindlichen Hirngewebes in Frage.

Am häufigsten manifestiert sich eine derartige Schädigung im Bereich der Hirnrinde (1. motorisches Neuron); sie führt zur *spastischen Lähmung.*

Hauptsymptom ist die durch unwillkürliche, dauernde Anspannung bestimmter Muskelgruppen hervorgerufene Hemmung des normalen Bewegungsablaufs. Je nach dem Ausmaß der Schädigung sind nur einzelne Muskeln oder aber auch ganze Muskelgruppen betroffen, bei denen nun Beuge- und Streckmuskeln einer Bewegungseinheit in dauernder Anspannung verharren (Kontraktion der Agonisten und der Antagonisten). Gezielte Bewegungen werden dadurch unmöglich *(pyramidale Form).*

Sind bestimmte Kerngebiete unterhalb der Hirnrinde betroffen *(extrapyramidale Form),* ist die Koordination des Bewegungsablaufs gestört. Die Kranken führen sinnlose, ungeordnet ablaufende Bewegungen aus, wobei seltsam wirkende, krampfartige Verdrehungen und eigentümlich bizarre Stellungen der Hände und Finger entstehen, die vom Gesunden nicht nachgeahmt werden können.

Auch das Kleinhirn kann betroffen sein. In diesem Falle können Einzelbewegungen noch relativ gut ausgeführt werden; *Gemeinschaftsbewegungen* jedoch, etwa die Sicherung der senkrechten Stellung beim Stehen oder Laufen, sind gestört. Das Gleichgewicht kann daher nicht mehr sicher gehalten werden, der Kranke schwankt, er geht taumelnd und unsicher. Die dauernde Anspannung der betroffenen Muskeln führt schließlich zu einer *Verkürzung* und damit zu *Kontrakturen* der Gelenke. Dies kann bestimmte Wachstumsabweichungen (X-Beine u.a.) zur Folge haben.

Obwohl es sich häufig um ein Geburtstrauma handelt, treten die typischen Zeichen der Krankheit erst etwa im 2. Lebensjahr in Erscheinung, da die Leitungsbahnen im Rückenmark *(Pyramidenbahn)* erst dann voll ausgebildet sind.

Therapie

Die Behandlung ist kompliziert, vielseitig und langwierig. Da es keine echte Heilung gibt, stehen heilgymnastische und heilpädagogische Maßnahmen im Vordergrund. Operative Eingriffe an Muskeln und Sehnen können gelegentlich zur Verbesserung der Beweglichkeit führen.

20.2 Querschnittslähmung

Bei offenen oder gedeckten Rückenmarkläsionen durch direkte oder indirekte Gewalteinwirkung können die Funktionen des Rückenmarks im betroffenen Segment vollkommen ausfallen. Bei derartigen Leitungsunterbrechungen, die nicht selten nach schweren Unfällen eintreten, kommt es zu bestimmten, komplexen Auswirkungen auf die nervale Versorgung der unterhalb der Läsion liegenden Körperregionen:

Es entstehen motorische Lähmungen, die anfangs schlaff sind, später aber spastisch werden (Para- oder Tetraplegien); die Tiefensensibilität fällt teilweise oder vollständig aus; der Ausfall der vegetativen Steuerung führt zu schweren Störungen der Gefäße und der Ausscheidungsorgane (Blase, Mastdarm; s. auch Kap. 24, S. 275).

Die Durchtrennung des Halsmarks ist tödlich; traumatische Läsionen sind lebensbedrohlich. Denn hier kann neben einer Tetraplegie auch eine Lähmung der Atemmuskulatur eintreten.

Neben Unfällen sind es besonders chronisch-entzündliche Prozesse (Tuberkulose der Wirbel), Tumoren und seltener auch Bandscheibenvorfälle, die zum akuten Auftreten eines Querschnittssyndroms führen können.

Therapie

Falls eine chirurgische Maßnahme (blutige Brucheinrichtung, Knochenspanversteifung, Extension usw.) nicht möglich ist, besteht die Therapie anfangs in einer speziellen Lagerung, die zur Reposition der Wirbel führen soll. Fremdkörper im Spinalkanal müssen allerdings operativ entfernt werden. Früh einsetzende krankengymnastische Behandlung trägt dazu bei, schwere Kontrakturen zu verhindern.

Da es sich in jedem Falle um ein sehr langwieriges Leiden handelt, ist häufiges Umlagern des Patienten zur Vermeidung dekubitaler Gewebsläsionen dringend erforderlich. Ebenso ist sorgfältige Pflege der Harnwege unabdinglich.

Die früher sehr hohe Sterblichkeit ist durch die heute möglichen therapeutischen Maßnahmen auf etwa 10% zurückgegangen. Moderne Rehabilitationsmethoden können in vielen Fällen den Kranken von fremder Hilfe unabhängig machen.

20.3 Poliomyelitis (Kinderlähmung)

> Die Poliomyelitis ist eine *Infektionskrankheit,* die durch ein Virus hervorgerufen wird. Die Übertragung erfolgt durch Tröpfchen- und Schmierinfektion.

Der Erreger läßt sich im Rachensekret und im Stuhl nachweisen. Die Inkubationszeit (Zeitraum zwischen erstem Kontakt mit dem Erreger und feststellbarem Ausbruch der Krankheit) beträgt 1–2 Wochen.

In vielen Fällen verläuft die Krankheit unbemerkt, d.h. ohne typische Krankheitszeichen. Häufig imponiert sie als Angina tonsillaris mit kurzdauerndem Fieber und mäßiger Störung des Allgemeinbefindens. Es gibt auch eine große Zahl von Infektionsträgern, die überhaupt keine Krankheitssymptome zeigen.

Im Erkrankungsfalle lassen sich mehr oder weniger deutlich mehrere Stadien unterscheiden:

- In den ersten 2–3 Tagen fühlen sich die Kranken abgeschlagen und klagen über Kopfschmerzen und katarrhalische Erscheinungen. Es besteht mäßiges Fieber, manchmal Durchfälle. Häufig bestehen meningitische Zeichen (Muskel- und Hautschmerzen, Reflexdifferenzen, Übelkeit und Erbrechen, Lichtscheu und Geräuschempfindlichkeit, Nackensteifigkeit u.a.).
- Es folgt ein einige Tage anhaltendes fieberfreies Intervall.
- Nach erneutem Fieberanstieg (der aber auch fehlen kann) stellen sich Lähmungserscheinungen ein, die vorwiegend die untere Extremität betreffen. In schweren Fällen ergreift die Lähmung die Atemmuskulatur und das Zwerchfell, was zum Erstickungstod führt, falls nicht rechtzeitig eine apparative Beatmung zur Verfügung steht. Bei einer besonders gefährlichen Verlaufsform werden die Hirnnervenkerne betroffen. Dies kann zu Atem- und Kreislauflähmung, Schlucklähmung und Befall der Augenmuskeln führen.
- Schließlich kommt es zu teilweiser oder vollständiger Rückbildung der Lähmungserscheinungen. Dieser Rückbildungsprozeß kann sich über Wochen, Monate, manchmal auch über Jahre hinziehen.
- Das Endstadium ist gekennzeichnet durch *Muskelatrophien, Kontrakturen* und Veränderungen der zugehörigen Knochen und Gelenke, falls keine vollständige Erholung der befallenen Rückenmarksegmente erfolgt ist. Die Kranken müssen isoliert werden, solange Ansteckungsgefahr besteht.

Pathologisch-anatomisch handelt es sich um eine Entzündung der grauen Substanz im Rückenmark, wobei v.a. die Nervenzellen und -bahnen der sog. Vorderhörner betroffen sind.

Die typischen Merkmale der Vorderhornerkrankung sind:
- schlaffe Lähmungen (mit Reflexverlust und Atrophie);
- Sensibilitätsstörungen und (meist vorübergehende) Blasen- und Mastdarmstörungen, falls sich die Entzündung im entsprechenden Segment abspielt.

Therapie

- Da eine spezifische Therapie bisher nicht bekannt ist, hat die *aktive Schutzimpfung* gerade bei dieser gefährlichen Erkrankung größte Bedeutung. Sie gibt einen sicheren Schutz und ist bei Einhaltung gewisser Vorsichtsmaßnahmen absolut ungefährlich.
- Ist die Krankheit ausgebrochen, richtet sich die Pflege nach dem jeweiligen Stadium. Bis zum Abklingen der akuten Erscheinungen ist strenge Bettruhe und genaue Beobachtung wegen der möglicherweise eintretenden Atemstörungen unbedingt erforderlich. Gegen die häufig starken Muskelschmerzen helfen oft feuchtwarme Auflagen recht gut. Kontrakturgefährdete Gelenke sollten frühzeitig mit federnden Bewegungen überkorrigiert werden, dazu aktive Krankengymnastik, Massagen und Elektrotherapie.
- Bei nicht rückbildungsfähigen Lähmungen stehen heute eine Reihe technischer Hilfsmittel zur Verfügung (Stützmieder und Stützapparate), die dazu dienen, den Patienten wieder zu mobilisieren. Nach 1–2 Jahren, wenn eine weitere Rückbildung der Symptome nicht mehr zu erwarten ist, kommen u.U. chirurgische Maßnahmen in Frage, die die befallenen Gelenke stabilisieren sollen.

21 Myopathien (Muskelerkrankungen)

Myopathien haben ihre Ursachen nicht in einer Nervenschädigung oder einer zentralen Läsion, sondern in Störungen, die im Muskel selbst liegen.

21.1 Dystrophia musculorum progressiva

Es handelt sich um die häufigste Muskelerkrankung. An ihr leiden etwa 0,2% der Bevölkerung. Wahrscheinlich auf der Grundlage eines ererbten Enzymdefekts entwickelt sich eine Muskelstoffwechselstörung.

In den von der Störung ergriffenen Muskeln reagieren die einzelnen Muskelfasern nicht alle zum gleichen Zeitpunkt, so daß verschiedene Stadien nebeneinander bestehen: manche Fasern sind deutlich verdickt, andere schon erheblich geschrumpft. Durch übermäßige Einlagerung von Fett und Bindegewebe in die Krankheitsbezirke entsteht das Bild eines großen Muskels mit stark herabgesetzter Leistungsfähigkeit *(Pseudohypertrophie)*. Die Krankheit wird *X-chromosomal rezessiv* vererbt. Klinisch lassen sich mehrere Verlaufsformen unterscheiden:

- *Infantiler Beckengürteltyp:* Er tritt bei Knaben etwa zwischen dem 3. und dem 5. Lebensjahr auf. Zuerst werden die Gesäßmuskeln, die Beckenmuskeln und die Oberschenkelmuskeln, bald auch die langen Rückenstrecker ergriffen und atrophieren. Es folgen die Muskeln des Schultergürtels und der Oberarme. Dadurch entsteht eine typische Haltung und ein watschelnder Gang. Meist bildet sich eine Überlordosierung der Lendenwirbelsäule aus, die an die Haltung hochschwangerer Frauen erinnert.
  Eine häufige, sehr typische Erscheinung ist die *Pseudohypertrophie* der *Wadenmuskulatur,* wodurch das Bild besonders stämmiger Beine entsteht. Im weiteren Verlauf werden auch die Rumpf- und Handmuskeln betroffen. Die Kranken überleben selten das 20. Lebensjahr. Sie sind besonders krankheitsanfällig und sterben meist an sekundären Erkrankungen.
- *Beckentyp:* Er ist altersungebunden und befällt gleichermaßen Männer und Frauen jeden Alters. Auch er hat eine erbliche Komponente. Im großen und ganzen verläuft er ähnlich wie der infantile Beckengürteltypus, jedoch wesentlich langsamer, d.h. über Jahrzehnte.

● **Schultergürteltyp:** Auch dieser Typ verläuft langsam. Es werden zuerst die Muskeln des Schultergürtels betroffen, wobei das flügelartige Abstehen der Schulterblätter (Scapula alata) bei bestimmten Bewegungen ein merkwürdiges, typisches Bild zeigt.

Therapie

Da eine kausale Therapie nicht möglich ist, kann nur symptomatisch behandelt werden. Versuche mit Vitamin E und hohen Dosen von Anabolika (Dianabol®, Primobolan®, Stromba® u.a.) sind angezeigt, können jedoch den Krankheitsverlauf kaum je aufhalten. Systematische Übungsbehandlung zur Erhaltung der noch verbliebenen Kraft ist nützlich, ändert jedoch ebenfalls nichts Grundsätzliches am schicksalhaften Verlauf.

21.2 Myasthenia gravis pseudoparalytica

Das Wesen dieser Muskelkrankheit liegt in der schnellen Ermüdbarkeit einzelner Muskeln oder Muskelgruppen bei zunehmender Belastung. Wird die Tätigkeit unterbrochen, tritt bereits nach wenigen Minuten Erholung ein.

Daraus ergeben sich *typische Beschwerden:*

● Schon während kurzer Gänge oder etwa beim Treppensteigen läßt die Kraft so stark nach, daß die Tätigkeit unterbrochen werden muß. Es folgt dann zwar bald eine relative Erholung, die aber auch wieder nur kurze Zeit anhält.

● Ist die Schluckmuskulatur betroffen, kann der Kranke anfangs normal schlucken, doch bereits nach kurzer Zeit bleibt ihm der Bissen im wahrsten Sinne des Wortes im Hals stecken. Die Sprache wird beim Gespräch zunehmend undeutlich, da die Zungenmuskulatur erlahmt.

● Am häufigsten sind die äußeren Augenmuskeln betroffen, etwas seltener die mimischen Gesichtsmuskeln. In diesen Fällen verstärkt sich die Pseudolähmung der Lider während des Tages so weit, daß sie schließlich fast den ganzen Augapfel bedecken und das Gesicht einen müden, schläfrigen Ausdruck bekommt, der noch verstärkt wird, falls durch Ermüdung der Gesichtsmuskulatur die Spannung der Gesichtshaut deutlich nachläßt.

In sehr vielen Fällen bleibt die Erkrankung auf die Augenmuskeln beschränkt. Für diese Kranken ist die Voraussage relativ am günstigsten. Je mehr Muskelgruppen betroffen werden, um so gefährdeter ist der Patient. Nach sehr langer Krankheitsdauer kann es zu Dauerlähmungen und Atrophien kommen.

Die Ursache der Krankheit konnte noch nicht endgültig geklärt werden. Es ist sicher, daß die Reizübertragung vom Nerv auf den Muskel durch Hemmung des Überträgerstoffes (Acetylcholin) blockiert wird. Möglicherweise (manche Untersuchungen sprechen dafür) handelt es sich auch bei dieser Krankheit um eine *Autoimmunreaktion.* Im Serum von Myasthenikern konnten entsprechende *Antikörper* nachgewiesen werden. In etwa 70% der Fälle besteht eine Vergrößerung der Thymusdrüse.

Therapie

Die Behandlung besteht in der Gabe von Cholinesterasehemmern (Mestinon® u.a.), die den Block an den motorischen Endplatten durchbrechen. Bewährt hat sich auch die Kombination mit immunsuppressiven Mitteln (Imurek®). Bei Thymushyperplasie kommt auch die operative Entfernung der Drüse in Frage.

21.3 Myotonien

Myotonien sind Funktionsstörungen der Muskeln, die sich in einer verzögerten Erschlaffung nach willkürlichen Bewegungen äußern. Der angespannte Muskel behält also seinen Kontraktionszustand noch einige Zeit bei, nachdem die beabsichtigte Bewegung bereits durchgeführt ist.

Praktisch führt dies dazu, daß die Hand nach Faustschluß (etwa beim Begrüßungshandschlag) nicht sofort wieder geöffnet werden kann. Beim Gehen fallen die ersten Schritte schwer, nach einiger Zeit tritt eine Besserung ein, die aber nach einer Ruhepause wieder dem alten Zustand weicht. Es können einzelne Muskeln oder ganze Muskelgruppen betroffen sein. Das Leiden, das sich v.a. in 2 unterschiedlichen Krankheitsbildern manifestiert, ist *dominant vererbbar.*

21.3.1 Myotonia congenita

Die Krankheit tritt meist schon in früher Jugend auf und zeigt im wesentlichen die oben genannte Symptomatik. Die oft minutenlang anhaltende Muskelkontraktion führt zu einer echten *Aktivitätshypertrophie,* so daß die Patienten, falls mehrere Muskelgruppen betroffen sind, schließlich athletisch wirken und in der Tat über erhebliche Kräfte verfügen. Im Erwachsenenalter tritt ein gewisser Stillstand ein, d.h. der Zustand bleibt stationär. Im Laufe der Jahre gelingt es den Myotonikern fast immer, mit diesem unbequemen Leiden einigermaßen fertigzuwerden. Sie wissen, welche Muskelgruppen reagieren, und lernen, manche Bewegung durch den kompensatorischen Gebrauch anderer Muskeln zu ersetzen. Außerdem finden sie bestimmte Lockerungsübungen heraus, deren sie sich bei jeder Gelegenheit bedienen und die in der Regel tatsächlich hilfreich sind.

Therapie

Nicht alle Kranken sind therapiebedürftig. Bei schwerer Einschränkung der Feinbewegung kann man durch Senkung des Serumkaliumspiegels Besserung erzielen (Kationenaustauscher). Als Dauertherapie kommt auch die niedrig dosierte Gabe von Kortikosteroiden u.U. in Betracht.

21.3.2 Myotonische Dystrophie

Die myotonische Dystrophie ist ein weit schwereres Krankheitsbild. Hier besteht neben der *Myotonie* verschiedener Muskeln gleichzeitig eine *Atrophie.* Das Leiden ist dominant vererbbar und befällt beide Geschlechter. Betroffen sind besonders die äußeren Augenmuskeln, Gesichtsmuskeln, Kau- und Schluckmuskulatur, Nacken- und Halsmuskeln, fast immer der „Kopfnicker" (M. sternocleidomastoideus) und in späteren Stadien manchmal auch die Bauch- und Rückenmuskulatur. Auch die Extremitätenmuskeln sind in verschiedener Ausdehnung fast regelmäßig beteiligt. Im Gegensatz zur Myotonia congenita tritt also *kein Kraftzuwachs* ein, sondern eine erhebliche *Muskelschwäche,* die je nach Lokalisation des Leidens zu sehr verschiedenen Bildern führt. Der Gesichtsausdruck ähnelt dem der Myastheniker: Die Züge erscheinen müde, das Oberlid bedeckt fast den Augapfel. Der Kopf kann nur mit Mühe aufrecht gehalten werden, die Kranken wirken müde, träge, antriebslos.

Fast regelmäßig finden sich gleichzeitig *inkretorische Störungen,* wie Keimdrüseninsuffizienz, Nebenniereninsuffizienz, Schilddrüsenfunktionsstörungen und gelegentlich auch diabetische Stoffwechselstörungen, v.a. Hypoglykämien.

Über 80% der Kranken bekommen im Laufe ihres Lebens einen grauen Star *(Katarakt)*, häufig schon relativ früh. *Psychische Veränderungen* ergeben sich oft zwangsläufig aus der bedauernswerten Situation: Antriebslosigkeit, permanentes Schwächegefühl und effektive Leistungsschwäche bringen berufliches Versagen und sozialen Abstieg mit sich. Die Kranken werden mürrisch, schließen sich ab und vereinsamen. Viele von ihnen verelenden, die Mehrzahl stirbt an sekundären Krankheiten noch vor dem 50. Lebensjahr.

Therapie

Eine ursächliche Therapie ist nicht bekannt.

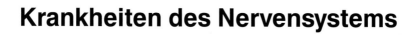

Krankheiten des Nervensystems

22 Einführung in die Störungen des Nervensystems

Teile des Nervensystems (Abb. 41 und 42):

Zentralnervensystem: Hirn und Rückenmark.
Peripheres Nervensystem: Hirn- und Rückenmarknerven (Spinalnerven), periphere Ganglien.

Das Nervensystem baut sich aus einer Reihe verschiedener Organteile auf, deren Funktionsausfälle eine sichere Lokalisation der einwirkenden Schädlichkeit erlauben. Über die Art und das Wesen der Schädlichkeit allerdings sagen diese Funktionsausfälle nichts aus. So zeigt uns z.B. eine Halbseitenlähmung genau an, welcher Teil des Nervensystems betroffen ist. Wir können aber aus dem neurologischen Befund allein noch nicht sicher feststellen, ob es sich etwa um eine Blutung aus einem Hirngefäß, einen Erweichungsherd, eine Embolie oder einen Tumor handelt. Darüber hinaus kommen Lähmungen vor, die rein psychischen Ursprungs sind und bei denen naturgemäß keine organischen Befunde erhoben werden können.

Wichtige Hinweise auf Lokalisation und Ausmaß einer Schädigung geben uns *Reflexe:* Man versteht darunter die Auslösung unwillkürlicher Muskelkontraktionen durch einen sensiblen Reiz. Der mit dem Reflexhammer ausgeführte leichte Schlag auf die Kniesehne z.B. löst eine kurze Streckbewegung des im Kniegelenk gebeugten Unterschenkels aus. Dabei

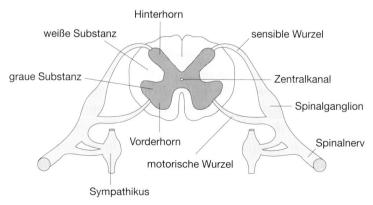

Abb. 41. Rückenmarkquerschnitt (schematisch), Bildung der Spinalnerven

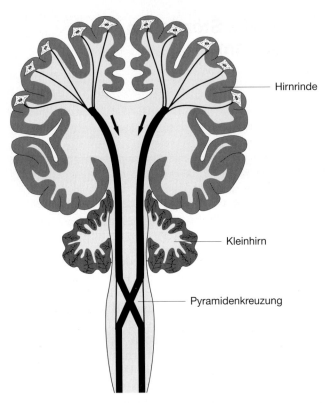

Abb. 42. Horizontaler Längsschnitt (schematisch) durch das Gehirn und das Rückenmark, den Verlauf der Pyramidenbahn (Tractus corticospinalis) zeigend

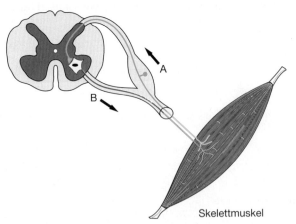

Abb. 43. Schema des Eigenreflexbogens der Skelettmuskulatur. *A* Sensible Faser,
B motorische Faser

kommt es nicht nur darauf an, daß der Reflex überhaupt ausgelöst wird, sondern auch auf seine Intensität und die evtl. zu beobachtenden Seitendifferenzen bei der Prüfung beider Kniesehnenreflexe. Derartige *Muskeleigenreflexe* lassen sich an verschiedenen Stellen des Körpers, v.a. im Bereich der Extremitäten auslösen. Aus ihrem fehlerhaften Ablauf erkennen wir den Sitz des Schadens und können mit einiger Sicherheit sagen, welche Leitungsbahnen im Zentralnervensystem unterbrochen sind (Abb. 43).

> Die Grundlage des Reflexvorgangs ist der sog. *Reflexbogen.* Er besteht aus dem *sensiblen Nerv,* den *motorischen Nervenzellen (Vorderhornzellen* im Rückenmark), die den sensiblen Reiz in motorische Impulse verwandeln, und dem *motorischen Nerv,* der den Impuls an den Muskel weitergibt, der dann reagiert.
> Bei einer Unterbrechung des Reflexbogens erlischt der Reflex. Sind übergeordnete Bahnen *(Pyramidenbahn und extrapyramidal-motorische Hemmungsbahn)* betroffen, werden die Reflexmechanismen enthemmt, und die Muskeleigenreflexe sind gesteigert.

Neben den Muskeleigenreflexen lassen sich *Fremdreflexe* auslösen (z.B. Bauchhautreflexe), bei denen die Reizeinwirkung nicht direkt am Erfolgsorgan (Muskel) stattfindet, sondern an einem anderen Organ, etwa der Haut. Diese Fremdreflexe verhalten sich umgekehrt wie die Eigenreflexe, da sie durch erregende zentrale Impulse gebahnt werden. Daher kommt es bei einer Unterbrechung der übergeordneten Bahnen zu einer Abschwächung.

Von besonderer Bedeutung sind die *pathologischen Reflexe,* also Reflexe, die nur ablaufen, wenn bestimmte Leitungsbahnen gestört sind. Erwähnt sei hier der sog. *Babinski-Reflex,* der dann auslösbar wird, wenn die Pyramidenbahn lädiert ist. Normalerweise wird dieser Reflex durch die Pyramidenbahn unterdrückt. Allerdings gilt er im Säuglingsalter nicht als pathologisch, da die Pyramidenbahn erst später voll ausgereift ist.

Streicht man mit einem spitzen Gegenstand unter leichtem Druck an der Außenseite der Fußsohle in Längsrichtung hin und her, beugen sich die Zehen normalerweise deutlich nach unten. Im Falle einer Störung im Bereich der Pyramidenbahn wird die Großzehe angehoben, und die übrigen Zehen spreizen und beugen sich.

Auch aus dem Verhalten des sensiblen Systems lassen sich wichtige Schlüsse ziehen. Vor allem läßt sich aus der Form des betroffenen Hautgebietes feststellen, ob es sich um eine Schädigung peripherer Nervenbahnen oder bestimmter Abschnitte des Zentralnervensystems handelt. Da der Verlauf der Nervenbahnen im Rückenmark und Gehirn bekannt ist, kann man auch bei sensiblen Ausfällen die Schädigung recht gut lokalisieren.

Wir unterscheiden die *Oberflächensensibilität* (Berührungs-, Schmerz-, Temperaturreize) von der *Tiefensensibilität,* die Lage-, Bewegungs-, Gewichts- und Kraftempfindungen vermittelt. Motorische und sensible Bahnen, Sinnesorgane und übergeordnete Zentren (Kleinhirn u.a.) sind zu einem *koordinativen Zentrum* verbunden, das für den sinnvollen Ablauf der Bewegungen sorgt. Ist dieses Zusammenspiel nicht mehr aufeinander abgestimmt, treten typische Störungen auf, die man als *Ataxie* (griech. „Unordnung") bezeichnet. Die Kranken schwanken beim Gehen hin und her oder weichen nach einer Seite ab. Beim sog. *Finger-Nasen-Versuch* können sie den Zeigefinger bei geschlossenen Augen nicht zielgerecht zur Nasenspitze führen u.a.m.

Sind bestimmte Hirngebiete von einer Störung betroffen, kommt es zum Ausfall oder zur Beeinträchtigung sehr *komplexer Leistungen,* wie etwa Sprechen, Lesen, Schreiben. Sinneseindrücke können nicht mehr richtig verarbeitet werden, und selbst die Orientierung am eigenen Körper kann gestört sein.

Von großer Wichtigkeit ist die Deutung der verschiedenen Lähmungserscheinungen. Ihrem Ursprungsort nach können wir die zentralen von den peripheren Lähmungen unterscheiden (Tabelle 11):

Tabelle 11. Symptomatik der zentralen und der peripheren Lähmungen

	Zentrale Lähmung	Periphere Lähmung
Muskeltonus	Erhöht, spastisch	Herabgesetzt, schlaff
Trophik	Anfangs normal, später Inaktivitätsatrophie	Atrophie
Eigenreflexe	Gesteigert	Herabgesetzt oder erloschen
Pathologische Reflexe	Vorhanden	Fehlen
Elektrische Erregbarkeit	Normal	Herabgesetzt

- *Zentrale Lähmungen:* Diese Lähmungen sind durch eine Läsion im Zentralnervensystem hevorgerufen. Sie zeigen häufig ein bestimmtes Verteilungsmuster. Halbseitenlähmungen *(Hemiparesen)* gehen (in der Regel) auf Hirnprozesse zurück, die Lähmung beider Arme oder beider Beine *(Paraparesen)* und die Lähmung aller 4 Extremitäten *(Tetraparese)* dagegen weisen meist auf Schädigungen im Bereich des Rückenmarks. Charakteristisch für die zentrale Lähmung ist der gesteigerte Muskeltonus des befallenen Gebietes *(spastische Lähmung)*, da die extrapyramidale Hemmungsbahn meist mitbetroffen ist.
- *Periphere Lähmung:* Diese Lähmung dagegen ist *schlaff.* Die Eigenreflexe sind abgeschwächt oder aufgehoben, und es kommt schließlich zu einer Atrophie der Muskeln. Der Ursprungsort kann auch noch im Rückenmark liegen (*Vorderhorn* des Rückenmarks), ebenso aber weiter peripher, also im *Plexusbereich* oder im *peripheren Nerv* selbst.

Die unter der Großhirnrinde liegenden *Kerngebiete* (Stammganglien) können ebenfalls von Störungen betroffen werden. Sie sind untereinander verbunden und stehen in enger Beziehung zu den motorischen Zentren der Hirnrinde, dem Rückenmark und dem Kleinhirn sowie auch zum statischen Organ des Ohres (Vestibularapparat). Ihre Aufgabe liegt in der Regulation von Körperhaltung und Muskeltonus, und zwar v.a. in der *Koordination bestimmter Bewegungsabläufe,* die zwar willkürlich erfolgen, aber keiner bewußten Kontrolle unterliegen müssen (Ausdrucks- und Abwehrbewegungen usw.). Dabei ist von Bedeutung, daß zwischen den Kerngebieten eine Wechselwirkung besteht, in dem Sinne, daß die von bestimmten Kernen eingeleitete Bewegung zunächst grob und überschießend ist und erst zu einer gezielten und richtig koordinierten Bewegung wird, wenn andere Kerne hemmend auf sie einwirken. Störungen dieser „Bremskerne" äußern sich daher in ungehemmten, übertriebenen Bewegungsabläufen. Umgekehrt entstehen bei Läsionen der bewegungsfördernden Kerne Bewegungsarmut und Muskelstarre (Rigor). *Spontan- und Reaktivbewegungen* verschwinden fast völlig, dagegen entsteht oft ein *grobschlägiges Schüttelzittern,* das bei gezielten Bewegungen aufhört und sich bei Erregung verstärkt.

Mit den hier aufgeführten Ausfallserscheinungen ist die Symptomatik der Störungen des Zentralnervensystems nur angeschnitten. Weitere Symptome werden in den Kap. 23–25 behandelt. Die oben genannten komplexen Störungen werden bei den entsprechenden Krankheitsbildern erwähnt; sie können hier im einführenden Abschnitt jeweils nachgelesen werden.

23 Erkrankungen des peripheren Nervensystems

23.1 Erkrankungen der peripheren Nerven

23.1.1 Schädigung durch mechanische Einwirkung

Schnittverletzungen, Quetschungen, anhaltender Druck (etwa bei Tumoren des Knochens, zu festen Verbänden und Schienen u.a.) und andere Gewalteinwirkungen können zu vorübergehenden und rückbildungsfähigen, aber auch zu nicht mehr regenerierbaren Nervenschädigungen führen. Je nach dem Ausmaß der Schädigung kann es zum vollständigen *Ausfall der motorischen Funktion (Motilität), der Sensibilität oder der vegetativen Funktionen* kommen oder nur zu Teilausfällen, etwa nur der Motilität oder nur der Sensibilität.

Charakeristikum der motorischen Störung ist die *schlaffe Lähmung* und die bald einsetzende *Muskelatrophie:*

● Sind die sensiblen Fasern des Nervs betroffen, sind *Oberflächensensibilität* und – meist in geringerem Umfange – *Tiefensensibilität* in den Bereichen, die dem betroffenen Nerv zugeordnet sind, herabgemindert oder aufgehoben.

● Sind die vegetativen Anteile ausgeschaltet, *atrophiert* die Haut, und die *Sekretion der Schweißdrüsen* hört auf. Nicht selten tritt dann auch ein umschriebener Knochenumbau in diesem Gebiet ein, der u.U. schwerwiegende Folgen haben kann (z.B. Sudeck-Atrophie).

23.1.2 Polyneuropathien

Unter dieser Bezeichnung faßt man eine Gruppe von symptomatischen Erkrankungen des peripheren Nervensystems zusammen, deren Ursachen verschiedenster Natur sind.

Auch hier gilt, daß nicht alle Nervenbahnen betroffen sein müssen und die Symptomatologie daher nicht einheitlich ist. So kann es zu *schlaffen Lähmungen* und *Reflexstörungen* kommen oder zu *Sensibilitätsstörungen* und *vegetativen Ausfällen,* wobei jede Störung einzeln auftreten kann oder zusammen mit anderen. Meist besteht symmetrischer Befall.

Bei Zangengeburten durch Druck der Zangenbranchen auf das Armgeflecht, aber auch bei Spontangeburten, v.a. bei Beckenendlagen, kann es zu Drucklähmungen kommen, die nicht selten durch die Finger des Geburtshelfers verursacht werden, die hakenförmig die Schulter des Kindes umgreifen.

Neben diesen verletzungsbedingten Schädigungen sind *entzündliche Armplexuserkrankungen* am häufigsten. Sie können verschiedene Ursachen haben (s. auch Polyneuropathien), dürften jedoch in den meisten Fällen auf neuroallergische Prozesse zurückzuführen sein.

Der Beginn ist akut und mit starken Schmerzen verbunden. Oft folgen dann Lähmungserscheinungen und schließlich Atrophie der betroffenen Muskeln. Je nach Schwerpunkt der Lähmungen unterscheidet man:

- *Obere Plexuslähmung* (Erb-Lähmung). Hier sind die Oberarmmuskeln und ein Teil des Schultergürtels betroffen.
- *Untere Plexuslähmung* (Klumpke-Lähmung). Sie wirkt sich an fast allen Unterarmmuskeln und dem dreiköpfigen Armstrecker aus. Auch die kleinen Handmuskeln sind gelähmt. Entsprechend ist der Sensibilitätsausfall, der aber nicht obligat eintreten muß.
- Ist der *ganze Plexus* gelähmt, fällt die Armmuskulatur völlig aus, und der Arm wird anästhetisch. Die Folge ist eine hochgradige Muskelatrophie und Ernährungsstörung der Haut, häufig auch der Knochen.

Es sei ausdrücklich darauf hingewiesen, daß die oben genannten Plexuserkrankungen mit den Folgen von Bandscheibenschäden im Halsbereich *nichts* zu tun haben.

Therapie

Behandlung des Grundleidens. Bei ausgeprägten Paresen sollte eine gezielte Physiotherapie versucht werden.
Vitamin B_1 und B_{12} haben sicher unterstützende Wirkung.

24 Krankheiten des Rückenmarks

24.1 Syringomyelie

Die Krankheit beruht auf einer Entwicklungsstörung, bei der sich in der Embryonalzeit das *primitive Neuralrohr* fehlerhaft schließt. Derartige Entwicklungsstörungen *(Status dysrhaphicus)* können zu den verschiedensten Mißbildungen führen, die auch oft miteinander vergesellschaftet vorkommen (Kyphoskoliosen, Trichterbrust, Fingerverkürzung oder -verkrümmung, Spaltbildung der Wirbel u.a.).

Bei der Syringomyelie bilden sich langgestreckte Höhlen in der grauen Substanz des Rückenmarks und Gliawucherungen (Glia = bindegewebige Gerüstmasse des Zentralnervensystems). Am häufigsten ist das Halsmark betroffen, gelegentlich auch das verlängerte Mark (Medulla oblongata). Je nach Lokalisation und Ausdehnung des langsam fortschreitenden Prozesses treten zunehmend Störungen und Ausfälle auf, die durch die Zerstörung der auf- und absteigenden Leitungsbahnen bedingt werden.

So kann es zu ausgedehnten *schlaffen Lähmungen* und einer *Atrophie* der betroffenen Muskulatur kommen oder auch zu *Schluck-* und *Sprachstörungen,* falls die Medulla oblongata befallen ist. Auch die sensiblen Bahnen sind betroffen, v.a. – meist schon frühzeitig – die Schmerz- und Temperaturbahnen, was zu charakteristischen Störungen führt: die Kranken ziehen sich Brandblasen, Brandwunden oder auch Erfrierungen zu, ohne es zu bemerken.

Die Krankheit zieht sich über viele Jahre hin. Obwohl es manchmal zu länger anhaltendem Stillstand kommt, ist eine Heilung noch nicht möglich.

Therapie

Ein Versuch mit gefäßaktiven Mitteln ist angezeigt. Die verbesserte Durchblutung in den betroffenen Extremitäten verbessert häufig die Motilität.

24.2 Rückenmarkverletzungen

24.2.1 Commotio spinalis (Rückenmarkerschütterung)

Stumpfe Gewalteinwirkung (Sturz, Schlag, Anprall usw.) kann zu *vorüber-gehenden Funktionsausfällen* führen, die sich meist nach wenigen Tagen vollständig zurückbilden. Eine eigentliche Verletzung des Rückenmarks (Abb. 45) liegt demnach nicht vor. Häufig treten nur Sensibilitätsstörungen auf, seltener flüchtige Paresen.

> **Therapie**
>
> Die Commotio spinalis benötigt in der Regel keine Therapie.

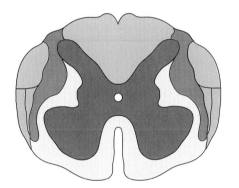

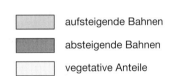

aufsteigende Bahnen

absteigende Bahnen

vegetative Anteile

Abb. 45. Querschnitt durch das Rückenmark (schematisch) mit der Lage der auf- und absteigenden Bahnen

24.2.2 Contusio spinalis (Quetschung oder Blutung des Rückenmarks)

Frakturen und Luxationen von Wirbeln nach Unfällen oder Schlagverletzungen führen in einem hohen Prozentsatz zu Verletzungen des Rückenmarks. Zu der eigentlichen Quetschung durch die aus dem Gefüge ausgetretenen Wirbelbruchstücke oder Bandscheibengewebe kommt meist eine Durchblutungsstörung und eine stärkere Ödembildung, so daß häufig der ganze Rückenmarkquerschnitt betroffen ist (s. auch 20.2: Querschnittslähmung).

Die unmittelbar nach dem Trauma auftretenden Ausfallserscheinungen richten sich nach der Höhe der Läsion: *Unterhalb des verletzten Segmentes erlischt jede Eigenfunktion des Rückenmarkes.* Dementsprechend bestehen schlaffe Lähmungen, Sensibilitätsausfälle, Mastdarm- und Blasenlähmung. Die Reflexe fehlen.

Bei leichteren Verletzungen kehren die Reflexe nach wenigen Tagen wieder, und die anfänglich schlaffen Lähmungen werden spastisch. Auch die Blasen-Mastdarm-Störungen können sich zurückbilden. *Halsmarkläsionen* sind in jedem Falle bedrohlich, da häufig eine ***Lähmung der Atemmuskulatur*** eintritt. Die relativ günstigste Voraussage besteht für die Kranken mit Verletzung des Lenden- und Sakralbereiches.

In vielen Fällen gelingt es heute, die Patienten wieder zu rehabilitieren. Ausgezeichnete Übungssysteme, deren Ziel es ist, die nicht gelähmten Körperabschnitte zu trainieren und Versteifungen und Kontrakturen in den gelähmten Abschnitten zu verhindern, tragen in vielen Fällen dazu bei, diesen schwer geschädigten Menschen zu ermöglichen, wenigstens in beschränktem Maße am Berufsleben teilzunehmen.

Therapie

Die Commotio spinalis bedarf in der Regel keiner Therapie. Über die Behandlung der Contusio spinalis s. Kap. 20.2: ,,Querschnittslähmung'', S. 253.

24.3 Entzündliche Erkrankungen des Rückenmarks

24.3.1 Poliomyelitis (Kinderlähmung)

Siehe 20.2: ,,Querschnittslähmung'' (S. 253) und Abb. 45 (S. 275).

24.3.2 Multiple Sklerose (Encephalomyelitis disseminata)

Die multiple Sklerose ist in Europa die häufigste organische Nervenerkrankung. Etwa 0,5% der Bevölkerung in der Bundesrepublik erkranken an diesem Leiden.

Über die Ursache der Krankheit läßt sich z.Z. noch nichts Schlüssiges aussagen. Vieles spricht für die Annahme, daß es sich um immunologische Mechanismen handelt; jedoch steht auch die Virustheorie noch im Mittelpunkt intensiver Forschung.

Pathologisch-anatomisch handelt es sich um zahlreiche über Gehirn und Rückenmark verstreute herdförmige Entzündungen mit Zerfall der Markscheiden (Entmarkung). In den Herden kommt es zu Wucherungen der Gliazellen und damit zur Sklerosierung. Bevorzugt befallen ist die weiße Substanz, jedoch kommen auch Herde in der grauen Substanz, v.a. im Rückenmark, vor. Die Ganglienzellen selbst werden meist nicht zerstört.

Der Verlauf der Krankheit ist vielgestaltig. Sie kann sich *schleichend* und unaufhaltsam fortschreitend entwickeln oder auch in *Schüben* verlaufen. Je nach Lokalisation, Anzahl und Ausdehnung der Herde können in wechselnder Ausprägung eine Reihe *typischer Symptome* auftreten:

Hirnnervensymptome: Gesichtsfeldausfälle, Sehschwäche, seltener auch Erblindung bei Befall des N. opticus; *Doppeltsehen* bei Paresen der Augenmuskeln; Augenzittern *(Nystagmus)* bei Seitwärtsdrehung der Augäpfel, wenn die Herde sich im Kerngebiet befinden oder bei Vestibularisschädigung.

Kleinhirnsymptome:
- *Intentionstremor:* Zielbewegungen können nicht mehr gleichmäßig ausgeführt werden, sondern zeigen am Ende ein grobschlägiges Wackeln;
- *skandierende Sprache:* der Kranke „zerhackt" die einzelnen Worte, muß Pausen zwischen den Silben und Worten einlegen;
- *zerebellare Ataxie:* Störung der Bewegungskoordination, die sich etwa durch unsichere Bewegungen oder torkelnden Gang zeigt.

Pyramidenbahnsymptome: Anfangs Schwächegefühl in den Beinen, später spastische Paraparese; gesteigerte Reflexe in den befallenen Extremitäten und Auftreten pathologischer Reflexe (Babinski u.a.), Erlöschen der Bauchdeckenreflexe.

Hinterstrangsymptome: Sensibilitätsstörungen, Parästhesien, Störungen der Tiefensensibilität, etwa Verlust der Fähigkeit von Tastwahrnehmung u.a.

Vegetative Symptome: Blasenstörungen, Mastdarmstörungen, Impotenz.

Psychische Veränderungen: Bei Beteiligung des Großhirns kann es zu Wesensänderungen kommen, deren Charakteristikum häufig eine ausgeprägte Euphorie ist: Trotz des oft sehr schlechten Zustandes legen die Kranken eine gewisse, manchmal etwas läppisch erscheinende Vergnüglichkeit an den Tag. Sie geben subjektives Wohlbefinden an und scheinen ihr Leiden kaum zu bemerken. Dazu kommen meist geistige Verlangsamung, Antriebslosigkeit, Gedächtnisstörungen und Urteilsschwäche.

Der oft schubweise Verlauf ergibt ein außerordentlich wechselhaftes Bild. Immer wieder, besonders in den ersten Jahren, stellen sich *Remissionen* ein, d.h. daß es zu teilweiser Rückbildung von Symptomen kommt. Dann flakkern die Prozesse wieder auf und bewirken neue Funktionsausfälle, oder aber die alten stellen sich erneut – oft schwerer als vorher – wieder ein. Im Laufe der Zeit summieren sich die Ausfallserscheinungen jedoch, trotz der gelegentlichen Remissionen. Schließlich resultiert in den meisten Fällen ein *schweres, kaum noch beeinflußbares Defektstadium.*

Therapie

Da es eine kausale Therapie nicht gibt, steht die Behandlung der einzelnen Symptome im Vordergrund der ärztlichen Bemühungen und der Pflege. Bei frischen Krankheitsschüben ist strenge Bettruhe, u.U. über Wochen, strikt einzuhalten. Nach Abklingen der akuten Erscheinungen sollten krankengymnastische Übungen (Bewegungsübungen, Massagen, Elektrotherapie) durchgeführt werden. Zur Lockerung der oft extremen Spastik können Muskelrelaxanzien (Lioresal®, Dantamacrin® u.a.) mit einigem Erfolg eingesetzt werden. Eine immunsuppressive Therapie steht z.Z. zur Diskussion. Es muß erwähnt werden, daß die vielen Versuche einer spezifischen Therapie – die sich jeweils auf bestimmte angenommene Krankheitsursachen stützen – bisher durchweg ohne beweisbaren Erfolg blieben. Es ist verständlich, daß die immer wieder auftretenden Spontanremissionen im Krankheitsverlauf leicht dazu verführen, eine teilweise Besserung der Symptomatik der jeweiligen versuchten Therapie zuzuschreiben. Man sollte dabei nicht übersehen, daß die vielseitigen therapeutischen Bemühungen manches dazu beitragen konnten, den Kranken subjektive Erleichterungen zu bringen.

24.3.3 Tetanus (Starrkrampf)

Der Erreger dieser gefürchteten Krankheit (Clostridium tetani) findet sich vorwiegend in gedüngter Erde. Gelangt er in eine Wunde, in deren Bereich die Sauerstoffversorgung durch nekrotisierendes Gewebe oder starke Verschmutzung wesentlich herabgesetzt ist, vermehrt er sich und schickt sein Toxin auf dem Blutwege zum Zentralnervensystem. Dieses Toxin – so nimmt man heute an – blockiert die normale Schaltung des Erregungsablaufs im peripheren Motoneuron im Sinne einer *extremen Übererregbarkeit.*

Die Folge ist eine allgemeine *tonische Verkrampfung* der Rumpf- und Extremitätenmuskulatur sowie v.a. auch der mimischen und der Kaumuskulatur, die sich bei dem geringsten äußeren Reiz (Berührung, Lichtreiz, Temperaturwechsel u.a.) zu *schweren klonischen Krämpfen* steigert. Die Krankheit beginnt nach einer Inkubationszeit, die zwischen wenigen Stunden und mehreren Wochen schwankt, mit Abgeschlagenheit, Erbrechen und häufig mit einem schon frühzeitig auftretenden *Spannungsgefühl* in der *Kiefer-* und *Halsmuskulatur.* In anderen Fällen fehlen stärkere Vorerscheinungen, und es kommt abrupt zu einer allgemeinen Muskelstarre. Bis zur Ausbildung des Vollbildes vergehen meist einige Tage.

Der Tetanus kann aber auch hochakut verlaufen, besonders dann, wenn die Inkubationszeit extrem kurz ist. Nicht selten führt dann die außerordentliche Belastung des Kreislaufs und der Atmung schon nach wenigen Tagen, manchmal schon nach Stunden, zum Tode.

Therapie

Der einzig sichere Schutz ist die aktive Immunisierung. Zur Neutralisierung von noch nicht gebundenem Toxin möglichst früh humanes Tetanusimmunglobin 3000–6000 IE einmalig i.m. Zur Sanierung der Eintrittspforte Penicillin G 10–20 Mio. E. täglich i.v. Diazepam i.v. zur Sedierung und Muskelrelaxierung. In schweren Fällen intensivmedizinische Überwachung notwendiger Dauerrelaxation.

24.3.4 Zoster (Gürtelrose)

Es handelt sich um eine Virusinfektion, deren Erreger (Varicella-Zoster-Virus) mit dem Windpockenvirus identisch ist.

Durch eine Entzündung der *Spinalganglien* und der angrenzenden *Nervenwurzeln* treten in deren Versorgungsgebiet heftige, meist brennende Schmerzen auf. Bald danach finden sich im zugeordneten Hautgebiet die in charakteristischer Weise angeordneten kleinen, wäßrigen Bläschen *(gürtelförmig!)*, die nach einiger Zeit eintrocknen und oft pigmentierte Narben hinterlassen. Nicht selten bleiben hartnäckige, ziehende Schmerzen im Narbenbereich noch über längere Zeit bestehen.

Im akuten Stadium ist das Allgemeinbefinden oft beeinträchtigt, meist bestehen subfebrile Temperaturen. Die regionären Lymphknoten schwellen an. Sind die sensiblen Ganglien von Hirnnerven betroffen, können *Komplikationen* auftreten, die sich *an den entsprechenden Erfolgsorganen* auswirken:

- Bei Befall des *N. trigeminus* können Entzündungen der Hornhaut oder der Regenbogenhaut und Augenmuskellähmungen sowie eine Neuritis des N. opticus auftreten.
- Sind die Bereiche des Gesichtsnervs *(N. facialis)* und des Hör- und Gleichgewichtsnervs *(N. statoacusticus)* betroffen, stellt sich u.U. eine periphere Fazialislähmung sowie Schwerhörigkeit ein.

Therapie

Gegen die Hautbläschen Zinkschüttelmixtur. Bei Befall der Augen hat sich Vidarabin-Salbe bewährt.
Unterstützend wirken Injektionen von Vitamin B$_{12}$. Nur in sehr schweren Fällen kann man für etwa 10 Tage Vidarabin i.v. geben.
Gegen starke Schmerzen sind die üblichen Analgetika zu verabreichen.

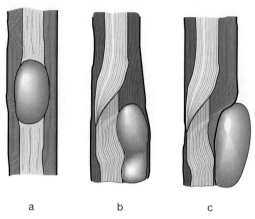

a   b   c

Abb. 46 a–c. Myelogramm bei raumfordernden Prozessen. **a** Intramedullärer Tumor, **b** extramedullärer, intraduraler Tumor, **c** extraduraler Tumor. (Mod. nach Soyka 1975)

24.4 Spinale Tumoren

Tumoren im Spinalraum führen zur *Kompression des Rückenmarkes* und schließlich zur *Querschnittslähmung.*

Sie können im Mark selbst wachsen, von den Rückenmarkhäuten (Dura mater spinalis) ausgehen oder als Primärtumor oder Metastase knöchernen Ursprungs sein (Abb. 46).

Die Symptomatik entwickelt sich in der Regel langsam. Sitzt der Tumor im Mark, kommt es zu *schlaffen Lähmungen* im Versorgungsbereich des befallenen Segmentes und zu *spastischen Lähmungen* unterhalb dieses Segmentes. Meist treten Sensibilitätsstörungen auf, häufig auch Blasen- und Mastdarmstörungen.

Entwickeln sich Tumoren außerhalb des Marks, treten meist schon erhebliche Schmerzen auf, bevor es zu den Ausfallserscheinungen kommt. Dies gilt besonders für Knochenprozesse, bei denen es auch – durch plötzlichen Zusammenbruch des befallenen Wirbels – zu akuten Verschlechterungen kommen kann.

24.5 Systemerkrankungen des Rückenmarks

Es handelt sich hier um eine Gruppe degenerativer Erkrankungen,

- die vorwiegend das motorische System betreffen (Vorderhornganglienzellen und Pyramidenbahn) und
- bei denen ein erblicher Faktor erkennbar ist.

Die einzelnen Krankheitsbilder *unterscheiden sich* voneinander durch verschiedene Schwerpunkte der Lokalisation im motorischen System, durch Abweichungen im Vererbungsmodus und im Zeitpunkt der Manifestation der Krankheit. *Gemeinsam* ist ihnen, daß schlaffe Lähmungen auftreten, Sensibilitäts-, Blasen- und Mastdarmstörungen aber fehlen (Ausnahme: spinale Ataxie).

Die wichtigsten Erkrankungen dieser Gruppe sind:

- infantile progressive Muskelatrophie,
- progressive spinale Muskelatrophie des Erwachsenen,
- amyotrophische Lateralsklerose,
- spinale Ataxie (Friedreich).

Infantile progressive Muskelatrophie

Die infantile progressive Muskelatrophie tritt oft familiär, z.B. bei mehreren Geschwistern auf und manifestiert sich meist schon während des ersten Lebensjahres. Durch schnelle Degeneration der motorischen Vorderhornzellen des Rückenmarks kommt es zu fortschreitenden schlaffen Lähmungen und Muskelatrophien, die meist im Bereich des Beckens und der Oberschenkel zuerst auftreten.

Bald werden auch die Rumpfmuskulatur und die Muskeln der oberen Extremitäten befallen. Der Tod tritt in der Regel durch Lähmung der Atemmuskulatur ein. Das 4. Lebensjahr wird selten erreicht.

Progressive spinale Muskelatrophie des Erwachsenen

Diese Form beginnt selten vor dem 20. Lebensjahr. Sie nimmt ihren Anfang an den Hand- und Unterarmmuskeln. Auch hier entwickeln sich schlaffe Lähmungen und eine Atrophie der betroffenen Muskeln. Allerdings breitet sich der Prozeß meist sehr langsam aus (mit Ausnahmen!).

Schließlich kommt es jedoch auch zum Befall der Beine, des Rumpfes und der Atemmuskulatur.

Amyotrophische Lateralsklerose

Bei dieser Form werden die motorischen Vorderhornzellen und die Pyramidenbahn in den Degenerationsprozeß einbezogen. Diese Erkrankung ist die häufigste der Systemerkrankungen des Rückenmarks. Der Erkrankungsgipfel liegt zwischen dem 40. und 50. Lebensjahr. Entsprechend der Beteiligung der Pyramidenbahn treten neben schlaffen Lähmungen und Muskelatrophie auch spastische Symptome auf, die vorwiegend die untere

Extremität betreffen und in schweren Fällen zu spastischer Paraparese führen können.

Auch die Medualla oblongata kann befallen werden, was zu einer fortschreitenden Lähmung der Zungen- und Schlundmuskulatur führt. In diesem Fall spricht man von einer *progressiven Bulbärparalyse.* Die Krankheit erstreckt sich über einen Zeitraum von 3 bis etwa 10 Jahre. Die Kranken werden kachektisch und sterben schließlich an Atemlähmung oder einer Aspirationspneumonie, d.h. durch eine Lungenentzündung, die durch Einatmung von Nahrungsbestandteilen beim „Verschlucken" entsteht.

Spinale Ataxie (Friedreich)

Die degenerativen Prozesse ergreifen das Hinterwurzel-Hinterstrang-System, die Kleinhirnseitenstränge und die Pyramidenbahn.

Die Krankheit beginnt meist schon im Kindesalter. Allmählich treten Störungen der Tiefensensibilität auf, und das koordinative Zusammenwirken mehrerer Muskelgruppen wird zunehmend gestört (Ataxie). Dies drückt sich v.a. in einer schweren Gehstörung aus, bei der die Kranken unsicher taumeln und schließlich überhaupt nicht mehr gehen können. Dazu kommen später spastische Erscheinungen, Sprachstörungen und häufig auch eine Atrophie des Sehnervs. Nicht selten entwickelt sich eine Demenz (Beeinträchtigung der intellektuellen Fähigkeiten, Verhaltensstörungen).

> **Therapie**
>
> Bei allen Erkrankungen dieser Gruppe ist eine spezifische Therapie nicht bekannt.

25 Krankheiten des Gehirns und der Hirnhäute

25.1 Verletzungen des Gehirns und seiner Häute

25.1.1 Commotio cerebri (Gehirnerschütterung)

Stumpfe Gewalteinwirkung (Stoß, Schlag, Prellung usw.) kann zu einer *vorübergehenden Funktionsstörung* des Gehirns führen, ohne daß eine Zerstörung von Hirngewebe nachweisbar ist (Abb. 47).

Der Kranke erleidet einen sofortigen *Bewußseinsverlust,* der Sekunden, Minuten oder auch einige Stunden anhalten kann. Tiefe und Dauer der Bewußtlosigkeit stehen in enger Relation zur Schwere der Gehirnerschütterung. Hält der Zustand jedoch über mehrere Stunden an, besteht der Verdacht auf eine Hirnverletzung (Contusio). Meist erbrechen die Patienten nach dem Erwachen, seltener auch schon während der Bewußtlosigkeit. In ganz leichten Fällen fehlt der Bewußtseinsverlust, und es tritt nur Erbrechen ein. Dem Erwachen folgt in der Regel eine kurze Phase einfacher Benommenheit, meist begleitet von einer gewissen motorischen Unruhe. Typisch ist das Auftreten einer *retrograden Amnesie,* d.h. einer Erinnerungslücke, die sich bis zu der Zeit vor dem Trauma erstreckt.

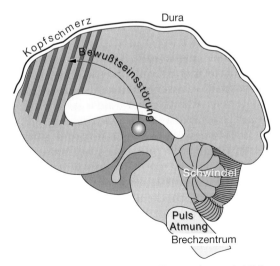

Abb. 47. Hauptsymptome der Commotio cerebri (Längsschnitt durch Groß- und Kleinhirn)

Nicht selten bleibt für eine Zeit bis zu etwa 2 Jahren eine witterungsbedingte oder auch belastungsabhängige Disposition für Kopfschmerzen, die wohl auf zentral-vegetative Regulationsstörungen zurückzuführen sind.

Therapie

Bis zur Wiederherstellung der normalen Kreislaufregulation ist strenge Bettruhe erforderlich.
Darüber hinaus sollte auch anschließend eine kreislaufstabilisierende und vegetativ sedierende Therapie angewandt werden, falls noch Beschwerden bestehen.

25.1.2 Contusio cerebri (Hirnquetschung)

Bei der *Hirnkontusion* kommt es zu einer direkten Zerstörung von Hirngewebe, entweder durch eine *offene Schädel-Hirn-Verletzung* oder durch *gedeckte Hirnverletzungen,* die zu Quetsch- und Blutungsherden in der Hirnrinde führen, ohne daß Schädelverletzungen vorliegen.

Bei der *gedeckten Hirnverletzung* tritt fast immer (Ausnahme: kleine, umschriebene Herde) eine *initiale Bewußtlosigkeit* ein, die allerdings meist länger dauert als die bei einer Gehirnerschütterung. Sie hält über Stunden, Tage, u.U. Monate an. Auch die Rückbildungsphase verläuft wesentlich langsamer und zeigt – je nach Ausdehnung und Lokalisation – die verschiedensten Störungen. Die retrograde Amnesie umfaßt einen größeren Zeitraum. Gelegentlich bestehen über längere Zeit ausgesprochene Verwirrtheitszustände *(Kontusionspsychose).* Flüchtige neurologische Ausfälle, wie etwa Lähmungen einzelner Gliedmaßen oder Muskeln oder auch Hemiparesen, können auftreten.

Bei tiefgreifenden Zerstörungen muß mit *neurologischen* und in vielen Fällen auch mit *psychiatrischen* Dauerfolgen gerechnet werden. Vegetative Störungen, Abnahme der intellektuellen Leistungsfähigkeit und tiefgreifende Wesensänderungen kommen relativ häufig vor und machen u.U. Rehabilitationsmaßnahmen erforderlich (Berufswechsel, Umschulung).

Bei der *offenen Schädel-Hirn-Verletzung* kommt zu den Folgen der traumatischen Hirnschädigung die große Gefahr von *Infektionen,* die durch die zerstörten Weichteil-, Knochen- und Hirnhautregionen wandern können, um sich dann im Bereich der geschädigten Hirnteile und/oder der weichen Hirnhäute auszubreiten. Eingedrungene Knochensplitter und Fremdkörper stellen eine weitere Gefahr dar. Die Voraussage richtet sich nach dem Umfang der Schädigung. Trotz sachgemäßer Versorgung (Entfernung der Splitter, Fremdkörper und des nekrotischen Hirngewebes) und Beherrschung der Infektion kommt es häufig zu *Dauerschäden.* In rund 15% der Fälle entwickelt sich eine *traumatische Epilepsie* (s.S. 292).

Auch bei *Schädelbasisbrüchen* kann es zu Verletzungen des Gehirns, v.a. aber der Hirnnerven, kommen. Am häufigsten sind der *N. opticus* (Gefahr der Erblindung!) und der *N. facialis* (periphere Fazialisparese) betroffen. Zerreißt die *Dura mater*, kommt es zum *Austritt von Liquor*, der dann – je nach Sitz der Verletzung – in die Nasennebenhöhlen oder durch den äußeren Gehörgang abfließt.

Bei *Frakturen des Schläfenbeines* (Os temporale) kann eine akut bedrohliche Komplikation durch Anriß der *A. meningea media*, die im Schädelinneren die Hauptarterie der Dura mater darstellt und deren Äste zwischen dem Schädelknochen und der Dura laufen, hinzukommen: ein hier entstehendes Hämatom (Bluterguß), das sich meist sehr schnell entwickelt und beträchtliche Größen erreichen kann, führt zu Druckerscheinungen und Schädigung des Gehirns *(epidurales Hämatom)*. Der Verletzte fällt erneut in tiefe Bewußtlosigkeit. Das Intervall zwischen der initialen Bewußtlosigkeit und der durch das Hämatom erneut eintretenden ist von großer diagnostischer Bedeutung! Der hochgradig lebensbedrohliche Zustand erfordert die sofortige Entleerung des Hämatoms.

Kommt es zu *Läsionen kleinerer* (meist venöser) *Gefäße* zwischen der harten und den weichen Hirnhäuten, spricht man von einem *subduralen Hämatom*. Diese Blutergüsse entwickeln sich langsamer; Ausfallssymptome treten daher erst später in Erscheinung. Da diese Blutungen manchmal auch nach kleineren Unfällen auftreten und typische Anfangssymptome oft fehlen, kommt es nicht selten überraschend zu Krampfanfällen oder Halbseitenlähmungen.

Häufiger jedoch entwickeln sich vorher *Hirndruckerscheinungen* durch die Steigerung des Schädelinnendruckes, die nicht nur durch die Masse des Hämatoms bedingt wird, sondern auch durch oft beträchtliche Ödeme in der verletzten Region.

> Wenn innerhalb des Schädels Tumoren, Hämatome, Zysten, Abszesse u.ä. entstehen, kommt es zur Verdrängung des Gehirns, da die Schädelknochen dem raumfordernden Prozeß einen größeren Widerstand entgegensetzen als das Gehirn. Da sich beim Erwachsenen der Schädelinnenraum nicht vergrößern kann, steigt der Innendruck an.

Als Hirndruckerscheinungen können auftreten:
- Stauungspapille (ödematöse, pilzförmige Auftreibung der Sehnervenpapille);
- diffuse, anhaltende Kopfschmerzen, die sich beim Husten und Pressen verstärken (durch Dehnung der Dura mater);
- Sehstörungen (durch Druckschädigung des Sehnervs);
- zerebrales Erbrechen (oft abhängig von der Kopflage);
- Pulsverlangsamung infolge Reizung des N. vagus;
- zerebrale Krampfanfälle;
- psychische Veränderungen (Bewußtseinstrübung, Verlangsamung, Gedächtnisstörungen, Sinnestäuschungen u.a.).

25.2 Entzündliche Erkrankungen des Gehirns

25.2.1 Encephalitis epidemica (lethargica)

Diese infektiöse, wahrscheinlich durch ein Virus hervorgerufene Entzündung (Gehirngrippe) betrifft v.a. das *Mittel-* und *Zwischenhirn.* Da in diesem Gebiet die extrapyramidalen Stammganglien liegen, ergibt sich ein sehr typisches Krankheitsbild.

Symptome
Nach einem grippeähnlichen Vorstadium mit leichtem Fieber, Gliederschmerzen, Kopfschmerzen und Erbrechen stellt sich eine zunehmende *Somnolenz* (Benommenheit) ein, die schließlich in einen wochenlang anhaltenden *Schlafzustand* übergeht. Die Kranken bleiben erweckbar, nehmen ihr Essen zu sich, erledigen ihre Bedürfnisse und schlafen dann wieder ein. Neben dem Schlaf-Wach-Zentrum sind meist die Augenmuskelkerne *(N. oculomotorius)* mitbetroffen, was zu vorübergehenden Lähmungen der Augenmuskeln mit Doppeltsehen und Schielstellung führt.

Seltener ist eine *hyperkinetische* Verlaufsform, bei der schon anfangs eine große Bewegungsunruhe besteht. Die Kranken sind schlaflos und wälzen sich im Bett mit Muskelzuckungen und heftigen Schmerzen, die bald hier und bald dort angegeben werden. Ungewollte, bizarre Bewegungen *(Athetose)* halten den Körper dauernd in Unruhe.

Nach 1–2 Wochen tritt schließlich ein schwerer Erschöpfungszustand ein, der häufig zu schwerem Kreislaufversagen führt. In anderen Fällen geht die *hyperkinetische Form* in ein somnolentes Stadium über. Auch Mischformen beider Zustände kommen vor.

Etwa 20% der Kranken überstehen das akute Stadium nicht und sterben. Weitere 20% gesunden, ohne daß ein Defekt bleibt. Bei den übrigen entsteht nach einem oft jahre- bis jahrzehntelangen Intervall das chronische Stadium der Enzephalitis, der sog. *postenzephalitische Parkinsonismus,* der auf die fortschreitende Degeneration der Ganglienzellen im extrapyramidalen Bereich zurückzuführen ist (s. auch S. 295).

Langsam entwickelt sich ein steifer Gang, ein leerer Gesichtsausdruck und eine monoton klingende Sprache. Bad kommt es zu einer merkwürdigen Muskelstarre *(Rigor)* in Verbindung mit einem typischen *Schüttelzittern,* das bei gezielten Bewegungen aufhört. Als geradezu spezifisches Symptom gelten die sog. *Blickkrämpfe,* d.h. Augenmuskelkrämpfe, die anfallsweise die Augäpfel in eine bestimmte Richtung drehen. Auch unwillkürliche, krampfhafte Zuckungen anderer Muskelgruppen *(Tic-Bewegungen)* treten häufig auf: Mundverziehungen, Blinzeln, Schnaufen u.a.m.

Speichelfluß, starkes Schwitzen und vermehrte Tätigkeit der Talgdrüsen (Salbengesicht) weisen auf *vegetative Störungen.*

Nicht selten treten auch *psychische Störungen* auf, die sich in Antriebsmangel und einer gewissen Verarmung des Gefühlslebens äußern können.

Seltener sind psychoseähnliche Bilder, die manchmal einer Schizophrenie ähneln.

Bei Kindern und Jugendlichen entwickelt sich im Anschluß an die Enzephalitits oft ein Antriebsüberschuß mit dranghafter Unruhe und enthemmt-aufdringlichem Wesen. Allerdings geht ein Teil dieser Fälle später in die oben genannte Parkinson-Starre über. Seltener kommt es zur restlosen Abheilung.

25.2.2 Lyssa (Tollwut)

> Es handelt sich bei dieser außerordentlich gefährlichen Erkrankung um eine Enzephalitis, die sich herdförmig an verschiedenen Stellen des Gehirns ausbreitet und den Hirnstamm bevorzugt. Erreger ist das Lyssa-Virus.

Die Krankheit wird durch den Biß *tollwütiger Tiere* übertragen und kommt nach einer Inkubationszeit von etwa 12 Tagen (manchmal auch erst nach Wochen oder sogar Monaten) zum Ausbruch.

Symptome
Während eines mehr oder weniger langen Vorstadiums klagen die Kranken über Appetitlosigkeit, Störungen des Allgemeinbefindens, Übelkeit und Kopfschmerzen sowie Schlaflosigkeit.

Im weiteren Verlauf werden sie *zunehmend unruhig*. Speichelfluß und starkes Schwitzen, Atembeschwerden und schmerzhafte Rachenkrämpfe beim Anblick von Wasser kennzeichnen das Bild. Dazu kommen in wechselndem Ausmaß tonisch-klonische Krämpfe, Fieber und delirante Erregungszustände. Falls dieses Stadium überlebt wird, stellen sich schließlich fortschreitende Lähmungserscheinungen ein, die zuerst v.a. die Extremitäten, später auch die Versorgungsgebiete der Hirnnerven betreffen. Der Tod erfolgt meist unter dem Bild der Atemlähmung.

Therapie
Bei Verdacht auf Tollwut ist die Wunde sofort zu reinigen und mit Jod oder Alkohol zu behandeln. So früh wie möglich Gabe von humanem Tollwuthyperimmunglobin *(Hyperab®)*, zur Hälfte in die Wundumgebung, den Rest i.m. Anschließend sofort Tollwutschutzimpfung *(HDC-Impfstoff)*.
Da es keine spezifische Behandlung der einmal ausgebrochenen Erkrankung gibt, sollte man die Indikation zur Impfung relativ großzügig stellen. Die neuen Impfstoffe sind recht gut verträglich, und man hat stets zu bedenken, daß die Tollwut fast immer tödlich verläuft, falls die Erkrankten nicht geimpft wurden.

25.3 Hirnhautentzündungen (Meningitis)

Neben den Enzephalitiden spielen die akuten eitrigen Entzündungen der weichen *Hirnhäute* eine große Rolle. Nicht selten kommt es zum Übergreifen der Infektion vom Gehirn auf die Hirnhäute oder umgekehrt *(Meningoenzephalitiden)*.

Die akuten eitrigen Hirnhautentzündungen können durch eine ganze Reihe verschiedener Erreger hervorgerufen werden. Am häufigsten sind es Meningokokken, Pneumokokken oder die Pfeiffer-Bakterien (Haemophilus influenzae), die das schwere Krankheitsbild bewirken. Sie können auf dem Blutweg in das Zentralnervensystem gelangen oder auch aus entzündlichen Prozessen der Nachbarregionen fortgeleitet werden (Mittelohrvereiterungen, Nebenhöhleneiterungen u.a.).

Symptome
Die Kranken leiden unter schweren *Kopf- und Nackenschmerzen,* einer *reflektorischen Nackensteife,* Erbrechen und einer starken Überempfindlichkeit der Haut. Häufig treten *Bewußtseinsstörungen* auf, gelegentlich auch tiefe Bewußtlosigkeit. Fast immer besteht anfangs hohes Fieber.

> Im Gegensatz zur tuberkulösen Meningitis (s. unten) ist die Konvexität des Gehirns meist stärker betroffen als die Basis *(Haubenmeningitis)*. Die eitrige Entzündung greift oft auch auf die Hirnventrikel über, die dann mit Eiter gefüllt sind. Die Hirnhaut ist geschwollen, trübe und schmierig. Entsprechend findet man im Lumbalpunktat Eiter und die Erreger. Der Liquordruck ist erhöht.

Die Kranken zeigen im Bett eine sehr typische Haltung: Der Kopf wird nach hinten ins Kissen gebohrt, die Wirbelsäule in ausgeprägter Lordosestellung gehalten und die Beine angezogen, in Hüfte und Kniegelenk gebeugt. Nach Abklingen der akuten Symptomatik erholen sich die Kranken nur langsam. Kopfschmerzen, Gedächtnisschwäche und andere Defekte (bei Kindern z.B. Ertaubung u.a.) können noch längere Zeit fortbestehen oder auch als Dauerschädigung bleiben. Organische Wesensänderungen kommen vor.

Eine abweichende Form stellt die *tuberkulöse Meningitis* dar, bei der die Tuberkelbazillen auf dem Blutwege zu den weichen Hirnhäuten vorzugsweise an der Hirnbasis gelangen. Auch die Hirngefäße sind betroffen und zeigen das Bild einer *spezifischen Arteriitis.* Meist beginnt die Erkrankung mit wochenlang anhaltenden Vorerscheinungen, die sich v.a. in heftigen Kopfschmerzen, häufigem Erbrechen und einer erhöhten Reizbarkeit äußern.

Später steigt die Temperatur an; es kommt zu verschiedenen meningealen Symptomen und zu wechselnden Bewußtseinsstörungen. Nicht selten treten Paresen und Krampfanfälle sowie Hirnnervenausfälle auf.

Als häufige, folgenschwere Komplikation können meningeale Verklebungen zu *Liquorabflußstörungen* führen, die einen *Hydrocephalus occlusus* („Wasserkopf") zur Folge haben.

Therapie

- **Bakterielle Meningitis:** Für die Behandlung ist die Testung der Erreger unabdingbar. Dann hochdosierte Therapie mit Antibiotika.
- **Tuberkulöse Meningitis:** Sie bedarf einer sehr langen Behandlungszeit. Man gibt in der Regel Isoniazid (INH) intrathekal (in den Liquorraum) und 2 weitere Tuberkulostatika, um Resistenzen auszuschalten (Rifampicin, Prothionamid).

25.4 Zerebrale Durchblutungsstörungen

Die arteriosklerotischen Durchblutungsstörungen wurden bereits in Kap. 9 (Gefäßerkrankungen) besprochen. An dieser Stelle soll noch einmal auf die neurologischen Zusammenhänge hingewiesen werden.

Die arteriosklerotischen Veränderungen in den Hirngefäßen und den zuführenden Gefäßen (A. carotis interna) führen zu Stenosen und Thrombosen, die einen Verschluß bewirken. Die hierdurch entstehende Sauerstoffnot des Hirngewebes führt je nach Lokalisation und Ausmaß zu Ausfallserscheinungen, die – falls sie schnell behoben werden können – flüchtigen Charakter haben, im Falle der bereits eingetretenen Gewebsnekrose jedoch zu einem Dauerzustand führen.

Bei chronischem Bluthochdruck kommt es ebenfalls zu Gefäßveränderungen, die schließlich die Widerstandskraft der Gefäße herabsetzen. Dadurch können Risse in der Gefäßwand entstehen, die zu einer Massenblutung führen können.

Bei Endokarditiden und Herzklappenfehlern entstehen nicht selten Thromben im Herzen, die dann zu embolischen Gefäßverschlüssen im arteriellen Strombereich des Gehirns führen können.

Für alle diese Ereignisse gilt, daß die neurologische Symtomatik von der Lokalisation des entstandenen Schadens abhängt, die lebenswichtigen Funktionen jedoch in erster Linie vom Ausmaß und von der Ursache.

So ist eine durch Arteriosklerose entstandene Enzephalomalazie (Hirnerweichung) zwar eine ernste Erkrankung, sie vollzieht sich aber fast nie so dramatisch wie etwa eine Massenblutung, die ein akut lebensbedrohliches Ereignis darstellt.

Symptome
Blutungen beginnen fast immer mit *plötzlichem Bewußtseinsverlust,* der Stunden bis Tage anhalten kann. Seltener klagen die Kranken über Vorerscheinungen, wie Schwindel, Brechreiz und Kopfschmerzen. Je länger die Bewußtlosigkeit fortdauert, um so ungünstiger ist die Voraussage. Schon unmittelbar nach dem Ereignis weisen bestimmt *Symptome* auf die Seite und Lokalisation des Blutungsherdes:

- Die Pupille ist über Stunden auf der Herdseite erweitert.
- Blickrichtung und Kopfwendung gehen zum Herd (Déviation conjuguée).
- Auf der Herdgegenseite hängt der Mundwinkel herab, die erschlaffte Wange bläht sich beim Ausatmen auf.

Bei der häufigsten Lokalisation im Bereich der Großhirnhemisphären entwickelt sich eine *Hemiplegie.* Daneben kann es bei größeren Blutungen zu Hirndruckerscheinungen kommen. Bricht die Blutung in das Ventrikelsystem durch, vertieft sich die Bewußtlosigkeit erneut, und es treten minutenlang anhaltende, *tonische Streckkrämpfe* auf. Diese Komplikation endet fast immer tödlich.

Als Folgezustände bleiben anfänglich schlaffe, später spastische *Halbseitenlähmungen* zurück, die in leichten Fällen teilweise behebbar sind, meist aber nur unwesentlich gebessert werden können. Auch *Sprachstörungen,* die nur dann auftreten, wenn die dominierende Hemisphäre betroffen wurde, bilden sich selten vollständig zurück.

Die Enzephalomalazie kann sich an jeder Stelle des Gehirns entwickeln. Entsprechend vielseitig können die Ausfallserscheinungen sein. Am häufigsten sind jedoch auch hier Hemiplegien und Sprachstörungen. Die Voraussage ist aber wesentlich günstiger.

25.5 Arterielles Aneurysma und Subarachnoidalblutung

Es handelt sich um meist *sackförmige Erweiterungen* der Arterien, die auf eine lokale Gefäßwandschwäche zurückzuführen sind.

Am häufigsten findet man sie als *angeborene Anomalie,* seltener auch bei Arteriosklerose, Lues und als Folge eines Traumas.

Betroffen sind zahlenmäßig am meisten die Arterien der Hirnbasis (Abb. 48), an erster Stelle ein kleines Gefäß, das die zuführenden Arterien beider Seiten miteinander verbindet *(A. communicans anterior).*

Aneurysmen machen in der Regel erst im Erwachsenenalter Beschwerden. Es kommt zu Druckerscheinungen mit Schädigungen der an der Hirnbasis verlaufenden Hirnnerven (v.a. *N. trigeminus* und die *Augenmuskelnerven*) mit entsprechenden Beschwerden und Ausfallserscheinungen.

Typisch ist ein Halbseitenkopfschmerz, der anfallsweise auftritt und häufig das erste Symptom darstellt.

Die größte Gefahr liegt in der möglichen *Ruptur* (dem Platzen) des Aneurysmas. Größere Anstrengungen, Sonnenbestrahlung, Kopfverletzungen, aber u.U. auch schon stärkere Gemütsbewegungen können zu diesem alarmierenden Ereignis führen. Entsprechend der Lage des Gefäßes strömt das Blut zwischen die weichen Hirnhäute an der Hirnbasis *(Subarachnoidalblutung)* und führt so zu blitzschnell einsetzenden meningealen Reizerscheinungen. Heftigste Stirn-Nacken-Kopfschmerzen, Nackensteife und

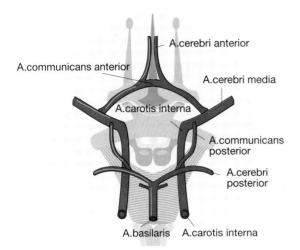

A.cerebri anterior

A.communicans anterior

A.cerebri media

A.carotis interna

A.communicans posterior

A.cerebri posterior

A.basilaris   A.carotis interna

Abb. 48. Kreislauf zur Versorgung des Gehirns (Circulus arteriosus; von der Basis aus gesehen)

Erbrechen sowie bald einsetzende Bewußtseinsstörungen kennzeichnen das akute Bild. Dringt das Blut in das Hirngewebe ein, treten je nach Lokalisation auch andere Ausfallserscheinungen auf.

Therapie

Strenge Bettruhe. Entwässern mit diuretisch wirkenden Mitteln (Lasix). Nach Abklingen der akuten Phase muß die Entfernung des Aneurysmas in Erwägung gezogen werden.

25.6 Epilepsien (Fallsucht)

Zerebrale Krampfanfälle sind ein Symptom, das bei den verschiedensten Hirnkrankheiten und -schädigungen auftreten kann.

Man unterscheidet *tonische Krämpfe:* hier werden die Muskeln optimal angespannt, und *klonische Krämpfe:* sie sind durch rhythmische Muskelzuckungen gekennzeichnet.

Dem Wesen nach handelt es sich beim Krampfanfall offenbar um eine überschießende Reaktion des Zentrums eines *Regelkreises,* der die Aktivitäten der Muskulatur im Sinne von Anspannung und Entspannung regelt. Daraus geht hervor, daß grundsätzlich jedes Gehirn krampfbereit ist, wenn in der Regelmechanik eine Störung auftritt, die entweder die Krampfschwelle durch Fehlleistung des Zentrums überschreitbar macht oder aber diese so weit herabsetzt, daß schon unterschwellige Impulse krampfauslösend werden können.

Mit Hilfe der Elektroenzephalographie konnte nachgewiesen werden, daß rund 10% aller Menschen eine latente Krampfbereitschaft haben, aber nur bei 0,4% eine Epilepsie manifest wird. Man muß also annehmen, daß zu dem endogenen Faktor „erhöhte Krampfbereitschaft" ein exogener kommen muß, der nun verschiedenster Art sein kann. Man unterscheidet die genuinen Epilepsien von den symptomatischen:

- **Genuine Epilepsie:** Bei diesen Kranken werden keine exogenen Faktoren (Unfälle, frühkindliche Hirnschäden, Großhirntumoren u.a.) gefunden. Erbfaktoren konnten mit Hilfe der Zwillingsforschung für die genuine Epilepsie sicher nachgewiesen werden. Allerdings steht auch außer Frage, daß diese bei symptomatischen Epilepsien auch eine Rolle spielen.
- **Symptomatische Epilepsie:** Ursachen sind exogene Faktoren (Unfälle, Verletzungen, Tumoren u.a.).

25.6.1 Der große epileptische Anfall (Grand mal)

Der generalisierte, große Krampfanfall kündigt sich häufig durch eine sog. **Aura** an. Man versteht darunter Halluzinationen, die alle Sinnesorgane betreffen können. Handelt es sich um eine **optische Aura,** sehen die Kranken kaleidoskopartige Bilder, oder es wird ihnen schwarz vor den Augen: Ist der Schläfenlappen des Gehirns betroffen, treten **akustische Halluzinationen** auf, oder es wird eine **Geruchsaura** hervorgerufen.

In der Mehrzahl der Fälle aber verliert der Kranke schlagartig das Bewußtsein, und es kommt sofort zu einer extremen Anspannung der gesamten Muskulatur **(tonisches Stadium).** Der Kranke stürzt hin, wo er geht oder steht, „wie vom Blitz getroffen", und liegt einige Sekunden in einem Streckkrampf. Kopf und Beine werden gestreckt, die Arme nach innen gedreht und die Hände – meist mit eingeschlagenem Daumen – gebeugt. Das anfangs blasse Gesicht verfärbt sich bläulich (livide), da meist ein kurzer Atemstillstand eintritt. Es folgt dann das **klonische Stadium,** bei dem die gesamte Muskulatur 2–3 min rhythmisch zuckt.

Während des Anfalls kann es zu Zungenbiß und unwillkürlichem Abgang von Urin und Kot kommen. Der plötzliche Sturz schon in Bewußtlosigkeit und damit ohne jeden Schutzmechanismus kann zu erheblichen Verletzungen führen. Das harte Aufschlagen des Kopfes führt nicht selten zu Blutungen und Hämatombildung im Schädel.

Im anschließenden **Erschöpfungsstadium** erschlafft die Muskulatur, und es besteht zunächst eine **Bewußtseinstrübung,** die sich in unterschiedlich langer Zeit zurückbildet. Nicht selten erfolgt dann ein **Erschöpfungsschlaf,** aus dem die Kranken müde und ohne Erinnerung an das Anfallsgeschehen erwachen.

Die meisten Kranken erleben ihre Anfälle in einer gewissen tageszeitlichen Bindung. Man unterscheidet daher:

- eine Schlafepilepsie,
- eine Aufwachepilepsie und
- Feierabendanfälle, wenn eine Häufung nach der Tagesarbeit zu beobachten ist.

In anfallsfreien Intervallen können *Dämmerzustände* auftreten, bei denen das Bewußtsein eingeengt ist. In diesem Zustand sind die Kranken erhöht reizbar; sie begehen oft Handlungen, die ihnen an sich wesensfremd sind. Meist wirkt ihr Verhalten dennoch geordnet, es kommen aber auch Ausnahmezustände vor, bei denen Wahnideen, Zerfahrenheit und Sprachverschrobenheit an eine *Schizophrenie* erinnern. Seltener sind *delirante Zustände* mit einer schweren Desorientiertheit. Diese epileptischen *Wesensänderungen* kommen bei der genuinen und bei der symptomatischen Epilepsie vor. Sie sind jedoch kaum als Anfallfolgen zu betrachten, eher wohl als Wesenszüge, die in abgemilderter Form gehäuft bei zur Epilepsie prädisponierten Personen – u.a. häufig auch bei Familienangehörigen der Epileptiker – zu beobachten sind.

Im Gegensatz dazu entwickelt sich ein typischer *Persönlichkeitsabbau* und eine Einschränkung der intellektuellen Leistungsbreite in direkter Abhängigkeit von der Anzahl der durchgemachten Anfälle.

Häufigste Ursachen der symptomatischen Epilepsie:
- frühkindliche Hirnschäden,
- Contusio cerebri,
- *offene Schädel-Hirn-Verletzungen,*
- Gefäßprozesse im Gehirn,
- Folgezustände von Enzephalitiden und Menigitiden,
- Großhirntumoren und Hirnabszesse,
- degenerative Gehirnerkrankungen.

Therapie

Einige symptomatische Epilepsien können ursächlich behandelt werden (Hirntumoren und Hirnabszesse, manche Gefäßprozesse u.a.), indem die auslösende Schädlichkeit operativ entfernt wird.
Die *medikamentöse Therapie* hat das Ziel, die Zahl der Anfälle herabzusetzen oder sogar Anfallsfreiheit zu erzielen. Bewährt haben sich – je nach Typ des Leidens – Barbiturate (Luminal), Hydantoine (Zentropil®, Epanutin® u.a.), Primidon (Mylepsinum®), Karbamazepin (Tegretal®) und Dipropylazetat (Ergenyl®).

25.6.2 Herdanfälle

Verletzungen, Narben Tumoren oder auch Blutungen können zu tonischen oder klonischen Krämpfen führen, die auf bestimmte Muskelgruppen beschränkt sind. Diese fokalen Anfälle *(Jackson-Anfälle)* können nicht nur den motorischen, sondern auch den sensiblen Bereich betreffen. In diesen Fällen treten Mißempfindungen bestimmter Körperregionen auf. Das Bewußtsein bleibt auch bei den motorischen Anfällen erhalten, soweit es nicht zu einer Generalisierung der Krämpfe und damit zu einem echten Grand-mal-Anfall kommt.

25.6.3 Die kleinen epileptischen Anfälle (Petit mal)

Bei Säuglingen und Kleinkindern kommen die sog. *Blitz-Nick-Salaam-Krämpfe* vor, die mit einer Bewußtseinsstörung einsetzen und einer Reihe merkwürdiger, für das Leiden typischer motorischer und teilweise tonischer Bewegungen ablaufen. Häufig wird der Rumpf langsam gebeugt, die Arme eingeschlagen und der Kopf auf die Beine gelegt. Dann wieder wird der Oberkörper zurückgeschnellt, oder es wird nur der Kopf gebeugt, die Arme angehoben, die Beine angezogen. Die einzelnen Bewegungen können wechseln oder auch stereotyp immer wiederkehren. Die Anfälle treten häufig in Serien auf, und mehr als 100 Anfälle pro Tag sind durchaus keine Seltenheit.

Zwischen dem 4. und 12. Lebensjahr tritt ein weiterer Petit-mal-Typ auf, bei dem es nur zu einer kurzdauernden Bewußtseinsstörung kommt. Selten treten dabei leichtere Zuckungen der Kopf- und Gesichtsmuskulatur auf. Die Kranken blicken einige Sekunden mit einem leeren Ausdruck vor sich hin, ohne auf Außenreize (Zuruf usw.) zu reagieren. Man spricht daher von *Absence* (Abwesenheit).

Eine weitere Form tritt erst während der Pubertät auf: *Impulsiv-Petit-mal.* Hier stehen blitzartige Zuckungen verschiedener Muskelgruppen im Vordergrund, das Bewußtsein ist meist erhalten. Die Extremitäten werden plötzlich sehr heftig herausgeschleudert, wobei – je nach Muskelgruppe – Intensität und Richtung wechseln.

Ein nichtepileptisches, zerebrales Anfallsleiden ist die *Narkolepsie,* eine anfallsweise *Störung des Schlaf-Wach-Rhythmus.* Daneben besteht eine Neigung zu anfallsweisem Tonusverlust der Muskulatur, wobei eine gewisse Abhängigkeit von Gemütsbewegungen zu beobachten ist.

● Im *Schlafanfall* überkommt den Narkoleptiker – ohne ersichtlichen Grund, zu irgendeiner Tageszeit und unabhängig von seiner momentanen Situation – ein unwiderstehliches *Schlafbedürfnis,* dem er nachgeben muß. Er schläft allerdings dann in der Regel nur einige Minuten und ist auch jederzeit erweckbar.

● Der *Wachanfall* ist gekennzeichnet durch die vorübergehende Unfähigkeit, die Skelettmuskulatur zu innervieren, wenn der Kranke erwacht. Er ist für einige Minuten nicht in der Lage, sich zu bewegen. Zu einem derartigen Tonusverlust der Muskulatur kann es auch bei plötzlicher Erregung kommen *(affektiver Tonusverlust).*

25.7 Degenerative Hirnprozesse

> Degenerative Hirnprozesse sind Krankheiten, denen ein fortschreitender, generalisierter oder lokalisierter Untergang des spezifischen Hirngewebes zugrunde liegt.
> Dabei ist von Bedeutung, daß diese Prozesse aus sich heraus entstehen und ablaufen, daß also auslösende Schädlichkeiten, wie etwa Entzündungen oder Gefäßprozesse, nicht nachweisbar sind. Bei einigen dieser Krankheiten müssen Erbfaktoren angenommen werden.

25.7.1 Parkinson-Krankheit

Hier ist das extrapyramidale Funktionssystem von den degenerativen Vorgängen betroffen (Abb. 49).

Im Gehirn wird das notwendige Zusammenwirken verschiedener für die Bewegungsregelung zuständiger Faktoren vom extrapyramidalen Funktionssystem gesteuert. Es steht sozusagen im Dienste der unbewußten Motorik und besteht aus einer Reihe von Funktionseinheiten, die zu Regelkreisen zusammengeschlossen sind. Indirekt bestehen Verbindungen zur Großhirnrinde und zum Rückenmark, die einen Eingriff in das motorische Geschehen der Hirnnerven und der motorischen Endneuronen des Marks möglich machen.

Die Erkrankung beginnt selten vor dem 50. Lebensjahr, meist erst nach dem 60.

Symptome
Die typische Symptomatik besteht in einer Störung des Muskeltonus und bestimmten Abweichungen von normaler Bewegungsfähigkeit *(Motilität)*.

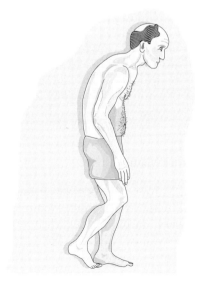

Abb. 49. Gangbild bei Morbus Parkinson. (Nach Zöllner 1991)

In vielen Fällen ist ein Erbfaktor anzunehmen. Bewegungsarmut *(Hypoki-nese)* und erhöhte Muskelspannung *(Rigor)* bestimmen in erster Linie das Bild: Die Kranken können nicht mehr ausschreiten, gehen schlürfend und kleinschrittig. Die angewinkelten Arme werden nicht mitbewegt, der Oberkörper ist leicht nach vorne gebeugt, und das Gesicht wirkt starr und unbeweglich. Auch die Sprache ist gestört, wirkt undeutlich und verwaschen, leise und gleichförmig. Häufig tritt ein *extrapyramidaler Ruhetremor* auf, d.h. ein grobschlägiges Zittern der Hände (4–7 Schläge pro Sekunde) und/ oder des Kopfes – wobei man je nach der Richtung der Zitterbewegung von einem „Ja-Tremor" bzw. einem „Nein-Tremor" spricht –, was sich durch willensmäßige, gezielte Bewegung unterdrücken läßt.

Auch vegetative Störungen können auftreten, wobei besonders das „Salbengesicht" (Verstärkung der Talgdrüsentätigkeit) auffällt. Die allgemeine Verlangsamung und die Verarmung der mimischen Ausdrucksfähigkeit verleiten oft zu der Annahme, der Kranke sei „geistig abgebaut". Es gehört aber tatsächlich eher zu den Seltenheiten, daß die Parkinson-Krankheit zu Wesensänderungen oder zu Demenzen führt. Allerdings leiden die Kranken mitunter sehr darunter, sich mimisch und durch Gestik nicht mehr ausdrücken zu können, und wohl auch darunter, daß man sie eben darum für nicht mehr ganz vollwertig hält.

Therapie

Für den Kranken ist es unerläßlich, unter der Anweisung einer Physiotherapeutin eine allgemeine *Bewegungstherapie* zu erlernen, die er dann praktisch während seines ganzen Lebens ununterbrochen weiter durchzuführen hat. Jede Pause bringt erneut einen Rückschlag.

Dementsprechend soll die *medikamentöse Therapie* der Bewegungsarmut und der erhöhten Muskelspannung entgegenwirken. Bewährt hat sich die Behandlung mit L-Dopa, einer Vorstufe des Dopamins, u.U. zusammen mit einem Präparat der Amantadinreihe (PK-Merz, Symmetrel®), das schneller wirkt und somit einen unterstützenden Effekt hat. Es wird über gute Erfolge mit Bromocriptin (Pravidel®) berichtet, das auch mit L-Dopa zusammen gegeben werden kann.

25.7.2 Chronisch-progressive Chorea (Huntington)

Bei dieser seltenen, in dominantem Erbgang auftretenden Krankheit atrophieren (schwinden) die Stammganglien und Teile der Hirnrinde. Man hat diese Krankheit früher als *Veitstanz*[1] bezeichnet, da die unwillkürlich auf-

---

[1] Veitstanz: Im 14. Jahrhundert wanderten die „Tanzwütigen" zur Kapelle des heiligen Veit, um Heilung zu suchen.

tretenden Muskelzuckungen faxenhaft wirken und die unkoordiniert auftretenden Kontraktionen der mimischen Muskulatur so aussehen, als schneide der Kranke Grimassen.

Die überschießenden Bewegungen lassen feinmotorische Bewegungsabläufe nicht zu, wodurch etwa der Gang grotesk und ausfahrend wirkt. Fast immer kommt es zu erheblichen *psychischen Defekten* mit auffallender Wesensveränderung. Meist erscheinen die Kranken gemütsarm und reizbar, unverträglich und nicht selten gewalttätig. Antriebsmangel und fortschreitender Abbau der intellektuellen Leistungsbreite gehören ebenfalls zum Vollbild der Krankheit.

Oft kommt es zu einer paranoid-halluzinatorischen Funktionspsychose, die gelegentlich mit einer Schizophrenie verwechselt wird.

Erst seit kurzem weiß man, daß das *Huntington-Gen* tatsächlich existiert. So taucht in vielen Geweben des Körpers das von dem Gen gebildete Eiweiß auf. In dem kranken Gen findet sich eine charakteristische Gruppe von 3 Bausteinen, *CAG-Triplett* genannt, doppelt so häufig, wie in dem Gen von Gesunden. Je mehr Kopien vorhanden sind, desto früher beginnt das Leiden. Auch eine häufige Form des erblichen Schwachsinnes beruht auf der Vermehrung eines bestimmten Tripletts. Offenbar machen viele Kopien die betreffenden Gene instabil.

Therapie

Eine kausale Therapie ist noch nicht bekannt. Gegen die ständige Bewegungsunruhe helfen symptomatisch Neuroleptika (Sulpurid®, Dogmatil®).

25.7.3 Alzheimer-Krankheit

Das Leiden gehört zu den *diffusen Hirnatrophien,* deren Krankheitsgipfel häufig bereits im 5. Lebensjahrzehnt erreicht wird.

Die von *Alzheimer* beschriebenen Plaques konnten erst kürzlich als Ablagerungen identifiziert werden, die aus kurzen Eiweißketten bestehen, die sich an den Zellfortsätzen zu komplexen Gebilden zusammenlagern. Sie werden als *β-Amyloid* bezeichnet und gelten als Grundbausteine dieser Eiweißstruktur. Sie stammen aus dem Amyloid-Vorläuferprotein, das in der Membran von Nervenzellen verankert ist. Kleine Mengen des β-Amyloids finden sich auch beim Gesunden. Bei Alzheimer-Kranken sammelt es sich jedoch in übergroßer Menge an. Die kleinen, sternförmigen Eiweißnester bilden sich in dem für die Gedächtnisleistung zuständigen Bereich des Gehirns, dem *Hippocampus*. Im fortgeschrittenen Stadium der Erkrankung ist das ganze Gehirn mit diesen Eiweißflecken übersät.

Normalerweise empfängt der Amyloid-Vorläuferproteinrezeptor offenbar Signale von außen und vermittelt die Botschaft an den intrazellulären Eiweißkomplex. Dieser leitet dann die Information an Boten weiter, die bestimmte Reaktionen in der Zelle auslösen. Eine gestörte Signalvermittlung in der Zelle kann deren Tod zur Folge haben.

Symptome

Das Krankheitsbild erinnert an die zerebrale Gefäßsklerose und unterscheidet sich im wesentlichen nur durch das Manifestationsalter und den schnelleren und konsequenteren *Abbau* der *intellektuellen Fähigkeiten,* der letztlich zu tiefer Verblödung führen kann. Später treten häufig Orientierungsstörungen, Verwirrtheit und Halluzinationen auf. Sprachstörungen (Aphasien) und der Verlust der Fähigkeit zu zweckmäßigem Handeln bestimmen das Bild im Spätstadium. Die Kranken können normale Gebrauchsgegenstände nicht mehr sinnvoll handhaben, Aufträge nicht mehr richtig ausführen. Neben der Verwirrtheit treten extrapyramidale Zeichen auf, auch *aphasische* und *apraktische* Störungen sind nicht selten.

Therapie

Eine kausale Therapie ist noch nicht bekannt.

25.7.4 Pick-Krankheit

Es handelt sich um eine dominant vererbbare Hirnatrophie, bei der vorzugsweise Stirn- und Schläfenhirn betroffen sind. Die Krankheit beginnt meist im 5. Lebensjahrzehnt und führt unaufhaltsam in einigen Jahren zum Tode. Das weibliche Geschlecht wird vorzugsweise befallen.

Antriebsstörungen und *Persönlichkeitsverfall* prägen das Bild. Während die intellektuellen Fähigkeiten zunächst meist nicht beeinträchtigt sind, werden die Kranken kritiklos, launisch und häufig auch enthemmt. Sie neigen zu triebhaften Entgleisungen und verhalten sich oft läppisch und unverständlich.

Häufig sind *neuropsychologische Störungen* (s. Tabelle 12). Im weiteren Verlauf kommt es jedoch auch zum Abbau der intellektuellen Funktionen. Häufig beobachtet man *Wortfindungsstörungen* und *Wortentstellungen (Paraphrasien),* die in schweren Fällen zu unverständlichem Kauderwelsch führen.

Therapie

Die Krankheit ist in ihrem Verlauf noch nicht beeinflußbar, da eine kausale Therapie nicht existiert.

Tabelle 12. Störungen der unmittelbaren und der symbolischen neuropsychologischen Funktionen

Störung	Symptome	Lokalisation
Motorische Aphasie (Wortstummheit)	Spontansprechen, Nachsprechen, Lautlesen, Diktatschreiben erloschen. Abschreiben und Sprachverständnis erhalten	Motorisches Sprachzentrum (Stirnhirn)
Sensorische Aphasie (Worttaubheit)	Sprachverständnis erloschen, Spontansprechen gestört, Wortverwechslungen, Abschreiben erhalten	Sensorisches Sprachzentrum (obere Schläfenwindung)
Amnestische Aphasie (Wortvergessenheit)	Wortfindung gestört. Übrige Sprachleistungen erhalten	Unteres Scheitelläppchen/Schläfenlappen
Totale Aphasie	Sprachverständnis und Sprechfähigkeit erloschen, Schreiben und Lesen meist stark gestört	Motorisches und sensorisches Sprachzentrum
Optische Agnosie (Seelenblindheit)	Unfähigkeit, Gesehenes zu erkennen	Hinterhautlappen
Akustische Agnosie (Seelentaubheit)	Unfähigkeit, Gehörtes zu erkennen	Schläfenlappen
Taktile Agnosie (Tastblindheit)	Unfähigkeit, Getastetes zu erkennen	Scheitellappen
Gliedkinetische Apraxie	Verlust der erworbenen Fähigkeiten von Gliedern (Hand, Finger usw.)	Zentralregion, Balken
Ideokinetische Apraxie	Störung der Übertragung des Bewegungsentwurfes auf die motorischen Zentren	Gyrus circumflexus
Ideatorische Apraxie	Gestörter Bewegungsentwurf, Handlungen werden zweckwidrig ausgeführt	Scheitel- und Hinterhautlappen

25.7.5 Senile Demenz (Altersdemenz)

Die Ursache der senilen Demenz ist in der Regel eine fortgeschrittene Sklerose der Hirngefäße. Sie tritt selten vor dem 70. Lebensjahr auf, eine Häufung in der Familie ist zu beobachten.

Wenn auch das Krankheitsbild von Fall zu Fall sehr unterschiedlich sein kann, läßt sich dennoch sagen, daß der Abbau der Persönlichkeit im Vordergrund steht. Nicht nur Intelligenz und Gedächtnis gehen mehr und mehr verloren, sondern v.a. auch Antrieb und Affektivität.

Schließlich kommt es in vielen Fällen zu *schwerer Abstumpfung,* und die Kranken vegetieren unter dem Bild schwerer Verblödung hilflos vor sich

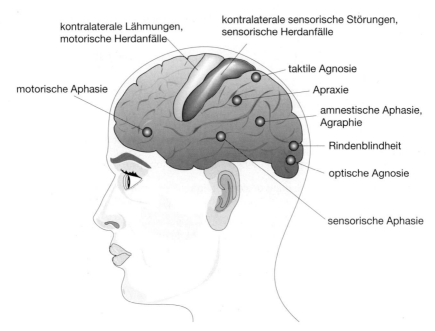

kontralaterale Lähmungen, motorische Herdanfälle

kontralaterale sensorische Störungen, sensorische Herdanfälle

taktile Agnosie

motorische Aphasie

Apraxie

amnestische Aphasie, Agraphie

Rindenblindheit

optische Agnosie

sensorische Aphasie

Abb. 50. Lokalisation der Hirnrindensyndrome (schematisch)

hin. Bemerkenswert ist die Tatsache, daß die Differenzierung und die Grundstruktur der Persönlichkeit einen erheblichen Einfluß auf den Ablauf der Krankheit haben. So bleibt bei anlagegemäß beweglichen und feiner differenzierten Kranken die Persönlichkeit meist relativ gut erhalten.

Vorherrschend ist dann eine stärkere Vergeßlichkeit bei positiver Grundstimmung und oft lebhaftem Temperament. Überschneidungen mit hirnsklerotischen Prozessen kommen häufiger vor, wie überhaupt das Krankheitsbild der senilen Demenz nicht immer leicht von den Gehirnprozessen durch Arteriosklerose abgrenzbar erscheint. Bei beiden Krankheiten ist ja das Endresultat gleich: fortschreitender Schwund des Hirngewebes (Abb. 50).

25.7.6 Zerebellare Heredoataxie

Bei dieser seltenen Erkrankung, die einem dominanten Erbgang folgt, spielen sich die degenerativen Prozesse vorwiegend im Kleinhirn und im Bereich der zum Kleinhirn führenden Bahnen ab. Allerdings läßt sich auch in vielen Fällen eine Atrophie der Großhirnrinde nachweisen.

Symptome
Das Leitsympton sind *Koordinationsstörungen im Bewegungsablauf,* die auch durch Augenkontrolle kaum beeinflußbar sind. Häufig findet man *Nystagmus* und eine skandierende Sprache, seltener Hör- und Sehstörungen

und Störungen der Tiefen- und Oberflächensensibilität (s. auch 24.3.2 „Multiple Sklerose", S. 276).

Bei Mitbefall der Großhirnrinde kommt es zu einem fortschreitenden Verfall der intellektuellen Fähigkeiten.

25.8 Lues des Nervensystems

Der Erreger der Lues (Treponema pallidum) kann schon relativ früh in die Hirn-Rückenmark-Flüssigkeit und damit auch an die Hirnhäute gelangen. Nicht selten dringt er dann auch schon in die oberen Schichten der Hirnrinde ein. Aber meist bleibt es bei einer leichten Hirnhautreaktion, die auch unbehandelt wieder verschwindet. Nur etwa 10% der Erkrankten zeigen nach einer Reihe von Jahren Symptome seitens des Nervensystems. Lassen sich im Liquor entzündliche Veränderungen nachweisen, ohne daß neurologische oder psychische Krankheitssymptome auftreten, spricht man von einer Lues latens liquorpositiva.

Krankheitsbild
Unbehandelt zeigt die Lues einen typischen Verlauf:
- Etwa 3 Wochen nach der Infektion entsteht als umschriebene Hauterosion der *Primäraffekt* an der Eintrittspforte der Erreger. Obwohl die Erreger sich im Gewebe vermehren und schon bald weiterwandern, handelt es sich um eine lokalisierte Reaktion auf die Infektion. Etwa 5 Wochen nach der Infektion reagieren die *regionären* Lymphknoten und schwellen schmerzlos an. Die serologischen Befunde werden positiv.
- Durchschnittlich 8 Wochen nach der Infektion – der Primäraffekt ist meist schon wieder abgeheilt – erscheint der erste Hautausschlag. Er zeigt die Generalisation der Krankheit an; man spricht nun vom *Sekundärstadium.* Gleichzeitig tritt eine allgemeine Lymphknotenschwellung auf, wobei die einzelnen Lymphknoten hart, etwa erbsengroß und ebenfalls schmerzlos tastbar sind. Nach einiger Zeit verschwindet der Ausschlag (Exanthem) wieder, um allerdings in einem Zeitraum von etwa 2 Jahren noch mehrmals wieder aufzutreten.
- Ungefähr 4 Jahre nach der Infektion muß mit dem *Tertiärstadium* gerechnet werden. Nicht selten allerdings vergehen Jahrzehnte, bis es zu Erscheinungen kommt, die nunmehr praktisch alle Organe betreffen können.

Therapie

Hochdosierte, kurmäßig angewandte Penizillintherapie führt in der Regel auch in den späten Stadien zu einer Heilung der Infektion. Allerdings ist zu bedenken, daß bereits eingetretene neurologische Veränderungen nicht mehr zu beeinflussen sind. Das gleiche gilt für geistig-seelische Defektzustände (Demenz, Wesensänderung).

25.8.1 Lues cerebrospinalis

Sie tritt im Teritärstadium auf und befällt entweder die Gefäße (vaskuläre Form) oder die Hirnhaut. Bei einer dritten Form entstehen im Gehirn syphilitische Granulationsgeschwülste *(Gummata),* die beträchtlich groß werden können und sich als raumfordernder Prozeß auswirken. Diese Form gehört jedoch zu den Seltenheiten.

Vaskuläre Form

Bei der Gefäßlues kommt es zu zentralen Ausfallserscheinungen, die alle Syndrome einer zerebralen Gefäßkrankheit zeigen können. Halbseitenlähmungen, Aphasien und andere *Herdsymptome* treten als Folge kleinerer oder größerer Gefäßverschlüsse auf und imitieren das Bild arteriosklerotischer Erweichungsherde. Krampfanfälle sind seltener, ebenso spastische Paresen, Blasen- und Mastdarmlähmungen.

Befall der Hirnhaut

Die Hirnhäute werden v.a. an der Hirnbasis befallen, was zu Ausfällen der Hirnnerven führt. Taubheit, Augenmuskellähmungen, Gleichgewichtsstörungen, aber auch Fazialislähmungen kommen vor. Pupillenstörungen, v.a. eine absolute Pupillenstarre, werden bei allen Manifestationen der Neurolues gelegentlich beobachtet.

Gummöse Form

Die gummöse Form zeigt häufig die gleiche Symptomatik wie ein Hirntumor. Die Herdsymptome richten sich nach der Lokalisation. Beweisend für das Vorliegen einer Lues cerebrospinalis sind der positive Serum- und Liquorbefund. Sogenannte „Schlaganfälle", die schon in jüngeren Jahren auftreten, Sprachstörungen, Halbseitensymptome und Sensibilitätsausfälle (die häufig „kommen und gehen") sowie auch psychische Veränderungen sind immer verdächtig auf Vorliegen einer Spätlues.

25.8.2 Progressive Paralyse

Es handelt sich um eine vorwiegend im Stirnhirn ablaufende *Meningoenzephalitis,* die etwa 15 Jahre, manchmal auch erst Jahrzehnte nach der Erstinfektion auftritt.

Die Erkrankung führt zu einer fortschreitenden Atrophie der Hirnrinde mit Wucherung des Bindegewebes *(Glia)*. Im Unterschied zur Lues cerebrospinalis ist hier also das Hirngewebe selbst befallen.

Krankheitsbild
Der Beginn ist uncharakteristisch, die Kranken klagen über *Kopfschmerzen* und *allgemeine Leistungsminderung*. Im weiteren Verlauf treten dann zerebrale Herdsymptome auf, die in Intensität und Lokalisation wechseln und so ein vielseitiges Bild ergeben. *Artikulatorische Sprachstörungen* (Verwaschenheit der Sprache, Silbenstolpern, Silbenverdoppeln, Auslassungen u.a.), *flüchtige Fazialisparesen* oder eine typische Unruhe der Gesichtsmuskulatur (mimisches Beben), oft auch fokale Anfälle oder Lähmungen, die sich allerdings bald wieder zurückbilden, können einzeln oder in verschiedenen Zusammenstellungen auftreten.

Da die entwicklungsgeschichtlich jüngsten Hirnteile bevorzugt befallen werden, treten fast immer *psychische Veränderungen* auf. In diesem Zusammenhang muß erwähnt werden, daß sich die Charakteristik der psychiatrischen Symptomatik in den letzten Jahrzehnten erheblich verändert hat. Während man früher das manische Syndrom mit Größenwahn und krankhaft gehobener Stimmung als die „klassische" Form der Paralyse bezeichnet hat, stehen heute der Abbau der Persönlichkeit und der Übergang in eine schwere Demenz im Vordergrund. Unbehandelte Fälle führen fast immer zum Tode.

25.8.3 Tabes (Rückenmarkschwindsucht)

Weniger häufig kommt es Jahre bis Jahrzehnte nach der Ansteckung zu dieser Erscheinungsform der Lues, bei der es zu fortschreitender *Degeneration* der *Hinterwurzeln* und *Hinterstränge* des Rückenmarks kommt.

Krankheitsbild
Sensible Reizerscheinungen [Pelzigsein der Beine, Gürtelgefühl, plötzlich einschießende („lanzinierende") Schmerzen, Kribbeln u.a.], Muskelschwäche und mehr oder weniger stark ausgeprägte Koordinationsstörungen verschiedener Bewegungseinheiten *(Ataxie)* bestimmen das Bild. Heftige Schmerzanfälle im Magen (oder auch in anderen Organen) werden als *tabische Krisen* bezeichnet.

Nicht selten treten schmerzlose Gelenkergüsse auf, v.a. am Kniegelenk, die vom Kranken nicht beachtet werden, da er sie nicht wahrnimmt. Vermutlich handelt es sich hierbei um *trophische Störungen,* die auch in den Knochen auftreten können und so zu schmerzlosen Spontanfrakturen führen. Auch die Haut, v.a. der Fußsohlen, kann beteiligt sein: An den stark beanspruchten Stellen bilden sich scharfrandige Geschwüre (Malum perforans) mit sehr schlechter Heiltendenz. *Atrophien* des Sehnervs sind nicht selten und können zur vollständigen Erblindung führen. Fast immer schwindet die sexuelle Potenz. *Blasenstörungen* entwickeln sich meist schon sehr früh, da der Tabiker durch seine Sensibilitätsstörung nicht mehr feststellen kann, wann die Blase gefüllt ist.

25.9 Hirntumoren

Bei der Beurteilung von Hirntumoren gelten nicht unbedingt die gleichen Kriterien, die man zur Beurteilung anderer Tumoren heranzieht. Denn unabhängig von der Art des Wachstums, der Herkunft und der geweblichen Differenzierung sind sie in ihrer Wirkung *immer bösartig,* wenn sie in der geschlossenen Schädelkapsel Raum fordern und damit zunehmenden *Hirndruck* hervorrufen, der zum Tode führt, falls eine Entfernung oder Zerstörung des Tumors nicht gelingt.

Krankheitsbild
Die Symptomatik wird von der Steigerung des Hirndruckes und der Lokalisation des Prozesses bestimmt. Allgemein kommt es häufig schon früh zu *Kopfschmerzen.* Bei der Untersuchung des Augenhintergrundes fällt eine *Stauungspapille* (S. 285) auf.

Bei Tumoren des Großhirns treten nicht selten *epileptische Anfälle* auf, manchmal in Form fokaler Anfälle, häufig aber auch generalisiert. Auch Paresen, apraktische Störungen, Aphasien und Sensibilitätsausfälle sind häufig. Koordinationsstörungen *(zerebellare Ataxie)* in Form von Fallneigung, Schwanken beim Stehen, taumelndem Gang oder Haltungsanomalien kommen in wechselnder Intensität und Zusammensetzung bei Tumoren der hinteren Schädelgrube vor. *Hypophysentumoren* führen zu endokrinen Störungen.

Ein Tumor ist um so bösartiger, je größer seine *Wachstumsgeschwindigkeit* ist. Weitere Kriterein für die Bösartigkeit sind die Neigung zu Rückfällen *(Rezidiven)* nach erfolgter Operation sowie die Gefahr der *Metastasierung,* die allerdings bei den meisten Hirntumoren nur gering ist. Eine Ausnahme macht hier ein Tumor, der besonders im Kindesalter auftritt, sich vorwiegend im Kleinhirn oder seiner Umgebung manifestiert und infiltrierend in die angrenzenden Gewebe wächst *(Medulloblastom).* Er setzt nicht selten Metastasen im Spinalkanal.

Tumorarten
● Die häufigste Hirntumorart ist das *Meningeom,* ein relativ gutartiger und langsam wachsender Tumor, der von der Hirnhaut ausgeht. Er wächst nie infiltrierend, kann allerdings starke Verdrängungserscheinungen verursachen, da er eine beträchtliche Größe erreichen kann. Nach rechtzeitiger und radikaler Entfernung kann man in der Regel mit einer Dauerheilung rechnen (s. Abb. 51).

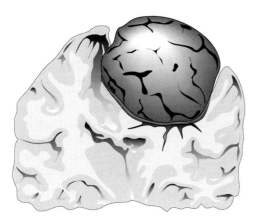

Abb. 51. Großes expansiv wucherndes Meningeom (Frontansicht). (Nach Zöllner 1991)

- Auch das vom Hörnerv (N. acusticus) ausgehende *Akustikusneurinom* ist relativ gutartig. Reizerscheinugnen des befallenen Nervs (Ohrensausen, Schwerhörigkeit) sind die initialen Symptome. Später können andere Hirnnerven miteinbezogen werden und entsprechende Symptome auslösen (N. facialis, N. trigeminus). Der Tumor wächst *expansiv* (verdrängend) in den inneren Gehörgang hinein und zerstört dadurch die Felsenbeinspitze.
- *Glioblastome,* die etwa ein Fünftel aller Hirntumoren ausmachen, wachsen schnell und *infiltrierend.* Sie entwickeln sich bevorzugt im Großhirn und greifen manchmal von einer Hemisphäre auf die andere über *("Schmetterlingsgliom").* Auch ein Eindringen in den Hirnstamm ist nicht ganz selten.

Hirndruckerscheinungen, neurologische Ausfälle, häufig auch Krampfanfälle und fast immer schwere *psychische Störungen* entwickeln sich oft in relativ kurzer Zeit.

- Metastasen siedeln sich auch im Großhirn an. Sie stammen am häufigsten von Bronchialkarzinomen, Mammakarzinomen und Hypernephromen.

Therapie

Wenn möglich, operative Entfernung, gegebenenfalls Teilresektion oder Strahlentherapie.

25.10 Hirnabszeß

Infektionen des Ohres und der Nasennebenhöhlen können durch direkte *Fortleitung* zu Abszessen im Großhirn führen. Ebenso können eitererregende Bakterien aus eitrigen Lungenerkrankungen, Tonsillitiden, Zahngranulomen und anderen eitrigen Organerkrankungen *metastatisch* verschleppt werden und Hirnabszesse bilden. Häufig entwickelt sich der Prozeß schnell unter dem Bild zunehmenden Hirndruckes. Es kommt zu Bewußtseinsstörungen, Schwindel und Erbrechen. Je nach Lage des Abszesses, der erheblichen Umfang annehmen kann, treten die verschiedensten neurologischen Ausfälle auf.

Therapie

Punktionen und Spülungen des Abszesses. Bei Abkapselung totale Entfernung.

Infektionskrankheiten

26 Einführung in die Infektionskrankheiten

26.1 Infektion und Infektionskrankheit

Ansteckung

Voraussetzung für das Entstehen einer Infektionskrankheit ist die Anstek-kung (Infektion) durch pathogene Mikroorganismen. Das bedeutet einer-seits, daß es keine Infektionskrankheiten ohne vorherige Ansteckung gibt, andererseits gilt aber auch, daß nicht jeder Mensch, der von Krankheitskei-men befallen ist, an der entsprechenden Infektionskrankheit erkrankt. Die Welt um uns ist erfüllt mit einer riesigen Zahl von Mikroorganismen, aber nur wenige Arten sind für uns schädlich oder gar gefährlich. Manche sind nützlich und sogar notwendig für bestimmte Funktionen in unserem Körper. Wir werden krank, falls sie zum Absterben gebracht werden (z.b. Escheri-chia coli). Es handelt sich hier also um eine echte Symbiose, ein echtes Zusammenleben verschiedenartiger Lebewesen zum gegenseitigen Nutzen. Allerdings kann bei veränderter Reaktionsbereitschaft des „Wirtes" und damit verbundener Abwehrschwäche dieses Gleichgewicht gestört werden: Plötzlich werden die sonst harmlosen Symbionten virulent (giftig) und über-schwemmen bestimmte Organe, in denen sie nichts zu suchen haben. Nicht selten kommt es so zu hartnäckigen, oft auch chronisch werdenden Leiden (z.B. Cholangitis durch Escherichia coli). Derartige Infektionen, also der Befall bestimmter Organe durch virulente Erreger verschiedener Art, haben heute eine wesentlich größere Bedeutung als die „großen Seuchen" der Vergangenheit, die allerdings in den Ländern der 3. Welt noch keines-wegs alle besiegt sind. Auch sind Keimverschleppungen nach Europa und den USA, durch Urlauber, immer wieder nachweisbar.

Die *Eintrittspforten,* die für die Krankheitserreger den *Infektionsweg* eröffnen, sind sehr unterschiedlich. Kleinste Verletzungen der Haut, etwa durch Insektenstiche verursacht, können die Erreger direkt in die Blutbahn gelangen lassen (Malaria, Fleckfieber u.a.). Aber vor allem sind es die Schleimhäute, die Körperhöhlen und Organe auskleiden, deren aufgelocker-te Struktur es den Eindringlingen erlaubt, über Blut- und Lymphgefäße weiter in den Körper einzudringen oder auch, von der Eintrittspforte her, bestimme Hohlorgane (Blase, Nieren, Magen, Darm u.a.) zu besiedeln und u.U. zu zerstören.

Die Übertragung pathogener Keime kann durch direkten Kontakt, also durch körperliche Berührung, erfolgen *(Kontaktinfektion),* durch *Schmier-*

infektion, d.h. durch Verschmierung infektiösen Materials auf Gebrauchsgegenstände, oder auch als *Tröpfcheninfektion,* also durch Husten, Sprechen, Niesen usw.

Seltener ist die Übertragung durch *Ausscheider.* Dagegen hat die Übertragung durch *kontaminierte Nahrungsmittel* (Milchprodukte, verunreinigte Wurst u.a.) zugenommen. Eine gewisse Rolle spielt auch die Ansteckung über erkrankte Tiere (Tollwut, Pest) und tierische Keimträger (Malaria, Fleckfieber). Die häufigste Infektionsquelle bleibt allerdings der *Mensch,* der eine Infektionskrankheit auf einen anderen Menschen überträgt.

Verlauf

Der Verlauf der Infektionskrankheiten hängt von vielen Faktoren ab, die von der Reaktionslage des Erkrankten bestimmt werden. Zwischen der Ansteckung und den ersten Krankheitszeichen können, je nach Art der Erreger, Stunden, Tage, Monate, ja sogar Jahre vergehen. Man nennt diese Zeit *Inkubationszeit.*

Nicht selten treten dann, noch vor Ausbruch der eigentlichen Infektionskrankheit, uncharakteristische Krankheitszeichen auf, die in Abhängigkeit von den Abwehrmöglichkeiten des einzelnen wieder verschwinden oder in das Vollbild der Krankheit einmünden *(Prodromalerscheinungen).* Es sind dies Müdigkeit, Appetitmangel, Kopfschmerzen, Hals- und Gliederschmerzen, später auch Erbrechen, Fieber mit Schüttelfrost u.a. Das volle Krankheitsbild hat meistens dann noch die spezifischen Zeichen, die eben für die jeweilige Erkrankung typisch sind (Hauterscheinungen, Drüsenschwellungen u.a.).

Den Einbruch der Erreger aus einem Krankheitsherd in den Blutkreislauf bezeichnet man als *Septikämie.* Auslösend sind häufig Organe (Tonsillen, Gallenblase, Mittelohr u.a.). Voraussetzung für diese schwerwiegende Komplikation ist allerdings das Ausbleiben bestimmter, der Erregerabwehr dienender Reaktionen, durch eine herabgesetzte Resistenz.

Je nach der *Virulenz* der Erreger kann eine Sepsis hochakut, subakut oder chronisch verlaufen. Nicht selten kommt es zu einem *septischen Schock,* falls eine Keimüberflutung mit Freisetzung von Toxinen stattgefunden hat. Unter dem Einfluß dieser bakteriellen Toxine öffnen sich arteriovenöse Kurzschlußverbindungen, durch die es dem Blut ermöglicht wird, den Kapillarkreislauf zu umgehen und direkt in den venösen Kreislaufschenkel zu strömen. Dadurch fällt der arterielle Blutdruck ab. Durch die hyperdynamen Gegenregulationen in der frühen Schockphase wird allerdings häufig ein Ansteigen von Herzfrequenz und Schlagvolumen beobachtet, das allerdings nur vorübergehend ist: Der Organismus versucht, die Kreislaufperipherie mit mehr Blut zu versorgen.

Wie jeder Schock, ist auch der septische Schock ein lebensbedrohlicher Zustand. Der Kranke leidet unter wechselnden Fieberschüben, Schüttelfrost, Beschleunigung der Herztätigkeit, Schweißausbrüchen und Übelkeit und hat meist eine tastbare Milzschwellung.

Bewußtseinstrübung, Kreislaufzusammenbruch und das Versagen wichtiger Organe kennzeichnen die lebensbedrohende Entwicklung, die dann, häufig irreversibel, einsetzt.

26.2 Allgemeine therapeutische Verhaltensregeln

- Während der fieberhaften Phase Bettruhe. Eine Ausnahme ist bei älteren Menschen mit leichteren Erkrankungen zu machen, wenn keine höheren Temperaturen vorliegen (hypostatische Pneumonie!). Höheres Fieber (über 39 °C) bedeutet eine beträchtliche Belastung des Kreislaufs und die Gefahr zentralnervöser Reaktionen (Bewußtseinsstörungen, Psychosen). Allerdings sollte die Temperatur nicht zu schnell gesenkt werden, da sonst hypotone Zustände bis zum Kreislaufkollaps, u.U. auch Krämpfe auftreten können. Man sollte also nicht nur bei Kindern zu den altbewährten Hausmitteln greifen, wobei Waden- oder Beinwickel (Wassertemperatur etwa 15 °C), die man alle 3 Minuten wechseln sollte, die wirksamste balneologische Maßnahme darstellen. Meist allerdings kann man bei sehr hohen Temperaturen nicht ganz auf *Antipyretika* (z.B. Aspirin®) verzichten.
- Neben den allgemeinen pflegerischen Maßnahmen (Lagerung, Spitzfußprophylaxe und Dekubitusprophylaxe, Mundpflege und evtl. physikalische Therapie) ist es besonders wichtig, daß Schwerkranke zur rechtzeitigen Erkennung bedrohlicher Komplikationen (Kreislaufversagen, Bewußtseinstrübung, Hypoxie usw.) durchgehend überwacht werden. Ist bereits eine Einschränkung der Vitalfunktionen eingetreten, sollte baldigst intensivmedizinische Überwachung und Betreuung erfolgen.

26.3 Antibakterielle Therapie

Nur wenige bakterielle Erkrankungen sind durch aktive oder passive Immunisierung zu beeinflussen. Gegen Diphtherie und Tetanus bzw. deren bakterielle Toxine führt die aktive Schutzimpfung zu zuverlässigen Ergebnissen, Lebendimpfstoffe mit abgeschwächten sowie auch Impfstoffe mit abgetöteten Erregern (Tuberkulose, Typhus bzw. Cholera und Keuchhusten) bewirken nur einen relativ kurzen Schutz.

So bleibt das Hauptanwendungsgebiet für die aktive Immunisierung in erster Linie die Infektion durch *Viren*. Als vorbeugende Maßnahme schafft sie eine (meist) anhaltende zelluläre *und* humorale Immunität, die allerdings erst nach 1–2 Wochen einsetzt und in gewissen Abständen der Auffrischung bedarf.

Für die **bakteriellen** Erkrankungen stehen heute wirksame Substanzen zur Verfügung, die unter den Sammelbezeichnungen **Antibiotika** und **Chemotherapeutika** einzuordnen sind. Obwohl eine Trennung beider Begriffe heute nicht mehr eindeutig gelingt, da verschiedene Antibiotika nicht mehr von Pilzen oder Bakterien gebildet werden, sondern wie die Chemotherapeutika synthetisch oder halbsynthetisch hergestellt werden, hat man doch weitgehend beibehalten, auch diese synthetischen Produkte nach ihrer „Verwandtschaft" Antibiotika zu nennen.

Alle diese Substanzen greifen die Erreger direkt an und zerstören sie oder hemmen ihre Vermehrung (**Bakterizidie** bzw. **Bakteriostase**). Sie bewirken dies, je nach Typ, durch Hemmung der **Zellwandsynthese** (z.b. Penizilline, Cephalosporine u.a.) – was die Penizilline extrem gering toxisch macht –, durch Hemmung der **Proteinsynthese** (Tetrazykline, Chloramphenicol u.a.) oder der **Nukleinsäuresynthese** (Chinolone, Clont® u.a.). **Sulfonamide** wirken nur bakteriostatisch, da sie an wachsende Erreger gebunden sind, aus denen sie durch kompetitive Verdrängung der p-Aminobenzoesäure die Folsäuresynthese verhindern (**Folsäureantagonismus**).

Ziel jeder antibakteriellen Behandlung sollte es sein, nach dem erbrachten Erregernachweis und der speziellen Resistenzbestimmung das wirksamste Chemotherapeutikum bzw. Antibiotikum in ausreichender Dosierung zu applizieren, wobei Alter, Gewicht und Körperoberfläche die Tagesdosis und damit die Dosisintervalle bestimmen. Die maximale Tagesdosis sollte nur überschritten werden, wenn die Infektion lebensbedrohlichen Charakter angenommen hat. In jedem Falle sind mögliche Nebenwirkungen zu beachten (Allergien, Gerinnungsstörungen, Nieren-, Leber- und Neurotoxizität, Agranulozytose u.a.). Soweit es sich nicht um chronische Verlaufsformen handelt (Tuberkulose u.a.) oder um Infekte mit der Neigung zu Rückfällen (Endokarditis u.a.), die einer längeren Behandlung bedürfen, sollte die Behandlungsdauer wenigstens 3 Tage über die vollständige Rückbildung der klinischen Symptome hinausgehen.

27 Bakterielle Infektionskrankheiten

27.1 Aktinomykose

Erreger

Actinomyces israelii. Ein normalerweise harmloser Kommensale, der in der Mundhöhle, in den Tonsillen und im Gastrointestinaltrakt lebt.

Aus noch nicht sicher erhellten Gründen (vermutlich endogener Ursache) dringt er in das Gewebe ein und verursacht chronisch verlaufende, eitrige und manchmal stark indurierende Entzündungen, mit Fistelbildungen, im Bereich der Mundhöhle, des Halses und Brustkorbes (thorakale Aktinomykose) sowie gelegentlich auch im Darmbereich (intestinale Aktinomykose). Hämatogene Streuungen sind selten.

Im Kopf-Hals-Bereich (zervikofaziale Aktinomykose) kommt es auch häufig zu brettharten schmerzlosen Infiltraten, die ihren Ausgang von den Speicheldrüsen oder der Mundschleimhaut nehmen. Fieber besteht meist nicht.

Inkubationszeit
Tage bis Monate.

Meldepflicht
Keine.

> **Therapie**
>
> Penicillin G, Ampicillin oder Tetrazykline über mindestens 3 Monate. Chirurgische Behandlung (Drainage, Entfernung des abgestorbenen Gewebes) häufig unumgänglich.

27.2 Angina, Pharyngitis

Erreger

Streptokokken der Gruppe A (B, C, G), seltener auch *Corynebacterium haemolyticum, Corynebakterium pyogenes,* verschiedene *Viren.*

Beginn mit Fieber und Störung des Allgemeinbefindens, dann Entzündung des lymphatischen Rachenringes, eitrige Stippchen auf den Tonsillen, Schluckschmerz, Druckschmerz und Schwellung der regionalen Halslymphknoten.

Als Ursache immunologisch bedingter Nacherkrankungen (akutes rheumatisches Fieber, akute Glomerulonephritis) sind die β-hämolysierenden Streptokokken der Gruppe A von besonderer Bedeutung (s. auch S. 329).

Inkubationszeit
Streptokokken 2–5 Tage, Viren 1–7 Tage.

Meldepflicht
Keine.

> **Therapie**
>
> Rachenabstrich erforderlich, um bei Streptokokkenerkrankung frühzeitig mit der Penizillintherapie beginnen zu können. Bei viraler Genese sind Antibiotika wirkungslos.

27.3 Botulismus

Erreger
Clostridium botulinum. Relativ große, bewegliche Bakterienart, die ihre präformierten Toxine (A, B, E) über kontaminierte Nahrungsmittel abgibt. Wachstum erfolgt nur unter anaeroben Bedingungen. Die häufigsten Infektionsquellen sind Wurstwaren und Konserven, soweit sie nicht abgekocht werden. Erhitzen zerstört die Toxine.

Die Intoxikation bedingt eine Inaktivierung von **Acetylcholin,** dem **Neurotransmitter** (Überträger) an den motorischen Endplatten. Als Folge treten symmetrische Nervenausfälle im spinalen Bereich, aber auch Hirnnervenausfälle (Sprachstörungen, Doppeltsehen, Nystagmus u.a.) auf, da schwere Störungen an cholinergischen Synapsen des N. vagus, dessen Funktion ebenfalls auf das Gewebshormon angewiesen ist, fast immer die Regel sind.

Das Bewußtsein bleibt klar, der Puls ist normal, Fieber besteht nicht. Keine Sensibilitätsstörungen.

Inkubationszeit
12–48 h, selten bis zu 1 Woche.

Meldepflicht
Verdacht, Erkrankung, Tod.

> **Therapie**
>
> Möglichst frühzeitige Gabe (schon bei Verdacht) von Botulismus-Antitoxin.

27.4 Brucellosen

Erreger
Brucella melitensis: Maltafieber (Überträger: Schweine, Ziegen, Schafe).
Brucella abortus: Morbus Bang (Überträger: Rinder).
Infektion erfolgt meist über infiziertes Fleisch, Käse und andere Milchprodukte sowie auch durch tierische Sekrete (Kontakt mit Blut, Urin usw.).
Variables Krankheitsbild mit Fieber bis zu septischen Temperaturen oder wechselndes Fieber über Monate. Lymphknotenschwellungen, Leber- und Milzschwellung, Gelenkschmerzen, häufig auch Organmanifestationen (Meningitis, Pneumonie, Osteomyelitis, Endokarditis, interstitielle Nephritis u.a.).
Infektionsgefährdet sind besonders Veterinäre, Metzger, Landwirte.

Inkubationszeit
5–21 Tage.

Meldepflicht
Erkrankung, Tod.

> **Therapie**
>
> Tetrazykline, bei schwerem Verlauf kombiniert mit Streptomycin.

27.5 Chlamydieninfektionen

27.5.1 „Ägyptische Körnerkrankheit"

Erreger
Chlamydia trachomatis. Es handelt sich um kleine, mit Bakterien eng verwandte Mikroorganismen, die sich obligat intrazellulär vermehren. Erreger der *Conjunctivitis tracheomatosa* („Ägyptische Körnerkrankheit"), einer in Afrika und Osteuropa weit verbreiteten, ansteckenden Krankheit der Binde- und Hornhaut. Starke Schwellung der Bindehaut, Hornhautentzündung, die oft zur Erblindung führt (Serotypen A–C).

Schwimmbadkonjunktivitis, Urethritis, Bronchopneumonie (bei Neugeborenen) durch Serotypen D–K. Serotyp L 1–3 ist der Erreger des *Lymphogranuloma venerum.*

Inkubationszeit
5 Tage bis 2 Wochen; Lymphogranuloma venerum bis 3 Wochen.

Meldepflicht
Psittakose und Lymphogranuloma venerum: Verdacht, Erkrankung, Tod.
Trachom: Erkrankung, Tod.

> **Therapie**
>
> Tetrazyklin oder Doxyzyklin.

27.5.2 „Papageienkrankheit"

Erreger
Chlamydia psittaci. Erreger der *Psittakose/Ornithose* („Papageienkrankheit"). Durch Tröpfcheninfektion von Vögeln übertragene, grippeähnliche Erkrankung, die jedoch auch als pulmonale Form, mit schwerer interstitieller Pneumonie auftreten kann.

Das *Lymphogranuloma venerum* wird in der Regel durch Geschlechtsverkehr übertragen. An Penis und Vulva, Urethra und Rektum findet man Erosionen und Knoten. Die entzündeten Lymphknoten in der Leistenbeuge sind mit der Haut und dem Gewebe, dem sie aufliegen, verhaftet, Ulzerationen der Lymphknoten kommen vor.

Inkubationszeit, Meldepflicht und Therapie s. 27.5.1.

27.6 Cholera (s. auch S. 150)

Erreger
Vibrio cholerae. Übertragung durch kontaminiertes Wasser oder kontaminierte Nahrung. Verunreinigung häufig durch Fliegen verursacht. Da die Vibrionen säureempfindlich sind, besteht Infektionsgefahr v.a. bei Magensäuremangel.

Inkubationszeit
Stunden bis 5 Tage.

Meldepflicht
Verdacht, Erkrankung, Tod.

> **Therapie**
>
> Tetrazykline, Erythromycin, Flüssigkeits- und Elektrolytsubstitution.

27.7 Diphtherie

Erreger

Corynebacterium diphtheriae. Meist membranöse Rachenschleimhautentzündung mit der Gefahr des Zuschwellens der Atemwege (Kruppsyndrom). Durch das Toxin, das die Erkrankung verursacht, kann es zu toxischen Herzmuskelentzündungen und Nervenentzündungen, z.T. mit Lähmungen, kommen. Die lokalen Lymphdrüsen schwellen an, es besteht Fieber.

Inkubationszeit
2–6 Tage, gelegentlich länger.

Meldepflicht
Erkrankung, Tod.

> **Therapie**
>
> Entscheidend für den Verlauf ist die möglichst frühzeitig einsetzende *antitoxische Serumtherapie.*
> Zur Verminderung der Infektiosität gilt Erythromycin als Mittel der Wahl.
> Unbedingt ist Bettruhe einzuhalten, neben der Überwachung der Vitalfunktionen sollten bei fortschreitendem *Kruppsyndrom* (entzündliche Kehlkopfenge) die notwendigen Maßnahmen zur *Intubation* bzw. *Tracheotomie* eingeleitet werden.
> Der wirksamste Schutz ergibt sich durch die *aktive Impfung* mit Toxoidimpfstoff.

27.8 Gonokokken- und Meningokokkeninfektionen

27.8.1 Gonorrhö

Erreger

Neisseria gonorrhoeae. Die meist durch Sexualkontakt übertragene Krankheit kann praktisch auf allen Schleimhäuten auftreten, die mit dem infizierten Genital des Partners in Berührung kommen (genital, anal, oral). Vom

Ansteckungsherd ausgehend, kann es zu weiterer Verbreitung auf direktem Wege, aber auch über den septischen Einbruch in die Blutbahn und Verschleppung, etwa in die Gelenke, kommen. So können, neben der häufigen Urethritis bei Männern Nebenhodenentzündungen, Prostatitis und bei Frauen Entzündungen der Gebärmutterschleimhaut, Eileiterentzündungen usw. auftreten.

Inkubationszeit
1–14 Tage.

Meldepflicht
Anonyme Meldepflicht an zuständiges Gesundheitsamt.

> **Therapie**
>
> Penicillin G, Cephalosporine. Bei Allergie auch ein Chinolon.

27.8.2 Meningitis

Erreger
Neisseria meningitidis. Da die Meningitis sehr typische Symptome zeigt, ist sie meist relativ leicht erkennbar: Lichtscheu, Fieber, Kopfschmerzen, Nakkensteifigkeit, Übelkeit und Erbrechen.

Eine Ausnahme machen manchmal Kinder und sehr alte Patienten sowie auch Alkoholiker, deren Symptomatik sich auf mehr uncharakteristische Zeichen, wie Apathie und Wesensveränderung mit Trübung des Bewußtseins, beschränkt.

Obwohl die Meningitis durch verschiedenste Erreger hervorgerufen werden kann, dürften die meisten Erkrankungen durch *Meningokokken, Pneumokokken* und *Listerien* entstehen. Aber auch andere Bakterien, wie *Haemophilus influenzae, Streptokokken, Escherichia coli, Staphylokokken* und das *Mycobacterium tuberculosis* (2%) kommen in Frage (s. auch S. 119).

Inkubationszeit
Je nach Erreger verschieden.

Meldepflicht
Verdacht, Erkrankung, Tod.

> **Therapie**
>
> Bei der Schwere der Erkrankung ist die sofortige Einleitung antibiotischer Therapie dringend anzuraten. Um ein breites Erregerspek-

trum abzudecken, wird z.B. das Cephalosporin Cefotaxim (2 g langsam i.v.) empfohlen. Trotz sofortigen Therapiebeginns ist die Abnahme einer Blutkultur unverzichtbar. Schwere Fälle sind intensivmedizinisch zu überwachen, da stets mit Atmungs- und Kreislaufkomplikationen zu rechnen ist.

27.9 Keuchhusten (Pertussis)

Erreger
Bordetella pertussis. Hochkontagiöse Erkrankung (Tröpfcheninfektion) der Atemwege, mit schweren, krampfartigen Hustenanfällen, bei denen ein sehr zähes, klares Sputum expektoriert wird.

Besonders gefährdet sind Neugeborene und Säuglinge, bei denen sich oft lebensbedrohliche Komplikationen entwickeln: schwere Atemnot mit Apnoeanfällen (Atemstillstand), Bronchopneumonien, Hirnschäden u.a.

Inkubationszeit
10 Tage, selten bis zu 3 Wochen.

Meldepflicht
Tod.

Therapie

Säuglinge sollten klinisch überwacht werden, da die erwähnten Komplikationen häufig während der Nacht auftreten. Antibiotika haben zwar keinen Einfluß auf den Krankheitsverlauf, können aber Sekundärinfektionen verhindern. Mittel der Wahl: Erythromycin.
Empfohlen wird die aktive Immunisierung mit Pertussis-Totimpfstoff, die allerdings nicht immer gut vertragen wird und erst nach einem halben Jahr relativen Schutz gewährt.

27.10 Leptospirosen

Erreger
Leptospiren. Bekannt sind mehr als 20 Typen, davon sind 11 pathogen für den Menschen.

Weitaus am häufigsten Infektion durch *Leptospira icterohaemorrhagiae*, *Leptospira canicola* und *Leptospira pomona.*

Die Infektion wird durch direkten oder indirekten Kontakt mit infizierten Haus- oder Wildtieren übertragen, die z.B. ihren Urin in Teichen oder anderen Gewässern ablassen und so die Erreger ausscheiden. Die Übertragung von Mensch zu Mensch ist nicht möglich, außer über den Urin eines Erkrankten.

Ein hoher Prozentsatz der Kranken leidet unter Kopf- und Muskelschmerzen, Atemwegsinfektionen, Bauchschmerzen und generalisierter Lymphknotenschwellung. In ca. 20% der Fälle kommt es zu einer Nephritis oder Versagen der Leber.

Inkubationszeit
2–20 Tage.

Meldepflicht
Erkrankung, Tod.

> **Therapie**
>
> Penicillin G, Ampicillin, Tetrazykline.
> Bei schweren Verläufen kommt es entscheidend auf die ausreichende und rechtzeitige therapeutische Versorgung der Organbeteiligungen an (evtl. Hämodialyse usw.).

27.11 Lues (Syphilis)

Erreger
Treponema pallidum.

Inkubationszeit
Primäraffekt erscheint meist 21 Tage nach der Infektion.

Meldepflicht
Anonyme Meldung an zuständiges Gesundheitsamt.
Genauere Erläuterungen s. 25.8: „Lues des Nervensystems" (S. 301).

27.12 Listeriose

Erreger
Listeria monocytogenes. Etwa 75% aller Fälle treten als Meningitis auf, und zwar v.a. bei verminderter Abwehr (durch Tumorhemmstoffe, Kortikosteroidtherapie usw.).

Mehr als die Hälfte aller Listeriosen treten in den ersten 4 Lebenswochen auf. Auch hier ist die Meningitis am häufigsten. Leber- und Milzschwellungen, Pneumonien und nicht selten septische Bilder komplizieren den Verlauf. Die Infektion des Neugeborenen dürfte während der Geburt erfolgen (Kontamination der Geburtswege).

Erwachsene erkranken ebenfalls v.a. an der meningitischen Form. Endokarditis, Urethritis, Hauslisteriose und seltener auch Pneumonien sind andere Manifestationen.

Inkubationszeit
Unbekannt.

Meldepflicht
Erkrankung und Tod bei Neugeborenenlisteriose.

> **Therapie**
>
> Ampicillin, evtl. Kombination mit Aminoglykosid.

27.13 Milzbrand (Anthrax)

Erreger
Bacillus anthracis. Die sehr lange (bis zu 40 Jahren!) aktiven Sporen werden eingeatmet oder gelangen durch kontaminierte Fleischspeisen in den Magen-Darm-Trakt. Durch die Felle infizierter Tiere (v.a. Ziegen), wird Hautmilzbrand übertragen.

Lungen- und gastrointestinaler Milzbrand (Übelkeit und Erbrechen, Blutbrechen und starke Leibschmerzen) haben eine schlechte Prognose, Mortalität bei Hautmilzbrand 5–20%.

Inkubationszeit
2–7 Tage.

Meldepflicht
Verdacht, Erkrankung, Tod.

> **Therapie**
>
> Penicillin G, Tetrazykline.
> Besonders exponierte Personen (Tierärzte, Arbeiter der Häuteverarbeitung u.a.) sollten durch aktive Immunisierung geschützt werden.

27.14 Nokardiose

Erreger
Nocardia asteroides. Der Aktinomykose ähnliche Pseudomykose, die vornehmlich bei Immunkompromittierten (Leukämie, M. Hodgkin, Transplantationen und langdauernde Behandlungen mit Kortikosteroiden) zu akuten und gelegentlich chronisch verlaufenden, auch Cavernen bildenden Pneumonien führt. Hämatogene Streuungen sind nicht selten.

Inkubationszeit
Unbekannt.

Meldepflicht
Keine.

> **Therapie**
>
> Tetrazykline, Sulfonamide, über mehrere Monate.

27.15 Rickettsieninfektionen

Erreger
Rickettsien sind sehr kleine, obligat intrazellulär lebende Mikroorganismen, die man heute zu den Bakterien rechnet. Sie treten weltweit auf und werden durch Läuse, Flöhe, Milben und Schildzecken übertragen. Nur beim klassischen Fleckfieber und wolynischen Fieber ist der Mensch der Wirt.

Inkubationszeit
Je nach Typ 2 Tage bis 1 Monat.

Meldepflicht
Erkrankung, Tod.

> **Therapie**
>
> Tetrazykline, Chloramphenicol.

Nach klinischen Gesichtspunkten unterscheidet man 4 Gruppen:

Fleckfiebergruppe:
- Rickettsia prowazeki (klassisches Fleckfieber),
- Rickettsia typhi (murines Fleckfieber),
- Rickettsia tsutsugamushi (Tsutsugamushifieber).

Zeckenbißfiebergruppe:
- Rickettsia rickettsii (Felsengebirgsfieber)
- Rickettsia conori (Zeckenbißfieber in Afrika, Indien, Süd- und Osteuropa, Australien),
- Rickettsia akari (Rickettsienpocken),

Rickettsia quintana (wolynisches Fieber),

Rickettsia burneti (Q-Fieber).

Das Q-Fieber ist in Deutschland endemisch. Am häufigsten tritt es unter dem Bild einer interstitiellen Pneumonie auf. Fieberschübe alle 5 Tage (5-Tage-Fieber).

Aber auch mehr chronisch verlaufende Entzündungen, meist als Endokarditis oder Hepatitis, kommen vor.

Alle Rickettsiosen gehen mit länger andauerndem Fieber und anfänglichem Exanthem (außer Q-Fieber) einher. Kopfschmerzen, Konjunktivitis, Lymphknotenschwellungen und Thrombophlebitis sind nicht selten.

27.16 Rückfallfieber (Borreliosen)

Erreger
Borrelia reccurentis, Borrelia duttoni, Borrelia burgdorferi.

Inkubationszeit
5–7 Tage.

Meldepflicht
Verdacht, Erkrankung, Tod.

Therapie
- Läuserückfallfieber (27.16.1) und Zeckenrückfallfieber (27.16.2): Tetrazykline.
- Erythema chronicum migrans (27.16.3): Procain-Penicillin in hohen Dosen i.m. über einen Zeitraum von 2 Wochen.

27.16.1 Läuserückfallfieber (Borrelia reccurentis)

Wird durch Kleiderläuse übertragen. Es entwickelt sich meist ein schweres Krankheitsbild, mit plötzlichen Fieberschüben und fieberfreien Intervallen, häufig Haut- und Schleimhautblutungen, Gelenkschmerzen und Kreislaufstörungen. Lungenentzündungen, Nierenentzündungen und zentralnervöse Störungen können das Krankheitsbild erheblich komplizieren.

27.16.2 Zeckenrückfallfieber *(Borrelia duttoni)*

Wird durch Lederzecken *(Ornithodoros)* übertragen.

27.16.3 Erythema chronicum migrans *(Borrelia burgdorferi)*

Nach der Übertragung des Erregers auf den Menschen, durch den Biß des Holzbockes *(Ixodes ricinus)*, kommt es zu einer umschriebenen Hautrötung um die Bißstelle, die vom Zentrum her langsam abblaßt und sich konzentrisch weiter ausbreitet. Rezidivierende Arthritiden sowie Polyneuritiden komplizieren häufig den Verlauf. An der Bißstelle bildet sich meist ein schmerzendes Erythem (Erythema migrans).

27.17 Salmonellosen (s. auch S. 150)

Erreger
Salmonella typhi (ca. 80 verschiedene Typen); *Salmonella paratyphi* A, B und C (Paratyphus).

Der früher nicht gerade seltene **Typhus abdominalis** ist dank wesentlich verbesserter Hygiene sehr stark zurückgegangen. Kleinere Epidemien, hervorgerufen durch Milchprodukte oder infektiöse Meerestiere (Austern, Muscheln u.a.) im Mittelmeerraum oder auch Einzelfälle nach Reisen in diese Länder, treten allerdings gelegentlich immer noch auf.

Die Krankheit beginnt mit Kopfschmerzen, ansteigendem Fieber, das sich bald um 39–40 °C bewegt und etwa 1 Woche anhält. Es kommt zu Delirien, Bewußtseinstrübung, Milzschwellung, Bronchitis und einer am Rumpf auftretenden, kleinfleckigen Hautröte (Roseola typhosa) als Folge toxischer Irritation der kleinen Gefäße. Nach einer meist kurzen Obstipationsphase treten im weiteren Verlauf häufig schwere Darmstörungen auf (erbsbreiartige Stühle), die zu Darmgeschwüren mit Durchbruchs- und Blutungsgefahr führen können.

Der **Paratyphus** zeigt etwa das gleiche klinische Bild, verläuft jedoch i.allg. leichter und kürzer.

Inkubationszeit, Therapie, gesetzliche Auflagen usw. sind bei beiden Typhusarten gleich.

Inkubationszeit
1–3 Wochen.

Meldepflicht
Verdacht, Erkrankung, Tod.

> **Therapie**
>
> Chloramphenicol, Ampicillin, Cotrimoxazol. Bei Dauerausschei-
> dern 3 Monate Cotrimoxazol; falls kein Erfolg, muß an Entfernung
> der Gallenblase gedacht werden.

27.18 Salmonellengastroenteritis

Erreger

Über 1500 verschiedene Serotypen. Meist *Salmonella typhimurium, Salmonella enterititis, Salmonella heidelberg, Salmonella brandenburg.*

Es sind dies die Erreger aus dem Reservoir der Wild- und Haustiere: ca. 3% der Haustiere sind mit diesen Salmonellen infiziert, ca. 50% aller tiefgefrorenen Hühnchen enthalten Salmonellen und etwa 40% aller Schlachtkälber sind ebenfalls infiziert.

Akuter Erkrankungsbeginn mit unblutigem Durchfall, Erbrechen und Bauchschmerzen. Oft besteht eine mäßige Temperaturerhöhung. Keimträger, nach durchgemachter Erkrankung, meist über Wochen oder Monate.

Inkubationszeit
Etwa 12 Stunden.

Meldepflicht
Verdacht, Erkrankung, Tod.

> **Therapie**
>
> Meist heilt die Erkrankung komplikationslos aus. Die Behandlung
> sollte besonderen Wert auf das Auffüllen der durch Erbrechen und
> Durchfall vermehrt ausgeschiedenen Elektrolyte legen und dafür
> sorgen, daß der Flüssigkeitshaushalt wieder ins Gleichgewicht
> kommt (Elotrans®, Oralpädon®). Antibiotikatherapie nur bei ver-
> zögertem Verlauf oder Zeichen von Septikämie (bei Abwehr-
> schwäche!) einleiten.

27.19 Shigellosen (Ruhr)

Erreger

Shigella dysenteriae, Shigella flexneri, Shigella sonnei u.a. Durch Schmierinfektion oder kontaminierte Nahrungsmittel übertragbare Kolitis mit blutig-schleimigen Durchfällen, Darmkrämpfen und Fieber, Erbrechen.

In schweren Fällen kann es zu ausgedehnter Geschwürbildung, mit Gefahr einer Colonperforation kommen. Es gibt aber auch sehr milde Krankheitsverläufe mit leichtem Durchfall.

Inkubationszeit
Etwa 3–4 Tage (manchmal nur wenige Stunden).

Meldepflicht
Verdacht, Erkrankung, Tod (auch Dauerausscheider).

Therapie

Bei schwerem Verlauf Ampicillin, Tetrazyklin oder Ofloxacin. In leichteren Fällen symptomatische Behandlung: Teepause, Flüssigkeits- und Elektrolytersatz, Spasmolytika. Dies gilt besonders auch für alte Menschen, die zwar seltener an Ruhr erkranken, dann aber, wegen der Mineralverschiebungen, besonders gefährdet sind.

27.20 Staphylokokkeninfektionen

Erreger
Staphylococcus aureus, Staphylococcus epidermidis u.a. Staphylokokken finden sich praktisch überall. Als fakultativ pathogene Keime können sie nahezu jede Infektion verursachen. Die Gefahr der Übertragung ist besonders groß bei Staphylokokkenpneumonie, Furunkulose und größeren Wundinfektionen sowie bei eingeschränkter körpereigener Abwehr.

Mehr als $1/3$ aller Staphylokokkeninfektionen erfolgen durch Staphylokokkenstämme, die sich bereits im Körper befinden, ohne noch je pathogen geworden zu sein („körpereigene Stämme"). Ursache ist dann meist die eingeschränkte Abwehr.

In Krankenhäusern kommt erschwerend hinzu, daß die dort aufgefangenen Keime häufig eine besondere Resistenzlage haben: fast 90% aller bei Klinikpatienten gefundenen Staphylokokken sind penizillinresistent! Daher ist ein **Antibiogramm** (Ermittlung der Empfindlichkeit der Erreger gegenüber den unterschiedlichen Antibiotika) wichtig, falls der Zustand des Patienten den Zeitverlust zuläßt. Bei schweren Infektionen ist sofortiger Therapiebeginn besonders wichtig, was dann gelegentlich dazu zwingt, die Therapie noch vor Erhalt des Antibiogramms zu beginnen. Hier bieten sich die penizillinasefesten Penizilline oder Vancomycin, Erythromycin oder auch Cotrimoxazol an.

27.20.1 Staphylokokken-Enteritis

Akute Gastroenteritis mit Brechdurchfall, durch mit S. aureus kontaminierte Lebensmittel (Mayonnaise, Salate u.a.).

Inkubationszeit
1–6 Stunden.

Meldepflicht
Keine.

> **Therapie**
>
> Symptomatisch, Bilanzierung des Elektrolyt- und Wasserhaushaltes, Antiemetika.

27.20.2 Toxinschock-Syndrom (TSS)

Hervorgerufen durch das von *Staphylococcus aureus* gebildete Toxin, in einem hohen Prozentsatz bei pathologischer Besiedlung der menstruellen Vagina (hauptsächlich bei Tampongebrauch), aber auch bei Staphylococcus-aureus-Infektionen des Rachens oder der Nase kommt es zu Brechdurchfall, Fieber, Bludruckabfall bis zum Schock, mit Schädigung der Leber und der Nieren sowie häufig auch der Beteiligung des Zentralnervensystems. Meist tritt ein Exanthem auf, das sich in der Rekonvaleszenzphase grob abschuppt. Die Letalität beträgt etwa 10%.

Prophylaxe
Menstruationshygiene, Binden statt Tampons.

> **Therapie**
>
> Symptomatisch, Bilanzierung des Elektrolyt- und Wasserhaushalts, Antiemetika.

27.20.3 Staphylokokken-Meningitis

Siehe 25.3: Hirnhautentzündung (S. 288).

27.20.4 Staphylokokken-Endokarditis

Rund 15% aller Endokarditiden werden durch Staphylokokken hervorgerufen. Meist handelt es sich um Keimverschleppung aus Haut- oder Lungeninfektionen, es kommen aber auch septische Thrombophlebitiden oder Knocheneiterungen in Betracht.

Die Erkrankung verläuft meist sehr heftig, wobei die Gefahr einer schnellen Zerstörung von Klappen besteht. Bei der gebotenen Eile sollte – nach Abnahme mehrerer Blutkulturen – eine Antibiotikatherapie eingeleitet werden, die praktisch den größten Teil des möglichen Erregerspektrums berücksichtigt.

Inkubationszeit
4–10 Tage.

> **Therapie**
>
> Penicillin G, bei Penizillinresistenz Vancomycin und Rifampicin.

27.20.5 Staphylokokken-Pneumonie

Bei den außerhalb der Krankenhäuser auftretenden Pneumonien dominieren als Erreger mit Abstand die *Pneumokokken,* denen aber, nach den *Legionellen* (s. 26.20.6) schon *Staphylokokken* folgen.

Die oft schon wenige Tage nach Krankenhauseinweisung auftretende (nosokomiale) Pneumonie, gehäuft bei Diabetikern, Immundefizienten und in Verbindung mit zytostatischer und Antibiotikatherapie, weist eine hohe Inzidenz der durch Staphylokokken bedingten Pneumonien auf (s. auch S. 110).

Inkubationszeit
4–10 Tage.

Meldepflicht
Nur Staphylokokkenepidemien müssen gemeldet werden (Kliniken, Säuglingsheime usw.).

> **Therapie**
>
> Penicillin G, bei Penizillinresistenz Vancomycin.

27.20.6 Legionärskrankheit

Es handelt sich um eine *atypische Pneumonie,* die 1970 erstmalig in Philadelphia als Epidemie aufgetreten ist. Der Erreger, ein bewegliches gramnegatives Stäbchen ohne Kapsel, wird als *Legionella pneumophila* bezeichnet. Die Legionella findet sich verbreitet in Wasser und Boden. Die Infektion erfolgt z.T. über Aerosole, Klimaanlagen, Bodenstaub, Duschen u.a. Die schweren Lungenentzündungen haben eine hohe Letalität (20%), da sie vorzugsweise bei Abwehrschwäche (schwere Grunderkrankungen, Immunkompromittierte) auftreten. Es besteht hohes Fieber und eine Leukozytose. Die Diagnose wird serologisch, durch Lungenbiopsie, Pleurapunktat oder den Sputumbefund gestellt.

Therapie

Frühzeitige Therapie mit Erythromycin (schon bei Verdacht) ist geboten. In schweren Fällen, etwa bei Immunkompromittierten, Kombination mit Rifampicin. Dauernde Überwachung, da Schock und Nierenversagen drohen.

27.21 Streptokokkeninfektionen

Erreger
Streptokokken der Gruppen A–T, vergrünende Streptokokken.
Auch hier gibt es eine große Zahl für den Menschen, unter bestimmten Umständen, pathogener Art.
Von besonderer Bedeutung sind die *β-hämolysierenden Streptokokken der Gruppe A* (s. auch S. 314, 329), die nicht nur eitrige Hautentzündungen (Impetigo, Phlegmonen, Erysipel, Wundinfektionen) hervorrufen können, sondern auch Pharyngotonsillitis und Scharlach, Endokarditis und Meningitis, Sepsis und Pneumonien. Sie sind außerdem Ursache immunologisch bedingter Nacherkrankungen des heute selten gewordenen *akuten rheumatischen Fiebers* und der *akuten Glomerulonephritis.*

27.21.1 Streptokokken-Angina (Tonsillitis) (s. auch S. 313)

Entzündliche bis eitrige Erkrankung des lymphatischen Rachenringes, mit Schluckschmerzen, Tonsillenrötung und -schwellung, Druckschmerz der regionalen Lymphdrüsen sowie oft beträchtlichen Allgemeinerscheinungen. Bei der akuten Angina besteht meist über einige Tage mäßiges Fieber, und die Tonsillen zeigen gelbe (eitrige) Stippchen an den Mündungen der Krypten. Wird der Eiterabfluß behindert, vor allem bei chronischen Formen der

Erkrankung, kann ein *Peritonsillarabszeß,* also eine Ausbreitung der Infektion außerhalb der Tonsillenkapsel, entstehen.

In den meisten Fällen verläuft die chronische Form jedoch symptomarm, mit gelegentlichen geringen Schluckbeschwerden. Das Übergehen chronisch vereiterter Tonsillen, also etwa die Verweigerung fachärztlicher Behandlung, kann jedoch u.U. eine schwere *Fokaltoxikose* zur Folge haben (Endokarditis, rheumatisches Fieber, Gromerulonephritis).

Inkubationszeit
2–5 Tage.

Meldepflicht
Epidemien.

> **Therapie**
>
> Benzathin-Penicillin i.m., evtl. Tonsillektomie.

27.21.2 Scharlach (Scarlatina)

Erreger
Streptokokken der Gruppe A. In den letzten 20 Jahren hat die Schwere der Erkrankungen kontinuierlich abgenommen. Nach durchgemachter Erkrankung besteht eine relative antitoxische *Immunität.*

Die Krankheit beginnt plötzlich mit hohem Fieber, starkem Krankheitsgefühl und Schluckschmerzen. Am 2. Krankheitstag tritt ein *feinfleckiges Exanthem* auf, das Hals und Brust überzieht und nach unten absteigt. Manchmal beginnt es an der Innenseite der Oberschenkel. Auffallend ist, daß die Gegend um den Mund blaß bleibt, bei sonst rotem Gesicht. Auf dem Zungenrücken, der anfangs meist stark belegt ist, werden allmählich rote, entzündete Papillen sichtbar *(Himbeerzunge).* Nach etwa einer Woche kommt es zu langsamer Entfieberung, und bald tritt eine grobe Schuppung der Haut auf, die besonders an den Handtellern und Fußsohlen auffällt.

Manchmal tritt nach Ablauf der Erkrankung eine neue Infektion mit Streptokokken eines anderen Typs auf, die als neue Scharlacherkrankung aufgefaßt wird. Die Ursache ist noch nicht genügend erhellt, könnte aber mit der meist sehr frühen Penizillinbehandlung zusammenhängen.

Komplikationen
- Otitis media (Mittelohrentzündung),
- toxische Myokarditis (s. auch S. 50),
- Glomerulonephritis (s. auch S. 187).

Ferner kann die Krankheit abortiv verlaufen und in seltenen Fällen (1%) septisch, mit schwerer Rachenvereiterung sowie auch in toxischer Verlaufsform (Scarlatina fulminans), die unter schweren Kreislaufschäden und zunehmendem Verfall in den meisten Fällen zum Tode führt.

Inkubationszeit
1–5 Tage.

Meldepflicht
Scharlachepidemien, Tod.

> **Therapie**
>
> Benzathin-Penicillin über 10 Tage. In schweren Fällen: Penicillin G i.v. Bei Penizillinallergie: Erythromycin.

27.21.3 Streptokokken der Viridansgruppe

Mehr als die Hälfte der subakuten Endokarditiden werden durch Viridansstreptokokken hervorgerufen. Die vor der Penizillinära fast immer zum Tode führende Endocarditis lenta hat heute ihren Schrecken weitgehend verloren (s. auch S. 65).

> **Therapie**
>
> Wegen des bei diesen Infektionen besonders günstigen Effektes sollte eine Kombinationstherapie mit Penizillin und Streptomycin zum Einsatz kommen.

27.21.4 Streptokokken der Gruppe B

Tierpathogene Erreger (v.a. Rinder) mit pathogener Bedeutung für den Menschen (Mastitis der Kühe).

Im Vordergrund stehen Infektionen des Mundes und der Atemwege sowie Harnwegsinfektionen und Keimbesiedlungen des weiblichen Genitaltraktes. Häufige Ursache des septischen Abortes und des Kindbettfiebers (Puerperalsepsis) sowie der Neugeborenenmeningitis.

Inkubationszeit
1–5 Tage.

Meldepflicht
Tod nach Puerperalsepsis und Epidemien in Kliniken, Kinderheimen, Schulen usw.

> **Therapie**
> Möglichst frühzeitig Penicillin G in hohen Dosen.

27.22 Tetanus

Erreger
Clostridium tetani (s.S. 278).

Inkubationszeit
3 Tage bis 3 Wochen.

Meldepflicht
Erkrankung, Tod.

27.23 Pest

Erreger
Yersinia pestis. Früher weltweit verbreitete Nagetierkrankheit, die vorwiegend durch Rattenflöhe übertragen wird. Während sie im Mittelalter die Bevölkerung mancher Städte nahezu entvölkerte, ist sie heute in Europa verschwunden. In Ostasien, Süd- und Nordamerika und Afrika existieren noch endemische Herde.

Inkubationszeit
2–10 Tage.

Meldepflicht
Verdacht, Erkrankung, Tod.

> **Therapie**
> Streptomycin als Dauerinfusion in Kombination mit Tetrazyklin.

27.23.1 Beulenpest

Plötzlich beginnende, blutig-eitrige Entzündung der Lymphknoten, oberhalb der Flohbißstelle. Häufig Zerfall der Lymphknoten, unter starken Schmerzen (meist in der Leiste).

Bei allen Pestformen tritt hohes Fieber auf, und es entwickeln sich schwere toxikämische Allgemeinerscheinungen (Unruhe, Benommenheit, Herz- und Kreislaufschwäche).

27.23.2 Lungenpest

Gefährlichste Form. Entweder im Verlauf der Beulenpest, infolge einer Bakteriämie oder aber durch Tröpfcheninfektion entstehend, mit stürmischem Beginn. Es handelt sich um eine schwere Pneumonie mit zunächst geringem klinischem Befund. Unbehandelt tritt nach wenigen Tagen ein Lungenödem auf, gefolgt von Kreislaufversagen. Ohne spezifische Therapie immer tödlich.

27.23.2 Pestsepsis

Gelegentlich primär ohne Nachweis befallener Lymphknoten, meist aber Finalstadium der Beulen- oder Lungenpest.

27.23.4 Seltene, sehr milde verlaufende Form der Pest

Gewöhnlich wird nur ein Lymphknoten (Leiste) befallen, und es besteht nur leichtes Fieber.

27.24 Tuberkulose

Erreger
Mycobakterium tuberculosis.

Meldepflicht
Erkrankung, Tod.

Therapie s. 11.12: Lungentuberkulose (S. 117).

27.25 Lepra (Aussatz)

Erreger
Mycobakterium leprae. Zeugnisse belegen, daß es den „Aussatz" schon im 6. Jahrhundert in Europa gegeben hat. 789 befahl Karl der Große die Absonderung der Lepra-Kranken, damit „sie anderes Volk nicht anstecken können" (!).

Im Mittelalter gab es in vielen Städten Leprahäuser (um 1250 waren es in Europa 19000), die von Ordensmännern betreut wurden. Die Kranken durften, mit einer warnenden Klapper versehen, an der Kirchentüre betteln. In Asien, Afrika und Lateinamerika gibt es noch mehr als 10 Mio. Leprakranke. In Europa beschränkt sich das Vorkommen auf den Süden, aber auch hier sind es nur noch sporadisch auftretende Fälle.

Lepra ist eine chronisch verlaufende Infektionskrankheit, die sich v.a. an der Haut, an den sensiblen und sympathischen peripheren Nervenfasern, aber auch an den Bauchorganen, Mund- und Halsschleimhäuten und Knochen manifestiert. Anfangs besteht eine Hyperästhesie, später treten Lähmungen und Anästhesie auf. Im fortgeschrittenen Stadium kommt es zu Verstümmelungen im Gesicht und an den Gliedmaßen. Hauptsächlich im Gesicht führt die Infiltration der Haut durch die Leprabakterien zur Bildung teils grober Knoten (Leprome), so daß die Gesichtszüge verwaschen werden und an ein Löwengesicht (Facies leontina) erinnern.

Die schweren Sensibilitätsstörungen an den Gliedern haben oft auch schwere, ja tödliche Verletzungen zur Folge, da die Schmerzempfindlichkeit in den betroffenen Gebieten praktisch aufgehoben ist.

Dennoch ist diese Krankheit heute keineswegs immer tödlich. Bei rechtzeitig einsetzender Therapie, vor dem Einsetzen von Verstümmelungen, kann man in vielen Fällen mit einer Ausheilung rechnen.

Inkubationszeit
2–5 Jahre (gelegentlich auch viel länger!).

Meldepflicht
Verdacht, Erkrankung, Tod.

Therapie

Dapsone®, Acedapsone®. Auch in Kombination mit Rifampicin oder Clofazimine.
Durchführung der Therapie über sehr lange Zeit (2 Jahre bis lebenslang).

27.26 Infektionen durch Enterobakterien

Escherichia coli, Proteus species, Enterobacter species und *Klebsiella species* gehören zur normalen Darmflora. Sie sind an der Eiweißzersetzung und verschiedenen Fäulnisprozessen beteiligt. Geraten sie in andere Organe, können sie Anlaß zu schweren Erkrankungen sein. Derartige Infektionen entstehen häufig nach Operationen, durch die es zu vorübergehenden Abflußbehinderungen aus der Harnblase kommt oder durch Tumoren und

Mißbildungen, Verletzungen, nicht zuletzt auch in Krankenhäusern, bei Immunkompromittierten.

Enterobakterien sind die häufigste Ursache *nosokomialer* (im Krankenhaus auftretender) Infektionen, v.a. der Harnwege, der Gallen- und Atemwege sowie postoperativer Eiterungen und Abszesse, einschließlich schwerer Bauchfellentzündungen und bakterieller Allgemeininfektionen.

Inkubationszeit
12–72 Stunden.

Meldepflicht
Endemien und Epidemien.

> **Therapie**
>
> Ampicillin, bei Harnwegsinfektionen Cotrimoxazol oder Chinolone.

27.27 Gasbrand

Erreger
Clostridien. Entsteht durch verschmutzte Wunden, die mit gewöhnlich im Boden, aber auch im Darm von Tieren und Menschen, vorkommenden *Clostridien* infiziert und durch devitalisiertes Gewebe geschlossen sind.

Die Infektion breitet sich unter Bildung gangränöser, gasbildender Ödeme schnell aus und zerstört das gesunde Gewebe, v.a. die Muskulatur. Die Eiterbildung ist gering, höhere Temperaturen sind selten. Von den trübbraunen Absonderungen und dem entweichenden Gas geht ein widerlicher fad-süßer Geruch aus. Schließlich kommt es zu schweren Allgemeinerscheinungen (Blutdruckabfall, Tachykardie, Herz-Kreislauf-Versagen).

Inkubationszeit
Stunden bis Tage.

Meldepflicht
Erkrankung, Tod.

> **Therapie**
>
> Radikale Entfernung des abgestorbenen Gewebes, Sauerstoffüberdruckbehandlung, Penizillin als Dauertropfinfusion (evtl. Cephalosporine).

28 Protozoeninfektionen

28.1 Trichomoniasis

Erreger
Trichomonas vaginalis. Birnenförmige Flagellaten, die in den Körperhöhlen des Menschen, v.a. in den weiblichen und männlichen Genitalorganen vorkommen und gelegentlich bis zur Harnblase vordringen. Übertragung durch Geschlechtsverkehr.
   Es kommt zu starken, u.U. hämorrhagischen Entzündungen, mit Ausfluß und quälendem Juckreiz, Harndrang und Miktionsstörungen.

Inkubationszeit
Stunden bis Tage.

Meldepflicht
Keine.

> **Therapie**
>
> Metronidazol, Ornidazol u.a.

28.2 Schlafkrankheit

Erreger
Trypanosoma gambiense. Durch die afrikanische Tsetsefliege (Glossina) übertragbare schwere Infektionskrankheit, die mit Fieber, Gliederschmerzen und Kopfschmerzen beginnt *(Primärstadium).* Bei Einbruch der Erreger in das Blut- und Lymphsystem *(Sekundärstadium)* schwellen die Lymphknoten und die Milz an, das Fieber steigt.
   Die eigentliche Schlafkrankheit, eine chronisch werdende Form der Meningoenzephalitis mit Hirnerweichung, Blutungen und Erweichungsherden um die kleinen Hirngefäße tritt erst auf, wenn die Erreger in das Zentralnervensystem eingedrungen sind *(Tertiärstadium),* d.h. nach einigen Wochen. In diesem Stadium sind die Kranken apathisch, aber auch reizbar

und aggressiv. Dazu kommen sensible und motorische Störungen, Maskengesicht und zunehmender Verfall. In vielen Fällen tritt eine schwere Schlafsucht ein. Herzrhythmusstörungen und schließlich Exitus bei ausgeprägtem Marasmus (Kräfteverfall).

Inkubationszeit
Nach 2–3 Wochen Bildung eines Primäraffektes.

Meldepflicht
Keine.

Therapie

1. Stadium: Suramin (Bayer 205), Pentamidin.
2. Stadium: Melarsoprol (hochwirksam aber sehr toxisch!).

28.3 Kala-Azar

Erreger
Leishmania donovani. Protozoen-Gattung, die durch einen Wirtswechsel zwischen Mensch (oder Wirbeltier) und einer Kleinmückenart (Phlebotomen) übertragen wird. Sie tritt weitverbreitet in warmen Trockengebieten auf und findet sich, allerdings seltener, auch in den Mittelmeerländern.

Die Krankheit beginnt uncharakteristisch, mit Schwächegefühl, Lymphknotenschwellung und Milzvergrößerung, zeigt jedoch bald einen charakteristischen Fieberverlauf: die Temperatur steigt 2mal täglich signifikant an. Später kommt es zu Anämie und erheblichem Gewichtsverlust, Ikterus und fortschreitendem Rückgang der roten und weißen Blutzellen.

Unbehandelt ist die Prognose ungünstig.

Inkubationszeit
Etwa 2–4 Monate.

Meldepflicht
Keine.

Therapie

Pentostam, Glucantime. Bei Resistenz Amphotericin B.

28.4 Amöbiasis

Erreger

Entamoeba histolytica. Die pathogenen, vegetativen Formen dieser Protozoen leben im menschlichen Darm, akut oder häufig auch chronisch, wo sie ein wechselndes Krankheitsbild hervorrufen, das von leichten kolitischen Schmerzen bis zum Vollbild einer schweren Amöbenruhr mit Blutungen, Durchbrüchen und Strikturen reicht. Auch Absiedlungen in andere Organe sind nicht selten (z.B. Leberabszeß). Die Übertragung erfolgt durch kontaminiertes Wasser, rohes Gemüse, Fliegen oder direkt durch Schmierinfektion.

Der übliche Chlorzusatz im Trinkwasser reicht nicht zum Schutz aus. Einige Amöbenarten leben frei im Süßwasser oder in der Erde. Von Bedeutung ist hier die *Naegleria fowleri,* die v.a. Kinder in verseuchtem Wasser infiziert. Meist tritt sie durch die Nase oder den Mund in den Körper ein und durchwandert die Nasenschleimhaut oder erreicht die Hirnhäute über die Löcher der Siebplatte (Lamina cribrosa). Die dann ausbrechende primäre **Amöben-Meningoenzephalitis** endet fast immer tödlich, am 5. oder 6. Tag.

Inkubationszeit

Bei Infektion durch *Entamoeba histolytica:* einige Monate; bei *Naegleria fowleri:* 3–7 Tage.

Meldepflicht

Erkrankung, Tod.

Therapie

Bei Infektion durch Entamoeba histolytica sind die Nitroimidazole (Clont®, Esclama®, Tiberal® u.a.) wirksam. Der Erreger der primären Amöben-Meningoenzephalitis ist erheblich widerstandsfähiger. Die sehr frühzeitige Behandlung mit Amphotericin B hat jedoch einige Aussicht auf Erfolg.

28.5 Malaria

Erreger

4 humanpathogene Arten:

- *Plasmodium falciparum* = Erreger der M. tropica;
- *Plasmodium vivax* = Erreger der M. tertiana;
- *Plasmodium ovale* = Erreger der M. teriana;
- *Plasmodium malariae* = Erreger der M. quartana.

Die in den Tropen und den subtropischen Gebieten weit verbreitete Plasmodien-Infektion wird durch den Stich infizierter, in Sumpfgebieten lebender weiblicher Gabelmücken auf den Menschen übertragen (Anopheles, Moskito).

Auffälligstes Merkmal ist das periodisch wechselnde Fieber, wobei die Bezeichnung „tertiana" und „quartana" die Tagesabstände zwischen jeweils 2 Anfällen meint. Nur bei der Malaria tropica sind die Abstände zwischen 2 Fieberanfällen unregelmäßig.

Für die hohe Zahl von Todesfällen (ca. 1 Mio. pro Jahr) ist fast ausschließlich die Malaria tropica (P. falciparum) verantwortlich.

Entsprechend dem eigenartigen Entwicklungskreislauf der Malariaparasiten, reagiert auch der infizierte Mensch. Die Symptome der verschiedenen Malariaformen sind abhängig von den verschiedenen Entwicklungsstadien und treten nur dann in Erscheinung, wenn gerade die im Blut schmarotzenden Parasitenformen die roten Blutzellen, in denen sie herangewachsen sind, zerstören und dann als neue Teilungsformen wieder andere Blutkörperchen befallen.

Kurz gefaßt sieht der Kreislauf so aus:

Durch den Stich der Mücke dringen *Sporozoiten* in Kapillargefäße der Haut ein und gelangen so in den Blutkreislauf. In bestimmten Leberzellen entwickeln sie sich zu *Merozoiten,* die wiederum in den Kreislauf gelangen.

Hier dringen sie in die Erythrozyten ein und beginnen den erythrozytären ***Schizontenkreislauf.*** Durch die Teilung der *Schizonten* (Teilungsform des Parasiten) werden neue Merozoiten frei, die nun neue Erythrozyten eindringen können. Es handelt sich also um eine vegetative, d.h. ungeschlechtliche Vermehrung bis zu diesem Stadium. Jedesmal, wenn die roten Blutkörperchen zerfallen, kommt es zu einem Fieberanfall. Aus einigen Merozoiten entwickeln sich nun aber geschlechtliche Formen, die männlichen und weiblichen *Gametozyten,* die wiederum von einer blutsaugenden Anophelesmücke aufgenommen werden können.

So beginnt der Kreislauf von neuem: Befruchtung des weiblichen Gameten durch Eindringen der männlichen Geißeln, Zygotenbildung, Bildung von Oozysten in der Magenwand der Mücke, aus denen sich Sporozoiten entwickeln. Diese gelangen in die Speicheldrüse der Mücke und bei Stich in die menschliche Haut. Von hier aus erreichen sie kleine Blutkapillaren: Ein weiterer Mensch ist infiziert.

Bei allen Malariaformen kann es zu Blutgerinnungsstörungen, Milzschwellung und Niereninsuffizienz kommen. In schweren Fällen kann eine Enzephalitis auftreten, und die Kranken können in ein tiefes Koma fallen. Alle diese Komplikationen sind bei der Malaria tropica schwerer und gefährlicher.

Dagegen treten Rückfälle nach Monaten und Jahren noch bei Plasmodium-vivax- und Plasmodium-ovale-Infektionen auf, während sie bei Plasmodium falciparum niemals zu erwarten sind.

Inkubationszeit
1 Woche bis 10 Monate.

Meldepflicht
Keine.

> **Therapie**
>
> Chloroquin (Resochin®) bei Resistenz Sulfadoxin, kombiniert mit Pyrimethamin.

28.6 Toxoplasmose

Erreger
Toxoplasma gondii. Über die Hälfte der Bevölkerung macht eine Toxoplasmose durch, meist symptomlos. Kommt die Krankheit zum Ausbruch, kann sie aber einen sehr schweren Verlauf nehmen: hohes Fieber, Lymphknotenschwellung, Leber- und Milzbeteiligung, seltener auch Pneumonie oder Enzephalitis.

Durch Erstinfektion der Mutter während der Schwangerschaft kann es zu kongenitalen Infektionen kommen (etwa 5 Fälle pro 1000 Lebendgeburten).

Immunkompromittierte Patienten zeigen oft besonders schwere Verläufe, v.a. bei Befall des zentralen Nervensystems. Krämpfe, Erbrechen, Kopfschmerzen und Lähmungen, seltener auch Lungenentzündungen und Herzmuskelentzündungen bestimmen dann das Bild.

Inkubationszeit
Unbekannt.

Meldepflicht
Erkrankung, Tod bei kongenitaler Form.

> **Therapie**
>
> Über Monate Pyrimethamin, zusätzlich Sulfamethoxydiazin.

28.7 Giardiasis (Lambliasis)

Erreger
Die *Giardia lamblia* ist ein fakultativ pathogener Darmflagellat, dessen umweltresistente Zysten durch Schmierinfektion von Mensch zu Mensch

oder durch kontaminierte Nahrungsmittel übertragen werden. In Wasser können sie bis zu 3 Monaten überleben.

In den USA sind sie die häufigste Ursache von Trinkwasserepidemien. Die Erkrankung beginnt plötzlich mit starken, faulig riechenden, unblutigen Durchfällen, Übelkeit und fauligem Aufstoßen.

Beim akuten Verlauf kommt es schon nach wenigen Tagen zu einer spontanen Abheilung. Bei der chronischen Form kann sich ein Malabsorptionssyndrom mit Gewichtsabnahme und Fettstühlen entwickeln.

Inkubationszeit
6–22 Tage.

Meldepflicht
Erkrankung, Tod.

Therapie

Metronidazol, Versuch mit Einmaldosistherapie mit Tinidazol.

29 Viruserkrankungen

Die Bezeichnung „Virus" wurde 1881 erstmals von L. Pasteur für verschiedene kleine Krankheitserreger gebraucht. Sie stammt aus der lateinischen Sprache und bedeutet „Gift". Obwohl diese Bezeichnung sicherlich nicht sehr glücklich ist, wird sie heute in der ganzen Welt für jene winzigen Krankheitserreger reserviert, die nur mit dem Elektronenmikroskop sichtbar gemacht werden können, normale Bakterienfilter passieren und sich nur in lebenden Zellen vermehren können. Dieses aber unterscheidet sie grundlegend von allen anderen Mikroorganismen und macht sie – soweit sie für den Menschen pathogen sind – auch besonders gefährlich.

Das liegt aber auch daran, daß die bereits bekannten Chemotherapeutika bis jetzt keinen Angriffspunkt haben und die Viren weder töten können noch ihre Vermehrung sicher verhindern.

Was wir heute über die Viren wissen, ist immerhin schon recht beachtlich. Wir kennen sogar schon ihre von aller bisher bekannten Regel abweichende Art, sich zu vermehren: Dies geschieht jeweils in mehreren Schritten, von denen sich einige *stören* oder *hemmen* lassen. Aber die Substanzen, die dies vermögen, sind sehr toxisch (Nukleosid-Analoga u.a.), eben auch für die Wirtszelle.

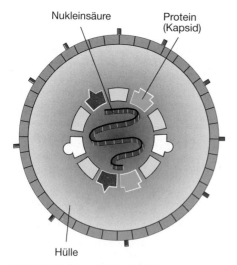

Abb. 52. Schematischer Aufbau eines Virus. (Nach Zöllner 1991)

Und sie sind nicht bei allen Virusarten gleich wirksam, sondern in der Regel nur in einer Gruppe. Da es aber eine ganze Anzahl verschiedener Gruppen gibt, wäre ein Virostatikum, mit ausreichend breitem Wirkungsspektrum, erwünscht, aber wahrscheinlich nicht machbar.

Die *grundsätzlichen Unterschiede* zwischen Viren einerseits und allen anderen Mikroorganismen andererseits ergeben sich aus der äußerst raffinierten Organisation des Überlebenskampfes der Viren, in dem nicht nur Anpassung sondern auch Selektion wichtigste Kriterien sind: Viren sind die vitalsten und findigsten – wenn man diesen Begriff in diesem Zusammenhang einmal gebrauchen darf – der um ihr Dasein kämpfenden Mikroorganismen, die sich immer weiter vervollkommnen (Abb. 52).

Natürlich haben Mensch und Tier auf die schon lange erfolgenden viralen Angriffe längst reagiert: gleichermaßen nach den harten Kriterien der Selektion haben sie ein *Immunsystem* entwickelt, das mehrere ineinandergreifende *Funktionskreise* herausbildete:

- Knochenmark: Nachschuborgan für Immunzellen;
- primäre Immunorgane: Thymus (T-Lymphozyten) und darmnahe Lymphorgane (B-Lymphozyten);
- sekundäre Immunorgane: Milz, Lymphknoten u.a.;
- humorale Immunabwehr: B-Lymphozyten entwickeln Immunglobuline (γ-Globuline), die als Antikörper der spezifischen körpereigenen Abwehr dienen.

Diese Funktionskreise sind es, die man sich für die Immunprophylaxe und die Immuntherapie zunutze gemacht hat: die aktive und die passive Immunisierung (Schutzimpfung), die leider noch nicht für alle Viruserkrankungen zur Verfügung stehen. Sie können im einen Falle eine spezifische Immunität herbeiführen und im anderen durch die zugeführten Immunglobuline lebensrettend werden. Das war ein großer Erfolg, aber noch kein endgültiger Sieg.

Wie nicht anders zu erwarten, sind auch die Viren nicht untätig geblieben: So trat 1981 eine durch Geschlechtsverkehr und durch Blut (und Blutprodukte) übertragbare Infektionskrankheit auf, die jahrelang symptomlos sein kann. Während dieser Zeit entwickelt sich ein *zellulärer Immundefekt,* dessen Auswirkungen sich an Haut, Schleimhäuten, Gastrointestinaltrakt und Nervensystem bemerkbar machen. Der Erreger wurde als ein Virus identifiziert, das zu den *Retroviren* gehört. Wir kennen es unter der Bezeichnung *HIV ("human immunodeficiency virus"),* als den Erreger des *Immunschwächesyndroms Aids ("acquired immunodeficiency syndrome").* Es hat sich vermutlich aus einem harmlosen Vorgänger entwickelt, stellt uns jetzt aber vor Probleme, die z.Z. noch unlösbar erscheinen: Im Zusammenhang mit der HIV-Infektion kommt es zu einem fast vollständigen Zusammenbruch des Immunsystems.

Wirkort und Wirkweise der Viren

Wie wir wissen, besteht in den menschlichen Zellen der Träger der genetischen Information aus *Desoxyribonukleinsäure* (DNS). Die DNS befindet sich in den Chromosomen und regelt, zusammen mit der *Ribonukleinsäure* (RNS), die Eiweißbiosynthese nach dem Schema DNS → RNS → Protein, mit Hilfe von Enzymen (Transkriptasen), deren Zweck es ist, die durch die Nukleotidsequenz determinierte Synthese einer komplementären, einzelsträngigen RNS, die dem jeweils zweiten DNS-Strang sehr ähnlich ist, zu ermöglichen. Beide Stränge, die sich nun fast gleichen, legen sich aneinander und geben Informationen über die jeweilige Reihenfolge der Aminosäuren beim Zusammenfügen zu Eiweißen ab. So wird durch die vorgegebene genetische Nukleotidsequenz die Bestimmung der Aminosäuren für die Eiweißbiosynthese festgelegt.

Das klappt immer erstklassig, soweit von außen her keine Störung dieser (in der Wirklichkeit noch viel komplizierteren) Abläufe eintritt. Aber wodurch könnten solche Störungen eintreten? Wer vermag derartig komplexe Vorgänge zu stören?

Die Viren, deren Erbinformation (das *Virusgenom*) ebenfalls aus DNS oder RNS besteht, sind dazu in der Lage. Da sie sich nicht teilen können, wie etwa Bakterien, integrieren sie ihr Virusgenom in die Zelle oder gar in die Chromosomen ihres Wirtes. Das ist der erste Schritt, der ihrer Vermehrung dient.

Von entscheidender Bedeutung ist nun, ob ein Virus aus DNS oder aus RNS besteht. Die *DNS-Viren* (Herpesviren, Varicellaviren u.a.) können sich unmittelbar in die Chromosomen einer Wirtszelle einbauen, während dies den *RNS-Viren* i.allg. nicht gelingt (s. Abb. 53). Einzig die Gruppe der *Retroviren* (s. unten), zu denen auch das HIV-Virus gehört, ist mit Hilfsmitteln (Enzymen) ausgestattet, die dies dennoch ermöglichen. Selbstverständlich bestehen die Viren, wenigstens zunächst, nicht nur aus Nukleinsäuren. Sie haben zum Überleben Hilfsmittel entdeckt, die es ihnen nicht nur ermöglichen, in die Wirtszelle glatt einzutreten: sie haben ein regelrechtes „Waffensystem", das es ihnen ermöglicht, Gegenangriffe des Organismus abzufangen und – sogar mit Erfolg – einfach „umzudrehen", etabliert und nutzen es konsequent. Nicht alle Viren bringen dies fertig. Aber, wie nicht anders zu erwarten, sind es gerade die, deren Überlebenskampf besonders hart war und auch weiterhin ist und mit deren Repertoire an Raffinessen wir uns wohl noch eine längere Zeit auseinandersetzen müssen: die Retroviren.

Retroviren (Abb. 53)

Ganz allgemein läßt sich sagen, daß Viren recht einfach organisierte Mikroorganismen sind, deren Genom weniger als 10 000 Nukleotide aufweist. Im Vergleich dazu: Bakterien haben ca. 200 000, von Säugetieren ganz zu

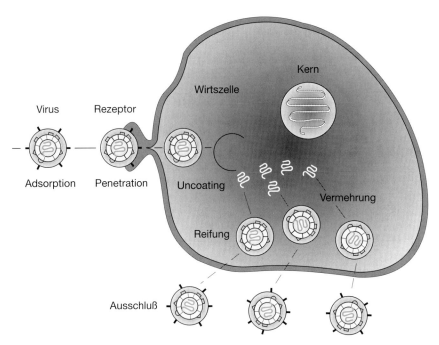

Abb. 53. Schematische Darstellung der Viruspathogenese. (Nach Zöllner 1991)

schweigen. Dennoch haben sie sich zu einer Art primitiver Vollkommenheit entwickelt, die kaum ihresgleichen hat. So besitzen sie um ihre genetische Ausrüstung herum eine perfekte Hülle, die je nach Aufgabe verschieden ausgerüstet ist. Die Artspezifität wird durch die genetische Information des Virus sichergestellt. Diese „technischen" Hilfsmittel machen das defensive und das offensive Waffenpotential aus, das einerseits dem Schutz des einzelnen Virus und damit natürlich auch der ganzen Spezies zu dienen hat, andererseits aber auch sehr wirksame Angriffswaffen liefert. Eine ganze Skala unglaublich differenzierter Funktionen kann hier von einer sinnvollen Zusatzausrüstung wahrgenommen werden.

Da die viralen Proteine auch als *antigenes Material* eine Wirksamkeit entfalten, induzieren sie die Bildung spezifischer Antikörper, die jeweils von Testverfahren erfaßt werden können. Dies ist ein Nachteil für das Virus, der ihm zum Verhängnis werden kann. Aber bis dahin ist noch ein weiter Weg, und einige Arten können sich mit Erfolg auch dagegen wehren.

Aber wie erkennt das Virus überhaupt die geeignete Wirtszelle? Wir können es nur ahnen: Es erfühlt die passenden Zellrezeptoren.

Und wie kann es in das Innere der Zelle gelangen, ohne diese zu zerstören? Ganz einfach: Es stülpt sich in die Zellwand ein, löst diese mittels bestimmter Enzyme auf, schlüpft hinein, und dann ist das Zusammenspiel so perfekt, daß sich die Zellwand wieder schließt. Unglaublich? Es kann noch viel mehr: Wenn das Virus einmal in das genetische Material der Zelle integriert ist, kann es z.B. die Nukleotidsequenz dahingehend ändern, daß Proteine gebildet werden, die die Zelle „präneoplastisch" machen. Das bedeutet, daß sie sich in der Vorstufe bösartiger Entartung befindet. Das weitere Wachstum unterliegt dann einer mehr oder weniger ungeordneten Teilung und führt zu einem malignen Tumor, mit allen Konsequenzen, die sich aus dem entarteten Wachstum ergeben.

Wie kann das Virus aber den Zellkern finden, wie kann es sich orientieren, seinen Weg steuern? Chemotaxis? Wir wissen es noch nicht genau. Damit kommen wir auch schon in den Bereich der spekulativen Vermutungen, den wir nicht betreten wollen. Da gibt es noch viele ungeklärte Funktionen.

Einzig die Gruppe der Retroviren, und bei ihnen wieder die Untergruppe der *Lentiviren,* zu denen auch das *„human immunodeficiency virus"* (HIV) gehört, ist durch ihre Gefährlichkeit Gegenstand besonders intensiver Untersuchungen geworden. Einige spezielle Funktionen konnten noch aufgeklärt werden, ohne allerdings die gewonnenen Erkenntnisse für einen Therapieansatz verwertbar zu machen. Im Gegenteil, gerade diese Erkenntnisse zeigten deutlich, daß wir von einer sinnvollen Therapie noch weit entfernt sind. Warum dies so ist, werden wir gleich sehen:

Wir haben festgestellt, daß alle Retroviren RNS-Viren sind und daher nicht die Möglichkeit haben, sich in die Chromosomen der Wirtszelle zu integrieren. Jedenfalls nicht auf direktem Wege, wie etwa die Viren der Herpes-Gruppe. Aber – und das scheint gerade von entscheidender Bedeutung zu sein – sie haben sich einen raffinierten Trick erarbeitet: Das Virus verfügt über ein hochmolekulares Enzym, die „reverse transkriptase", mit deren Hilfe es – wenn es in die fremde Zelle eingedrungen ist – sein genetisches Programm „umschreiben" kann. *Es übersetzt seine einsträngige RNS in eine doppelsträngige DNS und wird nun fähig, in die Chromosomen der Wirtszelle zu schlüpfen.* Eingebaut in die Erbsubstanz der Zelle, macht das Virus nun – wie das Chromosom – alle Teilungen mit und infiziert so alle Tochterzellen. Und auch hier hat es sich wieder einen Trick „erarbeitet": In der Replikationsphase produziert das HIV-Genom eine riesige Zahl von „Arbeitskopien", ohne sich selbst einer Gefährdung auszusetzen. Wie viele dieser „Arbeitskopien" zugrunde gehen, ist ohne Bedeutung, da beliebig viele nachproduziert werden können. Aber schon die riesige Produktion solcher Viruspartikel bedeutet eine schwere Störung der normalen Zellfunktion und greift lähmend in die feinsten Regelschritte des Immunsystems ein. Und so beginnen die „Kopien" dann ihr Eigenleben zu führen, das jedoch – ganz im Sinne der Spezies – auf die Zerstörung der Wirtszelle und die Bekämpfung der Abwehrelemente des befallenen Organismus ausgerichtet ist.

Man muß sich die Funktion der Abwehrzellen einmal vor Augen halten, um die ganze Tragweite der erfolgreichen Angriffe des HIV ermessen zu können, das in der Lage ist, speziell diese Zellen zu töten und damit auszuschalten:

Es sind v.a. die Lymphozyten, die im Knochenmark gebildet werden und je nach ihrem Differenzierungsort *T-Lymphozyten* (von Thymus) und *B-Lymphozyten* (von Bursa fabricii) genannt werden (s. auch S. 10). Beider Hauptaufgabe ist die Abwehr jeglicher Angriffe körperfremder Zellen und Eiweiße im Sinne einer Antigen-Antikörper-Reaktion.

Die *B-Lymphozyten* tragen auf ihrer Oberfläche *Immunglobuline.* Das sind Plasmaproteine, die als *Antikörper* der spezifischen körpereigenen Abwehr dienen. Sie können sich darüber hinaus zu „Gedächtniszellen" entwickeln und bei nochmaligem Zusammentreffen mit dem Antigen und unter Mithilfe der *T-Helferzellen* wieder aktiv werden, wobei dann die gespeicherte Information an die B-Zellreihe weitergegeben wird und antikörperproduzierende Plasmazellen entstehen.

Die *T-Lymphozyten* unterscheiden sich zunächst einmal von allen anderen Blutzellen durch ihre Langlebigkeit. Im günstigsten Falle können sie 10 Jahre alt werden. Entsprechend dieser Besonderheit sind sie nur langsam zu ersetzen, falls sie einmal in größeren Mengen zerstört worden sind. Unter ihnen scheinen die wichtigsten Zellen der Gruppe, die T_h-*Lymphozyten* (Helfer-Lymphozyten) und die T_s-*Lymphozyten* (Suppressorzellen), in ihrem Verhältnis zueinander ein Parameter für die bei Aids auftretende Immunsuppression zu sein. Der Gesunde hat etwa doppelt so viele T_h-Zellen wie T_s-Zellen. Aber je weiter die Krankheit fortschreitet, um so mehr T_h-Zellen werden durch das HIV getötet. Der Antikörpertiter sinkt, und damit nimmt auch die Ansteckungsfähigkeit ab, denn wenn die T_h-Zellen verschwinden, findet keine Virusproduktion mehr statt.

Es besteht also etwa folgende *Arbeitsteilung:*

Die T-Lymphozyten gelten als die Träger der zellvermittelten Immunität. Wenn man die T_h-*Zellen,* mit ihren vielfältigen Funktionen (die hier nicht alle aufgezählt werden können) als eine Art *Befehlszentrale* für die wirkungsvollste Abwehr ansieht, erkennt man die ausgeklügelte Organisation: Sie sind funktionell mit den anderen T-Zellgruppen verknüpft und haben Verbindung mit der *Immunglobulinproduktion,* die ja von den B-Zellen ausgeht, sowie auch mit dem *Makrophagensystem,* das infizierte Zellen inkorporiert.
Als T_c-*Zellen* sind sie befähigt, veränderte, infizierte oder neoplastisch entartete Zellen zu zerstören. Man rechnet sie zu den *„Killerzellen",* also einer sehr speziellen Gruppe, obwohl sie den gleichen Rezeptor (T8) tragen wie die T_s-Zellen. Sie tragen aber außerdem an ihrer Zellwand eigene antigenspezifische Rezeptoren, die entsprechende „Botschaften" von der Zelloberfläche in das Innere der Zelle vermitteln. Man kann sie ebenso zu den T_s-Zellen rechnen, auch sie haben mehrere Funktionen: Als Suppressorzellen sorgen sie dafür, daß die *Immunantwort* im Rahmen des Verträglichen bleibt und keine überschießenden Reaktionen zu Schädlichkeiten führen.
Die *zytotoxischen* T-Lymphozyten erfahren während der in der Thymus-

drüse stattfindenden Differenzierung eine Umlagerung von Keimbahn-Gensegmenten, die dazu führt, daß aus einer begrenzten Menge von Gensegmenten in der Keimbahn eine riesige Menge der verschiedensten T-Zell-rezeptormoleküle gebildet werden kann. Dies dürfte die Erklärung für die außerordentliche Sicherheit sein, mit der zytotoxische Zellen in einem zellgebundenen Antigen den Austausch einer *einzelnen* Aminosäure wahrnehmen.

So greifen sie Krebszellen an, indem sie sich mit fußähnlichen Ausläufern an der Zielzelle festheften. Dann schütten sie toxisches Protein in den schmalen Spalt zwischen sich und der angegriffenen Zelle, das nun an den Kontaktstellen Löcher in die Zellmembran „brennt", indem es die „Perforin" genannte toxische Substanz an die Zellwand bringt.

Aber das ist nur eine von mehreren Arten, eine Zelle zu töten. Erwähnt sei hier noch das sog. *Komplementsystem,* das sich im Blut befindet und sich – mit Hilfe der Immunglobulinreaktionen – an die „erkannte" Zelle heftet und hier einen lytischen Komplex (ähnlich dem Perforin) anbringt, der die angegriffene Zelle zerstört.

Selbstverständlich lassen sich hier nur einige wichtige Schritte der Zusammenarbeit verschiedener Elemente des Immunsystems aufzeigen, die aber gleichzeitig die ungeheure Problematik erhellen sollen, die sich aus dem Angriff des HIV ergibt.

> Das *„acquired immunodeficiency syndrome"* (Aids) tritt notwendigerweise dann auf, wenn das wichtige, ununterbrochen für die Erhaltung von Gesundheit und Leben arbeitende Abwehrsystem zerstört worden ist.
> Denn jede Zelle, in die das HIV eindringt, wird nun in den Dienst des tödlichen Kreislaufs gestellt und geht daran zugrunde.

Dem Virus geht es zunächst einmal um die Vermehrung: Es druckt RNS-Kopien aus, die nun ihre Ausrüstung konstruieren. Dann stehlen diese sich von der Zellmembran den „Mantel" und bilden die virusspezifischen Kennzeichen aus. Anschließend verlassen sie die Zelle und hinterlassen Löcher in der Zellmembran. Bekommt sie zu viele Löcher, stirbt sie.

Die Viren reifen außerhalb der Zellen heran und begeben sich sodann auf die Jagd nach neuen T-Lymphozyten und anderen Killerzellen, um sich erneut einzunisten. Das gelingt ihnen um so leichter, als diese Zellen auf sie zukommen, in der Absicht, ihrerseits die Viren zu jagen, was ihnen jedoch nicht gelingt.

Dazu kommt, daß das HIV ein *Lentivirus* ist und damit *Besonderheiten* aufweist, die eine erfolgreiche Bekämpfung erschweren:

- Lentiviren bedienen sich eines rückgekoppelten Steuerungssystems, mit dessen Hilfe sie ihre Replikation entweder beschleunigen oder aber verlangsamen – je nach Bedarf.
- Sie bevorzugen Zellen des zentralen Nervensystems und lösen so eine fortschreitende, unheilbare Hirnerkrankung aus.
- Besonders gravierend ist auch ihre hohe Affinität zum Lungenparenchym der Opfer. Wird das Immunsystem beeinträchtigt, kommt es zu schweren interstitiellen Pneumonien mit oft tödlichem Ausgang (*Pneumocystis-carinii-Pneumonie*, lymphatische interstitielle Pneumonie u.a.).
- Die Infektion bleibt lange unbemerkt, da das Virus nur eine sehr geringe *Antigenität* besitzt.
- Lentiviren sind in der Lage, sich innerhalb weniger Wochen den Antikörpern des Immunsystems zu entziehen, indem sie ihre viralen Antigene verändern.

Wir müssen uns eingestehen, daß es kaum noch schlimmer kommen konnte! Was uns nach Kenntnis der Übertragungswege bleibt, ist die Verbesserung der Prävention.

29.1 Aids („acquired immunodeficiency syndrome") und seine Folgen

Wenn wir uns vorstellen, daß unser nahezu lückenloses Abwehrsystem durch das HIV langsam, aber leider auch sicher, ausgeschaltet und vernichtet wird, ist das zwar nur sehr schwer begreifbar, läßt uns aber ahnen, was hier vorgeht: der von Aids befallene Mensch stirbt auf Raten.

Wenn das Abwehrsystem versagt, haben auch die opportunistischen Krankheitserreger freien Zutritt. Sie greifen nun den ungeschützten Organismus an.

Aber beginnen wir mit der Infektion:

Die sehr niedrige *Immunogenität* des HIV, also seine nur geringe Tendenz, bei der Infektion die Bildung von Antikörpern zu provozieren, scheint dafür verantwortlich zu sein, daß die Infizierten einige Zeit die Krankheit nicht wahrnehmen können. Nur in wenigen Fällen tritt sehr früh eine vorübergehende Drüsenschwellung auf, die stark an die Symptomatik des *Pfeifferschen Drüsenfiebers* erinnert (s.S. 360) und in wenigen Wochen wieder verschwindet.

Ob diese seltene Beobachtung aber wirklich mit der HIV-Infektion zusammenhängt, ist z.Z. noch nicht eindeutig geklärt. Vieles spricht dafür, v.a. da man in einigen Fällen einige Wochen bis Monate später eingetretene *Serokonversion* beobachten konnte, d.h. daß die betroffenen Patienten seropositiv wurden, was eine HIV-Infektion bestätigte.

In aller Regel folgt nun eine symptomfreie Periode, die mehrere Jahre andauern kann. Allerdings scheint sich während dieser Zeit die immunologische Situation langsam, aber fortlaufend zu verschlechtern. Die Zahl der T_h-Zellen nimmt ab. Es folgt dann eine Periode, während der nur die wieder vergrößerten Lymphknoten auffallen. Man nennt dieses unterschiedlich lange anhaltende Zwischenstadium nach diesem Zeichen *„lymphadenopathy syndrome"* (LAS). Verschwindet die Lymphknotenschwellung wieder, wertet man dies als eher ungute Prognose, da die meisten der beobachteten Patienten mit der Rückbildung sehr bald begannen, die Aids-Symptomatik zu entwickeln.

Was dann folgt, ist uneinheitlich und schwer einzuordnen. Prospektive Studien haben ergeben, daß nach 10 Jahren mehr als die Hälfte der Infizierten an Aids erkrankt sind.

Klinische Symptome fanden sich bei mehr als 70%:

Veränderungen des Blutbildes

Bei vielen Patienten kommt es zu Veränderungen des Blutbildes: *Thrombozytopenien,* später auch *Leukopenien* und *Anämien,* weisen auf einen HIV-induzierten Stammzelldefekt hin.

Aids-Demenz-Komplex

Dies ist eine ernste, sehr häufige Komplikation, die viele Patienten im fortgeschrittenen Stadium betrifft. Es handelt sich um kognitive und motorische Defekte sowie auch schwere Verhaltensstörungen, als Folge einer zunehmenden Hirnatrophie.

Auch periphere Neuropathien und neurogene Myopathien sind im Zusammenhang mit Aids beschrieben worden.

Kaposi-Sarkom

Bei etwa 30% der HIV-infizierten Männer entwickelt sich ein Kaposi-Sarkom mit einer Mortalitätsrate von etwa 5%. Es handelt sich um einen disseminiert, v.a. in Spaltlinien wachsenden Tumor, der zwar nicht metastasiert, aber nicht selten den ganzen Verdauungstrakt bis zum Rektum befällt. Ileus und starke Blutungen sind die gefährlichsten Komplikationen.

Das *Kaposi-Sarkom* ist ein schon lange bekannter, bösartiger Tumor, der bis vor wenigen Jahren vorwiegend ältere Männer befiel. An einigen Stellen Afrikas tritt er endemisch auf. Im Zusammenhang mit der HIV-Infektion hat sich sein Charakter allerdings grundlegend geändert. Der Grad seiner Bösartigkeit gilt zwar immer noch als verhältnismäßig gering. Er wächst manchmal langsam, und Spontanheilungen sollen schon beobachtet worden sein. Aber dies ist keineswegs häufig. Der größere Teil der Aids-Kranken erliegt schließlich diesem Tumor.

Beim Kaposi-Sarkom lassen sich meist 4 *Stadien* feststellen:

- Unauffällige bräunliche Hautflecken, ähnlich einem Leberfleck.
- Im zweiten Stadium treten die Effloreszenzen etwas hervor, fließen manchmal zusammen und verfärben sich häufig livide.
- Es bilden sich knötchenartige Herde und größere, einem Hämangiom ähnliche Flächen, die nicht selten ulzerieren.
- Der Tumor dringt in die Lymphdrüsen ein und weiter in die Lungen und andere Organe und führt so nach kurzer Zeit zum Tode.

Pneumocystis-carinii-Pneumonie

Zu den opportunistischen Infektionen ist die Pneumocystis-carinii-Pneumonie zu rechnen, die bei etwa 50% der Erkrankten als Erstmanifestation von Aids gilt. Die endgültige Einordnung des Erregers ist noch unklar. Es handelt sich um eine interstitielle Pneumonie, bei der das Exsudat vornehmlich im Zwischengewebe auftritt. Es erkranken v.a. abwehrgeschwächte Patienten, bei denen die Immunreaktionen durch Krankheit (z.b. Aids) oder durch die Anwendung von Immunsuppressiva unterdrückt wird. Die doppelseitige Pneumonie verläuft fieberhaft, mit trockenem Husten und erheblicher Atemnot. Die Letalität ist hoch.

> **Therapie**
>
> Die Pneumocystis-carinii-Pneumonie wird heute mit hochdosiertem *Cotrimoxazol* (oral oder parenteral) behandelt. Bei schwerer Pneumonie gibt man zusätzlich *Kortikosteroide.*
> Regelmäßige *Pentamidininhalationen* zur Prävention helfen, die Häufigkeit der Pneumonie zu reduzieren.

Zytomegalievirusinfektion

Die Zytomegalievirusinfektion (CMV) gehört ebenfalls zu den opportunistischen Infektionen. Sie kann bei etwa 90% aller HIV-Infizierten anhand der entsprechenden Antikörper, nachgewiesen werden (s. auch S. 360).

Als Allgemeinsymptome treten Fieber und eine zunehmende Kachexie auf. Häufig finden sich eine *Retinitis* und Veränderungen des Augenhintergrundes, v.a. *Blutungen* und ein *Retinaödem.* Ohne Behandlung kommt es zur Erblindung, meist doppelseitig, da der Prozeß sich beidseitig entwickelt.

Bei Befall des Intestinaltraktes entwickeln sich ausgedehnte Schleimhautulzerationen mit hämorrhagischen Diarrhöen und *Perforationen,* wobei peritonitische Zeichen wegen des Immundefektes leicht übersehen werden können: sie äußern sich eher diskret.

> **Therapie**
>
> Bei der CMV tägliche Infusionen mit Dihydroxypropoxymethylguanin (DHPG) zur Suppression. Die Retinitis wird meist gebessert, andere Organmanifestationen werden nur wenig beeinflußt.

Nichtopportunistische Erreger

Auch nichtopportunistische Erreger (z.B. Mycobacterium tuberculosis, Salmonellen, Shigellen u.a.) erschweren häufig den Krankheitsverlauf erheblich, verschleiern nicht selten die Diagnose der Ausgangskrankheit und führen manchmal zum Tode, noch bevor die Diagnose „Aids" gestellt werden konnte.

Auch das Spektrum bösartiger Tumoren nimmt ständig zu: undifferenzierte immunoblastische Lymphome, wie das Non-Hodgkin-Lymphom oder auch klassische Lymphogranulomatosen (s. auch S. 137), werden häufiger.

Und obwohl sich viele dieser Komplikationen erfolgreich behandeln lassen, bleibt der schließlich zum Tode führende unumstößliche Weg: Der Endzustand ist dann meist geprägt von einer fortschreitenden Kachexie.

Therapie der HIV-Infektion

Azidothymidin (Retrovir®) dürfte z.Z. das einzige Medikament sein, das eine signifikante Lebensverlängerung bei Aids-Patienten bewirken kann. Unter der Therapie bessert sich das Allgemeinbefinden deutlich, die neurologischen Beschwerden nehmen ab, Thrombozyten und Helferlymphozyten steigen an.

Die Wirkung des Medikaments entsteht durch einen raffinierten Betrug: Das dem Nukleosid Thymidin analoge Azidothymidin wird mehrfach phosphoryliert und in den Prozeß der retroviralen DNS-Synthese eingeschleust. Es wird also mit dem Thymidin „verwechselt" und integriert. Nach seinem Einbau reißt dann die DNS-Kettenbildung im Virus ab.

Der Erfolg ist jedoch begrenzt: Es gelingt auch unter laufender Therapie nicht, das Fortbestehen der Virämie vollständig zu verhindern.

29.2 Variola (Pocken)

Erreger
DNS-Viren der Familie Poxviridae. Hochkontagiöse Infektionskrankheit mit bis zu 50%iger Letalität. Die länger als 1000 Jahre in der Alten Welt immer wieder aufgetretene, ja fast endemische Seuche, forderte noch im vorigen Jahrhundert in osteuropäischen Ländern jährlich mehr als 200 000 Opfer. In den vorderasiatischen Ländern (z.B. Saudi-Arabien) traten noch bis in die Mitte unseres Jahrhunderts heftige Epidemien auf, die zahlreichen Menschen das Leben kosteten.

Die weltweite, konsequente Pockenimpfkampagne der WHO, die kaum einen Winkel der subtropischen und tropischen Regionen ausließ und mit mobilen Impfstationen sogar vor den Heiligen Städten Mekka und Medina auftauchte, um die Massen der Pilger zu impfen, hatte schließlich einen Riesenerfolg: 1977 wurde der letzte Pockenfall gemeldet! Seitdem gilt die Krankheit als ausgerottet. Die Impfpflicht ist aufgehoben.

Verlauf
Die früher häufigste Form, *Variola major,* zeigte nach einer Inkubationszeit von etwa 14 Tagen einen heftigen, plötzlichen Fieberanstieg mit schwerem Krankheitsgefühl, Kreuzschmerzen, oft schwerer Bronchitis und zunehmender Benommenheit. Außerdem fand man ein etwa 12 Stunden anhaltendes Initialexanthem. Am 4. Tag folgte das Eruptionsstadium (6–10 Tage) mit Fieberabfall und Pustelbildung. Die schweren Krankheitszeichen klingen ab. Oft kam es allerdings mit dem Übergang in das Stadium pustulosum zu erneutem Fieberanstieg. Etwa ab dem 12. Tag beginnt das Abtrocknen der Pusteln, Fiebersenkung und Besserung des Allgemeinbefindens.

Meldepflicht
Verdacht, Erkrankung, Tod.

Therapie

Symptomatisch.

29.3 Poliomyelitis

Erreger
RNS-Viren der Picorna-Familie (s.S. 254).

Therapie

Siehe unter 20.3 (S. 255).

29.4 Influenza (Grippe)

Erreger
RNS-Virus der Orthomyxo-Familie, Typen A, B, C. Pandemien am häufigsten durch Typ A, der durch Antigenwandel etwa alle 10 Jahre neue Subtypen hervorbringt.

Verlauf
Die Krankheit beginnt meistens mit plötzlichem Fieberanstieg, Laryngitis, die häufig in die Bronchen absteigt, nicht selten auch Bronchopneumonien. Als gefährliche Komplikationen können bakterielle Sekundärinfektionen auftreten (z.B. Staphylokokkenpneumonie u.a.).

Inkubationszeit
1–3 Tage.

Meldepflicht
Tod.

Therapie

Symptomatisch, nur bei aufgepflanzten bakteriellen Infektionen antibiotische Therapie.
Bei Risikopatienten der A-Epidemie sollte frühzeitig mit Amantadin begonnen werden, das die Symptomatik abschwächen und manchmal die Krankheitsdauer verkürzen kann.
Risikogruppen ist überdies eine *Grippeschutzimpfung* zu empfehlen, die jedoch einer jährlichen Auffrischung mit den jeweils aktuellen A- und B-Subtypen bedarf.

29.5 Morbilli (Masern)

Erreger
RNS-Virus der Paramyxo-Familie. Sehr kontagiöse Infektionskrankheit, die ihren Häufigkeitsgipfel unterhalb des 10. Lebensjahres hat. Säuglinge sind durch die von der Mutter „ausgeliehene" Immunität geschützt.

Die Krankheit tritt epidemisch auf und hinterläßt wahrscheinlich einen lebenslangen Schutz.

Verlauf
Zwischen dem 2. und 3. Tag werden leichte Krankheitszeichen sichtbar, v.a. leichtes Fieber mit Kopfschmerzen, Bindehautentzündung und katarrhalische Erscheinungen. Nach weiteren 2 Tagen kommt es zu einem untypischen Exanthem und kleinen, weißen Stippchen in der Wangenschleimhaut (Koplik-Flecken), die sich nach 2–3 Tagen wieder zurückbilden. Dann folgt das 2. Exanthemstadium, das etwa 3 Tage dauert. Es bildet sich das typische Masernexanthem aus, das sich über den ganzen Körper ausbreitet. Dabei kommt es erneut zu Fieberanstieg (39–40 °C). Nach 3–4 Tagen klingt das Exanthem ab, dann meist schnelle (bis kritische) Entfieberung. Als Komplikationen können v.a. Atemweginfektionen auftreten, die nicht selten durch bakterielle Sekundärinfektionen das Krankheitsbild erheblich verändern. Gefürchtet ist auch die (seltene) Masern-Enzephalitis, nach der mitunter Lähmungen, Sprachstörungen und andere Ausfallserscheinungen zurückbleiben können. Erwähnt sei noch die nicht so selten auftretende Mittelohrentzündung.

Inkubationszeit
1–2 Wochen.

Meldepflicht
Tod.

Therapie

Symptomatisch, bei Komplikationen Antibiotika. Die Masernlebend-
impfung (ab 15. Lebensmonat) hinterläßt wahrscheinlich lebenslangen Schutz.

29.6 Parotitis epidemica (Mumps)

Erreger
RNS-Virus der Paramyxo-Gruppe. Die nichteitrige Entzündung der Speicheldrüsen, v.a. der Ohrspeicheldrüsen, ist eine akute generalisierte Virusinfektion, die epidemisch auftritt und weltweit verbreitet ist.
Der Erkrankungsgipfel liegt zwischen dem 3. und 8. Lebensjahr; mehr
als 40% der Infektionen verlaufen inapparent.

Verlauf
Die Krankheit beginnt mit uncharakteristischen Prodromalerscheinungen
wie Kopf-, Ohren-, Nackenschmerzen und leichtem Temperaturanstieg und
läßt meist schon am nächsten Tag eine deutliche Anschwellung der
(zunächst überwiegend linken) Ohrspeicheldrüse erkennen. Fast immer
folgt nach einigen Tagen die andere Seite. Die Schwellung vor und unter
dem Ohr ist erheblich druckempfindlich und hebt das Ohrläppchen meist
deutlich ab. Die Parotisschwellung geht unter Entfieberung nach 5–8 Tagen
zurück.
   Die in der Regel harmlos verlaufende Krankheit zeigt allerdings nicht
ganz selten Komplikationen, die u.U. lebenslange Folgen haben. So verläuft
die bei Adoleszenten manchmal auftretende *Mumps-Orchitis* (Hodenentzündung, evtl. Mitentzündung der Nebenhoden und der Samenstränge)
nicht immer günstig und hinterläßt dann – bei doppelseitigem Befall – eine
Hodenatrophie.
   Im ganzen ist die Prognose günstig, nach Heilung besteht eine lebens-
längliche Immunität. Auch prophylaktische Schutzimpfung ist möglich.

Inkubationszeit
2–3 Wochen.

Meldepflicht
Keine.

Therapie

Symptomatisch, bei Komplikationen durch bakterielle Sekundär-
infektion Antibiotika.

29.7 Rubeola (Röteln)

Erreger
RNS-Virus der Toga-Gruppe. Akute Infektionskrankheit mit typischem Exanthem (kleine, leicht erhabene rosarote Flecken mit hellem Hof), das bereits nach 3 Tagen wieder abklingt.

Verlauf
Die Krankheit beginnt mit kurzen Prodromalerscheinungen, die sich selten über geringfügige katarrhalische Beschwerden hinaus entwickeln. Danach treten schmerzhafte Schwellungen der Lymphknoten hinter den Ohren und im Nackenbereich auf. Mit dem Exanthem kommt es zur generalisierten Schwellung der Lymphknoten und Fieber um 38 °C, das nach 2 Tagen wieder abklingt.

Komplikationen sind selten. Allerdings können die Röteln, wenn sie während der Schwangerschaft auftreten, Ursache der gefürchteten *Embryopathia rubeolosa* werden, die sich an *Augen* (Cataracta congenita, Mikrophthalmie, Pseudoretinitis pigmentosa), Ohren (Innenohrschwerhörigkeit bis Taubheit) und am *Herzen* (Scheidewanddefekte) auswirken kann.

Um diese sehr schweren Defekte zu vermeiden, empfiehlt es sich, Frauen mit negativem Antikörper-Titer, wenn keine Schwangerschaft vorliegt, zu impfen.

Inkubationszeit
2–3 Wochen.

Meldepflicht
Erkrankung und Tod bei kongenitalen Röteln.

Therapie
Symptomatisch.

29.8 Lyssa (Tollwut)

Erreger
RNS-Virus der Rhabdo-Familie.

Inkubationszeit
Unbestimmt.

Meldepflicht
Verdacht, Erkrankung, Tod.
Krankheitsbild und Therapie s.S. 287.

29.9 Frühsommermeningoenzephalitis (FSME)

Erreger
RNS-Virus der Familie Togaviridae. Meist durch den „Holzbock" *(Ixodes ricinus)* übertragene, v.a. in Österreich und Süddeutschland (hier zunehmend) vorkommende Hirnhautentzündung (s. auch S. 288), bei älteren Personen oft zusammen mit einer Enzephalitis (Gehirnentzündung), wobei nicht selten schlaffe Lähmungen auftreten.

Inkubationszeit
Unbestimmt.

Meldepflicht
Erkrankung, Tod.

> ### Therapie
>
> Nach Ausbruch der Krankheit symptomatische Therapie. Möglichst frühzeitige Prophylaxe durch humanes FSME-Immunoglobin. Für Risikogruppen (Waldarbeiter, Jäger u.a.) Prophylaxe mit inaktiviertem Impfstoff.

29.10 Gelbfieber

Erreger
RNS-Virus der Toga-Familie. Durch Stechmücken (v.a. *Aedes aegypti*) übertragbare, endemisch-epidemisch auftretende Krankheit, die sich in ihrer Verbreitung auf die heißen Zonen Mittel- und Südamerikas und Afrikas beschränkt.

Verlauf
Die Krankheit verläuft in 2 Phasen: Nach kurzer Inkubationszeit tritt eine 3–4 Tage andauernde 1. Fieberperiode auf, die den Einbruch der Viren in den Kreislauf kennzeichnet. Meist folgen 2 fieberfreie Tage, bevor es zu erneutem Anstieg kommt. Das Krankheitsbild ist jedoch immer bedrohlich, wobei die Beschwerden (Kopf- und Gliederschmerzen, Erbrechen u.a.) sich anfangs in Grenzen halten. Nach dem 2. Fieberanstieg mit Leber- und Nierenbeteiligung (Ikterus), kommt es zu Bluterbrechen, Darmblutungen (toxische Gefäßschädigung) und Kreislaufversagen. Bei ungünstigem Verlauf tritt der Tod in der zweiten Woche ein, bei günstigem Verlauf völlige Ausheilung. Danach lebenslange Immunität.

Inkubationszeit
3–6 Tage.

Meldepflicht
Verdacht, Erkrankung, Tod.

> **Therapie**
>
> Nur symptomatisch möglich. Prophylaktisch wirksam ist die Impfung mit abgeschwächtem Lebendimpfstoff, etwa 10 Tage vor der Einreise in Endemiegebiete. Der Impfschutz (auch die Gültigkeit der Impfung) hält 10 Jahre an. Impfung nur durch zugelassene Impfstellen erlaubt.

29.11 Virusbedingte Leberzellerkrankungen

Erreger
Hepatitisvirus A (HAV); *Hepatitisvirus B* (HBV); die Erreger der Non-A-non-B-Hepatitis sind noch nicht sicher differenziert.
- Das HAV ist ein RNS-Virus der Picorna-Familie.
- Das HBV ist ein DNS-Virus der Hepadnaviridae-Familie.
- Das Hepatitis D-Virus (Delta-Virus) ist ein defektes RNS-Virus, das sich nur mit Hilfe des HBV replizieren kann. Es ist der Erreger der Delta-Hepatitis, die häufig besonders schwer verläuft.

Über die verschiedenen Hepatitisformen s.S. 157.

29.12 Herpes-simplex-Virus

Erreger
DNS-Virus der Herpes-Familie.
- *Typ 1:* vorwiegend im Mund- und Lippenbereich, wo es der häufigste Auslöser von Schleimhautläsionen ist, die zu Rezidiven neigen.
- *Typ 2:* meist Ursache genitoanaler, u.a. auch durch Geschlechtsverkehr übertragbarer Effloreszenzen.

Die akute Viruserkrankung der Haut und der Schleimhäute geht meist mit der Bildung von Bläschen einher, die in kleinen Gruppen stehen und zu Krusten eintrocknen. Komplikationen können das normalerweise relativ harmlose Krankheitsbild plötzlich und gefährlich verändern: schwere Mundhöhlenentzündungen, ausgedehnte Ekzeme, Entzündungen der Hornhaut der Augen oder der Schleimhäute der Genitalien und schließlich sogar Befall der Hirnhäute oder des Gehirns können als Begleitinfekte bereits vorhandener Konsumptionskrankheiten oder bei immunsupprimierten Patienten zu einem ungünstigen Verlauf führen.

Inkubationszeit
2–12 Tage.

Meldepflicht
Bei Meningitis- und Enzephalitiserkrankung und -tod.

> **Therapie**
>
> Nur bei Komplikationen und Risikogruppen angebracht: Aciclovir 3mal 10mg/kg täglich als Kurzinfusion in 100 ml NaCl 0,9% über 10 Tage.

29.13 Varicella-Zoster-Virus (VZV)

Erreger
DNS-Virus der Herpes-Familie. Die als „Windpocken" bekannte, meist gutartig verlaufende, aber sehr ansteckende Krankheit befällt vorwiegend Kinder.

Verlauf
Sie beginnt mit leichtem Fieber, Kopf- und Gliederschmerzen, und schon bald zeigen sich etwa linsengroße, rote Flecken, die sich in zentral gedellte Bläschen umwandeln, die sich nach weiteren 2 Tagen verkrusten. Das meist juckende Exanthem verläuft schubweise und zeigt daher ein vielgestaltiges Bild (im Gegensatz zu den „echten" Pocken, bei denen sich die Pocken alle im gleichen Stadium befinden). Systemische Komplikationen sind selten. Windpockeninfektionen können während der ersten 3 Schwangerschaftsmonate zu *Embryopathien* führen (Herzfehler, Innenohrschäden, Katarakte).

Als Rezidiv einer früher durchgemachten Windpockeninfektion kann es bei Immunsuppression, Patienten mit Malignomen oder auch spontan in höherem Alter zu einer einseitigen, lokal begrenzten *Neuroradikulitis* (Zoster, Gürtelrose) kommen. Das in den Ganglien persistierende Virus vermehrt sich und breitet sich in dem von eben diesen Ganglien versorgten Hautgebieten aus. Unter bestimmten Umständen ist der Zoster ansteckend. Kinder können sich infizieren und *Varizellen* entwickeln.

Inkubationszeit
2–3 Wochen.

Meldepflicht
Keine.

> **Therapie**
>
> Symptomatisch.

29.14 Zytomegalievirus (CMV)

Erreger
DNS-Virus der Herpes-Familie. Die in den meisten Ländern weit verbreitete Infektion wird durch engen Kontakt (über Muttermilch, während der Geburt, über Sexualkontakte) übertragen. In manchen Ländern beträgt die Durchseuchung über 50%. In Epithelzellen finden sich *Einschlußkörper.* Die beim Erwachsenen fast immer stumm verlaufende Krankheit kann beim Neugeborenen durch diaplazentare Infektion schwere Krankheitserscheinungen hervorrufen.

Verlauf
Man kann 3 Verlaufsformen unterscheiden:
- *hepatische* Verlaufsform mit Hepatosplenomegalie (mit oder ohne Ikterus);
- *zerebrale* Verlaufsform mit Enzephalitis und nachfolgenden Verkalkungen im Gehirn, Krämpfen und Lähmungen, Mikrozephalie und Oligophrenie;
- *pulmonale* Verlaufsform mit Herdpneumonien.

Schwere Verläufe entwickeln sich bei Immunkompromittierten, über Transplantate und Bluttransfusionen, als interstitielle Pneumonien, Hepatitis und Enzephalitis. Die Mortalität ist in diesen Fällen besonders hoch.

Inkubationszeit
Nicht bekannt.

Meldepflicht
Erkrankung, Tod.

Therapie
CMV-Immunglobulin.

29.15 Epstein-Barr-Virus (EBV, Pfeiffer-Drüsenfieber)

Erreger
DNS-Virus der Herpes-Familie. Die *infektiöse Mononukleose* wird meist durch direkten Kontakt über den Nasen-Rachen-Raum übertragen („Kußkrankheit").

Verlauf

Die mit Fieber, *Lymphknotenschwellung,* Rachenentzündung und manchmal Begleithepatitis einhergehende Infektionskrankheit betrifft v.a. Jugendliche und jüngere Erwachsene. Das Blutbild ist typisch verändert und zeigt massenhaft lymphomonozytoide Zellen, bei denen es sich wahrscheinlich um atypische T-Lymphozyten handelt. Die Krankheit verläuft i.allg. gutartig. Der Erreger (EBV) ist jedoch durchaus in der Lage, auch anderes zu bewirken: In Zentralafrika kommt ein lymphoblastisches *Sarkom,* v.a. bei Kindern, vor. Es wird nach seinem Entdecker *Burkitt-Lymphom* genannt und wird sicher durch das EBV ausgelöst. Es ist jedoch durch Chemotherapie heilbar.

Inkubationszeit
10 Tage.

Meldepflicht
Keine.

Therapie

Symptomatisch.

30 Infektionskrankheiten im Alter

Obwohl das Altern ein physiologischer und somit auch ein normaler Prozeß ist, der sich bei allen Lebewesen einstellt, bleibt es dennoch ein Vorgang, der letztlich dazu beiträgt, das Leben zu beenden.

Immer mehr „kleine Gebrechen" sammeln sich an, und es bedarf dann meist nur noch einer kleinen Entgleisung, die das komplizierte Zusammenwirken der vielen Regelkreise unterbricht und den Tod herbeiführt.

So sind auch Infektionen als primäre Erkrankungen, die eigentlich Menschen aller Altersstufen befallen könnten, im Alter relativ selten. Als sekundäre Erkrankungen begleiten sie jedoch den alten Menschen in zunehmendem Maße und treten besonders auf, wenn sich der Allgemeinzustand des Körpers durch die Alterung irreversibel verändert hat. Das Senium ist geradezu durch das *Nebeneinander verschiedener krankhafter Zustände* gekennzeichnet.

Zweifellos ist der alte Mensch durch das Nachlassen seiner zellulären Immunabwehr (Involution der Thymusdrüse) anfälliger gegen Infekte als der junge. Aus dem gleichen Grund werden auch die bösartigen Tumoren mit zunehmendem Alter häufiger (von einigen Ausnahmen abgesehen, die häufiger in jüngerem Alter auftreten). Der Ausfall der immunologischen Überwachungsfunktion bewirkt, daß mutierte Zellen nicht erkannt werden können und sich zu Tumoren ausbilden oder veränderte Immunzellen sich gegen körpereigene Bestandteile wenden (Autoimmunerkrankung). Das über Jahrzehnte zuverlässig arbeitende Abwehrsystem bekommt spürbare Lücken, was u.a. auch an den geringer ausgeprägten Leitsymptomen einer Infektionskrankheit, wie etwa Fieber, Veränderung der Leukozyten, Lymphknotenschwellung u.a. zu erkennen ist.

Von besonderer Bedeutung ist der *infektiöse Hospitalismus* durch die in Krankenanstalten und Heimen allgemein verbreiteten, häufig therapieresistenten Krankheitserreger (Staphylokokken, Pseudomonaden u.a.), die durch das Pflegepersonal, das klinisch gesund ist, übertragen werden. Auch Viruserkrankungen spielen zunehmend eine Rolle, da bei fast allen eine kausale Behandlung noch nicht möglich ist. Sie treten nicht selten in Kombination mit bakteriellen Infektionen auf und erschweren die Therapie dann erheblich. Wenn man dann noch bedenkt, daß die Infektionen wechseln können und nach etwa 2 Monaten die Keime zu 100% resistent gegen Penizillin sind, kann man die Schwierigkeiten, die sich oft ergeben, ungefähr erahnen.

Ein wichtiger *Grundsatz in der Geriatrie* bleibt also, daß nur eine gezielte Antibiotikabehandlung durchgeführt werden darf, nachdem vorher eine Resistenzbestimmung durchgeführt wurde. Nun spielen andererseits nicht alle Krankheiten im Alter die gleiche Rolle wie in der Jugend. Unter den *Infektionskrankheiten* sind es nur relativ wenig, die häufiger als primäre Infektionen auftreten. Dazu gehören:

- die *bakteriellen Endokarditiden,* die allerdings nicht selten auch Begleitkrankheit bei anderen schweren Infektionen und anderen konsumierenden Krankheiten sind,
- die verschiedenen *Gallenwegsinfektionen,* die oft schon sehr früh zu schwerer Leberinsuffizienz führen,
- *Harnwegsinfektionen,* meist als *aufsteigende Pyelonephritis* oder im Zusammenhang mit einer *Prostatahypertrophie.*

Als typisches Symptom des Hospitalismus muß man das durch Streptokokken hervorgerufene *Erysipel* ansehen, das häufig Patienten mit reduziertem Allgemeinzustand befällt.

Auch die Zunahme der *Viruserkrankungen* steht in direktem Zusammenhang mit dem allgemeinen Immunitätsverlust: Es sei nochmals an den *Herpes zoster* erinnert, an die *Hepatitis B,* die bei alten Menschen häufiger ist als bei jungen, schließlich sei noch die *eitrige Parotitis* erwähnt, die als Sekundärkrankheit auftritt und häufig als Zeichen prognostischer Verschlechterung gewertet werden muß.

Da die *echte Virusgrippe,* im Zusammenhang mit Grippeepidemien, bei alten Menschen häufig zum Tode führt, ist bei den ersten Zeichen einer Epidemie an die Grippeschutzimpfung zu denken. Über Alterstuberkulose s.S. 121.

Psychische Erkrankungen

31 Einführung in die psychischen Erkrankungen

Leidet ein Mensch an einer Herzinsuffizienz, fällt es dem geübten Untersucher i.allg. nicht schwer, die Ursache der Erkrankung herauszufinden. Schon das einfache Abhören der Herztöne z.b. gibt darüber Auskunft, in welchem Funktionszustand sich die Herzklappen befinden. Störungen wirken sich mechanisch auf die Dynamik des Kreislaufs aus und führen zu Stauungen in bestimmten Kreislaufabschnitten.

Derartige Veränderungen sind nicht zu übersehen und lassen ziemlich genaue Schlüsse über den pathologisch-anatomischen Zustand des primär erkrankten Organs – in diesem Falle des Herzens – zu.

Es handelt sich also eindeutig um eine „körperliche" Erkrankung, bei der ein bestimmtes Organ verändert ist, dessen verminderte Leistungsfähigkeit nunmehr negative Rückwirkungen auf die von ihm funktionell abhängigen Organsysteme hat.

Ganz anders verhält es sich bei den *Erkrankungen der Seele.* Wir wissen zwar, daß das, was wir Seele nennen, im Gehirn entwickelt wird; wir können aber nicht erkennen, welche anatomischen Voraussetzungen notwendig sind, um einen normalen Ablauf des Seelenlebens zu garantieren. Wir kennen nur den negativen Beweis: Zerstörungen bestimmter Hirnareale können zu Störungen des Seelenlebens führen. Die verschiedensten Hirnerkrankungen können – wie wir bereits wissen – lokalisierte oder generalisierte, die Hirnsubstanz destruierende Prozesse zur Folge haben. Das Ergebnis wird in vielen Fällen – je nach Ausdehnung und Lokalisation – eine Minderung der seelisch-geistigen Funktionen sein, die alle Schweregrade annehmen kann. Derartige Vorgänge werden uns ohne weiteres verständlich sein, wenn das pathologisch-anatomische Substrat – nämlich die Gewebezerstörung – nachweisbar ist. Sehr viel schwerer verständlich aber erscheinen uns Störungen des Seelenlebens, wenn organische Veränderungen nicht mehr feststellbar sind. Dies trifft aber bei einem Teil der seelischen Erkrankungen – etwa bei den e*ndogenen Psychosen* – bis zu einem gewissen Grade zu. Und dennoch handelt es sich hier nicht um abstrakte Zustände, die sich etwa „außerhalb" des Körperlichen in einem Gebilde abspielen, das wir „Seele" nennen. Denn einmal läßt sich eine *hereditäre Grundlage* (= hohes Erkrankungsrisiko bei Geschwistern und Kindern erkrankter Eltern) annehmen, zum anderen ist der seelisch-geistige Innenvorgang eine Funktion (psychische Funktion), die als solche nicht erkranken kann. Es muß sich also um Erkrankungen des Gehirns handeln, wobei pathogenetisch in erster Linie bestimmte Stoffwechselstörungen (Serotonin, Noradrenalin u.a.) in Frage kommen.

Sollte sich diese Annahme als richtig erweisen, wofür vieles spricht, wäre der Ansatz für eine wirksame Therapie festlegbar. Aber das klingt einfacher, als es in der Tat ist. Schon in der Diagnostik – und bekanntlich steht diese vor der Therapie – treten erhebliche Schwierigkeiten auf. Da das seelisch-geistige Innenleben ein Konglomerat (Anhäufung) einer großen Anzahl z.T. ineinander übergehender Funktionen darstellt und Störungen der Einzelfunktionen die verschiedensten Ursachen haben können, kann eine eindeutige Abgrenzung endogener von exogenen Faktoren problematisch werden. So läßt sich eine Symptomatik der seelischen Störungen zwar begründen, sie kann jedoch keine Diagnose im eigentlichen Sinne sein. Je nach Vorkommen bestimmter Symptome ordnen wir das Krankheitsgeschehen dem Formenkreis der Zyklothymie oder den schizophrenen Psychosen zu. Die häufig auftretenden Überschneidungen erschweren u.U. die Zuordnung außerordentlich.

Dazu kommt, daß einzelne Funktionsstörungen an bestimmte Hirnareale gebunden sind und daher auch bei Verletzungen, Durchblutungsstörungen, Tumoren und Abszessen, degenerativen Hirnprozessen, autoimmunologischen Erkrankungen des Zentralnervensystems und als Folge von Infektionen des Gehirns oder seiner Häute entstehen können. Auch Vergiftungen, etwa durch bestimmte Drogen, können in symptomatische Psychosen einmünden. Tatsächlich können *Funktionspsychosen* während verschiedener Stadien endogene Psychosen weitgehend imitieren.

Um die vielfältigen Störungen des seelisch-geistigen Innenbereichs richtig einordnen zu können, muß man den normalen Verlauf seelisch-geistiger Vorgänge kennen. Es versteht sich, daß dies hier nur in sehr kleinem Rahmen geschehen kann.

Der Mensch lebt in *Situationen,* d.h. daß eine ständig wechselnde Beziehung zwischen dem Individuum und den Gegebenheiten seiner Umwelt besteht. Die seelischen Funktionen, die sich aus dem unmittelbar Erlebten ableiten lassen, also alles Empfundene, Wahrgenommene, Gewollte, Gefühlte und Vorgestellte stehen in einem bestimmen Verhältnis zu den außerindividuellen Gegebenheiten, wobei das „Ich" des einzelnen den wesentlichen Bezugspunkt darstellt. Es besteht also eine Polarisation zwischen dem Ich und der Außenwelt, die durch die Dynamik der zwischen beiden Faktoren bestehenden Wechselwirkung das Seelenleben ausmacht.

Der seelisch Gesunde erlebt nun diese Dynamik innerhalb seiner individuellen Möglichkeiten so, daß die über die Sinnesorgane erfaßbare Wirklichkeit *(physische Wirklichkeit)* sich mit der inneren Wirklichkeit *(psychische Wirklichkeit)* weitgehend deckt oder in Einklang bringen läßt. Eine Wahrnehmung etwa wird über einen richtig ablaufenden Denkvollzug ihrem Wesen entsprechend eingeordnet. Dabei ist von Bedeutung, daß diese Einordnung im Zusammenhang mit einer Situation geschieht, einer Augenblickssituation oder auch einer Situation, die im weitesten Sinne unser Dasein umfaßt, also z.B. unser Berufsleben, die zwischenmenschlichen

Beziehungen, den Gesundheitszustand u.v.a. Innerhalb einer bestimmten, vorgegebenen Situation wird also Wahrgenommenes (Gefühltes, Vorgestelltes, Empfundenes usw.) so verwertet, daß die physische Wirklichkeit – trotz möglicher subjektiver Färbung – immer objektivierbar bleibt. Das bedeutet, daß nicht nur das Wahrgenommene objektiviert werden kann, sondern auch das *situative Dasein,* also daß die Situation, in der wir etwas wahrnehmen, richtig beurteilt werden kann.

Natürlich bleibt auch eine „richtige" Beurteilung bis zu einem gewissen Grade subjektiv, wobei allerdings objektivierbare Grundmerkmale erhalten bleiben. Die allgemeine Einstellung zum Leben, Grundansichten, religiöse Einstellungen oder allgemeine Lebensgefühle und manches andere erzeugen Werteinstellungen und bestimmte Haltungen dem Erleben gegenüber, die Beurteilungen beeinflussen. So plagt den einen sein *Gewissen* so, daß er etwas Notwendiges unterläßt, während die *Gesinnung* eines anderen möglicherweise etwas zuläßt, was nach objektivem Maßstab geltender Werte unzulässig ist.

Diese scheinbar einfachen Kriterien für ein „normales" Seelenleben befinden sich schon beim Gesunden in einem labilen Gleichgewicht. So können etwa die Verlaufsweisen seelisch-geistiger Funktionen zu verschiedenen Zeiten unterschiedlich schnell ablaufen. Ist man z.B. müde und abgespannt, werden Gedankengänge umständlich und langsam, Entschlüsse fallen unsicher und schwerer. Umgekehrt können sich schöne Erlebnisse auf die Wahrnehmungsgeschwindigkeit, das Denken und die Entschlußfreudigkeit beschleunigend auswirken.

32 Auswahl Psychiatrie

32.1 Symptome psychischer Funktionsstörungen

32.1.1 Störungen des Gedächtnisses (der mnestischen Funktionen)

Das Gedächtnis stützt sich auf 3 Grundfunktionen, die in bestimmter Folge ablaufen:

- Merkfähigkeit (Bildung von Gedächtnisinhalten),
- Behalten (Aufbewahren von Gedächtnisinhalten),
- Reproduktionsfähigkeit (Wiedererscheinen von Erlebnisinhalten).

Die Reproduktionsleistung ist dabei der objektivierbare Maßstab für die Intaktheit aller 3 Grundfunktionen. Denn die Wiedergabe eines Erlebnisinhaltes setzt voraus, daß ein Gedächtnisinhalt verfügbar war und aufbewahrt werden konnte.

Die wichtigste Störung der Gedächtnisfunktion ist die *Amnesie,* die häufig bei Funktionspsychosen auftritt.

> Eine Amnesie ist eine fast vollständige Erinnerungslücke. Greift die Erinnerungslücke um Minuten, Stunden oder länger in die Zeit vor dem Eintritt des hirnschädigenden Ereignisses zurück, spricht man von retrograder Amnesie.

32.1.2 Störungen der Wahrnehmung

Die wichtigsten im Bereich der Psychiatrie vorkommenden Wahrnehmungsstörungen sind die *Sinnestäuschungen.* Sie können als *Halluzinationen* oder als *illusionäre Verkennung* auftreten.

- Bei *Halluzinationen* treten Wahrnehmungen auf, denen ein reales Wahrnehmungsobjekt fehlt.
- Bei *illusionären Verkennungen* handelt es sich um nicht objektivierbare Auslegungen vorhandener Wahrnehmungsobjekte. So kann z.B. ein bestimmtes Organgefühl auftreten, das die Befürchtung auslöst, Krebs zu haben.

Halluzinationen können sämtliche Sinnesgebiete betreffen. So kann der Patient etwa Stimmen hören (akustische Halluzinationen), denen er

gehorcht (häufig bei Schizophrenie), oder sehr farbige Trugbilder sehen (optische Halluzination), bestimmte, meist unangenehme Gerüche trughaft wahrnehmen (osmische Halluzinationen) oder „Strahlen" fühlen, die ihn umbringen sollen (haptische Halluzinationen).
Während Halluzinationen bei allen Psychosen vorkommen, treten illusionäre Verkennungen auch beim Gesunden auf.

32.1.3 Störungen der Denkfunktion

Formale Denkstörungen

Denkhemmungen treten häufig bei *depressiven Zuständen* auf. Das Denken ist verlangsamt und eingeengt. Es fehlt an Einfällen und der Möglichkeit Verbindungen nach Ähnlichkeiten oder Erfahrung gedanklich herzustellen. Die hieraus entstehende Ratlosigkeit mündet häufig in schwere *Grübelzustände.*
Das Gegenteil der Denkhemmung ist die Ideenflucht, die wir bei *manischen Zuständen* finden. Der Denkablauf ist beschleunigt, dabei aber ablenkbar durch ständig wechselnde Einfälle.
Auch die *Inkohärenz* ist eine Störung des Denkablaufs. Die Denkinhalte sind hier wenig geordnet und ohne Gliederung. Der thematische Zusammenhalt bleibt aber meist erkennbar. Sie wird häufig bei Funktionspsychosen und organischer Wesensänderung beobachtet. Bleibt der Kranke an einem Wort oder Denkinhalt zu stark haften, spricht man von *Perseveration.* Auch Umständlichkeit im Ausdruck weist auf organische Wesensänderung.
Bei der *Zerfahrenheit des Denkens,* die wir häufig bei Schizophrenen finden, werden Gedanken nur in Bruchstücken und scheinbar sinnlos aneinandergereiht.

Wahnerscheinungen

Wahnwahrnehmungen treten besonders bei Schizophrenen auf. Typisch für dieses wichtige Symptom ist, daß einer wirklichen Wahrnehmung eine abnorme Bedeutung zugemessen wird.

Krankheitsbild
Der Kranke deutet einen normalen, alltäglichen Vorfall wahnhaft um und setzt sich selbst in Bezug dazu. Auch im wahrnehmungsfreien Denken können Wahnerscheinungen auftreten. Ihnen liegen *Wahneinfälle* zugrunde, die spontan auftreten und deren Inhalt als *Wahngedanke* bewahrt werden kann. Damit hat dann der Übergang in die Dauerform der Wahnthematik stattgefunden.

Wahneinfälle können bei allen Psychosen auftreten. Die Wahninhalte werden jedem Gebiet des *situativen Daseins* entnommen. Verfolgung, Bedrohung oder alle Arten der Beeinträchtigung spielen hier fast immer eine bedeutsame Rolle. Häufig werden Beziehungen zu wirklichen oder wahnhaft erfundenen Partnern in das Wahnsystem eingefügt, und der Kranke leidet unter quälender Eifersucht oder fühlt sich von einer prominenten Persönlichkeit geliebt, der er nie begegnet ist.

Auch die Umwelt kann sich „verändern", und plötzlich bekommen banale Inserate oder Hinweisschilder einen tiefgründigen, meist eigenbezogenen Sinn. Auch „Verwandlungen" sind möglich. Der Patient wird zu einem berühmten Herrscher der Vergangenheit, zum Apostel mit Sendungsbewußtsein oder zu einem Tier oder Gegenstand.

Bei endogenen Depressionen treten oft Versündigungsideen auf, die den Kranken ständig quälen.

Die zunächst regellos in das Erleben einbrechenden Wahnideen fügen sich bei länger bestehender Krankheit allmählich zu einem in Wahngedanken festgehaltenen System und ergeben so ein immer geschlosseneres Wahngebilde.

32.1.4 Störungen des Fühlens

Gefühlsgehalte werden in das Erleben, dessen Gesamtheit aus vielen Einzelgehalten zusammengesetzt ist, eingebaut. Die Qualitäten der Gefühlsgehalte sind unterschiedlich und weit gefächert. Die Möglichkeit vielfältiger Überschneidungen erschwert daher eindeutige Abgrenzungen. Wir unterscheiden

- individuelle Gefühle (Angst, Freude, Traurigkeit u.a.),
- zwischenmenschliche Gefühle (Liebe, Abneigung, Haß u.a.),
- soziale Gefühle (Mitleid, Neid u.a.).

Gefühlsqualitäten, die mehr das *allgemeine Dasein* betreffen, sind zahlreich und besonders schwer abgrenzbar. Sie betreffen etwa das allgemeine Dankbarkeitsgefühl, Ehrfurcht vor transzendenten Dingen oder das Gefühl der Unheimlichkeit.

Intensive, meist rasch vorübergehende Gefühlsregungen bezeichnet man als *Affekte,* wobei die *Grundstimmung* Ausmaß und Qualität des Affektes bestimmt. Bei wahnhafter Ausgestaltung kann es zu Angriffshandlungen kommen.

Zu den häufigsten Gefühlsstörungen gehört die *depressive Verstimmung.* Sie muß aber keineswegs immer eine psychopathologische Ursache haben. Es gibt eine *depressive Persönlichkeitsstruktur,* die sich vorwiegend in ernster, pessimistischer und freudloser Gestimmtheit bemerkbar macht. Der *Unterschied zur endogenen Depression,* die im Rahmen der Zyklothymie (s.S. 373), aber auch bei Schizophrenien und degenerativen Hirnprozessen auftreten kann, lieg in der *Motivation.* Die endogene Depression ist motivlos.

Entsprechend liegen die Verhältnisse bei der *endogenen Manie,* die eine Phase des zyklothymen Formenkreises darstellen kann, aber ebenfalls auch bei anderen hirnorganischen Erkrankungen auftritt. Hier ist die *Stimmung angehoben* und führt zu *unangemessener* Heiterkeit oder Gereiztheit.

32.1.5 Antriebsstörungen und Störungen des Wollens

Unter Antrieb versteht man die *willentliche,* auf ein *Ziel gerichtete* Aktivität, die der persönlichen Handlung zugrunde liegen muß. Man unterscheidet zwischen

- Antriebshemmung,
- Antriebsschwäche,
- Antriebsverlust,
- Antriebsenthemmung.

Antriebshemmung findet man vorwiegend bei depressiven Verstimmungen, während *Antriebsminderung* ein typisches Merkmal der Funktionspsychosen ist, das mit fortschreitender Verschlechterung der Grundkrankheit zunimmt.

Bei bestimmten Formen der Schizophrenie kann es zu einer plötzlichen *Antriebssperrung* kommen, die sich wieder lösen kann (Stupor).

Eind *Antriebsenthemmung* kommt beim manischen Syndrom und bei schizophrenen Erregungszuständen, seltener auch im epileptischen Dämmerzustand vor.

Unter *Antriebsschwäche* versteht man eine Minderung der Initiative, die sich in einer Schwäche des Eigenantriebs zeigt.

32.2 Endogene Psychosen

32.2.1 Zyklothymie (manisch-depressive Psychose)

In unseren Breiten beträgt die Erkrankungshäufigkeit mindestens 1%. Dabei muß bedacht werden, daß sicher nicht alle leichten Zustandsbilder erfaßt werden. Die Erkrankungsziffer liegt bei Frauen etwa 3mal höher als bei Männern.

Bei der manisch-depressiven Psychose kommt es entweder zu einer *unmotivierten depressiven Verstimmung* (zyklothyme Depression) oder zu *unangemessener Heiterkeit* oder *Gereiztheit* (zyklothyme Manie). Beide Zustände verlaufen in Phasen, d.h. sie klingen wieder ab, neigen aber zu Rückfällen. Dabei kann der Kranke immer wieder an der gleichen Störung erkranken oder aber wechselnd einmal manisch, ein andermal depressiv verstimmt sein. Nach Abklingen der Phase tritt eine vollständige Wiederherstellung ein.

Zyklothyme Depression

> Das Bild dieser Phase wird durch *unmotivierte Angst, Niederge-*
> *schlagenheit* und fast immer auch durch *Schuldgefühle* (etwa Ver-
> sündigungsideen) gekennzeichnet. Die Kranken leiden unter Angst-
> gefühlen, die sich auf die verschiedensten Dinge und Vorkommnisse
> beziehen können, meist aber absolut unmotiviert erscheinen. Die
> Grundstimmung ist schwermütig, hoffnungslos, ohne Beziehung zur
> Vergangenheit und Zukunft. Alles wird düster gesehen, das Leben
> erscheint freudlos und ohne Inhalt.

Schuldgefühle nehmen *wahnhaften* Charakter an: Der Kranke ist an allem
schuld, macht sich andauernde Vorwürf über kleine, unbedeutende Verfeh-
lungen, die vielleicht schon Jahrzehnte zurückliegen (eine Lüge in der Kindheit, eine Unpünktlichkeit im Dienst usw.). Gleichzeitig verarmt das
Gefühlsleben: Die Liebe zu den Nächsten läßt nach, nichts macht mehr
Freude; die Anteilnahme an der Umwelt weicht einer dumpfen Gleichgül-
tigkeit, die quälend als ein *„Gefühl der Gefühllosigkeit"* empfunden wird.
Aus dieser passiven und selbstquälerischen Grundhaltung ergibt sich naturgemäß eine auffallende Antriebsarmut: Der Kranke kann sich zu nichts
entschließen, grübelt vor sich hin, sitzt oder liegt stundenlang bewegungslos
mit einem gequälten oder ausdruckslosen Gesicht. Andere Kranke zeigen
wieder eine allgemeine Unruhe, laufen stundenlang hin und her und klagen
über alle möglichen leiblichen Mißempfindungen. Druckgefühl im Kopf
wird auf etwas „Fremdes" zurückgeführt, was nicht hineingehört, oder es
„klopft" im Kopf, rauscht und zischt in den Ohren. Häufig sind Oberbauch
und Unterleib betroffen: Es brennt, reißt, klopft im Magen, der Bauch pul-
siert usw. Fast immer kommt es zu erheblichen vegetativen Funktionsstörungen: Schlafstörungen, Appetitlosigkeit und dementsprechende Gewichtsabnahme, Schwindelanfälle, Herzklopfen sowie Potenzstörungen, Abnahme
der Libido, Menstruationsstörungen (Amenorrhö) u.a.
   Häufig lassen sich Tagesschwankungen bezüglich des Schweregrades der
depressiven Grundstimmung beobachten, wobei die meisten Kranken eine
gewisse Besserung in der zweiten Tageshälfte angeben.
   Nicht wenigen Kranken geling es, ihren depressiven Grundzustand mit
Hilfe eines „arztgerechten Beschwerdenkomplexes" so zu tarnen *(larvierte*
Depression), daß die diagnostischen und damit auch die therapeutischen
Bemühungen auf Irrwege geraten. Bei diesen Patienten täuschen die leiblichen Mißempfindungen ein Organleiden vor, hinter dem sich die eigentliche Grundstimmung verbergen kann.
   Bei anderen Kranken treten *wahnhafte Ausgestaltungen* des Erlebens
stark in den Vordergrund: Die Kranken beziehen alles auf sich, fühlen sich
an allem schuldig und für alles Unglück der Welt verantwortlich. Die Angst-
gefühle stehen dann in engem Zusammenhang mit dem Schuldgefühl: Weil
sie Schuld auf sich geladen haben, will man sie bestrafen! Alles um sie
herum scheint dann ihre Ängste zu bestätigen: Der Nachbar hat böse

herübergeblickt, der Kaufmann wollte nicht bedienen, die beiden Untermieter haben plötzlich geschwiegen, als wüßten sie etwas, was sie verbergen wollten.

Diese eigentümliche Umbildung seelischer Inhalte *(Katathymie)* beruht auf der Verknüpfung von einander unabhängigen Wahrnehmungen und Begebenheiten, die der Kranke auf sich bezieht. Oft geraten die Kranken in einen Zustand der schweren *Selbstmordgefährdung.* Die scheinbare Sinnlosigkeit ihres Daseins, die andauernde Verzweiflung und Hoffnungslosigkeit läßt sie den Suizid als *einzigen Ausweg* sehen. Besonders stark ist die Gefährdung zu Beginn und gegen Ende der depressiven Phase, da die Patienten sich dann noch bzw. wieder in einem Zustand befinden, der nicht ganz ohne Eigeninitiative ist.

Zyklothyme Manie

Die endogene Manie ist eine andere Ausdrucksform der Zyklothymie.

> Die Kranken haben eine heitere, *gehobene Grundstimmung.* Sie fühlen sich glücklich, gesund und strotzen vor Unternehmungslust. Ihre strahlende Laune wirkt – obwohl sie unmotiviert ist – natürlich und ist oft nur schwer von echter Fröhlichkeit zu unterscheiden. Besonders auffallend ist ein unnatürlicher *Antriebsüberschuß,* bei dem zugleich eine vermehrte Ablenkbarkeit besteht.

Die Kranken entschließen sich schnell zu einer Aufgabe, springen wieder ab, noch bevor sie mit der Lösung richtig begonnen haben und fangen Neues an. Nichts wird vollendet. Andere fallen durch *Hemmungslosigkeit* auf, die groteske Formen annehmen kann: Ein Kranker bestellt etwa 100 Eisschränke, die er seinen Mitarbeitern im Betrieb schenken will. Ein anderer verstrickt sich in unzählige Abenteuer mit dem anderen Geschlecht, verspricht jedem Partner die Heirat, geht unerfüllbare Verpflichtungen ein und wird zum Hochstapler, der bei jedem Abenteuer einen anderen, klingenden Titel trägt.

Dabei nimmt er sich selbst nicht wirklich ernst und weiß um sein Verhalten. Er glaubt selbst nicht an seine Einmaligkeit, an seine Titel, sondern amüsiert sich über die Gutgläubigkeit der anderen und über die von ihm heraufbeschworenen heiklen Situationen.

In der Unterhaltung wirken die Kranken witzig und einfallsreich. Ihre ansteckende gute Laune unterhält eine Tischrunde im Alleingang mühelos einen ganzen Abend.

In schweren Fällen kann allerdings die eigenartig oberflächliche Betrachtungsweise ihres Verhaltens in *Gereiztheit* umschlagen, dann nämlich, wenn sie ihre überschwenglich hochgesteckten Ziele und die durch ihre manische Erlebnisweise getragene Hochstimmung immer wieder scheinbar mißverstanden sehen. Die gelegentlichen Zornausbrüche behalten jedoch eigentlich immer einen gutmütigen Grundzug und arten fast niemals aus. Kompliziert wird die Situation dann durch die relative *Unansprechbarkeit* der Kranken, die den eigentlichen Hinweis auf das Krankheitsgeschehen gibt: Die affektive Unansprechbarkeit weist darauf hin, daß der Patient tieferer Gefühle nicht mehr fähig ist. Er empfindet weder Liebe noch Haß als tiefe Gefühlsregung, seine unangemessene Heiterkeit oder auch Gereiztheit beherrschen ihn derart, daß kein Raum mehr für andere Gefühle bleibt.

Diese Gefühlsarmut entspricht derjenigen, die bei den depressiven Phasen auftritt, durchaus. Es handelt sich ja in der Tat um dieselbe Erkrankung, wenn sich auch die pathologischen Elementargefühle offensichtlich gegensätzlich darstellen. Dementsprechend können bei einem Kranken auch beide Phasen auftreten *(bipolare Form)*. Häufiger allerdings sind die Formen, bei denen die gleiche Phase immer wieder auftritt *(monopolare Form)*, und zwar vorzugsweise die depressive. Monopolar manische Formen sind selten.

Manchmal schlagen die depressiven Phasen unmittelbar in einen manischen Zustand um und umgekehrt. Auch Mischformen kommen vor, bei denen sich Teilsymptome der einen Phase mit denen der anderen verbinden.

32.2.2 Schizophrene Psychosen

Weit mehr als bei der Zyklothymie tritt bei den schizophrenen Psychosen das Chaotische, das Unverständliche im Verhalten des Kranken in den Vordergrund des Bildes. Erscheinen Depression und Manie bei der Zyklothymie zwar überspitzt, aber bis zu einem gewissen Grade noch nachvollziehbar, so wird die Entwicklung der verschiedensten *Wahnerlebnisse,* die stets auftretenden *schizophrenen Denkstörungen* und das „Stimmenhören" (und andere Halluzinationen) vom Gesunden als einer fremden Welt zugehörig und damit vorwiegend als unheimlich empfunden.

Dazu kommen uralte Vorurteile, die teils auf überliefertem Aberglauben, teils auf alten Berichten, in deren Mittelpunkt das Tollhaus vergangener Zeiten mit allen Schrecken (und Quälereien der Opfer) steht, basieren. Die Angst vor dem Unbegreiflichen, Unberechenbaren ist auch in unserer, scheinbar so aufgeklärten Zeit noch weit verbreitet. Damit wird das Verständnis für die Kranken selbst und v.a. für moderne Rehabilitationsmethoden, deren Ziel die Wiedereingliederung der Patienten in das „normale" Leben ist, häufig blockiert.

Tatsächlich sind die seelischen Erkrankungen nur eine bestimmte Äußerungsform des Krankseins. Überdies sind sie in vielen Fällen vorübergehend, in Phasen verlaufend, und auch in schweren Fällen medikamentös beeinflußbar. Der Übergang in eine chronische Form mit Persönlichkeitswandel und Beibehaltung psychotischer Erlebnisweisen ist keineswegs die Regel.

Psychiatrie und Psychologie lassen seit Jahrzehnten nichts unversucht, die verschiedenen Verlaufsformen dieser wahrhaft tragischen Erkrankung dadurch günstig zu beeinflussen, daß sie den Kranken möglichst „normale Umweltbedingungen" schaffen, die diese aus ihrer Isoliertheit herausholen sollen. Zu diesen Bemühungen gehören moderne, vielschichtige Behandlungsmethoden in Krankenhäusern mit offenen Abteilungen, in denen sich die Kranken sehr frei bewegen und von denen aus sie die ersten Schritte wagen können, die sie zurückführen sollen in die Familiengemeinschaft und an einen Arbeitsplatz. Die Mitwirkung der Umwelt, v.a. der Angehörigen, ist hierzu jedoch unerläßlich und erfordert heute noch von vielen Menschen erhebliches Umdenken. Die in den letzten Jahren häufig vertretene Annahme, die Schizophrenie sei die unmittelbare Folge der Einwirkung einer zerstörten, lieblosen Gesellschaft auf den einzelnen, ist so sicher nicht richtig. Aber die Abwendung vom Nächsten, vom Erfolglosen oder Behinderten ist wohl ein wichtiger Teilaspekt für die Ausgestaltung des Krankheitsbildes und erschwert sicher die Rehabilitation entscheidend. Eine verstehende Umgebung, die sich nicht furchtsam oder peinlich berührt von dem Kranken abwendet, sondern ihm vielmehr das Gefühl sorgender Geborgenheit vermittelt, kann so von großer Bedeutung für den Krankheitsverlauf sein.

Schizophrene leiden häufig unter Angstgefühlen und glauben sich bedroht und verfolgt. Da man ihren „ver-rückten" Ängsten keinen Glauben schenkt, kehren sie sich immer mehr von der Umwelt ab, mauern sich sozusagen ein und verlieren zunehmend den Kontakt mit der Wirklichkeit. Dementsprechend werden ihre oft verzweifelten Notrufe immer unverständlicher, bizarrer, manchmal auch drastischer. Sie beschränken sich nicht mehr auf verbale Versuche, sondern äußern sich dann gelegentlich in bestimmten Handlungsweisen, die erst recht nicht mehr verstanden werden.

Das Krankheitsbild der Schizophrenie ist außerordentlich vielgestaltig und wechselnd. Mittelpunkt der schizophrenen Krankheitsbilder ist jedoch die **Störung der Denkfunktionen.** Sie erscheinen eigenartig zerrissen („gespalten") und spiegeln oft scheinbar das Seelenleben mehrerer, gegensätzlich denkender und handelnder Persönlichkeiten wieder.

Aber auch die Einheit einzelner Gedankeninhalte ist zerrissen: Zusammengehöriges wird getrennt, und Unzusammenhängendes fügt sich zu unverständlichen Erlebnissen zusammen.

So sagt eine Kranke unvermittelt: *„Ich muß von Diogenes abstammen, weil Diogenes Menschen mit einer Laterne suchte und ich das für Unsinn halte."* [2]

Es wäre sicherlich falsch, hinter dieser unverständlichen Bemerkung nur „Unsinn" zu vermuten. Die Kranke versucht, sich auf ihre Weise mitzuteilen, einen Weg zu öffnen, der Zugang in ihre Welt gewährt. Vielleicht erwartet sie Hilfe oder verspricht sich von dieser „Er-öffnung" eine Erklärung ihres ihr selbst nicht verständlichen Zustandes.

Daß diese Denkstörungen mit einem **Begriffszerfall** einhergehen, ist ohne weiteres einleuchtend. Aber das widerspricht keineswegs der Behaup-

---

[2] Zitiert nach O. Bumke (1948) Lehrbuch der Geisteskrankheiten. Bergmann, München.

tung, daß jeder Äußerung und jeder Handlung des Kranken eine Absicht zugrunde liegt, die letztlich einem „normalen" Anliegen entspringt. Aber die Einzelbegriffe stehen nicht mehr geordnet zur Verfügung, und damit ist das gesamte Begriffsgefüge derart gestört, daß es zu einer mehr oder weniger willkürlichen Verquickung der Einzelbegriffe kommt.

So behauptet ein Kranker, sein Nachbar sei gestorben, weil im Radio die „Pastorale" gespielt worden sei. Pastorale und Pastor – der Zusammenhang sei doch unübersehbar!

Häufig empfinden die Kranken die Denkstörungen sehr deutlich und beklagen sich darüber. Sie können Gedanken nicht mehr festhalten, „sie stehen still" oder gehen Wege, die dem Kranken selbst unverständlich sind, die er aber nicht beeinflussen kann. So macht sich oft eine *traurige Ratlosigkeit* bemerkbar, die man dem Kranken nicht selten ansieht. Manchmal bitten Patienten immer wieder, man möge ihnen doch erklären, was eigentlich los sei und was um sie her vorginge. Da sie ihre Situation nicht begreifen, ist es verständlich, daß sie *Fremdeinflüsse* für ihr ganzes Elend verantwortlich machen: Man stiehlt ihre Gedanken, man zwingt sie, „verrückt" zu denken, oder es werden ihnen fremde Gedanken eingegeben usw.

Von hier aus ist es dann nicht mehr weit zu den *Wahnerscheinungen,* die praktisch jeder Schizophrene in irgendeiner Form erlebt. Normale Wahrnehmungen erhalten eine abnorme Bedeutung und werden zu einer Wahnwahrnehmung: Das Flimmern im Fernseher wird ein Zeichen für die Verschwörer, die den Kranken umbringen sollen. Schon einen Tag vorher war ihm aufgefallen, daß die meisten Menschen auf der Straße graue Hüte trugen: „Die gehören alle zusammen!"

Das häufigste Wahnsystem ist wohl der schizophrene *Verfolgungswahn.* Meist sind es Gruppen – etwa eine Partei oder einfach Verschwörer, Freimaurer oder aber auch die Nachbarn, Hausbesitzer, Verwandte und Bekannte –, die zu Verfolgern werden. Der Kranke kennt sie genau und kann sie benennen. Er weiß auch, warum er verfolgt wird: Man will ihm seine Stellung nehmen, seine Ehe zerstören oder sein Eigentum stehlen.

Er weiß auch, wie man gegen ihn vorgeht und warum er sich nicht wehren kann: Man benutzt geheime Kräfte, Strahlen und unbekannte „Willenskräfte", die ihn vernichten sollen. Halluzinationen, am häufigsten akustische (Stimmenhören), werden in das Wahnsystem eingebaut: Sie erhalten nachts Befehle von der „Weltordnung", oder auch vom Papst (sogar von Christus selbst oder dem Heiligen Geist) nicht selten aber auch von bösen Mächten, deren Zwang sie sich nicht entziehen können. Es ist verständlich, daß die Kranken Angst haben. Sie fühlen sich eingeengt und sprechen manchmal in diesem Zusammenhang direkt von „Freiheitsberaubung". Oft allerdings besteht ein Mißverhältnis zwischen den vorgetragenen Nöten und Ängsten und der Reaktion, die sie zeigen: Mit gleichgültigem Gesicht und ohne innere Erregung berichten sie über die unheimlichsten Erlebnisse und Zwänge *(inadäquate Affektivität)*. Diese scheinbare Armut der Erlebnisfähigkeit läßt sie oft „leer" erscheinen, und man hat den Eindruck, daß sich das Erleben an der Oberfläche abspielt. Mit dieser Annahme sollte man jedoch sehr vorsichtig sein! Die Kranken scheinen sehr wohl um die Schwierigkeiten, ihre inneren wahnhaften Erlebnisweisen zu verstehen, zu wissen. Manchmal lachen sie über ihre eigenartigen Gedankengänge und Verfolgungsängste, bezeichnen sie selber als „verrückt", ohne jedoch von ihnen abzulassen. Was sie mit dieser seltsamen Haltung bezwecken, können wir nur vermuten. Wahrscheinlich zwingt sie das immer wiederkehrende Erlebnis, nicht verstanden worden zu sein, zu einem Kompromiß mit der Umwelt, zu der sie die letzten Verbindungen nicht abreißen lassen wollen. Nicht selten allerdings resignieren sie auf ihre Weise: Sie kehren sich immer mehr von der Umwelt ab, meiden jeden Kontakt mit anderen und verlieren so jeden Bezug zur Realität *(Autismus)*.

Ein nicht unerheblicher Teil der Kranken benimmt sich durchaus unauffällig. Weder aus dem Verhalten noch etwa aus der Mimik oder den Bewegungen läßt sich schließen, daß sie in einer eigenen Welt leben. Behält der Kranke seine Wahnerlebnisse für sich, gibt es keinen Anhalt für das abnorme Geschehen in seinem Inneren. In einer normalen Unterhaltung, die nicht sein Leiden betrifft, kann er völlig ungestört wirken. *Fast immer ist das Intelligenzniveau erhalten.*

Andere fallen durch merkwürdige, eckige und oft unsinnig erscheinende Bewegungen auf *(Katatonie)*, die immer wieder stunden- oder tagelang wiederholt werden. Diese katatonen Formen sind heute selten geworden. Die modernen Psychopharmaka können v.a. die schwersten Ausprägungen weitgehend verhindern. Die schrecklichen Bilder schreiender, spuckender oder sinnlos um sich schlagender Patienten während katatoner Anfälle gehören eher der Vergangenheit an. Ähnlich ist es mit den Zuständen der Reglosigkeit *(katatoner Stupor)*, bei denen die Kranken stundenlang bewegungslos stehen oder liegen, in bestimmten Bewegungen scheinbar erstarren und absolut unansprechbar sind.

Da die Erkrankung in vielen Fällen schubweise verläuft, wechseln die Bilder. Wahnerlebnisse und Halluzinationen treten nicht bei jedem Schub auf. Manchmal zeigen die Kranken nur eine schwere Antriebslosigkeit und gewisse Denkstörungen, benehmen sich aber unauffällig.

Häufig jedoch verändert sich die Sprache. Sie wird umständlich, pathetisch oder bizarr, durchsetzt mit stereotypen Wiederholungen und Wortneubildungen. Ein Kranker gibt stets die Interpunktion mit an:

„Es ist nicht gut, Komma, einen hier zu überlassen, Punkt. Man wird durch die Türe, Komma, das Schloß und so verurteilt, Punkt."

Wortneubildungen wirken oft wie Geheimsprachen, entbehren aber tatsächlich jeder Systematik:

„Nomnumelence das Komunaium der heiligen Veronica, aber das richtig wahre relle, das richtig wahre remonierende, das richtig wahre repondabelle demonriare und das echt pontabelle remontaminence. Also remontanimence ist von der Arkadia so gelegen, daß Oculo für die Vorübergehenden reminende."[3]

---

[3] Zitiert nach O. Bumke (1948) Lehrbuch der Geisteskrankheiten. Bergmann, München.

Dennoch wird man annehmen müssen, daß die Kranken mit diesem Gefasel etwas Bestimmtes ausdrücken wollen. Das „Fortlaufen" der Gedanken und die Unfähgiekit, begrifflich zu denken, besagt ja keineswegs, daß die Funktionsstörung sich bis in den Bereich der seelischen Tiefen erstreckt, aus denen elementare Ängste, Wünsche und Hoffnungen erwachsen. Daß die Kranken diese Hilflosigkeit oft deutlich empfinden und verzweifelt darum ringen, verstanden zu werden, läßt sich an vielen Beispielen belegen. So schrieb eine Studentin der Philosophie, die mit 20 Jahren an Schizophrenie erkrankte, an ihren Arzt:

„Ich will versuchen, einer solchen Aufforderung noch gewachsen zu sein zu können. Für den Fall, daß es nicht mehr in einer freien Weise geht, sind ja die Zettel vorhanden, die an die Stelle treten können, die ich als Ich-loser Mensch nicht mehr erfüllen kann. Ich denke, daß es heute noch geht – und mahne dieses zu beachten, denn allzu nahe steht die Gefahr des Morgen-nicht-mehr-Könnens. Zum großen Glück habe ich in der letzten Besprechung mit Herrn Dr. S. noch Richtiges sagen können." [4]

In erschütternder Weise tritt hier die Sorge zutage, die letzten, durch die Sprache unterhaltenen Verbindungen zur Umwelt unaufhaltsam zu verlieren.

Man hat die Sprache der Schizophrenen oft mit der Traumsprache verglichen. Auch im Traum werden Begriffe nicht mehr unbedingt geordnet, Worte nicht immer folgerichtig eingesetzt. Man könnte noch weiter gehen: Die unwirkliche und daher oft unheimliche Traumsphäre, in der man sich so fremd und hilflos unverständlichen Situationen gegenüber sieht, verführt zu Analogieschlüssen! Sicher wird es eines Tages gelingen, die hirnpathologischen Vorgänge zu erhellen. Erste Ansätze weisen auf biochemische Veränderungen. Ob man darüber hinaus aber je ergründen wird, was in der Seele des Kranken tatsächlich vorgeht, erscheint zweifelhaft. Zu viele Faktoren sind hier der Meßbarkeit nicht zugänglich, zu viele Reaktionen nicht ausreichend objektivierbar.

Auskunft geben könnte nur der Kranke selbst, aber ihm fehlt die Verbindung zur Realität. So können wir nur versuchen, in seine Welt einzudringen, seine Hilferufe zu hören und zu enträtseln. Aber solange unsere Deutungsversuche noch spekulativen Charakter haben, wird unsere Hilfe unzulänglich sein.

---

[4]   Zitiert nach L. Navratil (1966) Schizophrenie und Sprache. dtN, München.

Das Fehlen eines greifbaren Substrates, das dem schizophrenen Geschehen zugrunde gelegt werden könnte, hat dazu geführt, die seelische Wirklichkeit als weitgehend autonome Funktion zumindest in Erwägung zu ziehen. Bestimmte tiefenpsychologische Schulen (z.B. die *komplexe Psychologie* C. G. Jungs) sehen in der lebendigen Wechselbeziehung zwischen dem *Bewußtsein* und dem *Unbewußten* die Dynamik, die das Seelenleben ausmacht.
Das Bewußtsein wird von den psychischen Inhalten gebildet, die sich auf das Ich beziehen. Alle persönlichen Bewußtseinsakte zentrieren sich um das Ich. Aber Seelenleben ist weit mehr als die Bewußtseinswelt! Von gleichem Rang ist die Sphäre des *Unbewußten,* dessen Wirksamkeit sich in einer anderen Schicht der Persönlichkeit kundtut. Seine psychischen Inhalte sind nicht mehr mit dem Ich verknüpft, denn sobald sie im Bewußtsein erscheinen, sind sie eben nicht mehr unbewußt. Dennoch lassen sich in der Sphäre des Unbewußen wiederum 2 Schichten unterscheiden, deren eine dem Ich sozusagen näher steht, da die psychischen Inhalte *persönlicher Natur* sind. Auch sie stehen dem Ich nicht unbedingt zur Verfügung, jedenfalls nicht willentlich. Sie befinden sich, mehr oder weniger geordnet, in einem Reservoir, von wo aus sie allerdings unter bestimmten Bedingungen in das Bewußtsein vordringen können.
Weit tiefer – um es einmal räumlich auszudrücken – liegt eine andere Kategorie des Unbewußten, angefüllt mit unpersönlichen, kollektiven Inhalten *(kollektives Unbewußtes),* die in allen Individuen (etwa eines bestimmten Kulturbereiches) dieselben sind. Sie sind, im Gegensatz zu den persönlichen Inhalten, die wechseln, ein fester Bestand urtümlicher Bilder, die paradigmatisch für bestimmte Verhaltensweisen und Reaktionen im psychischen Bereich sind, die also seit eh und je – man möchte sagen: seit Beginn der Menschheit – gültig sind. Man nennt diese Bilder daher auch *Archetypen.*
Sie enthalten aber keineswegs nur Gutes und Schönes aus dem geistigen Reservoir der Menschheit, sondern auch Niedriges, Gemeines bis hin zum Schlimmsten, was je gedacht und gefühlt wurde, und das manchmal in einer unbegreiflichen Doppelwertigkeit. Damit können sie in Gefahrenmomenten hilfreich werden, dann etwa, wenn das Bewußtsein versagt; sie können aber auch einen eminent gefährlichen Charakter annehmen, falls das Bewußtsein – nach Wiedererlangung eines neuen Gleichgewichtes mit dem Unbewußten – nicht mehr in der Lage ist, die vom Unbewußten produzierten Inhalte zu verstehen und zu verarbeiten. Dann setzt sich das Unbewußte über das Bewußtsein und wird bestimmend: Der Archetypus zwingt die Psyche zur *„Überschreitung des menschlichen Bereiches"* (C. G. Jung), indem er Übertreibung, Illusion, tiefste Ergriffenheit und andere inflationistische Tendenzen heraufbeschwört und zur Norm erhebt. Dabei bricht das Bewußtsein zusammen, und in das entstehende Chaos hinein wirkt das kollektive Unbewußte mit unheimlicher Überzeugungskraft. Die Folge ist immer eine *Auflösung der Persönlichkeit,* die allerdings meist vorübergehend ist. Besteht allerdings eine (angeborene) Schwäche der Persönlichkeit, stellt sich ein Zustand ein, bei dem der Betroffene die Überwältigung des Bewußtseins durch das Unbewußte wie einen Ich-Verlust empfindet. Nicht mehr er selbst, sondern andere, fremde Mächte denken und handeln durch ihn. Damit stellt sich uns in der Tat das klassische Bild der Schizophrenie dar.
Die schon oben zitierte, junge Philosophiestudentin, über die L. Navratil berichtet, empfindet dann auch ihr Leiden so:

> *„Alldieweil ich Ich-los bin,*
> *kann man meinem Tun nicht trauen.*
> *Alldieweil ich Ich-los bin,*
> *meiner Worte Sinn nicht schauen."*

32.3 Psychopathologische Veränderungen im Alter

Wie alle Organe, unterliegt auch das Zentralnervensystem Alterungsvorgängen.

Aber das Altern, als unabwendbares Schicksal, mit nur wenig beeinflußbaren Beschwerden und u.U. schwersten Einbußen aller lebenswerten Seiten des Daseins, zeigt hier häufig besonders tragische Aspekte. Das Zentralnervensystem ist außerordentlich empfindlich und auf ständige Energiezufuhr angewiesen. Seine spezifischen Zellen können nicht mehr ersetzt werden, wenn sie einmal untergegangen sind.

Dies bedingt eine große Zahl von Störungen, die einmal aus den eigentlichen Rückbildungserscheinungen resultieren, zum anderen aber auch sekundär entstehen können, falls die notwendige Versorgung mit Sauerstoff, etwa durch eine fortgeschrittene Gefäßsklerose, nicht mehr gewährleistet ist.

In beiden Fällen kommt es schließlich zu einer Hirnatrophie mit mehr oder weniger ausgeprägten seelisch-geistigen Störungen.

Schon leichte, noch in der physiologischen Norm liegende Veränderungen ohne definierbaren Krankheitswert können den alten Menschen in die Isolierung und Vereinsamung führen. Da der Übergang zu den pathologischen Störungen fließend ist und Geduld und Verständnis der jeweiligen Bezugspersonen unterschiedlich, können hier schon vorzeitig Leidenszustände entstehen, die dann sicher dazu beitragen, daß die Grenze zum Krankhaften früher überschritten wird.

Ganz allgemein beginnt der Abbau mit einer *Verlangsamung psychomotorischer Abläufe.* Sicherheit und Geschicklichkeit lassen nach, die Bewegungen werden langsamer und unbeholfener. Relativ früh werden die Reaktionszeiten verlängert.

Auch im geistigen Bereich tritt eine *Rigidität* und *Verlangsamung* ein, die sich im Besonderen bei Umstellungen auf neue Gegebenheiten und Umstände bemerkbar macht. Die Fixierung an das Gewohnte wird immer starrer, selbst wenn Neues einfacher und vielleicht auch bequemer ist. Bestimmte Charakterzüge vergröbern sich und werden dadurch auffällig: aus Sparsamkeit wird Geiz, aus Vorsicht Mißtrauen und aus Gewissenhaftigkeit Pedanterie. Feinere Gefühlsregungen können abgebaut werden, und so fallen diese Menschen plötzlich durch ungewohnte Taktlosigkeit oder auch sexuelle Entgleisungen (gegenüber Kindern) oder durch exhibitionistische Darbietungen in der Öffentlichkeit auf.

Mit fortschreitendem Abbau *verflacht das Gefühlsleben* immer mehr. Neben heftiger Reizbarkeit treten häufig *depressive Verstimmungen* in den Vordergrund des Krankheitsbildes, zu dem der Gefühlsausdruck durch eine auffällige *Affektinkontinenz* (Weinerlichkeit, Rührseligkeit) in Widerspruch zu stehen scheint.

Mehr und mehr kommt es zur *Abnahme der Fähigkeit, Gedächtnisinhalte verfügbar zu halten* und wiederzugeben. Merkschwäche, besonders für Namen und Zahlen treten relativ frühzeitig auf. Der Erinnerungsverlust schreitet von der Gegenwart zur Vergangenheit fort, Jugenderinnerungen schwinden also gewöhnlich zuletzt.

Auch die *Denkfähigkeit* ist betroffen: Zusammengesetzte Gedankengänge können nicht mehr übersehen und differenziert werden, Wesentliches wird nicht mehr erkannt. Der Gesichtskreis engt sich ein, Initiative und Produktivität schwinden.

Schließlich kommt es zu immer stärker werdender Einengung des Denkfeldes insgesamt. Entsprechend nimmt auch die Ausdrucksfähigkeit ab und die sprachlichen Äußerungen werden einförmig, verlieren an Niveau und werden schließlich immer mehr auf feststehende Redensarten reduziert. Am Ende erliegt das Denkvermögen, und der geistige Leistungsabfall ergibt das Bild der *Demenz*.

Ein derartiger Verfall stellt jedoch nicht die Regel dar. Viele Menschen altern, ohne je diesem Zustand auch nur annähernd zu verfallen. Nicht immer ist das Zurücknehmen früherer Aktivitäten ein Zeichen für den Hirnabbau. Schon fortgeschrittene Veränderungen am Bewegungsapparat zwingen zu Bedächtigkeit und u.U. auch zu Verlangsamung. Scheinbar übertriebene Vorsicht kann durch echte *körperliche* Behinderung durchaus gerechtfertigt sein.

Auch der gesunde alte Mensch entwickelt *autoprotektive Mechanismen* (Selbstschutz), in Form von Anpassungs- und Abwehrmaßnahmen, um sich in einer immer fremder werdenden, oft als feindlich empfundenen Umwelt noch behaupten zu können. Festhalten an Bewährtem dient dann der Sicherung der eigenen Existenz und muß keineswegs Starrsinn bedeuten. Eingeschlossen in diese Abschirmmechanismen ist auch die Fähigkeit, sich der Konfrontation mit eigenen Versagenszuständen zu entziehen: Die Fixierung auf nebensächliche Ziele verdeckt die Bedrohung der Existenz.

Für den „normal" Alternden gilt, daß bestimmte Funktionsumstellungen die Dynamik des Lebens zwar einengen, ihm aber gleichzeitig die Möglichkeit geben – wenn auch anders als dem Jüngeren –, die letzte Zeit seines Daseins zu „er-leben", also in seinem Rahmen zu gestalten.

Die dem Abbau gegenüberstehenden Schutz- und Anpassungsvorgänge können verhindern, daß beim harmonisch alternden Menschen Verfallserscheinungen über Gebühr in Erscheinung treten und damit einen Fehlerkreis einleiten, der den Krankheitsablauf äußerst negativ beeinflußt.

- Überwiegt der Abbau, kommt es zu den oben genannten Erscheinungen, und man spricht von einem *organischen Psychosyndrom.*
- In besonders schweren Fällen können Alterserkrankungen des Gehirns in ein *akutes psychotisches Syndrom* einmünden, das einer Funktionspsychose, also nicht einer endogenen Psychose, sondern einer durch ein organisches Leiden ausgelösten Psychose entspricht: *Wahnhafte Umdeutungen* der Wirklichkeit, *delirante Erregungszustände*, *Orientierungs-* und *Denkstörungen* sowie *Halluzinosen* und *Beeinträchtigungswahn* bestimmen hier das Bild und erinnern an den schizophrenen Formenkreis. Aber auch *manische* und *depressive Verstimmungen*, die zwar an die Zyklothymie erinnern, aber außerordentlich schwer zu beeinflussen sind, kommen vor.

Literatur

Classen M von, Diehl V, Kochsiek K (Hrsg) (1991) Innere Medizin. Urban & Schwarzenberg, München Wien Baltimore

Lanzendörfer C, Scholz J (1993) Psychopharmakologie für Krankenpflegeberufe. Springer, Berlin Heidelberg New York Tokyo

Lennert, zit. nach: Roche, Lexikon Medizin, 2. Aufl. Urban & Schwarzenberg, München Wien Baltimore

Poeck K (1992) Neurologie, 8. Aufl. Springer, Berlin Heidelberg New York Tokyo

Riecker G (Hrsg) (1991) Therapie innerer Krankheiten, 7. Aufl. Springer, Berlin Heidelberg New York Tokyo

Riecker G (Hrsg) (1991) Klinische Kardiologie, 3. Aufl. Springer, Berlin Heidelberg New York Tokyo

Siegenthaler W, Kaufmann W, Hornbostel H, Waller HD (Hrsg) (1992) Lehrbuch der inneren Medizin, 3. Aufl. Thieme, Stuttgart

Siegenthaler W (Hrsg) (1988) Differentialdiagnose innerer Krankheiten, 16. Aufl. Thieme, Stuttgart

Soyka D (1975) Kurzlehrbuch der klinischen Neurologie, 3. Aufl. Schattauer, Stuttgart New York

Statistisches Bundesamt (1992a) Statistisches Jahrbuch 1992 für die Bundesrepublik Deutschland. Metzler Poeschel, Stuttgart, S 120

Statistisches Bundesamt (1992b) Ergebnis der 7. koordinierten Bevölkerungsvorausberechnung. Wirtschaft Statistik 4:281 (Autor: B. Sommer)

Tölle R (1985) Psychiatrie, 7. Aufl. Springer, Berlin Heidelberg New York Tokyo

Zöllner N (Hrsg) (1991) Innere Medizin. Springer, Berlin Heidelberg New York Tokyo

Arzneimittelverzeichnis

Diazepam (Valium) 54, 279
Dibenzyran 219
Diclofenac 249
Dicloxacillin 112
Digitalis (Herzglykoside) 50, 59ff., 96
Digotoxin 61
Digoxin 56, 61
Dihydroergotamin 94
Dihydrotachysterol 219
Dihydroxypropoxymethylguanin (DGPG) 351
Diltiazem 92
Dinatriumcromoglycat (DNCG) 105
Diuretika 50, 51, 72
Dobutamin 48
Dociton 272
Dolantin 169
Dopamin 96
Doxycyclin 99, 111, 316

Goldsalze 239
Grorm 205
Gyrasehemmer 194

H

Haemacel 124
Halotan 161
HDC-Impfstoff 287
Heparin 55, 82, 131
Hepatitis-B-Immunglobulin 160
Hepatitis-B-Impfstoff 160
Herzglykoside (Digitalis) 50, 52, 59ff.
Humanalbumin 96, 124
Hydrokortison 219
Hydroxycarbamid 129
Hyperabl (Tollwuthyperimmunglobulin, humanes) 287

E

Elotrans 150, 325
Epanutin 293
Ergenyl 293
Erythromycin 111, 327, 329, 331
Esclama 338
Ethambutol (EMB) 114, 122
Euglucon 179

I

Immunoglobulin
– CMV- 360
– FSME-, humanes 357
Immunsuppressiva 239, 251
Imurek (Azathioprin) 161, 258
Indometacin 144, 238, 242, 249
– Amuno 169, 229
Insulin 174, 179, 181
– Normalinsulin 181
Iso-Mack 54
Isokel (gefäßerweiternd) 52
Isoket ret. 54
Isoniazid (INH) 114, 121, 122, 161, 232, 289
Isoprenalin 107
Isoptin (Verapamil) 56, 61, 82, 92, 272
Isosorbinitrat 54

F

Faktor-VIII-Konzentrate 130
Faktor-IX-Konzentrate 130
Flulmucil (N-Acetylcystein) 166
Fortecortin 82
Fortral 169
Frischplasma 131
FSME-Immunoglobin, humanes 357
Furosemid (Lasix) 48, 55, 291

K

Kalzitonin 231
Kalzium 230
Kalziumantagonisten 50, 72, 74, 82, 92, 272
Kalziumgaben 230
Kalziumglukonatlösung 225
Katecholamine 93, 96
Kortikoide 100
Kortikosteroide 105, 143, 151, 152, 189, 239, 241, 249ff., 259, 271, 351

G

Glucantine 337
Glukose 181
Glyceroltrinitrat 169
Glykoside 51
Gold, radioaktives 206

Sachverzeichnis

B

H

Q

R

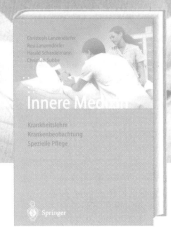
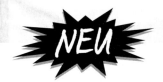
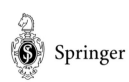